Guia de Bolso de

Cardiologia

2ª edição

Guia de Bolso de
Cardiologia
2ª edição

Cristiano Freitas de Souza
Antonio Carlos de Camargo Carvalho (*in memoriam*)
Manuel Pereira Marques Gomes Junior
Lafayete William F. Ramos

Atheneu

EDITORA ATHENEU

São Paulo — Rua Avanhandava, 126 – 8º andar
Tel.: (11) 2858-8750
E-mail: atheneu@atheneu.com.br

Rio de Janeiro — Rua Bambina, 74
Tel.: (21)3094-1295
E-mail: atheneu@atheneu.com.br

Capa: Equipe Atheneu
Produção Editorial: FP - Fernando Palermo

CIP-BRASIL. CATALOGAÇÃO NA PUBLICAÇÃO
SINDICATO NACIONAL DOS EDITORES DE LIVROS, RJ

C258
2. ed.

Guia de bolso de cardiologia / editores Cristiano Freitas de Souza ...
[et al.]. - 2. ed. - Rio de Janeiro : Atheneu, 2019.

Inclui bibliografia
ISBN 978-85-388-0992-0

1. Cardiologia - Manuais, guias, etc.

19-56420 CDD: 616.12
CDU: 616.12

Vanessa Mafra Xavier Salgado - Bibliotecária - CRB-7/6644
09/04/2019 10/04/2019

SOUZA, C. F., CARVALHO, A. C. C.; GOMES JUNIOR, M. P. M.; RAMOS, L. W. F.
Guia de Bolso de Cardiologia – 2ª edição

Editores

Cristiano Freitas de Souza
Cardiologista Clínico e Intervencionista pela Escola Paulista de Medicina/Universidade Federal de São Paulo (EPM/UNIFESP).
Doutor em Ciências pela EPM/UNIFESP.

Antonio Carlos de Camargo Carvalho (*in memoriam*)
Professor Titular da Disciplina de Cardiologia da Escola Paulista de Medicina/Universidade Federal de São Paulo (EPM/UNIFESP).

Manuel Pereira Marques Gomes Junior
Cardiologista e Cardiologista Intervencionista graduado pelo Instituto do Coração da Faculdade de Medicina da Universidade de São Paulo (InCor-FMUSP).
Pós-Graduando da Escola Paulista de Medicina/Universidade Federal de São Paulo (EPM/UNIFESP).

Lafayete William F. Ramos
Especialista em Clínica Médica e em Cardiologia pelo Instituto Dante Pazzanese de Cardiologia (IDPC). Especialista em Terapia Intensiva pela Associação de Medicina Intensiva Brasileira (AMIB). Doutor em Ciências pela Universidade Federal de São Paulo (UNIFESP). *Fellow* pela European Society of Cardiology. Professor Titular de Cardiologia pela Faculdade de Medicina do Centro Universitário São Camilo. Professor Colaborador de Cardiologia da UNIFESP.

Colaboradores

Acácio Fernandes Cardoso
Médico Assistente de Eletrocardiologia do Hospital das Clínicas da Faculdade de Medicina da Universidade de São Paulo (HCFMUSP). Especialista em Cardiologia pela Sociedade Brasileira de Cardiologia (SBC). Título de Especialista de Eletrofisiologia Cardíaca Invasiva pela Sociedade Brasileira de Arritmias Cardíacas (SBAC). Pós-Graduado pela FMUSP.

Adriana Cury Ribeiro Cunha
Médica Cardiologista Clínica e Ecocardiografista pela Escola Paulista de Medicina/ Universidade Federal de São Paulo (EPM/UNIFESP). Título de Cardiologia pela Sociedade Brasileira de Cardiologia (SBC).

Alexandre de Mattos Galvão Santos
Coordenador do Serviço de Insuficiência Cardíaca do Hospital Samaritano, São Paulo. Médico do Serviço de Transplante Cardíaco do Instituto Dante Pazzanese de Cardiologia (IDPC).

André Rabelo Nunes
Médico com Título de Especialista em Cardiologia e Ecocardiografia.

Bruno Robalinho C. Barbosa
Médico formado pela Universidade Federal de Campina Grande (UFCG). Residência em Clínica Médica e Cardiologia pelo Hospital Agamenon Magalhães/SUS, Recife/ PE. Residência em Hemodinâmica e Cardiologia Intervencionista Invasiva pela Escola Paulista de Medicina/Universidade Federal de São Paulo (EPM/UNIFESP). Título de Especialista pela Sociedade Brasileira de Cardiologia (SBC).

Carolina Isabel Silva Lemes
Médica pela Faculdade de Medicina de Itajubá (FMIT). Especialista em Arritmologia e Estimulação Cardíaca Artificial pelo Instituto do Coração do Hospital das Clínicas da Faculdade de Medicina da Universidade de São Paulo (InCor-HCFMUSP).

Christian Moreno Luize
Médico Eletrofisiologista pela Escola Paulista de Medicina/Universidade Federal de São Paulo (EPM/UNIFESP). Especialização em Implantes de Dispositivos Implantáveis Cardíacos pelo Hospital da Irmandade da Santa Casa de São Paulo (ISCSP). Título de Especialista de Eletrofisiologia pela Sociedade Brasileira de Arritmias Cardíacas (SBAC). Título de Especialista pela Sociedade Brasileira de Cardiologia (SBC). Membro Habilitado de Implantes de Dispositivos Cardíacos Implantáveis pelo Departamento de Estimulação Cardíaca Artificial (DECA).

Christiane Henriques de Sá do Espirito Santo
Residência em Cardiologia pela Escola Paulista de Medicina/Universidade Federal de São Paulo (EPM/UNIFESP).

Clarissa Soares da Fonseca Carvalho
Médica Graduada pela Universidade Federal do Maranhão (UFMA). Residência em Clínica Médica pela Universidade Estadual Paulista (UNESP Botucatu/SP). Residência em Cardiologia e Transplante Cardíaco pela Escola Paulista de Medicina/Universidade Federal de São Paulo (EPM/UNIFESP).

Cláudia Maria Rodrigues Alves
Doutora em Cardiologia pela Escola Paulista de Medicina/Universidade Federal de São Paulo (EPM/UNIFESP). Coordenadora do Serviço de Hemodinâmica do Hospital São Paulo. Médica Hemodinamicista do Hospital do Coração, NipoBrasileiro, Hospital Cruz Azul e A.C. Carmargo.

Claysa Kawanami
Graduação em Medicina pela Universidade Federal do Paraná (UFPR). Residência em Clínica Médica pela Universidade Federal de São Paulo (UNIFESP). Residência em Cardiologia pela UNIFESP. Especialista em Cardiologia pela Sociedade Brasileira de Cardiologia (SBC). Especialização em Eletrofisiologia Clínica pela UNIFESP.

Daniel Queiroz Esper

Graduação e Residência em Clínica Médica pela Universidade Federal do Paraná (UFPR). Residência em Cardiologia pela Escola Paulista de Medicina/Universidade Federal de São Paulo (EPM/UNIFESP). *Fellow* do American College of Cardiology. Associado da Sociedade Brasileira de Cardiologia (SBC).

Daniela Fernanda Alli Hemerly

Médica com Título de Especialista em Cardiologia e Ecocardiografia.

Débora Leonor de Mello Junqueira

Graduada Médica pela Fundação Universidade Regional de Blumenau (FURB). Residência em Clínica Médica pela Universidade Federal de Santa Catarina (UFSC). Residência em Cardiologia pela Universidade Federal de São Paulo (UNIFESP). Residência em Miocardiopatias pela UNIFESP. Título de Especialista em Cardiologia pela Sociedade Brasileira de Cardiologia (SBC).

Eduardo Moreira dos Santos

Graduado em Medicina pela Universidade Federal de Uberlândia (UFU). Residência em Clínica Médica pela UFU. Residência em Cardiologia Clínica e Intervencionista e Hemodinâmica pelo Instituto Dante Pazzaneze de Cardiologia (IDPC). Especialista em Cardiologia pela Sociedade Brasileira de Cardiologia (SBC). Médico Assistente pelo Serviço de Hemodinâmica pela Escola Paulista de Medicina/Universidade Federal de São Paulo (EPM/UNIFESP).

Eduardo Segalla de Mello

Médico Cardiologista. Titulo de Especialista pela Sociedade Brasileira de Cardiologia (SBC).

Eraldo Ribeiro Ferreira Leão de Moraes

Doutorado pela Escola Paulista de Medicina/Universidade Federal de São Paulo (EPM/UNIFESP). Título de Especialista de Cardiologia pela Sociedade Brasileira de Cardiologia (SBC). Título em Eletrofisiologia Clínica Invasiva pela Sociedade Brasileira de Arritmias Cardíacas (SOBRAC). Título em Marcapasso pelo Departamento de Estimulação Cardíaca Artificial (DECA) da Sociedade Brasileira de Cirurgia Cardiovascular (SBCCV).

Fábio Fernandes

Graduado em Medicina pela Universidade de São Paulo (USP). Doutor em Cardiologia pela USP. Professor Livre-Docente de Cardiologia no Instituto do Coração do Hospital das Clínicas da Faculdade de Medicina da Universidade de São Paulo (InCor do HC-FMUSP). Médico-Assistente do Grupo de Miocardiopatias do InCor do HC-FMUSP. Diretor Científico do Departamento de Cardiologia Clínica (DCC) da Sociedade Brasileira de Cardiologia (SBC). Médico Colaborador do Departamento de Cardiopneumologia da USP.

Fábio Gomes da Conceição

Cardiologista com Título pela Sociedade Brasileira de Cardiologia (SBC). Pós-Graduação em Cardiologia e Gestação pela Universidade Federal de São Paulo (UNIFESP).

Fábio Kanamaru

Graduação em Medicina pela Universidade Estadual de Maringá (UEM). Residência em Clínica Médica pela Pontífica Universidade de São Paulo (PUC-SP). Residência em Cardiologia pelo Hospital Israelita Albert Einstein (HIAE). Residência em Cardiologia Intervencionista pela Universidade Federal de São Paulo (UNIFESP).

Fabio Martins Nardo Botelho

Graduado em Medicina e Especialista em Clínica Médica pela Universidade Estadual de Londrina (UEL). Especialista em Cardiologia Clínica pela Escola Paulista de Medicina/Universidade Federal de São Paulo (EPM/UNIFESP) e Sociedade Brasileira de Cardiologia (SBC). Especialista em Arritmologia Clínica Invasiva pela EPM/UNIFESP e Sociedade Brasileira de Arritmias Cardíacas (SOBRAC).

Fabrício Mallmann

Médico do Serviço de Arritmia e Eletrofisiologia Clínica da Universidade Federal de São Paulo (UNIFESP). Especialista em Cardiologia pela Sociedade Brasileira de Cardiologia (SBC).

Felipe Augusto de Oliveira Souza

Médico pela Universidade Federal de Uberlândia (UFU). Especialização em Cardiologia e Eletrofisiologia Invasiva pela Universidade Federal de São Paulo (UNIFESP). Mestre em Ciências pela UNIFESP.

Fernanda Boni Bilia
Residência em Cardiologia pela Escola Paulista de Medicina/Universidade Federal de São Paulo (EPM/UNIFESP).

Flavio de Souza Brito
Médico Cardiologista Pós-Graduado pela Escola Paulista de Medicina/Universidade Federal de São Paulo (EPM/UNIFESP).

Frederico Homem da Silva
Médico do Serviço de Arritmia e Eletrofisiologia Clínica da Universidade Federal de São Paulo (UNIFESP). Especialista em Cardiologia pela Sociedade Brasileira de Cardiologia (SBC).

Frederico José Neves Mancuso
Doutor em Medicina pela Escola Paulista de Medicina/Universidade Federal de São Paulo (EPM/UNIFESP). Médico Assistente da EPM/UNIFESP.

Gabriel Dotta
Médico pela Universidade Federal de Santa Maria (UFSM Santa Maria/RS). Residência Médica em Clínica Médica pelo Hospital Governador Celso Ramos (HGCR Florianópolis/SC). Residência Médica em Cardiologia pela Escola Paulista de Medicina/Universidade Federal de São Paulo (EPM/UNIFESP).

Gabriel Pelegrineti Targueta
Médico graduado pela Universidade Federal do Espírito Santo (Ufes). Clínico Geral pela Universidade Federal de São Paulo (UNIFESP).

Gardênia da Silva Lobo
Médica pela Universidade Federal da Bahia (UFBA), com Especialização em Cardiologia pela Universidade Federal de São Paulo (UNIFESP).

Giovanni Henrique Pinto
Graduado em Medicina e Residência de Clínica Médica pela Universidade de Ribeirão Preto (UNAERP). Residência em Cardiologia pela Escola Paulista de Medicina/Universidade Federal de São Paulo (EPM/UNIFESP). Residente do Ano Opcional em Cardio-Oncologia pela EPM/UNIFESP. *Felow Trainning* pelo American College of Cardiology (ACC).

Guilherme Sintra

Graduação em Medicina e Residência de Clínica Médica pela Faculdade de Medicina de Marília (FAMEMA). Residência em Cardiologia pela Universidade Estadual de Campinas (Unicamp). Residência em Cardiologia Intervencionista/ Hemodinâmica pelos Hospitais Santa Marcelina e Israelita Albert Einstein (HIAE). Pós-Graduado em Cardiologia Intervencionista pela Universidade Federal de São Paulo (UNIFESP).

Jamil Ribeiro Cade

Graduado pela Universidade Federal do Espírito Santo (Ufes). Residência em Clínica Médica e Cardiologia Intervencionista pelo Instituto do Coração da Faculdade de Medicina da Universidade de São Paulo (InCor da FMUSP). Doutorado em Cardiologia pela Universidade Federal de São Paulo (UNIFESP). Coordenador Médico de Cardiologia Intervencionista do Hospital Santa Marcelina, Hospital Carlos Chagas e Cardiologista no Setor de Emergência do Hospital Israelita Albert Einstein (HIAE).

José Alexandre da Silveira

Médico Especialista em Cardiologia pela Sociedade Brasileira de Cardiologia (SBC).

Juliana Filgueiras Medeiros

Residência em Clínica Médica no Hospital Santa Marcelina. Especialização em Cardiologia pela Escola Paulista de Medicina/Universidade Federal de São Paulo (EPM/UNIFESP). Pós-Graduação em Eletrofisiologia Clínica Invasiva pela EPM/ UNIFESP. Doutoranda em Cardiologia EPM/UNIFESP. Título de Especialista em Cardiologia pela Sociedade Brasileira de Cardiologia (SBC).

Leonardo de Freitas C. Guimarães

Médico Cardiologista Intervencionista graduado pela Universidade Federal de São Paulo (UNIFESP).

Livia da Mata Lara

Discente do Curso de Medicina da Universidade São Camilo. Ex-Presidente da Liga de Cardiologia da Universidade São Camilo. Membro da Diretoria da Sociedade Brasileira das Ligas de Cardiologia.

Lívia Marques de Castro
Discente do Curso de Medicina da Universidade São Camilo. Ex-Presidente da Liga de Cardiologia da Universidade São Camilo. Membro da Diretoria da Sociedade Brasileira das Ligas de Cardiologia.

Lucas Hollanda Oliveira
Médico do Serviço de Arritmia e Eletrofisiologia Clínica da Universidade Federal de São Paulo (UNIFESP). Especialista em Cardiologia pela Sociedade Brasileira de Cardiologia (SBC).

Luis Gustavo Ramos
Médico do Serviço de Arritmia e Eletrofisiologia Clínica da Universidade Federal de São Paulo (UNIFESP). Especialista em Cardiologia pela Sociedade Brasileira de Cardiologia (SBC).

Marcio Gianotto
Médico Cardiologista pela Escola Paulista de Medicina/Universidade Federal de São Paulo (EPM/UNIFESP) e Sociedade Brasileira de Cardiologia (SBC).Eletrofisiologista pela UNIFESP e Sociedade Brasileira de Arritmias Cardíacas (SOBRAC). Coordenador do Serviço de Eletrofisiologia do Hospital de Maringá/PR.

Marco Akamine
Residência pelo Instituto do Coração do Hospital das Clínicas da Faculdade de Medicina da Universidade de São Paulo (InCor/HCFMUSP). Médico na Unidade Clínica de Emergência do InCor do HCFMUSP. Coordenador da Emergência Cardiológica da Hospital Nipo Brasileiro – São Paulo. Responsável pela Unidade de Marcapasso do Hospital Nipo-Brasileiro – São Paulo.

Marco Túlio de Souza
Título de Especialista em Cardiologia pela Escola Paulista de Medicina/Universidade Federal de São Paulo (EPM/UNIFESP) e pela Sociedade Brasileira de Cardiologia (SBC). Título de Mestre pela Disciplina de Cardiologia da EPM/UNIFESP. Médico Residente de Hemodinâmica e Cardiologia Intervencionista na EPM/UNIFESP.

Maria Eduarda Menezes de Siqueira
Cardiologista pelo Instituto Dante Pazzaneze de Cardiologia (IDPC). Ecocardiografista pela Escola Paulista de Medicina/Universidade Federal de São Paulo (EPM/UNIFESP). Especialista em Imagem Cardiovascular pelo Mount Sinai, Nova York, EUA. Médica Assistente do Setor de Imagem do DASA/Delbouni e Hospital Beneficência Portuguesa.

Mariana Oliveira Leão
Residência em Cardiologia pela Escola Paulista de Medicina/Universidade Federal de São Paulo (EPM/UNIFESP).

Monique Cordeiro Barreto
Médica pela Universidade Federal de Alagoas (Ufal). Residência em Clínica Médica pela Santa Casa de Misericórdia de Maceió. Residência em Cardiologia pela Universidade Federal de São Paulo (UNIFESP).

Nathalia Mitie Nakahara
Médica pela Universidade de Pernambuco (UPE). Especialização em Cardiologia pela Universidade Federal de São Paulo (UNIFESP).

Pedro Ivo de Marqui Moraes
Médico pela Escola Paulista de Medicina/Universidade Federal de São Paulo (EPM/UNIFESP). Residência em Clínica Médica e Cardiologia pela EPM/UNIFESP. Residência em Cardiologia – Ano Opcional – com Enfoque em Coronariopatias pela EPM/UNIFESP. Membro do Programa *Fellow in Training* em Associação com American College of Cardiology. Médico Assistente em Cardiologia da EPM/UNIFESP e Hospital do Coração.

Rafael Thiesen Magliari
Médico pela Universidade de Santo Amaro (UNISA). Cardiologista pela Universidade Federal de São Paulo (UNIFESP). Residente de Elefrofisiologia Clínica e Invasiva da UNIFESP.

Ricardo Sobral
Médico do Serviço de Arritmia e Eletrofisiologia Clínica da Universidade Federal de São Paulo (UNIFESP). Especialista em Cardiologia pela Sociedade Brasileira de Cardiologia (SBC).

Roberto Chaim Berber
Médico do Serviço de Arritmia e Eletrofisiologia Clínica da Universidade Federal de São Paulo (UNIFESP). Especialista em Cardiologia pela Sociedade Brasileira de Cardiologia (SBC).

Robson Alves dos Anjos Neto
Residência em Cardiologia pela Escola Paulista/Medicina da Universidade Federal de São Paulo (EPM/UNIFESP).

Rodrigo Almeida Souza
Médico pela Universidade do Estado do Pará (UEPA). Especialista em Hemodinâmica Cardiologia Intervencionista pela Universidade Federal de São Paulo (UNIFESP). Especialista em Hemodinâmica Cardiologia Intervencionista pela Sociedade Brasileira de Hemodinâmica e Cardiologia Intervencionista (SBHCI/AMB). Pós-Graduado pelo Serviço de Hemodinâmica Cardiologia Intervencionista pela UNIFESP. Preceptor de Residências Hemodinâmica Cardiologia Intervencionista pela UNIFESP. Preceptor de Residências do Hospital de Clínicas Gaspar Viana e Hospital do Coração do Pará.

Rodrigo de Lima Bandeira
Médico Residente de Hemodinâmica e Cardiologia Intervencionista na Escola Paulista de Medicina/Universidade Federal de São Paulo (EPM/UNIFESP).

Rodrigo Novelli
Graduação em Medicina e Residência pela Pontifícia Universidade Católica de São Paulo (PUC-SP). Residência em Cardiologia pela Escola Paulista de Medicina/Universidade Federal de São Paulo (EPM/UNIFESP).

Ryan de Alencar Araripe Falcão
Cardiologista graduado pelo Instituto do Coração do Hospital das Clínicas da Faculdade de Medicina da Universidade de São Paulo (InCor/ HCFMUSP). Cardiologista Intervencionista graduado pela Universidade Federal de São Paulo (UNIFESP).

Thalita da Silva Canevari

Graduação em Medicina e Residência de Clínica Médica pela Faculdade de Medicina de Marília (FAMEMA). Residência em Clínica Médica pela Universidade Estadual Paulista "Júlio de Mesquita Filho" (UNESP). Título de Clínica Médica pela Sociedade Brasileira de Clínica Médica (SBCM). Residência em Cardiologia pela Universidade Federal de São Paulo (UNIFESP).

Thiago Pouso de Oliveira

Formado em Cardiologia pela Universidade Federal de São Paulo (UNIFESP).

Vivian Masutti Jonke

Médica pela Faculdade de Medicina da Universidade de São Paulo (FMUSP). Clínica Médica pelo Hospital das Clínicas da FMUSP. Cardiologista pelo Instituto do Coração do Hospital das Clínicas da FMUSP (InCor/HCFMUSP). Complementação Especializada em Arritmologia Não Invasiva pelo InCor/HCFMUSP.

Viviane Tiemi Hotta

Doutora em Cardiologia pela Universidade de São Paulo (USP). Médica Assistente do Setor de Miocardiopatias do Instituto do Coração do Hospital das Clínicas da Faculdade de Medicina da Universidade de São Paulo (InCor/HCFMUSP). Médica Assistente do Setor de Ecocardiografia do Fleury Medicina e Saúde Professora Livre-Docente pela FMUSP.

Vladimir Ailton Cuma Nancass

Médico pela Universidade Federal de São Paulo (UNIFESP). Especialização em Cardiologia Clínica e Intervencionista pela UNIFESP.

Agradecimentos

Gostaríamos de manifestar nossos mais sinceros agradecimentos a todos os autores e colaboradores que de bom grado disponibilizaram seu tempo e conhecimento técnico para viabilizar a publicação desta obra. Do mesmo modo, agradecemos à Editora Atheneu e à sua equipe técnica, pela solicitude e suporte permanentes durante as diversas etapas de confecção deste Guia.

Com imensa satisfação chegamos à 2ª edição de nosso Guia de Bolso em Cardiologia. *O entusiasmo com o acolhimento crescente às edições anteriores e a necessidade permanente de atualizar os temas abordados à luz dos novos estudos e diretrizes publicados nos motivaram a elaborar esta nova edição. Além disso, a possibilidade de incluir novos capítulos, incorporando temas de relevância crescente em nossa especialidade como a cardio-oncologia, nos permitiu disponibilizar conteúdo contemporâneo e abrangente sem nos distanciar de nosso objetivo primário: proporcionar informação concisa e objetiva que auxilie no diagnóstico e tratamento das enfermidades cardiovasculares.*

Este livro é dedicado aos nossos colegas médicos que trabalham com dedicação e amor ao próximo, muitas vezes em condições adversas à boa prática de nossa profissão. Desejamos sinceramente que esta obra possa lhes trazer auxílio no desempenho de tão nobre missão.

Cristiano Freitas de Souza
***Antonio Carlos de Camargo Carvalho* (in memoriam)**
Manuel Pereira Marques Gomes Junior
Lafayete William F. Ramos

"Aquele que quiser adquirir um conhecimento exato da arte médica deverá possuir boa disposição para isso, frequentar uma boa escola, receber instrução desde a infância, ter vontade de trabalhar e ter tempo para se dedicar aos estudos."

(Hipócrates, 450 a.C.)

Prefácio à 2ª Edição

Com indisfarçável orgulho, gostaria de apresentar a 2ª edição do Guia de Bolso de Cardiologia.

Trabalho conjunto de recentes gerações de pós-graduandos e residentes de Cardiologia de suas áreas de atuação, em sua maioria da Disciplina de Cardiologia da Escola Paulista de Medicina, este manual é compilado por dois brilhantes jovens Dr. Cristiano Freitas de Souza e Dr. Manuel Pereira Marques Gomes Junior, e pelos professores Dr. Lafayete William F. Ramos e Dr. Antonio Carlos de Camargo Carvalho. Nesta edição, contamos com mais capítulos e autores de diferentes instituições.

Como habitual para um livro de "entrada" na especialidade, ele reúne as principais doenças com fácil localização por temas, para o estudo inicial ou à beira do leito. Os editores cobriram um espectro que se iniciou nas altamente prevalentes doenças coronárias, miocardiopatias e afecções valvares e da importância de seu rápido reconhecimento e tratamento, passaram ainda pelo reconhecimento das principais arritmias, dando uma atenção particular às condutas em emergências cardiológicas e, finalmente, trazendo uma útil e prática seção dedicada aos fármacos e escores mais utilizados na prática médica.

Para o jovem médico interessado na especialidade ou para o médico generalista procurando uma atualização, este guia me parece bastante interessante, pois contém o que poderíamos chamar do "espírito da universidade": a passagem aos jovens do conhecimento, da experiência e do amor por uma atividade – neste caso, a Cardiologia.

Aqui, os editores foram especialmente felizes ao transportar esse conhecimento para as páginas de modo conciso, elegante e competente – trazendo para estes capítulos conceitos atualizados e precisos que caracterizam o ensino pelos jovens e a supervisão sempre extremada e cuidadosa de nossos excepcionais professores.

Ao leitor, esperamos que este estudo seja tão prazeroso e útil quanto foi sua preparação para todo o corpo de autores. Que a cardiologia seja mais uma paixão para esses médicos, que eles procurem o constante aperfeiçoamento e que assim promovam saúde – nossa maior ambição.

Claudia Maria Rodrigues Alves

Doutora em Cardiologia – Escola Paulista de Medicina/
Universidade Federal de São Paulo (EPM/UNIFESP)
Coordenadora do Serviço de Hemodinâmica – Hospital São Paulo
Médica de Hemodinâmica dos Hospitais: Hospital do Coração,
Hospital Nipo-Brasileiro, A.C. Camargo Cancer Center, Hospital Cruz Azul

Apresentação

Existem algumas variáveis importantes na área médica nos dias de hoje e que acabam por influenciar, direta ou indiretamente, as necessidades práticas por informação no atendimento do dia a dia. Eis algumas delas:

- *o número de formados é cada vez maior, mas as vagas para Residência Médica não aumentaram na mesma proporção. Com isso, o número de formados sem Residência Médica tem crescido significativamente;*
- *quando entram no mercado de trabalho, esses formados sem Residência vão fazer atendimentos nos locais mais inóspitos e nos piores dias, isto é, fins de semana e feriados;*
- *a população tem apresentado um perfil com maior sobrevida e com consequente aumento significante na proporção de idosos e de doenças degenerativas, isto é, doença aterosclerótica, hipertensão arterial, diabetes* mellitus *e neoplasias;*
- *as emergências cardiológicas e cardiovasculares envolvendo síndromes coronárias agudas, insuficiência cardíaca, edema agudo de pulmão, arritmias, acidente vascular cerebral e isquemia vascular periférica aguda tem tido um incremento gradual e progressivo;*
- *as sobrecargas nos atendimentos das emergências e as dificuldades de especialistas estarem na linha de frente para atendimento adequado na ponta (o que significa que o não especialista faz um atendimento inicial de emergências graves).*

Todos esses fatores indicam a necessidade de haver informação atual, prática e rápida para o Especialista e Não Especialista no atendimento de doenças cardiovasculares.

O Guia de Bolso de Cardiologia *foi desenvolvido com essas ideias em mente; fizemos um sumário pequeno teórico do problema nas diversas áreas e setores da Cardiologia, com diagnóstico e exames e dedicamos um espaço considerável para as implicações terapêuticas e cuidados com o manuseio desses medicamentos.*

O cuidado em cobrir esses diversos setores e áreas da Cardiologia fez com que tivéssemos muita atenção em não deixar segmentos importantes descobertos. Acreditamos que este pequeno grande livro possa atingir os objetivos propostos e fornecer informação de qualidade e confiável, ATUAL neste momento, para os colegas que necessitarem uma informação rápida, mesmo à beira do leito, e eventualmente sem os recursos midiáticos hoje disponíveis. Ao Intensivista, ao Residente de Clínica Médica ou Cirúrgica, aos Residentes e Especializandos de Cardiologia e aos Médicos já formados, independentemente de Especialização ou não, que aproveitem e usufruam desse conceito. Às pessoas que se encontram em territórios distantes e que fazem o atendimento inicial de um grande contingente populacional, a nossa crença de que este Guia de Bolso de Cardiologia *ajudará e facilitará o seu trabalho.*

Enfim, uma lacuna existente nessa área pretende ser coberta com este Guia de Bolso de Cardiologia. *Esperamos ter sido felizes e acreditamos que vocês também aproveitarão e, muito, este* Guia.

Obrigado e atenciosamente,

Cristiano Freitas de Souza
Antonio Carlos de Camargo Carvalho (in memoriam)
Manuel Pereira Marques Gomes Junior
Lafayete William F. Ramos

Sumário

PARTE 1 – DOENÇA CORONÁRIA

PARTE 4 – EMERGÊNCIAS E TERAPIA INTENSIVA CARDIOLÓGICA

PARTE 5 – FÁRMACOS, CLASSIFICAÇÕES, ESCORES DE RISCO, ESCALAS E CÁLCULOS EM CARDIOLOGIA

Parte 1

DOENÇA CORONÁRIA

1 Síndrome Coronária Aguda com Supradesnivelamento do Segmento ST — Quadro Clínico e Diagnóstico

■ Guilherme Cintra

Introdução

O infarto agudo do miocárdio (IAM) é atualmente a segunda principal causa de óbito no Brasil, sendo responsável por mais de 126 mil internações entre janeiro de 2015 e março de 2016 no país, com custo médio de R$ 3.621,00 por paciente internado, totalizando aproximadamente meio bilhão de reais gastos neste período segundo o DATASUS. Nesse período, o IAM foi responsável, por mais de 14 mil óbitos, com taxa de mortalidade intra-hospitalar média de 11,68%, variando de 11,53% no estado de São Paulo e chegando a 18,1% na Paraíba, por exemplo.

Nos EUA, cerca de 20 a 35% dos pacientes atendidos em pronto-socorro com queixa de dor torácica apresentam síndrome coronariana aguda (SCA), e 10-15% dos pacientes com dor no peito apresentam IAM e de 2 a 5% desses pacientes são liberados erroneamente sem diagnóstico; nesse grupo, a taxa de óbito chega a alarmantes 25%.

Estima-se cerca de 30% de óbito em pacientes vítimas de infarto antes mesmo de conseguir procurar atendimento de saúde, e 40-65% das mortes ocorrem nas primeiras horas após o início dos sintomas. A taxa de mortalidade hospitalar em decorrência de IAM chega a variar em taxas de 6% a mais de 50% nos hospitais da rede municipal de São Paulo, e em pacientes atendidos em locais onde não podem receber terapia adequada imediata ou ser transferidos para um serviço de saúde capacitado para tal, menos de 40% têm acesso ao tratamento preconizado. Destes, menos de 1/3 desses recebe o tratamento em tempo hábil, tal como sugerido pelas diretrizes nacionais.

Portanto, o conhecimento para a agilidade e rapidez no diagnóstico e tratamento desta enfermidade é fundamental para a eficácia terapêutica e redução da morbidade/mortalidade que deve, em diversas situações, ser realizado ainda na fase pré-hospitalar. O infarto agudo do miocárdio ainda se mostra um dos principais desafios de saúde pública em todo o mundo, em especial nos países em desenvolvimento.

Patogênese

O infarto agudo do miocárdio define-se pela morte de cardiomiócitos em decorrência de isquemia prolongada. Os fatores que podem gerar isquemia são estados em que a demanda metabólica dos miócitos não é suprida pela circulação coronária em decorrência de obstruções por trombos gerados, geralmente, pela ruptura ou erosão de placas ateroscleróticas nas artérias coronárias (Figura 1.1) ou por espasmos arteriais sobre a placa aterosclerótica.

Muitas das vezes o processo de trombose e trombólise endógeno é dinâmico, podendo gerar um fluxo coronário intermitente, embolização de trombos para porções distais e subendocárdicas das artérias coronárias. A isquemia gera, inicialmente, distúrbios hidroeletrolíticos locais, seguindo para alterações morfológicas reversíveis nas células e posterior lesão irreversível.

A alteração no segmento ST ao ECG, característica desta patologia, ocorre em decorrência das alterações eletrolíticas locais que geram

Figura 1.1 – Imagens de tomografia de coerência óptica (OCT) mostrando placa aterosclerótica evoluindo com erosão. A – Vaso normal com visualização das três camadas: íntima, média e adventícia, com nitidez e ausência de espessamentos ou alterações. B – Fibroateroma de capa fibrosa fina, representado por um sinal hiper-refringente de cor amarela C – Fibroateroma de capa fibrosa fina com rico conteúdo lipídico, predominantemente nos quadrantes superiores; nota-se na porção dorsal da capa fibrosa a redução do sinal de OCT compatível com conteúdo lipídico/núcleo necrótico. D – Fibroateroma de capa fibrosa fina roto com cavidade na camada média do vaso entre 9 e 2 horas

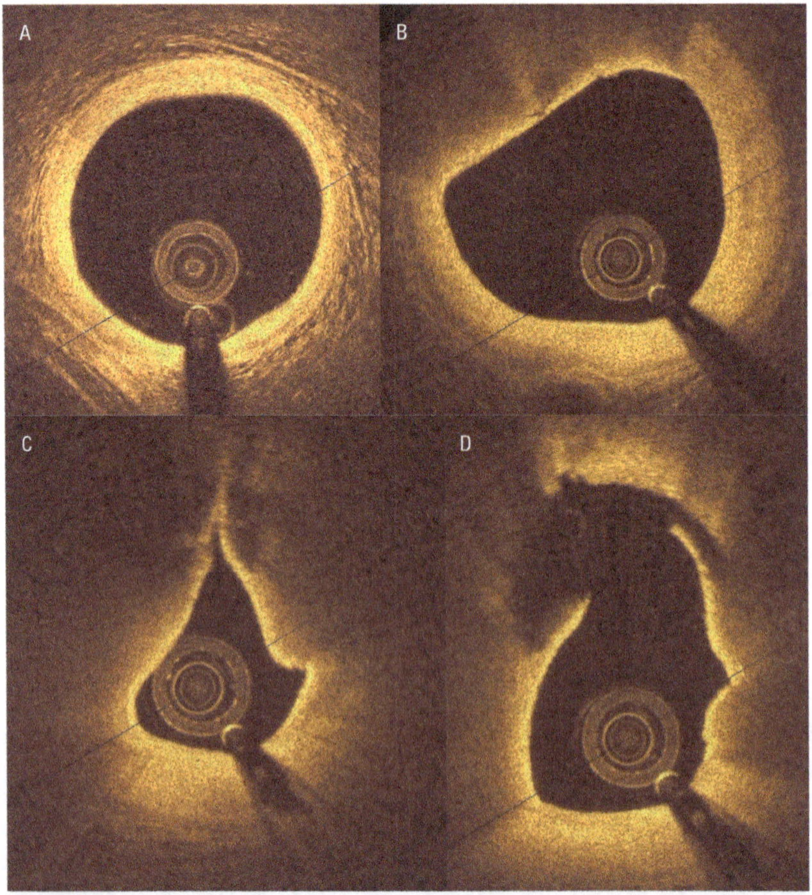

mudanças nos potenciais elétricos das células isquêmicas (Figura 1.2).

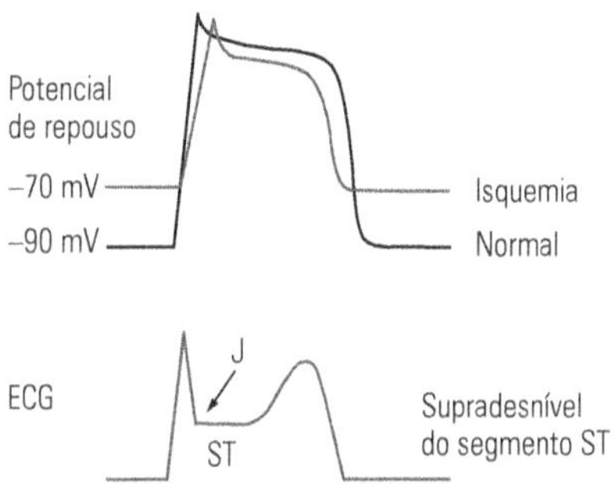

Figura 1.2 – Alterações de potencial celular gerando alterações do segmento ST ao ECG.

Infarto agudo com supradesnivelamento de ST

A apresentação clínica do IAM com supradesnivelamento do segmento ST ao eletrocardiograma, em geral, não difere das demais apresentações clássicas das síndromes coronarianas agudas, exceto por esta se configurar a forma mais grave da doença sendo, por definição, a oclusão completa de um segmento da circulação coronária. Portanto, por sua gravidade, apresenta maior risco de evoluir com arritmias ventriculares malignas e morte súbita cardíaca, edema agudo de pulmão cardiogênico e insuficiência cardíaca aguda.

Os sintomas apresentados pela maioria dos pacientes com IAM são:

- dor anginosa (75-85% dos pacientes):
  - dor torácica em região troesternal ou epigástrio do tipo queimação associada a sensação de sufocamento com irradiação para região cervical, mandíbula e membro superior esquerdo de duração superior a 20 minutos, geralmente desencadeada por estresse ou esforço;
  - em geral, a dor não é ventilatório-dependente ou postural, não é reprodutível à palpação do tórax e costuma ser aliviada com a administração de nitratos;
- dispneia:
  - associada ou não a quadro de congestão pulmonar;
- náusea e vômitos:
  - devidos à intensidade da dor ou ao baixo débito;
- sudorese profusa.

As alterações do exame físico dos pacientes com infarto com supradesnivelamento do segmento ST são pobres. A maioria dos pacientes não apresenta alterações ao exame, porém deve-se atentar para os seguintes sinais que indicam maior gravidade:

- presença de estertores crepitantes pulmonares à ausculta pulmonar;
- presença de terceira bulha cardíaca à ausculta cardíaca (ritmo de galope);
- presença de sopros cardíacos:
  - disfunção de músculo papilar ou complicações mecânicas;
- hipotensão arterial sistêmica;
- alterações neurológicas (agitação psicomotora e confusão mental);
- taquicardia ou arritmias cardíacas.

Diagnóstico

O diagnóstico do IAM com supradesnivelamento de segmento ST baseia-se essencialmente em três pilares:

- dor anginosa ou equivalente;

- eletrocardiograma compatível com isquemia subepicárdica;
- alteração de marcadores de necrose miocárdica (biomarcadores):
  - os marcadores irão confirmar a hipótese diagnóstica que deverá ser considerada em associação com a apresentação clínica e o ECG.

O eletrocardiograma se faz, portanto, ferramenta fundamental no diagnóstico e consideram-se alterações compatíveis com infarto com supradesnivelamento de segmento ST as descritas a seguir.

- Elevação do ponto J e do segmento ST, com concavidade ou convexidade (mais específica) superior desse segmento em duas derivações contíguas (Tabela 1.1) de pelo menos 1 mm no plano frontal e precordiais esquerdas:
  - para as derivações precordiais V1 a V3 considerar, em mulheres, ≥ 1,5 mm; em homens acima de 40 anos, ≥ 2,0 mm; e em homens abaixo de 40 anos ≥ 2,5 mm de supradesnivelamento ST.
- Bloqueio de ramo esquerdo NOVO:
  - nas situações clínicas em que não se saiba se o bloqueio de ramo esquerdo é novo ou mesmo nas condições em que o paciente é portador de marca-passo, aplicar os seguintes critérios (Figura 1.3):
    1. elevação do segmento ST ≥ 1,0 mm em concordância com o QRS/T;
    2. elevação do segmento ST ≥ 5,0 mm em discordância com o QRS/T;
    3. depressão do segmento ST ≥ 1,0 mm em V1, V2 e V3.

Os quadros de dor torácica devem ser identificados e priorizados imediatamente à admissão, desde a recepção ou triagem de classificação de risco. É importante a agilidade na realização do ECG à admissão do doente, sendo recomendado o seu traçado nos primeiros 10 minutos após a chegada do paciente ao serviço de atendimento médico. É importante ressaltar o caráter dinâmico da evolução eletrocardiográfica do infarto agudo (Figura 1.4), sendo fundamental a realização de traçados seriados, em especial nos casos duvidosos.

Tabela 1.1. Derivações contíguas – Localização anatômica das alterações encontradas no ECG dos pacientes com IAM com SSST

Parede Acometida	Derivações	Artéria Culpada
Parede anterosseptal	V1, V2, V3	ADA
Parede anterior	V1, V2, V3, V4	ADA
Parede anterior localizada	V3/V4 ou V3, V4, V5	ADA
Parede anterolateral	V4, V5, V6, D1 e aVL	ADA/Cx
Parede anterior extensa	V1, V2, V3, V4, V5, V6, D1 e aVL	ADA
Parede lateral baixa	V5 e V6	ACx
Parede lateral alta	D1 e aVL	ACx
Parede inferior	D2, D3 e aVF	ACD
Ventrículo direito	V1, V3R, V4R, V5R e V6R	ACD

ADA: artéria descendente anterior CX: artéria circunflexa ACD: artéria coronária direita

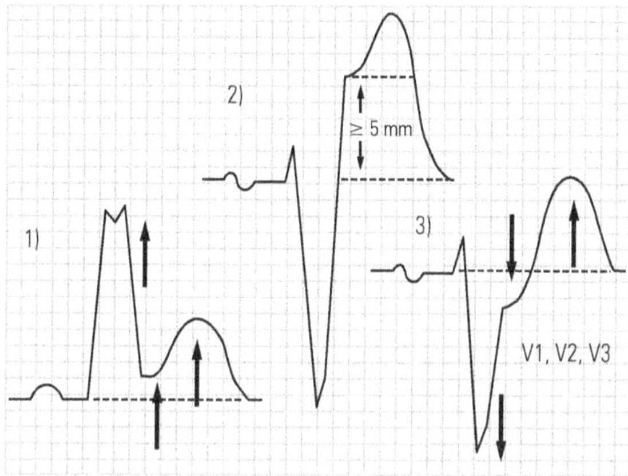

Figura 1.3 – Critérios de Sgarbossa para o diagnóstico de IAM com supra com a presença de bloqueio de ramo esquerdo ou marca-passo.

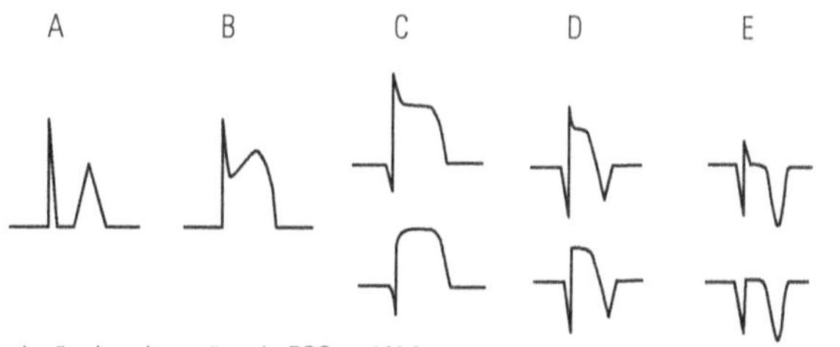

Evolução das alterações do ECG no IAM:
A. Ondas T hiperagudas (primeiros minutos)
B. Supradesnível do ponto J e do segmento ST (aproximadamente 30 minutos)
C. Surgimento de ondas Q (aproximadamente 6 horas)
D. Inversão de onda T (cerca de 24 h)
E. Regressão do supradesnivelamento (pouco menos de 1 semana).

A onda Q aumenta a partir de 6 horas de evolução, enquanto o supradesnivelamento de ST diminui progressivamente.
A onda T, muito ampla e positiva no início, torna-se achatada e depois negativa e a profundidade aumenta.

Figura 1.4 – Evolução temporal do ECG durante o IAM com SSST.

O eletrocardiograma, mesmo quando NORMAL, não descarta o diagnóstico de síndrome coronariana aguda, sendo fundamental a manutenção das medidas terapêuticas nos casos suspeitos, assim como a estratificação dinâmica.

O terceiro pilar do diagnóstico do IAM – as alterações de marcadores de necrose miocárdica – tem seu papel na confirmação diagnóstica, entretanto, na síndrome coronariana com supradesnivelamento do segmento ST, antes mesmo da coleta e análise destes marcadores o diagnóstico deve ser clínico e eletrocardiográfico. Em geral, a elevação de CK, de sua fração MB e da troponina é mais acentuada nas síndromes coronárias com supradesnivelamento de segmento ST e seu papel como marcador de eficácia no tratamento (pico precoce enzimático) é essencial na avaliação prognóstica dos paciente infartados. A cinética das alterações de marcadores de necrose miocárdica esta descrita detalhadamente nos capítulos que abordam as síndromes coronarianas sem supra de ST.

Diagnóstico diferencial

Outras patologias além do infarto agudo do miocárdio podem gerar alterações no segmento ST (Quadro 1.1), porém, em geral, sem as alterações dinâmicas características do padrão da isquemia.

A Tabela 1.2 e a Figura 1.5 demonstram algumas das diferenças entre as alterações de segmento ST no IAM e outras patologias.

Quadro 1.1 – Diagnóstico diferencial das alterações de segmento ST

Patologias que cursam com alterações do segmento ST
Repolarização precoce
Pericardite e miocardite
IAM antigo com área discinética
Quadros abdominais agudos
Hiperpotassemia
Síndromes catecolaminérgicas

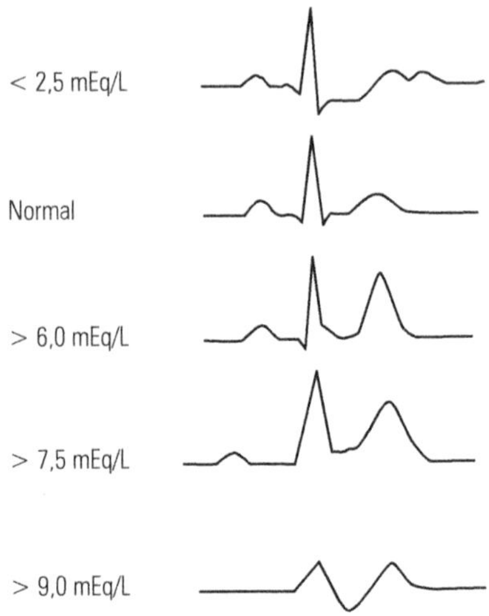

Figura 1.5. Alterações do ECG na hipercalemia com diferentes níveis séricos de potássio.

Conclusão

No infarto agudo do miocárdio com supradesnivelamento de segmento ST, são fundamentais a precisão e rapidez no diagnóstico, que serão o pilar para as medidas terapêuticas instituídas. O conhecimento das suas características clínicas, alterações eletrocardiográficas e dos diferenciais permitirá ao medico e à equipe multiprofissional que assistem ao doente instituírem

Tabela 1.2. Diferenças nas alterações do segmento ST na pericardite, no infarto e na repolarização precoce

ECG	Pericardite	IAM	Repolarização Precoce
Morfologia do ST	Côncavo	Convexo	Côncavo
Onda Q	Ausente	Presente	Ausente
Imagens recíprocas do ST	Ausente	Presente	Ausente
Localização do supra de ST	Precordial e horizontal	Área da artéria envolvida	Precordial
ST/T em V6	> 0,25	N/A	< 0,25
Amputação de R	Ausente	Presente	Ausente
Infra PR	Presente	Ausente	Ausente

atendimento adequado, fornecendo as ferramentas necessárias para o acionamento da cadeia de medidas necessárias no tratamento do IAM, minimizando a morbidade e mortalidade consequentes a esta patologia.

É fundamental o profissional lembrar da característica dinâmica, tanto da apresentação clínica como eletrocardiográfica das síndromes coronarianas agudas. Portanto, a reavaliação seriada do paciente e realização de novos traçados eletrocardiográficos são essenciais aos pacientes com quadros de dor torácica ou equivalentes, com características sugestivas de isquemia miocárdica.

2 Tratamento da Síndrome Coronária Aguda com Supradesnivelamento do Segmento ST

■ Fábio Kanamaru

De modo didático, dividiremos o capítulo em: atendimento inicial, terapia de reperfusão (mecânica ou química), terapia antiagregante plaquetária, terapia antitrombínica e terapia adjuvante.

Atendimento inicial

O paciente diagnosticado com uma síndrome coronariana aguda com supradesnivelamento do segmento ST (SCACSSST) deve receber o seu primeiro atendimento na sala de emergência.

Utilizamos inicialmente o mnemônico "MOV-E" (quem se movimenta: MOV-E).

Caso o paciente não se movimente, ou seja, esteja inconsciente, será abordado conforme protocolo de atendimento inicial do BLS (*Basic Life Support*, ver capítulo Reanimação Cardiopulmonar).

A primeira letra é M: monitoração cardíaca não invasiva, constituída por eletrocardiógrafo, oximetria de pulso e medidas periódicas de pressão arterial.

A segunda letra é O: oxigênio. Todos os pacientes devem receber oxigenoterapia suplementar por intervalo mínimo de 6 h, por intermédio de cânula nasal a 2-4 L/min. Na presença de saturação de oxigênio inferior a 90%, congestão pulmonar ou dor precordial persistente faz-se necessária administração contínua de oxigênio objetivando oximetria de pulso superior a 95% (em pacientes com doença pulmonar obstrutiva crônica o alvo é 90%).

A letra V faz menção à obtenção de um acesso venoso periférico de bom calibre, possibilitando coleta laboratorial e a administração de medicações parenterais e ressuscitação volêmica, caso necessária. De preferência devem-se obter dois acessos venosos, em membros superiores, de calibres 18, 16 ou 14 gauge (G).

A letra E: eletrocardiograma (ECG). Do momento em que o paciente chega ao serviço de saúde até a obtenção do primeiro ECG não se devem ultrapassar 10 minutos (denominado: tempo porta-eletro).

As medidas iniciais descritas acima devem ser realizadas simultaneamente, justificando a necessidade de uma equipe bem treinada em emergências médicas.

Terapia de reperfusão

Para pacientes que se apresentem sintomáticos com evolução clínica inferior a 12 horas e supradesnivelamento do segmento ST em duas ou mais derivações contíguas ou bloqueio de ramo esquerdo (BRE) novo ou presumidamente novo ao ECG (ver capítulo Diagnóstico das Síndromes Coronárias Agudas com

Supradesnível de ST), a terapia de reperfusão, seja ela química ou mecânica, deve ser instituída o mais brevemente possível.

Na presença de persistência dos sintomas (apesar de evolução superior a 12 h), incerteza do início do quadro álgico, evidência de isquemia persistente ao ECG ou na vigência de choque cardiogênico, a recanalização imediata do vaso-alvo também deve ser a regra.

O benefício desta terapia em pacientes assintomáticos e com mais de 12 horas de evolução é questionável. Estudos recentes sinalizam que pacientes que se apresentam entre 12 e 48 horas do início dos sintomas, mesmo assintomáticos e hemodinamicamente estáveis, podem ainda se beneficiar de ICP precoce. O ensaio clínico randomizado OAT (*Occluded Arterial Trial*) não demonstrou vantagem na recanalização percutânea do vaso culpado após 72 horas do início dos sintomas. Adicionalmente, observou-se tendência a uma maior incidência de reinfarto aos 28 dias neste grupo de pacientes.

Quanto mais precoce a reperfusão, melhor o prognóstico dos pacientes, com menores taxas de óbito e de complicações cardiovasculares maiores. A mortalidade aumenta a cada 30 minutos de retardo do tratamento, por conseguinte, a melhor estratégia de reperfusão é aquela realizada mais precocemente (sobretudo na primeira hora: *golden hour*), podendo inclusive ser realizada em ambiente pré-hospitalar por equipe capacitada.

Seleção da modalidade de reperfusão

Qual a melhor estratégia de reperfusão? Química ou mecânica?

Inicialmente, deve-se avaliar a disponibilidade e o tempo de acesso a serviços com laboratório de hemodinâmica e cardiologia intervencionista.

Nos serviços de saúde em que há laboratório de cardiologia intervencionista capacitado, a reperfusão mecânica através da intervenção coronária percutânea (intervenção coronária percutânea primária: ICP) é a modalidade de eleição, uma vez que se associa a menor incidência de morte, reinfarto, sangramentos e eventos cerebrovasculares quando comparada à reperfusão química, independente do agente fibrinolítico utilizado. Este benefício é mais evidente quando se obtém a restauração do fluxo coronário em até 60-90 minutos da admissão hospitalar (tempo porta-balão). Todavia, quando antecipamos um retardo na ICP maior que o recomendado (acima de 90-120 minutos), a terapia fibrinolítica pré ou intra-hospitalar deve ser instituída o mais breve possível.

Nos serviços que não dispõem de laboratório de cardiologia intervencionista, a decisão sobre iniciar terapia trombolítica ou transferir o paciente para unidade de referência deve levar em consideração a presença de contraindicações ao uso de agentes fibrinolíticos (ver Quadros 2.2 e 2.3) e o tempo para a transferência inter-hospitalar. Nesses casos, o intervalo de tempo do momento do diagnóstico até o momento da abertura da artéria (incluindo a transferência) não deve exceder 120 minutos. Na impossibilidade de alcançar essa meta e na ausência de contraindicações, a reperfusão química deve ser realizada.

Intervenção coronariana percutânea (ICP)

De modo geral, a ICP apresenta maior eficácia na recanalização do vaso-alvo e de obtenção de fluxo distal TIMI III ao final do procedimento (> 90%) e menores taxas de reoclusão e de sangramentos, sobretudo de hemorragia intracraniana, quando comparada à terapia fibrinolítica. Também demonstra melhores resultados quanto à melhoria na função ventricular e à sobrevida tanto na fase inicial quanto na fase tardia ao evento.

A ICP primária será a melhor conduta em:

- todos os casos de SCACSSST (tratamento de eleição);
- pacientes com duração dos sintomas < 12 horas e evoluindo com ICC ou edema pulmonar;
- contraindicação absoluta para terapia fibrinolítica;
- pacientes com menos de 75 anos evoluindo em choque cardiogênico dentro de 36 horas após o início dos sintomas, devem realizar a ICP em até 18 horas do início do choque.

Constitui a modalidade de reperfusão de eleição (ver capítulo Tratamento Intervencionista nas Síndromes Coronárias Agudas), desde que disponível em tempo hábil, ou seja, quando possível um tempo porta-balão menor que 90 minutos (preferencialmente menor que 60 minutos). Em caso de necessidade de transporte para outro serviço que disponha de laboratório de hemodinâmica, o tempo aceitável do porta-balão é de 120 minutos (preferencialmente menor que 90 minutos).

Nos pacientes submetidos à intervenção deve-se dar preferência à utilização de *stents* farmacológicos (SF), uma vez que se associam a menores taxas de revascularização do vaso-alvo.

Em torno de 50% dos pacientes com diagnóstico de IAMCSSST apresentam-se com lesões obstrutivas angiograficamente graves também em outros vasos que não a lesão culpada. O tratamento intervencionista das lesões não culpadas pode ser realizado preferencialmente de modo estagiado, nos dias ou semanas subsequentes à intervenção primária. Na presença de isquemia persistente ou instabilidade hemodinâmica, o tratamento multiarterial deve ser considerado durante o procedimento índice. Naqueles pacientes que já se apresentam em choque cardiogênico, o tratamento exclusivo da lesão culpada deve ser a estratégia inicial e associa-se à redução no desfecho composto de mortalidade e falência renal aguda em 30 dias quando comparado à intervenção multiarterial imediata.

Terapia de reperfusão química (fibrinólise)

No Brasil, a terapia de reperfusão química (mediada pela administração sistêmica de agentes fibrinolíticos que atuam na lise do trombo oclusivo) apresenta-se como a única estratégia disponível para 99% dos pacientes acometidos por SCACSSST. Deste modo, todo médico que atua em unidades de pronto-atendimento deve estar familiarizado com o seu uso.

O fibrinolítico é especialmente efetivo nas primeiras 3 horas do início dos sintomas, sendo equivalente à ICP (principalmente na primeira hora, quando diminui a mortalidade em cerca de 50%).

De acordo com os protocolos internacionais de tratamento, o tempo porta-agulha (da admissão hospitalar ao início da infusão do fibrinolítico) deve ser inferior a 30 minutos. É também fundamental a realização prévia de um *checklist*, consultando-se a tabela de contraindicações à administração destes fármacos (Quadros 2.1 e 2.2), bem como o conhecimento das principais limitações desta modalidade de tratamento (Quadros 2.3 e 2.4).

Quadro 2.1. Indicações ao uso de fibrinolíticos

Terapia fibrinolítica é recomendada se os sintomas se iniciaram há menos de 12 horas, não há contraindicações ao uso dos fibrinolíticos e se o tempo porta-transferência-balão for superior a 120 minutos
Em pacientes com início dos sintomas há menos de 2 horas, baixo risco de sangramento, grande área de infarto e tempo porta-balão superior a 90 minutos
Preferir agentes fibrinoespecíficos (tenecteplase, alteplase, reteplase)
AAS deve ser administrado
Clopidogrel deve ser administrado
TERAPIA ANTICOAGULANTE
Anticoagulação deve ser mantida até revascularização (percutânea ou cirúrgica) ou durante 7-8 dias
Enoxaparina deve ser administrada em *bolus* EV seguido de manutenção SC. Preferir HBPM a HNF
HNF deve ser administrada em *bolus* EV seguido de manutenção EV
INTERVENÇÃO APÓS FIBRINÓLISE
Transferência para centros que possuam laboratório de hemodinâmica após fibrinólise com sucesso
ICP de resgate é indicada para todos os casos em que não houver redução do supra de ST em > 50% em 1 hora
Angiografia de urgência com provável ICP deve ser indicada em casos de choque cardiogênico ou insuficiência cardíaca aguda
Angiografia de urgência deve ser indicada em casos de isquemia recorrente ou sinais de reoclusão após fibrinólise com sucesso
Período ideal para realização de angiografia em pacientes estáveis após fibrinólise é de 3-24 h após

Quadro 2.2 – Contraindicações absolutas ao uso de fibrinolíticos

TCE ou trauma facial grave nos últimos 3 meses
Dissecção de aorta conhecida ou suspeita
Sangramento interno ativo (exceto menstruação) ou conhecida diátese hemorrágica
Cirurgia intracraniana ou espinal nos últimos 2 meses
Neoplasia intracraniana conhecida ou de medula espinal (TU primário ou metastático)
Qualquer lesão de SNC conhecida (MAV, aneurisma)
AVE isquêmico nos últimos 6 meses (exceto se há menos que 4,5 horas)
AVE hemorrágico em qualquer tempo
Sangramento gastrointestinal no último mês
Punções não compressíveis há menos de 24 h (p. ex., biópsia hepática, punção lombar)
Hipertensão severa não controlada mesmo com medicações de emergência
Uso prévio nos últimos 6 meses (apenas para estreptoquinase)

Quadro 2.3 – Contraindicações relativas ao uso de fibrinolíticos

Ataque isquêmico transitório (AIT) há menos de 3 meses
Demência ou outra patologia do SNC não especificada anteriormente
Úlcera péptica ativa
Sangramento interno recente (2 a 4 semanas)
Punções vasculares não compressíveis (p. ex., veia subclávia)
RCP prolongada (> 10 minutos) principalmente em caso de trauma de esterno e/ou fratura de costelas
Cirurgia de grande porte nas últimas 3 semanas
Uso atual de anticoagulantes orais (quanto maior o INR maior o risco de sangramento)
Hipertensão grave não compensada (PA sistólica > 180 mmHg ou PA diastólica > 110 mmHg)
Gravidez ou primeira semana pós-parto
Endocardite infecciosa
Doença hepática avançada

Quadro 2.4 – Limitações dos fibrinolíticos

Aproximadamente 27% dos pacientes não são candidatos à fibrinólise por apresentarem contraindicações, como maior risco de sangramento, ou por não apresentarem ECG diagnóstico, apesar de dor precordial persistente
Maior chance de AVEh (próximo a 1%), sendo mais frequente nos idosos, na presença de baixo peso corporal, hipertensão não controlada e entre pacientes trombolisados com agentes não fibrinoespecíficos
Até 25% dos pacientes apresentam reoclusão da artéria relacionada ao IAM (ARI), dentro de 24 horas de evolução
Até 20% das artérias permanecem ocluídas e 45% delas permanecem com fluxo anterógrado lentificado

Os agentes fibrinolíticos disponíveis para uso comercial são: estreptoquinase, reteplase, alteplase e tenecteplase (Tabela 2.1).

Estreptoquinase (SK): é o único agente que não é fibrinoespecífico, por isso chamado de trombolítico. Trata-se de uma proteína não enzimática isolada do estreptococo beta-hemolítico do grupo C de Lancefield. Promove indiretamente a formação de plasmina, ao ser combinada com o plasminogênio para formar o complexo estreptoquinase-plasminogênio, que logo será convertido num complexo estreptoquinase-plasmina. Ambos são complexos ativadores que convertem o plasminogênio residual em plasmina. A fibrinogenólise e a fibrinólise aumentam a formação dos produtos de degradação do fibrinogênio e da fibrina. Estes exercem um efeito anticoagulante, alterando a polimerização da fibrina e diminuindo a formação de trombina ou interferindo na função das plaquetas. A estreptoquinase é antigênica e induz a formação de anticorpos. Devido a sua alta antigenicidade, é uma contraindicação absoluta sua administração num período inferior a 6 meses em pacientes já expostos (risco de reações anafiláticas graves). Possui taxa de patência arterial em 90 minutos de 60-68%. Utilizada na dose de 1.500.000 unidades, que costumam ser diluídas em soro glicosado a 5% ou soro fisiológico a 0,9% e infundi-

Tabela 2.1 – Resumo dos agentes fibrinolíticos disponíveis

Propriedades	Estreptoquinase (SK)	Alteplase (t-PA)	Reteplase (r-PA)	Tenecteplase (TNK-tPA)
Preparo	1,5 milhão UI diluídas em SF a 0,9% ou SG a 5%, 250 mL EV em 30 a 60 minutos	15 mg em *bolus* EV +0,75 mg/kg em 30 min (máx. 50 mg) +0,5 mg/kg em 60 min (máx. 35 mg) Dose máxima de 100 mg	10 UI EV em *bolus* +10 UI EV em *bolus* após 30 min da primeira dose	*Bolus* EV único: < 60 kg = 30 mg 60-69 kg = 35 mg 70-79 kg = 40 mg 80-89 kg = 45 mg > 90 kg = 50 mg
Fibrinoespecífico	Não	+ +	++	+ + ++
Hipotensão	+	Não	Não	Não
Patência em 90 min	60-68%	73-84%	84%	85%
Antigenicidade	Sim	Não	Não	Não
Incidência de AVEh*	0,38%	0,7%	0,8%	0,7%
Necessidade de heparina associada	Sim	Sim	Sim	Sim

*AVEh: acidente vascular encefálico hemorrágico.

das por via EV periférica em 30-60 minutos. Pode provocar hipotensão, náuseas e vômitos e reações anafilactoides, por isso se faz necessário outro acesso venoso periférico calibroso para controle de potenciais efeitos colaterais:

- vômitos: tratados com antieméticos simples como metoclopramida, bromoprida ou ondansetron;
- hipotensão: diminuir nitrato se estiver em uso, diminuir ou cessar a infusão da SK temporariamente e iniciar reposição volêmica vigorosa com cristaloides (soro fisiológico a 0,9% ou Ringer lactato). Na maioria das vezes ocorre sucesso, devendo ser reiniciada a infusão. Em casos refratários podem-se administrar agentes vasopressores simultaneamente;
- reações alérgicas leves a moderadas: podem ocorrer reações leves como rouquidão, prurido, *rash* cutâneo, que devem ser abordadas com redução da velocidade de infusão e administração de anti-histamínicos e corticoides EV, com observação de perto pelo risco de reação grave (edema de glote e choque anafilático). Em caso de reações graves, suspender imediatamente a infusão de SK e não mais infundir. Procurar trocar por outro agente trombolítico e/ou procurar transferência para centro de hemodinâmica.

Reteplase (r-PA): é um fibrinolítico que atua mimetizando o ativador de plasminogênio tecidual (t-PA), convertendo plasminogênio em plasmina e, consequentemente, dando início à fibrinólise. Possui taxa de patência ar-

Quadro 2.5 – Critérios de sucesso da fibrinólise

Monitorização por 60 a 180: sintomas, exame físico, sinais vitais e ECG
Fibrinólise eficaz: • alívio dos sintomas; • ECG após 60 a 90 minutos com redução de mais que 50% do tamanho do supra de SST (avaliar na derivação que possua o maior supra de SST); • restabelecimento ou manutenção hemodinâmica; • presença de arritmias de reperfusão (ritmo idioventricular acelerado – RIVA); • pico precoce dos biomarcadores de necrose miocárdica (critério retrospectivo).
Fibrinólise ineficaz: • persistência da dor; • instabilidade hemodinâmica e/ou elétrica; • ECG após 60 a 90 minutos do início da fibrinólise sem redução > 50% do supra de ST.

terial em 90 minutos de 84%. Dose: 10 UI por via EV em *bolus*, seguidos de mais 10 UI por via EV em *bolus*, 10 minutos após a primeira dose.

Alteplase (t-PA): é um ativador de plasminogênio tecidual recombinante. Possui taxa de patência arterial em 90 minutos de 73-84%. É utilizada na forma de infusão acelerada em 90 minutos: 15 mg EV em *bolus* + 0,75 mg/kg EV em 30 minutos (máx. de 50 mg) + 0,50 mg/kg em 60 minutos (máx. de 35 mg).

Tenecteplase (TNK-tPA): é um ativador de plasminogênio tecidual produzido a partir da tecnologia de DNA recombinante, utilizando uma célula de mamífero estabelecida (células de ovário de *hamster* chinês). Dentre os fibrinolíticos, é o que possui maior especificidade para fibrina e o que possui maior taxa de patência arterial após 90 minutos (85%). Apresenta facilidade posológica, visto que é administrada por meio de *bolus* EV único conforme o peso do paciente. Se peso < 60 kg: 30 mg, 60-69 kg: 35 mg, de 70-79 kg: 40 mg, de 80-89 kg: 45 mg e acima de 90 kg: 50 mg.

Após a administração do fibrinolítico espera-se que após 60-90 minutos o paciente apresente critérios indicativos de recanalização do vaso-alvo (critérios de reperfusão):

- redução do supradesnivelamento do segmento ST em mais de 50% (considerando-se a derivação eletrocardiográfica em que apresentava maior amplitude);
- diminuição da dor;
- pico precoce dos marcadores de necrose miocárdica e/ou arritmias de reperfusão (p. ex., ritmo idioventricular acelerado – RIVA).

Na presença destes critérios, cinecoronariografia deve ser realizada entre 2 a 24 h após a infusão do fibrinolítico (ou entre 6 a 24 h do início dos sintomas: estratégia farmacoinvasiva).

Na ausência de critérios de reperfusão está indicada uma angioplastia de resgate e, por conseguinte, a transferência imediata a uma unidade com serviço de hemodinâmica disponível deve ser a regra. Denomina-se angioplastia de resgate a ICP realizada em caráter emergencial após o insucesso do tratamento químico.

Terapia antiagregante plaquetária

Objetivando inibir a progressão da formação do trombo, a dupla antiagregação plaquetária (DAP) deve ser rapidamente instituída, sendo composta por um inibidor de tromboxano A2 (aspirina) e um inibidor dos receptores $P2Y_{12}$: tienopiridínicos (clopidogrel e prasugrel) ou ciclopentiltriazolopirimidinas (ticagrelor).

Deve-se administrar **aspirina** ou **ácido acetilsalicílico (AAS)**, na ausência de contraindicações, imediatamente após o diagnóstico de SCACSSST, na dose inicial (ataque) de 162 a 325 mg, por via oral e mastigados (para mais rápida absorção). Dose de manutenção: 81-325 mg/dia por tempo indefinido. Preferir doses de manutenção mais baixas. Habitualmente se utilizam 100 mg/dia.

Clopidogrel é o mais disponível e mais bem estudado inibidor do ADP plaquetário. Inibe de forma irreversível o receptor $P2Y_{12}$. Apresenta-se como uma pró-droga que necessita de dupla passagem hepática para conversão em metabólito ativo, sendo assim, seu pico de ação é mais tardio (2 horas). A dose inicial/ataque para pacientes que serão submetidos a ICP primária é de 600 mg, com manutenção de 150 mg/dia por 1 semana e 75 mg/dia até completar 1 ano. Estima-se que até 30% da população sejam resistentes ao clopidogrel.

Prasugrel também é um tienopiridínico, inibidor irreversível do receptor ADP $P2Y_{12}$, com pico de ação em 30 minutos. Diferentemente do clopidogrel apresenta um pico de ação mais precoce e eficácia maior. Sua dose inicial/ataque é de 60 mg, com manutenção de 10 mg/dia. O estudo TRITON TIMI 38 demonstrou diminuição de desfechos compostos (morte, infarto e/ou acidente vascular encefálico [AVE]) quando comparado com o uso de clopidogrel. É contraindicado em pacientes com mais de 75 anos, história de AVE e/ou ataque isquêmico transitório prévio e peso inferior a 60 kg, pois apresentam maiores riscos de sangramentos.

Ticagrelor é um derivado ciclopentiltriazolopirimidina, tem efeito inibidor reversível do receptor $P2Y_{12}$ plaquetário e também apresenta um pico de ação de 30 minutos. Sua dose inicial/ataque é de 180 mg, com dose de manutenção de 90 mg de 12/12 h. O estudo PLATO demonstrou diminuição de mortalidade quando comparado com o clopidogrel. Foram relatados bradicardias, pausas ventriculares e sintomas como dispneia, que são habitualmente transitórios e podem melhorar após a primeira semana de tratamento.

Deste modo, tem-se atualmente como recomendação preferencial o uso de ticagrelor ou prasugrel nos pacientes com SCACSSST que serão submetidos à ICP primária.

Quando for instituído o tratamento inicial com fibrinolíticos, apenas o clopidogrel pode ser utilizado como inibidor de ADP plaquetário. Dose inicial/ataque: 300 mg se idade menor que 75 anos ou apenas 75 mg se idade superior a 75 anos. Dose de manutenção: 75 mg/dia.

Os **inibidores de glicoproteína IIbIIIa (In GpIIbIIIa)** são antiagregantes plaquetários de administração exclusivamente parenteral (Tabela 2.2). Nos pacientes com SCASSST referenciados para ATC primária com evidência de elevada carga trombótica, fenômeno *slow flow-reflow* e outras complicações trombóticas, a utilização de inibidores GPIIb/IIIa como terapia *bailout* parece ser estratégia razoável, apesar da ausência de comprovação em estudos randomizados. Nestes pacientes a maior evidência disponível é na associação de abci-

Tabela 2.2 – Inibidores da Gp IIbIIIa

	Abciximab	Tirofiban	Eptifibatide
Mecanismo de ação	Anticorpo monoclonal com efeito inibidor do receptor plaquetário da glicoproteína IIbIIIa	Antagonista não peptídico do receptor IIbIIIa	Heptapeptídeo sintético inibidor do receptor IIbIIIa
Posologia	Dose de ataque: 0,25 μg/kg *bolus* EV Dose de manutenção: 0,125 μg/kg EV por 12 h	Dose de ataque: 25 μg/kg EV em 3 min Dose de manutenção: 0,15 μg/kg/min EV por 18 h	Dose de ataque: 180 μg/kg *bolus* EV Dose de manutenção: 2 μg/kg/min EV Repetir a dose de ataque após 10 min
Doença renal	Sem correção	ClCr < 30 mL/min: reduzir p/ 50% da dose	ClCr < 50 mL/min: reduzir p/ 50% da dose Não utilizar em dialíticos
Tempo de manutenção	12 h	18-24 h (máx 72 h)	18-24 h (máx. 72 h)

ximab com heparina não fracionada. O uso rotineiro de In GpIIbIIIa em pacientes sob dupla terapia antiagregante plaquetária é contraindicado.

Abciximab é um anticorpo monoclonal que se liga ao receptor da GpIIbIIIa, inibindo a agregação plaquetária. Possui meia-vida de 30 minutos, mas pode permanecer ligado ao receptor por até 15 dias. Utilizado em dose inicial/ataque de 0,25 mg/kg em *bolus* EV e dose de manutenção de 0,125 μg/kg/min (máx.: 10 μg/min) por 12 h. A dose inicial/ataque, pode também ser administrada por via intracoronária.

Tirofiban é um antagonista não peptídico da tirosina que, seletivamente, bloqueia de forma reversível o receptor Gp IIbIIIa das plaquetas. Possui meia-vida de 2 horas. Dose de ataque de 25 μg/kg em 3 minutos EV seguida de manutenção de 0,15vμg/kg/min por 18 horas (NE IIaB). Pacientes com *clearance* de creatinina inferior a 30 mL/min a dose deve ser reduzida para 50%.

Eptifibatide é um heptapeptídeo sintético que inibe o receptor de Gp IIbIIIa ainda não disponível no Brasil. Dose de ataque: 180 μg/kg em *bolus* EV seguido de 2 μg/kg/min EV como dose de manutenção por 18 horas. Necessita de um segundo *bolus* (mesma dose) após 10 minutos do primeiro *bolus*. Em pacientes com *clearance* de creatinina inferior a 50 mL/min a dose deve ser reduzida para 50%. Evitar o uso em pacientes em hemodiálise.

Terapia antitrombínica

No tratamento das SCACSSST recomenda-se o uso de terapia anticoagulante até o momento da revascularização (percutânea ou cirúrgica) ou por até 7-8 dias e/ou durante o período de internação, caso a revascularização não seja possível nesse período.

Temos como agentes antitrombínicos disponíveis: heparina não fracionada (HNF), heparina de baixo peso molecular (enoxaparina) e a bivalirudina (Tabela 2.3).

A **heparina não fracionada** pode ser utilizada na dose inicial de 60 UI/kg em *bolus* EV (máx.: 4.000 UI) seguido de dose de manutenção inicial de 12 UI/kg/hora (dose máxima inicial: 1.000 UI/h), com objetivo de manter níveis de TTPa entre 1,5-2,0 vezes o valor normal ou entre 50-70 segun-

Tabela 2.3 – Antitrombínicos disponíveis na SCACSSST

Heparina	Heparina não fracionada	Enoxaparina	Fondaparinux
Mecanismo de ação	Antitrombínico que atua sobre antitrombina III	Antitrombínico inibidor do fator Xa	Antitrombínico inibidor sintético do fator Xa
Posologia	Dose inicial: 60 UI/kg (máx. 4000 UI) Manutenção inicial: 12 UI/kg/h manter a relação do TTPa entre 1,5 e 2,0 sob controle	< 75 anos: 30 mg *bolus* EV e após 15 minutos + 1 mg/kg SC de 12/12 h > 75 anos: sem *bolus* EV + 0,75 mg/kg SC 12/12 h ClCr < 30 mL/min: 1 mg/kg SC 1 ×/d	Dose inicial: 2,5 mg EV Manutenção: 2,5 mg SC 1 ×/dia (iniciar somente no dia seguinte)
Efeitos colaterais	Trombocitopenia em até 3%. Em caso de sangramento poderá ser revertida com auxílio de protamina: 1 mg reverte 100 UI	Menor chance de trombocitopenia. Não há necessidade de controle laboratorial. Possui reversão de seu efeito em no máximo 60% com a protamina	Mínima chance de indução de plaquetopenia
Manutenção do tratamento	Até revascularização (percutânea, cirúrgica), durante a internação ou por até 8 dias	Até revascularização (percutânea, cirúrgica), durante internação ou por 8 dias	Até revascularização (percutânea, cirúrgica), durante internação ou por 8 dias

dos). Não necessita de correção para função renal. Nos pacientes submetidos à ICP, a dose utilizada é 70-100 UI/kg em *bolus* EV (dose máxima 4.000 UI). Caso seja programado o uso associado de In GpIIbIIIa, a dose utilizada será de: 50-60 UI/kg em *bolus* endovenoso.

A **enoxaparina** deve ser administrada de acordo com a idade: se idade inferior a 75 anos, a dose inicial é de 30 mg em *bolus* EV e após 15 minutos, 1 mg/kg por via SC de 12/12 h (máx.: 100 mg para as primeiras duas doses). Se idade superior a 75 anos: não realizar dose de ataque EV, apenas a dose de 0,75 mg/kg por via SC de 12/12 h (máx.: 75 mg para as primeiras duas doses). Independentemente da idade, se o *clearance* de creatinina for inferior a 30 mL/min, realizar apenas 1 mg/kg a cada 24 h. Em pacientes submetidos a ICP deve ser administrada na dose de 0,5 mg/kg.

A **bivalirudina** é um polipeptídeo semissintético que age como inibidor direto da trombina. Dose inicial/ataque: 0,75 mg/kg *bolus* EV e manutenção de 1,75 mg/kg/h. Dose adicional de 0,3 mg/kg pode ser realizada caso seja necessário. Pacientes com *clearance* de creatinina inferior a 30 mL/min a dose de manutenção deve ser de 1 mg/kg/h.

O **fondaparinux** é um pentassacarídeo sintético que inibe indiretamente a trombina, porque requer a presença da antitrombina III para exercer a sua ação. Na SCACSSST que será submetida a ICP primária é contraindicado o seu uso, devido a maiores taxas de formação de trombos nos cateteres angiográficos e complicações relacionadas ao procedimento. Nos pacientes submetidos à trombólise a dose inicial é de 2,5 mg em *bolus* EV. A partir do dia seguinte, iniciar com 2,5 mg SC uma vez ao dia. Encontra-se contraindicado em pacientes com insuficiência renal e *clearance* de creatinina inferior a 30 mL/min.

Terapia medicamentosa adjuvante (Tabela 2.4)

Tabela 2.4 – Tratamento farmacológico adjuvante das SCACSSST

	Indicação	Posologia inicial sugerida	Contraindicação	Efeitos colaterais
Morfina	Dor, dispneia, congestão pulmonar, ansiedade	Morfina 2-4 mg EV em 3 min	Hipotensão, bradicardia, rebaixamento do nível de consciência, intolerância prévia	Hipotensão, náuseas, vômitos, depressão do sensório e/ou centro respiratório
Nitratos	Controle de PA, isquemia, congestão	Nitroglicerina 50 mg + SG 5% 248 mL EV em BIC Inicio: 10 μg/min (3 mL/h) Nitroglicerina 5 mg SL de 5/5 min	Uso de inibidores de fosfodiesterase 5, infarto de VD, PAS < 90 mmHg, estenose aórtica grave	Cefaleia, hipotensão
Betabloqueadores	Todos os casos de SCACSSST, exceto se CI	Metoprolol: 1 mg/min EV Metoprolol 25 mg VO 6/6 h Propranolol 20 mg VO 8/8 h Atenolol 25 mg VO 1 ×/dia Carvedilol 6,25 mg VO 12/12 h (FE < 40%)	ICC descompensada, congestão pulmonar, broncoespasmo, PAS < 90 mmHg, PRi > 240 ms, FC < 60 bpm, bloqueios avançados, instabilidade hemodinâmica	Bradicardia, broncoespasmo, claudicação intermitente, hipotensão
IECA ou BRA	Todos os casos de SCACSSST, exceto se CI	Captopril 12,5 mg VO 6/6 h ou 8/8 h Enalapril 5 mg VO 12/12 h Losartan 12,5 mg VO 12/12 h	PAS < 100 mmHg, reação alérgica prévia, insuficiência renal, K > 5,0 mEq/L	Aumentos de creatinina até 0,5 mg/dL são aceitáveis
Antagonista Aldosterona	DM, FE < 40%, ICC	Espironolactona 12,5-25 mg/d Eplerenona 12,5-25 mg/d	Cr > 2,5 mg/dL (♂) Cr > 2,0 mg/dL (♀) K > 5,0 mEq/L	Ginecomastia, elevação de K, impotência, hipertricose
Estatinas	Todos os casos de SCACSSST, exceto se CI	Sinvastatina 40 mg VO 1 ×/d Atorvastatina 40 mg VO 1 ×/d Rosuvastatina 20 mg VO 1 ×/d Pravastatina 40 mg VO 1 ×/d	Alergia ou intolerância prévia a medicação	Mialgia, miosite, rabdomiólise, hepatotoxicidade

BIC: bomba de infusão contínua; VD: ventrículo direito; PAS: pressão arterial sistólica; CI: contraindicação; PRi: intervalo PR; IECA: inibidor da enzima conversora de angiotensinogênio; BRA: bloqueador do receptor de angiotensina; Cr: nível sérico de creatinina; K: nível sérico de potássio.

Morfina

A morfina está indicada na presença de dor, principalmente nos casos em que houver associação de dispneia, congestão e/ou ansiedade. Possui antídoto, naloxona, que pode ser utilizada em caso de efeitos colaterais. Uma atenção maior se faz no uso com idosos, uma vez que podem deprimir o centro respiratório com maior frequência. Contraindicada em pacientes com bradicardia, rebaixamento do nível de consciência, hipotensão e/ou intolerância prévia.

Morfina 2-4 mg EV em 1-3 minutos. Doses adicionais de 1-4 mg EV de 5/5 min podem ser feitas até se atingir o objetivo esperado.

Nitratos

A nitroglicerina libera óxido nítrico, que promove o relaxamento da musculatura lisa das artérias, arteríolas e veias. Estes fármacos determinam dilatação das artérias coronárias, melhoram o fluxo anterógrado e a circulação colateral. Adicionalmente, o efeito sobre os vasos de capacitância (venodilatação) diminui a pré-carga e a tensão na parede ventricular. Possui efeito menos pronunciado na pós-carga. As reduções da pré e pós-carga diminuem o consumo de oxigênio pelo miocárdio isquêmico. As principais indicações ao uso de nitratos nas síndromes coronárias agudas são: congestão pulmonar, isquemia (angina) recorrente e no controle da hipertensão. Devem ser evitados em pacientes com PAS < 90 mmHg, uso prévio de inibidores de fosfodiesterase-5 (sildenafil, vardenafila, tadalafila) na últimas 24-48 horas, na presença de estenose valvar aórtica grave e na suspeita ou confirmação eletrocardiográfica de infarto de ventrículo direito. Efeitos colaterais mais comuns são a cefaleia e a hipotensão.

Nitroglicerina: 0,4 mg por via sublingual (SL) a cada 5 minutos, até três doses. Por via EV, iniciar a 10 μg/min e titular a dose até alcançar o objetivo (controle de dor, pressão arterial ou melhora da congestão pulmonar).

- Dinitrato de isossorbida: 5 mg SL a cada 5 minutos, até três doses.

Betabloqueadores

Atuam bloqueando os receptores $beta_1$-adrenérgicos, determinando cronotropismo inotropismo e dromotropismo negativo e subsequente menor consumo miocárdico de oxigênio. Também aumentam o fluxo subendocárdico e o fluxo na circulação colateral. Dessa forma, comprovadamente reduzem a extensão do infarto e, adicionalmente, a mortalidade tanto precoce quanto tardia. Podem ser utilizados por via EV com parcimônia em paciente sem evidência de disfunção ventricular e com níveis pressóricos elevados. Devemos optar, na fase aguda, pelos agentes de meia-vida curta e com doses iniciais mais baixas. Devem ser introduzidos nas primeiras 24 h do evento, exceto se houver contraindicações. Indicação: por via oral (VO) estão indicados para todos os casos de SCACSSST com disfunção ventricular ou sem disfunção ventricular, caso não haja contraindicação. Por via EV, estão indicados nos casos de: hipertensão e/ou isquemia refratária, na ausência de contraindicações. A progressão das doses deve ser feita a cada 2-3 dias. Contraindicações: insuficiência cardíaca descompensada, congestão pulmonar, hipotensão (PAS < 90 mmHg), bradicardia (FC < 60 bpm), intervalo PR maior que 240 ms, bloqueios avançados, broncoespasmo ativo.

- Tartarato de metoprolol: 5 mg EV (fazer 1 mg/min) e controlar frequência cardíaca (máx.: 15 mg).
- Tartarato de metoprolol: 25-50 mg VO de 6/6 h ou 12/12 h. Dose máx.: 200 mg/dia.
- Propranolol: 20 mg VO de 6/6 h ou 8/8 h. Dose máx.: 320 mg/dia.
- Atenolol: 25 mg VO uma vez ao dia. Dose máx.: 100 mg/dia.
- Carvedilol: 6,25 mg VO 12/12 h. Titular dose até 50 mg/dia (< 85 kg) e 100 mg/dia (≥ 85 kg). Indicado para pacientes com fração de ejeção reduzida.

Bloqueadores de canais de cálcio (BCC)

A principal indicação do uso dos BCC é na intolerância do uso de betabloqueadores devido à indução de broncorreatividade/broncoespasmos. Possui papel importante no tratamento de angina refratária e na angina variante vasoespástica de Prinzmetal.

Inibidores da enzima conversora de angiotensinogênio (IECA) e bloqueadores dos receptores de angiotensina (BRA)

Devem ser introduzidos em todos os pacientes com diagnóstico de SCACSSST devido ao remodelamento miocárdico, notadamente nos pacientes diabéticos e/ou com FE < 40% (nesses pacientes em especial, há comprovação de redução de mortalidade). Devem ser introduzidos nas primeiras 24 h do evento, exceto se houver contraindicações. Os BRA apresentam-se como uma alternativa aos IECA em caso de intolerância. Aumentos de até 0,5 mg/dL nos valores de creatinina são aceitáveis. Assim como nos betabloqueadores, sugere-se iniciar com doses baixas e com agentes de meia-vida mais curta. Constituem contraindicações: PAS < 100 mmHg, reação alérgica prévia, angioedema, insuficiência renal, potássio acima de 5 mEq/L, estenose bilateral de artérias renais.

- Captopril 12,5 mg VO de 6/6 h ou 8/8 h. Dose máx.: 150 mg/dia.
- Enalapril 5 mg VO 12/12 h. Dose máx.: 40 mg/dia.
- Lisinopril 2,5 mg VO uma vez ao dia. Dose máx.: 10 mg/dia.
- Losartan 12,5 mg VO 12/12 h. Dose máx.: 100 mg/dia.
- Valsartan 20 mg VO 12/12 h. Dose máx.: 160 mg/dia.

Antagonista da aldosterona

Indicações: pacientes diabéticos e/ou com sintomas de IC e/ou FE < 40%. Contraindicações: creatinina > 2,5 mg/dL (homens) ou > 2,0 mg/dL (mulheres), K > 5,0 mEq/L.

- Espironolactona 25 mg VO uma vez ao dia (máx.: 50 mg/dia).
- Eplerenona 25 mg VO uma vez ao dia (máx.: 50 mg/dia).

Estatinas

Todos os pacientes necessitam de uma avaliação do perfil lipêmico, que deve ser colhido em até 24 h do evento. A terapia com estatinas diminuiu taxas de morte por doença coronária, recorrência de infarto, revascularização e AVE, sobretudo quando iniciado precocemente e em altas doses. Paciente que já faziam uso em doses baixas devem ser otimizados, e os que não faziam uso devem iniciar em altas doses. O estudo PROVE IT TIMI 22 demonstrou benefícios com atorvastatina na dose de 80 mg/dia, porém devido à dificuldade de acesso e baixa disponibilidade pela rede pública, a sinvastatina permanece sendo a mais utilizada. A meta inicial, conforme a diretriz brasileira, é manter o LDL < 50 mg/dL, sendo os pacientes que mais se beneficiam da ação desses fármacos aqueles com LDL inicial > 120 mg/dL.

- Sinvastatina 40 mg VO uma vez ao dia (máx.: 80 mg).
- Atorvastatina 40-80 mg VO uma vez ao dia (máx.: 80 mg).
- Rosuvastatina 10-20 mg VO uma vez ao dia (máx.: 40 mg).
- Pravastatina 20-40 mg VO uma vez ao dia (máx.: 80 mg).

Bibliografia consultada

1. 2018 ESC-EACTS Guidelines on myocardial revascularisation. The Task Force on miocardyal revascularization of the European Society of Cardiology (ESC) and European Association for Cardio-Thoracic Surgery (EACTS). European Heart Journal (2019) 40;87-165.
2. ACCF/AHA Guideline for the Management of ST-Elevation Myocardial Infarction: A Report of the American College of Cardiology Foundation/American Heart Association Task Force on Practice Guidelines. 2013.
3. Feres F, Costa RA, Siqueira D, Costa Jr JR, Chamié D, Staico R, et al. Diretriz da Sociedade Brasileira de Cardiologia e da Sociedade Brasileira de Hemodinâmica e Cardiologia Intervencionista sobre Intervenção Coronária Percutânea. Arq Bras Cardiol. 2017;109(1 Supl.1):1-81.
4. Piegas LS, Timerman A, Feitosa GS, Nicolau JC, Mattos LAP, Andrade MD, et al. V Diretriz da Sociedade Brasileira de Cardiologia sobre Tratamento do Infarto Agudo do Miocárdio com Supradesnível do Segmento ST. Arq Bras Cardiol. 2015;105(2):1-105.

3 Síndrome Coronária Aguda sem Supradesnivelamento do Segmento ST

■ Ryan de Alencar Araripe Falcão
■ Jamil Ribeiro Cade

Introdução

A SCASSSST é um quadro intermediário na doença arterial coronária (DAC) entre o paciente estável e o paciente com SCACSSST. Devido à possibilidade de evolução para o quadro mais grave, a rápida identificação, classificação e tratamento são fundamentais para prevenção de infarto e morte. Incluem-se nessa síndrome os pacientes com angina instável (AI) e IAM sem supra do segmento ST (IAMSSSST).

Definição

Em contraste com o caráter reprodutível e previsível da angina estável, a AI é definida a partir da presença de pelo menos uma de três características principais:

1. dor em repouso (ou em esforço mínimo) e geralmente, durando mais de 20 min;
2. dor intensa e de início recente;
3. alteração do padrão anterior de angina estável para um padrão "em crescendo" (piora de intensidade, duração ou frequência dos episódios).

O IAMSSSST caracteriza-se por quadro clínico semelhante ou com dor de duração mais prolongada, ECG não característico de infarto e alterações dos biomarcadores de necrose miocárdica.

Classificação

A classificação clínica de Braunwald é a mais utilizada (Tabela 3.1).

Circunstâncias clínicas

A. Angina secundária: desenvolve-se na presença de condições extracardíacas que intensificam a isquemia miocárdica.
B. Angina primária: desenvolve-se na ausência de condições extracardíacas.
C. Angina pós-infarto: desenvolve-se até 2 semanas após um infarto agudo do miocárdio.

Intensidade do tratamento

1. Ausência de tratamento para angina.
2. Terapia medicamentosa anti-isquêmica moderada.

Tabela 3.1 – Classificação clínica de Braunwald na SCASSSST (Circulation. 1989;80:140-4)

Classe	Definição
Classe I Classe II	Início recente de angina intensa ou angina acelerada; nenhuma dor em repouso
Classe III	Angina em repouso no último mês, mas não nas 48 horas precedentes (angina em repouso, subaguda) Angina em repouso nas últimas 48 horas (angina em repouso, subaguda)

3. Terapia medicamentosa anti-isquêmica máxima.

Quadro clínico e estratificação de risco

A estratificação de risco exerce papel central na avaliação da SCASSSST. Subgrupos específicos de pacientes, identificados por suas características clínicas, achados eletrocardiográficos ou marcadores de lesão miocárdica apresentam prognóstico adverso.

Com relação à história clínica, por ordem de importância destacamos cinco fatores:

1. apresentação clínica (classe II ou III de Braunwald; classe B de Braunwald, múltiplos episódios de dor dentro de 24 horas);
2. história prévia de doença coronariana;
3. sexo;
4. idade avançada;
5. número de fatores de risco cardiovasculares (diabetes *mellitus*, doença vascular periférica e doença cerebrovascular prévia).

Embora possa ser completamente inespecífico, o exame físico pode, por vezes, corroborar a impressão de isquemia miocárdica ou identificar potenciais causas precipitantes da isquemia miocárdica.

- Diaforese, pele pálida e fria, taquicardia sinusal, B3 ou B4 e estertores basais no exame pulmonar.
- Achados indicativos de isquemia de músculo papilar: presença de sopro sistólico mitral, transitório ou não, especialmente a sua modificação ou constatação durante episódios dolorosos.
- Evidência de doença aterosclerótica extracardíaca: doença carotídea, doença vascular periférica ou aneurisma de aorta abdominal.
- Níveis pressóricos elevados, tireotoxicose, anemia, uso de drogas ilícitas como cocaína, além de comorbidades que podem ter impacto na terapêutica.

Exames complementares

1. Eletrocardiograma: deve ser realizado em, no máximo, 10 minutos da chegada à unidade de atendimento e é normal na metade dos pacientes. Os achados mais comuns são a depressão do segmento ST e as alterações na onda T.
2. Dosagem dos biomarcadores de necrose miocárdica (troponina, CK-MB atividade ou massa e mioglobina): devem ser dosados na admissão e repetidos pelo menos uma vez, 6 horas após o início dos sintomas.

Os pacientes com IAMSSSST, definidos como aqueles com um marcador biológico de necrose elevado (CK-MB ou troponina), apresentam prognóstico pior que aqueles com angina instável.

Além da coleta desses exames iniciais, outros exames serão necessários, dependendo da classificação de risco do paciente, além de exames para diagnóstico diferencial de dor torácica. Os exames mais complexos ficam reservados aos pacientes de maior risco. O ecocardiograma auxilia nos casos sugestivos de SCA com apresentação de bloqueio de ramo esquerdo de início indeterminado, naqueles pacientes portadores de marca-passo (onde a espícula e o bloqueio de ramo atrapalham a interpretação do ECG) e para avaliação de complicações mecânicas, detectando alteração segmentar e disfunção sistólica global. Entretanto, na maioria das vezes sua realização em caráter emergencial não é necessária.

Estratificação por grupo de risco

O tratamento de pacientes com SCASSSST exige estratificação de risco precoce para evitar resultados adversos (morte, infarto, reinfarto, acidente vascular cerebral, revascularização do miocárdio de urgência e reinternação por síndrome coronária aguda).

Foram desenvolvidos vários instrumentos para a estratificação de risco desses pacientes, como os escores GRACE, PURSUIT e TIMI. Estes utilizam variáveis clínicas, achados provenientes do ECG e dos marcadores de lesão miocárdica.

O Escore de Risco TIMI foi o primeiro modelo validado (baseado na série de estudos TIMI – *Thrombolysis in Myocardial Infarction*). É simples, rápido e de fácil realização, sendo o mais utilizado. Nele, cada variável recebe 1 ponto. O escore de risco é igual à somatória simples de pontos (variando de 0 a 7), com gravidade clínica crescente. Pacientes que obtêm um escore de risco TIMI > 4 têm indicação de estratégia invasiva precoce. Não deve ser confundido com o escore de risco TIMI para IAM com supra do segmento ST.

O Quadro 3.1 apresenta as variáveis do escore TIMI de risco.

Quadro 3.1 – Variáveis do Escore TIMI de Risco

- Idade superior a 65 anos
- Presença de pelo menos três fatores de risco tradicionais para DAC (sexo masculino, história familiar, hiperlipidemia, diabetes, tabagismo, hipertensão, obesidade)
- Estenose coronária prévia > 50%
- Uso de aspirina nos 7 dias anteriores
- Presença de desnivelamento do segmento ST no ECG na admissão
- Pelo menos dois episódios de angina nas últimas 24 horas
- Marcadores cardíacos séricos bioquímicos elevados

Bibliografia consultada

1. 2011 ACCF/AHA/SCAI Guideline for Percutaneous Coronary Intervention: A Report of the American College of Cardiology Foundation/American Heart Association Task Force on Practice Guidelines and the Society for Cardiovascular Angiography and Interventions. Circulation. 2011;124:e574-e651.
2. 2014 AHA/ACC Guideline for Manegement of Patients with Non-ST-Elevation Acute Coronary Syndrome. A Report of the American College of Cardiology/American Heart Association Task Force on Practice Guideline. J Am Coll Cardiol. 2014;64(24):e139-e228. doi: 10.1016/jacc.2014.09.017.
3. Ahmad T, Voora D, Becker RC, et al. The pharmacogenetics of antiplatelet agents: towards personalized therapy? Nat Rev Cardiol. 2011;8:560-571.
4. Mattos LA, Lemos Neto PA, Rassi A Jr, Marin-Neto JA, Sousa AGMR, Devito FS, et al. Diretrizes da Sociedade Brasileira de Cardiologia – Intervenção Coronária Percutânea e Métodos Adjuntos Diagnósticos em Cardiologia Intervencionista (II Edição – 2008). Arq Bras Cardiol. 2008;91(4 supl. 1):1-58.
5. Wallentin L, Becker RC, Budaj A, et al.; for the PLATO Investigators. Ticagrelor versus Clopidogrel in Patients with Acute Coronary Syndromes. N Engl J Med. 2009;361:1045-57.
6. Wiviott SD, Braunwald E, McCabe CH, et al.; for the TRITON–TIMI 38 Investigators. Prasugrel versus Clopidogrel in Patients with Acute Coronary Syndromes. N Engl J Med. 2007;357:2001-15.

4 Síndrome Coronária Aguda sem Supradesnivelamento do Segmento ST – Tratamento

- Jamil Ribeiro Cade
- Eduardo Moreira dos Santos

Introdução

A abordagem inicial do paciente com suspeita clínica de síndrome coronária aguda sem supradesnivelamento do segmento ST (SCASSSST) deve ser individualizada e levar em conta o perfil clínico do paciente (idade, sexo, comorbidades), a apresentação clínica (presença de dor torácica e isquemia miocárdica no momento da admissão, instabilidade hemodinâmica e/ou elétrica) e resultados de exames complementares (eletrocardiograma e marcadores de necrose miocárdica, dentre outros). Esses dados auxiliam na escolha do melhor método de estratificação de risco e das melhores opções terapêuticas.

Quadro 4.1 – Critérios de risco que indicam estratificação invasiva e momento mais indicado para realização de cateterismo

Muito alto risco – em até 2 horas
Choque cardiogênico, instabilidade hemodinâmica, PCR/arritmias graves, angina refratária, complicações mecânicas, IC aguda, dinâmica do segmento ST (em especial supradesnivelamento transitório)
Alto risco – em até 24 horas
Positivação dos marcadores de necrose miocárdica (troponina), alteração dinâmica de ST ou inversão de T, GRACE > 140 pontos
Risco intermediário – em até 72 horas
Diabetes *mellitus*, falência renal com ClCr < 60 mL/min, FE < 40% ou congestão pulmonar, angina pós-infarto, ICP prévia, revascularização cirúrgica prévia, GRACE entre 110-139

Estratificação de risco na SCASSSST

Pacientes diagnosticados com SCASSSST podem ser alocados para uma estratégia de estratificação invasiva ou mantidos em manejo conservador. A tomada de decisão depende de vários fatores.

Todos os pacientes que apresentem critérios de muito alto risco, de alto risco e risco intermediário de eventos devem ser estratificados invasivamente por meio do cateterismo cardíaco (Quadro 4.1).

Para a estratificação de risco é fundamental aplicar os escores desenvolvidos para tal. Os mais frequentemente aplicados são TIMI e GRACE.

O escore TIMI leva em conta sete parâmetros e confere um ponto para cada um deles (idade maior ou igual a 65 anos, presença de três ou mais fatores de risco para doença coronária, estenose coronária acima de 50% conhecida, uso de aspirina nos últimos 7 dias, ocorrência de angina nas últimas 24 horas, elevação de troponina e infradesnivelamento do segmento

ST de 0,5 mm). A soma dos pontos obtidos permite estratificar o paciente em tercis, os quais guardam relação com o risco de eventos ao final de 14 dias (Tabela 4.1).

O escore GRACE foi validado a partir da análise de registro contando com mais de 40 mil pacientes e é capaz de predizer a mortalidade hospitalar e ao final de 6 meses. A soma entre 110 e 139 pontos classifica o paciente como risco intermediário, enquanto um valor total maior que 140 identifica pacientes de alto risco.

Estratificação invasiva

Deve ser a estratégia escolhida em todos os pacientes de risco muito alto, alto e intermediário de eventos isquêmicos. Nessas populações, a definição da estratégia invasiva se relaciona com menores taxas de eventos hospitalares e no segmento em longo prazo, quando comparada a estratégia invasiva seletiva/conservadora, situação na qual o paciente é referido para cateterismo se uma prova funcional documentar isquemia.

O cateterismo cardíaco tem papel central, pois possibilita confirmar a presença de estenoses obstrutivas nas artérias epicárdicas, guiar a intensidade do tratamento antitrombótico a ser adotado, identificar a lesão culpada pelo evento, elucidar aspectos anatômicos relevantes na tomada de decisão quanto ao melhor método de revascularização e estratificar o risco de eventos em curto e longo prazos.

Nos portadores de SCASSSST os seguintes padrões podem ser encontrados no cateterismo:

- ausência de doença coronária obstrutiva em até 20%;
- doença coronária obstrutiva multiarterial entre 40-80%;
- degeneração de enxertos cirúrgicos em 5%;
- lesão de tronco da coronária esquerda em até 10% dos casos;
- lesão de artéria descendente anterior em até 40% dos casos;
- artéria culpada pelo eventou ocluída em até 30% dos casos.

Alguns aspectos morfológicos durante o cateterismo podem ajudar a estabelecer a lesão culpada pelo evento. São eles: falha de enchimento globular sugestiva de trombo, presença de *haziness*, bordas irregulares da placa, dissecções e redução do fluxo anterógrado.

Quando da persistência da dúvida em se determinar a lesão culpada pelo evento, a ventriculografia esquerda pode auxiliar a determinar a presença de hipocinesia ou acinesia segmentar.

Considerado o padrão-ouro para determinação de repercussão funcional de uma lesão em pacientes estáveis, a reserva de fluxo fracionada não tem validade na artéria culpada por SCA com supradesnivelamento do segmento ST, pela incapacidade de se obter hiperemia máxima nesse contexto nos primeiros 5 dias de evolução. Em estudos iniciais, usar o

Tabela 4.1 – Estratificação de risco pelo critério TIMI

Escore de risco	Morte/IAM	Morte/IAM/RM de urgência
0-1	3	8
2-4	7	20
5-7	19	41

FFR para guiar a intervenção em pacientes com SCASSSST parece reduzir as taxas de revascularização, sem elevar o risco do paciente em médio prazo.

Estratificação não invasiva/conservadora

A estratégia conservadora é adotada em pacientes que não apresentam critérios de gravidades e que não sofreram recorrência de isquemia ao longo da hospitalização. Assim, pacientes de baixo risco de eventos idealmente podem ser submetidos a provas não invasivas de isquemia (teste ergométrico, cintilografia miocárdica, ressonância cardíaca, ecocardiograma) e, em alguns casos selecionados, a angiotomografia de coronárias. Provas não invasivas documentando ausência de isquemia habilitam a liberação do paciente com segurança e estão relacionadas a baixa taxa de eventos cardiovasculares em longo prazo. Por outro lado, caso essa investigação ocasione resultados anormais ou inconclusivos ou caso ocorra recorrência de isquemia, está indicada a realização de cateterismo cardíaco.

Medidas gerais de suporte

Internação em unidade coronária

Após a avaliação inicial na unidade de emergência, todos os pacientes com suspeita de SCASSSST de riscos intermediário e alto devem ser admitidos em Unidade Coronária (UCo), onde devem permanecer, no mínimo, até que a conduta definitiva para o caso seja tomada. Nos EUA, até a década de 1960, quando pacientes com infarto agudo do miocárdio permaneciam internados em enfermarias, a taxa de mortalidade hospitalar era de 30%. A partir da década de então, com a criação das UCos, permitindo a monitoração eletrocardiográfica contínua e o pronto reconhecimento e atendimento das arritmias, observou-se redução da mortalidade hospitalar em cerca de 50%.

Oxigenoterapia

O objetivo da suplementação de oxigênio na SCASSSST é aumentar o aporte miocárdico de oxigênio. Hipoxemia pode ocorrer na SCASSSST durante os episódios prolongados de isquemia miocárdica, os quais acarretam alterações da ventilação-perfusão pulmonar devidas a edema intersticial e/ou alveolar pulmonar com consequente agravamento da isquemia miocárdica. Logo, a monitoração da saturação por meio da oximetria de pulso e a suplementação de oxigênio são sempre indicadas quando a saturação for menor que 90%.

São escassos os dados em SCASSSST sobre a suplementação de oxigênio em pacientes sem hipoxemia. Deve-se ressaltar que a administração prolongada e desnecessária de oxigênio pode induzir vasoconstrição sistêmica e ser prejudicial. Assim sendo, a suplementação de oxigênio em pacientes sem hipoxemia deve ser limitada às 4 primeiras horas do aparecimento dos sintomas anginosos.

Portadores de doença pulmonar obstrutiva crônica (DPOC) e outras doenças relacionadas à retenção crônica de dióxido de carbono ou à insuficiência respiratória crônica devem ser cuidadosamente monitorados quando da suplementação de oxigênio, pelo risco de desenvolvimento de hipercapnia.

Tratamento antianginoso

Morfina

A dor precordial e a ansiedade aumentam a atividade do sistema simpático, o que acarreta aumento do consumo de oxigênio pelo miocárdio e predispõe o surgimento de arritmias ventriculares. Nesse contexto, o sulfato de morfina é o analgésico de eleição, podendo ser ministrado de 2-4 mg por dose a cada 5 minutos (dose máxima: 25 mg). Quando da hipersensibilidade a essa droga, a meperidina é a melhor alternativa. Atenção especial quando da utilização desses fármacos deve ser dada à frequência cardíaca e pressão arterial, haja vista que a hipoxemia e hipotensão arterial pioram a isquemia miocárdica.

Nitratos

Os benefícios do emprego dos nitratos se relacionam aos seus efeitos na circulação periférica e coronariana. Por induzirem venodilatação periférica, reduzem o retorno venoso, a pressão de enchimento do ventrículo esquerdo e, por conseguinte, o consumo de oxigênio pelo miocárdio. Além disso, induzem vasodilatação coronariana tanto nas coronárias sadias quanto nas acometidas por aterosclerose, de forma a redirecionar o fluxo coronário e aumentar a circulação colateral.

As formulações intravenosas são mais eficazes que aquelas administradas por via oral, sublingual ou transdérmica. O seu emprego deve ser feito sob rigorosa monitoração da frequência cardíaca e pressão arterial. Bradicardia significativa (frequência cardíaca menor que 50 batimentos por minuto), taquicardia (frequência cardíaca maior que 100 batimentos por minuto) e pressão arterial sistólica menor que 100 mmHg contraindicam o emprego dessa classe de medicamento. O uso de inibidores da fosfodiesterase (nas últimas 24 h no caso do sildenafil e 48 h com tadalafila e vardenafila) também contraindicam o uso de nitratos. Cefaleia é um dos principais efeitos colaterais dos nitratos.

As doses e formulações recomendadas são as seguintes:

- dinitrato de isossorbida sublingual: 5 mg a cada 5 minutos; dose máxima: 15 mg;
- mononitrato de isossorbida via oral: 5 mg a cada 5 minutos; dose máxima 15 mg;
- nitroglicerina intravenosa: 10 μg/min, com incremento em 10 μg/min a cada 5 minutos até se obter controle da dor ou até que haja queda da pressão arterial sistólica abaixo de 110 mmHg ou queda em 20 mmHg e/ou aumento da frequência cardíaca basal em 10%.

Bloqueadores β-adrenérgicos

Os bloqueadores β-adrenérgicos atuam competitivamente às catecolaminas circulantes sobre os receptores β-1 das artérias coronárias e do miocárdio, causando redução da frequência cardíaca, da pressão arterial e da contratilidade miocárdica, culminando com a redução do consumo de oxigênio.

Metanálises de estudos que incluíram, além de pacientes com infarto agudo do miocárdio com supradesnivelamento do segmento ST (IAMCST), aqueles com SCASSSST mostraram redução da mortalidade hospitalar nesta população. No entanto, o emprego dessa classe de medicamentos nos pacientes com risco de desenvolvimento de choque cardiogênico (idade acima de 70 anos, frequência cardíaca maior que 110 batimentos por minuto, pressão arterial sistólica menor que 120 mmHg, fração de ejeção menor que 40%) deve ser evitado nas primeiras

24-48 horas da apresentação clínica. Os bloqueadores β-adrenérgicos não devem ser administrados em pacientes com suspeita de angina causada por vasoespasmo nem nos usuários de cocaína, sob o risco de piora do vasoespasmo. Deve-se preferir bloqueadores -adrenérgicos cardiosseletivos (carvedilol, bisoprolol, metoprolol) em portadores de DPOC e asma.

As doses e formulações recomendadas são as seguintes:

- metoprolol: 5 mg intravenosos em 3 minutos, podendo ser repetidos a cada 5 minutos; dose máxima: 15 mg. Seguida da dose oral de 50-100 mg a cada 12 horas iniciada 15 minutos após a última dose intravenosa;
- atenolol: 5 mg intravenosos em 5 minutos, podendo ser repetidos em 5 minutos; dose máxima: 10 mg. Seguida da dose oral de 25-50 mg a cada 12 horas iniciada 15 minutos após a última dose intravenosa;
- carvedilol: iniciar com 3,125 mg duas vezes por dia; dose máxima de 25 mg duas vezes por dia, por via oral;
- bisoprolol: iniciar com 2,5 mg por dia; dose máxima de 10 mg por dia, por via oral.

Antagonistas do canal de cácio

A ação anti-isquêmica dessa classe de medicamentos se deve à indução de vasodilatação arterial periféria e coronariana, redução da contratilidade miocárdica e redução da velocidade de condução elétrica atrioventricular. A vasodilatação coronariana induzida por essa classe de medicamentos é obtida de forma semelhante por todos os seus representantes. Os di-hidropirimidínicos podem induzir taquicardia reflexa (principalmente a nifedipina de curta ação). O verapamil (principal representante das fenilalquilaminas) e o diltiazem (representante dos benzodiazepínicos) podem induzir bradicardia e, em pacientes portadores de disfunção ventricular esquerda, levar a alterações de condução atrioventricular. Nessas populações, o emprego dessas drogas deve ser evitado.

Preconiza-se o uso dessa classe de medicamentos para o controle de angina em pacientes que já estão em uso de bloqueadores β-adrenérgicos e nitratos em dose máxima (ou dose máxima tolerada) ou quando há contraindicações ao emprego destes fármacos. Os bloqueadores de canais de cálcio são muito eficazes como parte do tratamento da angina vasoespástica (síndrome de Prinzmetal).

As doses dos principais representantes dos bloqueadores de canal de cálcio são as seguintes:

- nifedipina de ação prolongada: 10-20 mg três vezes por dia;
- verapamil: 80-120 mg três vezes por dia;
- diltiazem: 60 mg três vezes por dia;
- anlodipina: 10 mg até duas vezes por dia.

A seguir, a Tabela 4.2 com um resumo referente às medidas de suporte básico e terapia antianginosa na SCASSSST.

Tabela 4.2 – Recomendações quanto ao suporte básico e terapia antianginosa na SCASSSST

Recomendação	Classe	Nível de evidência
Admissão em UCo	I	C
Oxigenoterapia nas primeiras 4 horas da instalação do quadro em pacientes de riscos intermediário e alto	I	C
Morfina em pacientes de riscos intermediário e alto	I	C
Nitratos em pacientes de riscos intermediáro e alto	I	C
Bloqueadores β-adrenérgicos em pacientes de riscos intermediário e alto	I	B
Bloqueadores de canal de cálcio não di-hidropirimidínicos em pacientes com contraindicação ao uso de bloqueadores β-adrenérgicos	I	B
Bloqueadores de canal de cálcio não di-hidropirimidínicos em portadores de angina vasoespástica	I	B
Bloqueadores de canal de cálcio di-hidropirimidínicos de longa ação em pacientes em uso adequado de nitratos e bloqueadores β-adrenérgicos e sem disfunção ventricular	IIa	B
Bloqueadores de canal de cálcio di-hidropirimidínicos de ação rápida em pacientes sem uso de bloqueadores β-adrenérgicos	III	B

Agentes antiplaquetários

Aspirina

É capaz de inibir a agregação plaquetária de forma irreversível a partir do bloqueio da ação da enzima ciclo-oxigenase 1, impedindo a formação do tromboxano A2 a partir do ácido araquidônico presente na parede celular das plaquetas.

O uso de aspirina está nitidamente relacionado a redução de morte ou infarto em portadores de SCASSSST. A sua administração por 2 anos se relacionou a uma redução de risco de eventos cardiovasculares maiores na ordem de 46%. Assim sendo, a prescrição dessa droga é imperativa, exceto nos raros casos comprovados de alergia à aspirina e quando da ocorrência de hemorragia ativa (em especial aquelas relacionadas a úlcera gástrica). A aspirina deve ser iniciada tão logo o diagnóstico de SCASSSST seja firmado.

O estudo CURRENT-OASIS 7 testou diferentes posologias de aspirina, mostrando a inexistência de benefício em longo prazo de doses maiores no que se refere ao desfecho composto mortalidade/IAM não fatal/AVE.

As doses de ataque e manutenção de aspirina preconizadas são:

- dose de ataque: 162-300 mg;
- dose de manutenção: 81-100 mg/dia.

Inibidores do receptor $P2Y_{12}$

Promovem inibição plaquetária mediada pelo ADP através do bloqueio aos receptores $P2Y_{12}$. Essa classe de medicamentos reduz também os níveis de fibrinogênio circulante e bloqueia parcialmente as atividades dos receptores de glicoproteína IIb/IIIa. A exemplo da aspirina, recomenda-se o início dessa classe de medicamentos tão logo o diagnóstico de SCASSSST seja firmado.

Ticlopidina

Foi o primeiro representante do grupo, sendo raramente prescrito atualmente devido ao longo tempo para início de sua ação e alta frequência de efeitos colaterais (principalmente gastrointestinais e raramente hematológicos).

Clopidogrel

O clopidogrel é uma pró-droga inativa que exige a oxidação pelo citocromo P450 hepático para gerar seu metabólito ativo. A biodisponibilidade desse metabólito é de apenas 15%, haja vista que 85% da prodroga são hidrolizados por esterases entéricas em uma forma inativa. O clopidogrel bloqueia irreversivelmente o receptor $P2Y_{12}$ e pertence à classe dos tienopiridínicos.

O estudo CURE testou a associação do clopidogrel à aspirina em mais de 12 mil pacientes com SCASSSST e mostrou uma redução de 20% na taxa de eventos compostos – morte cardiovascular/infarto/AVE – sendo esse objetivo alcançado prioritariamente pela redução nas taxas de infarto, à custa do aumento das taxas de sangramento maior e menor.

No subgrupo de pacientes submetidos a intervenção coronária percutânea (ICP) (subestudo PCI-CURE), que englobou apenas 21% da amostra do estudo original, documentou-se drástica redução (70%) dos defechos combinados primários.

A despeito da eficácia da combinação de aspirina e clopidogrel, ao final do primeiro ano após SCASSSST cerca de 10% dos pacientes sofrem recorrência dos eventos isquêmicos. A explicação para tal fato é multifatorial, relacionando-se a gravidade e extensão da doença aterosclerótica, a inibição plaquetária subótima devida a resposta inadequada ao clopidogrel, bem como a importantes variações individuais que influenciam a farmacocinética e farmacodinâmica da droga (como absorção intestinal) e a variabilidade considerável na geração do metabólito ativo relacionada a polimorfismo genético e uso concomitante de medicamentos competidores em nível hepático.

No estudo CURRENT-OASIS 7, uma maior dose de clopidogrel foi testada. A dose de ataque de 600 mg de clopidogrel (contra 300 mg habitualmente prescritos), seguida por 150 mg diário por 7 dias (contra 75 mg habitualmente prescritos) não se relacionou a redução dos defechos primários e aumentou a taxa de sangramento.

Por conta das limitações do clopidogrel, novos inibidores do receptor $P2Y_{12}$ foram desenvolvidos no sentido de obterem bloqueio mais efetivo, mais homogêneo e mais rápido.

Antes da cirurgia de revascularização miocárdica (CRM) eletiva, o clopidogrel deve ser suspenso por pelo menos 5 dias.

As doses de ataque e manutenção de clopidogrel preconizadas são:

- ataque: 300 mg;
- manutenção: 75 mg por dia.

Prasugrel

Com a primeira fase de metabolização plasmática e a segunda etapa de metabolização hepática mais rápida e menos dependente do citocromo P450, o pico plasmático do prasugrel ocorre em 30 minutos. Assim como o clopidogrel, sua ação antiplaquetária é irreversível e pertence à classe dos tienopiridínicos.

Testado no TRITON-TIMI 38 (estudo com mais de 10 mil pacientes com anatomia coronária conhecida e indicação de ICP, com riscos intermediário e alto de desfechos isquêmicos mas baixo risco de sangramento – excluídos pacientes anêmicos, plaquetopênicos e com alto risco de sangramento), em comparação ao clopidogrel, os defechos primários foram reduzidos em 19% pelo prasugrel (sendo a redução de novos infartos a responsável por tal resultado), à custa de um significativo aumento de sangramentos maiores e menores (32% e 52%, respectivamente). Houve também significativo aumento das taxas de sangramentos fatais (0,1% para clopidogrel *versus* 0,4% para prasugrel). É importante ressaltar a redução significativa das taxas de trombose de *stent* definitiva e provável.

O benefício líquido do estudo mostrou que o prasugrel foi inferior ao clopidogrel em pacientes com passado de AVE/AIT, neutro em indivíduos com mais de 75 anos ou peso menor que 60 kg e superior ao clopidogrel em pacientes sem antecedentes de AVE/AIT, com menos de 75 anos e mais de 60 kg. Portadores de cirrose hepática Child-Pugh C não devem usar esse medicamento.

O estudo TRILOGY testou o prasugrel em pacientes com indicação de manutenção exclusiva de tratamento medicamentoso após SCASSSST e falhou em mostrar benefício quanto aos desfechos isquêmicos, sem maiores taxas de sangramento quando comparado ao clopidogrel.

Recomenda-se a suspensão do prasugrel 7 dias antes da CRM.

As doses de ataque e manutenção de prasugrel preconizadas são:

- ataque: 60 mg;
- manutenção: 10 mg por dia.

Ticagrelor

Pertencente à classe ciclopentiltriazolopirimidina, inibe o receptor $P2Y_{12}$ de forma reversível e sua meia-vida plasmática é de 6-12 horas. Não depende da metabolização hepática. Comparado ao clopidogrel, tanto o início da ação quanto a recuperação da função plaquetária são mais rápidos. Além da inibição do receptor $P2Y_{12}$, o ticagrelor reduz a recaptação de adenosina e aumenta o nível sérico de drogas cujo metabolismo está relacionado ao CYP3A (p. ex., sinvastatina). O diltiazem (inibidor moderado do CYP3A) aumenta o nível sérico do ticagrelor.

No estudo PLATO (que contou com mais de 18 mil pacientes, sendo 60% deles portadores de SCASSSST), o ticagrelor (dose de ataque de 180 mg e manutenção de 90 mg duas vezes por dia, sendo que os pacientes que foram submetidos a ICP receberam 90 mg adicionais) foi testado contra o clopidogrel (dose de ataque de 300 mg e manutenção de 75 mg, podendo os pacientes que foram submetidos a ICP receber dose adicional de 300 mg no momento do procedimento, a critério do investigador). A dupla antiagregação plaquetária (DAAP) foi mantida por 12 meses em ambos os grupos. Cerca de 64% dos pacientes do estudo foram submetidos a ICP, 10% à CRM e 26% foram mantidos em tratamento medicamentoso exclusivo.

O uso do ticagrelor se associou a redução de 16% na incidência de eventos cardiovasculares maiores (à custa de redução de infarto e óbitos por causas vasculares), resultando numa redução global da mortalidade por todas as causas na ordem de 22%. Redução de trombose de *stent* também foi documentada. Não houve aumento significativo das taxas de sangramentos graves não relacionadas a cirurgia de revascularização nem tampouco nas taxas de sangramentos fatais. Houve, no entanto, aumento do sangramento intracraniano e dos sangramentos menores não realicionados à revascularização cirúrgica.

O uso de ticagrelor está associado a aumento da adenosina circulante e consequente bradicardia e dispneia. No entanto, não se documentou aumento das taxas de marca-passo definitivo. Nota-se também aumento dos níveis de creatinina e ácido úrico.

O ticagrelor deve ser suspenso 5 dias antes da CRM. Seguem as doses de ataque e manutenção recomendadas:

- ataque: 180 mg;
- manutenção: 90 mg duas vezes por dia.

Cangrelor

De uso intravenoso e representante da classe ciclopentiltriazolopirimidina, também inibe de forma reversível a ação plaquetária, apresentando meia-vida curta (3-5 minutos) e rápido restabelecimento da função plaquetária após o término da infusão da droga (1 hora).

Uma metanálise com mais de 24 mil pacientes (69% submetidos a ICP motivada por SCA) mostrou redução do risco relativo de 19% dos desfechos combinados (morte periprocedimento/nova revascularização guiada por isquemia/trombose de *stent*). Houve aumento dos sangramentos maiores e menores.

Após a suspensão da infusão venosa da droga, recomenda-se dose de ataque de clopidogrel seguida de manutenção. Os estudos não testaram o uso de outros inibidores do receptor $P2Y_{12}$.

As doses de ataque e manutenção são:

- ataque: 30 μg/kg em *bolus*.
- manutenção: 4 μg/kg/minuto por no mínimo 2 horas ou durante o procedimento.

Duração da terapia dupla antiplaquetária

A DAAP idealmente deve ser mantida por 12 meses em todos os pacientes com SCASSSST, sem contraindicações para tal e independente do método de revascularização adotado. Nos pacientes submetidos a CRM, a retomada do uso do inibidor do receptor $P2Y_{12}$ deve ocorrer tão logo os drenos sejam retirados e o risco de sangramento estiver menor.

Monitoração do nível de atividade plaquetária

Há no mercado vários métodos complementares de avaliação do nível de atividade plaquetária (p. ex., VerifyNow®), no entanto a aplicabilidade clínica desses testes ainda não está confirmada, não existindo recomendação formal para seu uso fora do contexto de pesquisa.

Antagonistas dos receptores da glicoproteína IIb/IIIa

Os receptores da glicoproteína IIb/IIIa (Gp IIb/IIIa) são fundamentais tanto na agregação quanto na adesão plaquetária, processos estes essenciais para a formação e propagação do trombo intracoronário. Por meio da sua alteração conformacional, esses receptores aumentam a afinidade das plaquetas ao fibrinogênio e aumentam a capacidade do fibrinogênio em se ligar ao fator de von Willebrand no endotélio. Os antagonistas dos receptores de GpIIb/IIIa impedem a ligação do fibrinogênio aos receptores ativados, limitando, portanto, a agregação e ativação plaquetária.

Os estudos que testaram os inibidores dos receptores de GpIIb/IIIa foram conduzidos numa época em que o emprego dos inibidores dos receptores $P2Y_{12}$ não era rotineiro e a sua eficácia nunca foi comprovada em estudos de comparação direta contra esta classe de medicamentos. Vale ressaltar que os estudos que testaram os inibidores dos receptores de GpIIb/IIIa mostraram resultados heterogêneos, tanto na população de pacientes com SCASSSST alocados na estratégia intervencionista precoce quanto naqueles estratificados para a estratégia convervadora. No entanto, uma metanálise de seis estudos randomizados em SCASSSST (contabilizando mais de 27 mil pacientes) mostrou uma redução de risco relativo da ordem de 9% do desfecho morte ou infarto não fatal, sendo os pacientes submetidos a ICP os que mais se beneficiaram (em especial aqueles com troponina positiva). Importante ressaltar que a taxa de sangramento foi significativamente aumentada.

Tendo em vista o uso rotineiro de aspirina, antagonistas do receptor $P2Y_{12}$ e antitrombínicos no tratamento da SCASSSST, o emprego dos inibidores dos receptores de GpIIb/IIIb é habitualmente reservado à estratégia *bailout* (na qual, após a cineangiocoronariografia, documenta-se a presença de alta carga trombótica com grande risco de complicações isquêmicas durante a angioplastia coronária) ou quando ocorrem complicações trombóticas durante o procedimento, a despeito do aspecto angiográfico inicial.

Todas das drogas são de administração endovenosa. As doses dos fármacos disponíveis no Brasil são:

- tirofiban: *bolus*: 10 μg/kg em 3 minutos (na sala de hemodinâmica); manutenção: 0,15 μg/kg/min durante 48-96 horas. Se *clearance* de creatinina (ClCr) entre 15-30 mL/min, é necessário reduzir a dose de manutenção para 0,05 μg/kg/min. Se o ClCr for menor que 15 mL/min, o uso de tirofiban está contraindicado;
- abcximab: *bolus*: 0,25 μg/kg (na sala de hemodinâmica); manutenção: 0,125 μg/kg durante 12 horas.

A Tabela 4.3 apresenta um resumo das indicações dos antiplaquetários.

Tabela 4.3 – Recomendações quanto à utilização dos antiplaquetários

Recomendação	Classe	Nível de evidência
Terapia antiplaquetária oral		
Aspirina para todos os pacientes sem contraindicações	I	A
Inibidores do receptor $P2Y_{12}$ associado a aspirina por 12 meses nos pacientes sem contraindicações	I	A
• Ticagrelor para todos os pacientes de riscos moderado e alto, independente da estratégia de revascularização adotada e do uso prévio de clopidogrel	I	B
• Prasugrel para os pacientes com ICP planejada	I	B
• Clopidogrel para pacientes que não podem usar ticagrelor ou prasugrel ou com indicação de anticoagulante oral	I	B
Uso de inibidor do receptor $P2Y_{12}$ por 3-6 meses após implante de *stent* farmacológico em pacientes com alto risco de sangramento	IIb	A
Uso de prasugrel em pacientes antes do cateterismo	III	B
Terapia antiplaquetária endovenosa		
Inibidor do receptor de GpIIb/IIIa como estratégia *bailout*	IIa	C
Cangrelor em pacientes que não utilizaram inibidores do receptor $P2Y_{12}$ oral	IIb	A
Uso de inibidor do receptor da GpIIb/IIIa antes do cateterismo	III	A
Duração da dupla antiagregação plaquetária		
DAAP por 12 meses e manutenção de aspirina por tempo indefinido	IIb	A

Avaliação do risco de sangramento e uso de inibidores de bomba de prótons (IBP)

A anamnese aplicada aos pacientes com suspeita de SCASSSST deve contemplar não apenas os aspectos relacionados diretamente às queixas dos pacientes, mas também os fatores de risco para sangramento (programação de cirurgias não cardíacas, biópsias, passado de sangramento neurológico, gastrointestinal e genitourinário, presença de sangramento ativo) e comorbidades com indicação de anticoagulação em longo prazo. Assim, ao se completar a avaliação clínica e laboratorial básica na SCASSSST, é possível calcular tanto os escores de risco de desfechos isquêmicos quanto o risco de sangramento.

Os pacientes com alto risco de sangramento devem ser criteriosamente selecionados quanto à modalidade de estratificação de risco (conservadora *versus* invasiva), escolha da via de acesso nos pacientes submetidos a estratificação invasiva (radial *versus* femoral), escolha da modalidade de revascularização (cirúrgica *versus* percutânea) e escolha do tipo de *stent* (convencional *versus* farmacológico) quando optado pela ICP.

Limitar a DAAP a 1 mês (para pacientes submetidos a implante de *stent* convencional) ou a 3-6 meses (para pacientes submetidos a implante de *stent* farmacológico) deve levar em conta o risco de eventos isquêmicos e hemorrágicos. Nesse escopo, o cálculo dos escores GRACE, CRUSADE e HASBLED, juntamente com a avaliação da extensão da doença aterosclerótica, ajudam na decisão clínica.

Recebem destaque os pacientes com risco aumentado de sangramento gástrico (idade acima de 65 anos, antecedente de úlcera péptica, refluxo gastroesofágico, dispepsia, infecção pelo *Helicobacter pylori*, cirrose hepática, usuários crônicos de anti-inflamatórios hormonais e não hormonais, usuários de anticoagulantes e etilismo). Essa população deve receber profilaxia com inibidor de bomba de prótons (IBP) associado a DAAP. Neste tocante, remonta a hipótese de redução da eficácia do clopidogrel associado ao omeprazol pois são drogas com mesmo sítio de metabolização hepática. A despeito de haver plausibilidade biológica para tal e estudos *in vitro* que documentaram a maior atividade plaquetária, o único estudo clínico randomizado sobre o tema, bem como as revisões sistemáticas, não mostraram aumento dos eventos isquêmicos e confirmaram menores taxas de sangramento gastrointestinal. Assim sendo, nesses casos está indicado o uso de IBP (de preferência aqueles com vias de metabolização diferentes do citocromo P450 – lanzoprazol, pantoprazol, etc.) associado ao clopidogrel. Na indisponibilidade dos mesmos, o uso do omeprazol parece seguro.

Antitrombínicos (Tabela 4.4)

Consequente à ruptura da placa aterosclerótica tem-se a rápida formação de trombina, um potente ativador plaquetário, assim como o fator Xa. Assim sendo, o bloqueio da sua formação é um dos pilares do tratamento da SCASSSST. Na ausência de indicações específicas de anticoagulação plena, os antitrombínicos devem ser suspensos após a realização de ICP ou após a decisão de manutenção de tratamento medicamentoso exclusivo. Nos pacientes com programação cirúrgica, deve-se manter os antitrombínicos em dose plena até a véspera do procedimento.

Tabela 4.4 – Doses recomendadas dos antitrombínicos

Droga	Recomendação		
	ClCr ≥ 30 mL/min	ClCr 15-29 mL/min	ClCr < 15 mL/min
HNF*	*Bolus*: 60-70 UI/kg IV (máx.: 5.000 UI) Manutenção: 12-15 UI/kg/min (máx.: 1.000 UI/min). Alvo: TTPA 1,5-2× o controle	Sem ajuste	Sem ajuste
Enoxaparina**	1 mg/kg 2×/dia SC	1 mg/kg 1×/d	Não utilizar
Fondaparinux	2,5 mg/dia SC	Não utilizar	Não utilizar

* Durante a ICP recomenda-se utilizar dose em *bolus* IV de 70-100 UI/kg. Quando do uso de inibidor de GpIIb/IIIa, a dose de HNF deve ser reduzida para 50-70 UI/kg.
** Recomenda-se ajuste da dose em pacientes com mais de 75 anos para 0,75 mg/kg SC duas vezes ao dia.

Heparina não fracionada (HNF)

Com peso molecular entre 6.000 e 30.000 daltons, exerce seu efeito por meio da ligação à antitrombina e a alteração conformacional desse complexo permite o acoplamento simultâneo à trombina e ao fator Xa. As desvantagens dessa droga são: a grande variação interindividual do seu efeito, a possível indução de plaquetopenia e janela terapêutica estreita com necessidade de ajuste de acordo com TCA e/ou TTPA. Recomenda-se o uso endovenoso (*bolus* seguido de manutenção). Dentre os antitrombínicos, é o único que pode ser ministrado quando o ClCr for menor que 15 mL/min.

Heparina de baixo peso molecular (HBPM)

Obtida a partir da HNF, por definição deve ter seu peso molecular médio menor que 8.000 daltons, sendo que 60% das moléculas devem contemplar esse critério. A enoxaparina pode ser ministrada por via subcutânea, uma vez que a relação dose-efeito é mais previsível. Com relação à HNF, apresenta menores taxas de plaquetopenia. A monitoração do seu efeito é realizada pela monitoração da atividade do fator anti-Xa (alvo terapêutico: 0,6-1 UI/mL) e está indicada apenas em pacientes com peso maior que 100 kg ou com ClCr entre 15-30 mL/min.

Na SCASSSST, pacientes pré-tratados com enoxaparina não necessitam de dose adicional durante a ICP se a última dose de enoxaparina foi ministrada há menos de 8 horas, contudo está indicado *bolus* de 0,3 mg/kg endovenoso se a última dose de enoxaparina foi ministrada entre 8 e 12 horas. Se a última dose de enoxaparina tiver sido ministrada há mais de 12 horas, tanto a enoxaparina quanto a HNF podem ser utilizadas. Tal cuidado é indicado com o intuito de evitar *crossover* entre as drogas, fenômeno relacionado a maior taxa de sangramento.

O principal estudo que comparou o uso de enoxaparina *versus* HNF em SCASSSST (SYNERGY, com mais de 10.000 pacientes) não mostrou redução dos desfechos isquêmicos e a incidência de sangramento pelo critério TIMI foi maior no grupo que recebeu enoxaparina, mas não de acordo com os critérios GUSTO. Pelos critérios do estudo, o uso das duas heparinas era permitido em situações específicas (o que ocorreu em 30% da amostra) e o *crossover* ocorreu em 800 casos. Análise *post-hoc* das populações com tratamento consistente (que recebeu apenas uma das heparinas – mais de 6.000 pacientes) mostrou redução dos desfechos isquêmicos a favor da enoxaparina (12,5% *versus* 15,6%). O grupo *crossover* apresentou maior taxa de sangramento que o grupo que foi exposto a apenas uma das heparinas.

Metanálise englobando mais de 30 mil pacientes submetidos a ICP mostrou que a enoxaparina é mais eficaz e segura que a HNF.

Fondaparinux

Pentassacarídeo sintético que se liga de forma reversível à antitrombina. Tem discreta interação com elementos plasmáticos e apresenta pouca variabilidade interindividual, o que permite injeção subcutânea. Não necessita de monitoração da ação e é contraindicado se ClCr for menor que 20 mL/min.

Testado contra a enoxaparina no estudo OASIS-5, mostrou não inferioridade quanto aos desfechos isquêmicos ao final de 9 dias e superioridade no trigésimo dia e aos 6 meses. O fondaparinux relacionou-se a menores complicações hemorrágicas, principalmente nos pacientes submetidos a ICP. Recomenda-se dose em *bolus* de HNF durante a ICP a fim de evitar a formação de trombos relacionados ao cateter.

O fondaparinux é considerado o antitrombínico com o melhor perfil de segurança e eficácia, sendo recomendado independentemente da estratégia de estratificação de risco adotada, com exceção nos casos em que se planeja coronariografia imediata.

Bivalirudina

Não disponível no Brasil, é um inibidor direto da trombina e impede a formação de fibrina. De uso endovenoso, não exibe afinidade por proteínas plasmáticas. Testada no estudo ACUITY, que contou com três braços de tratamento e mais de 13 mil pacientes (HNF/enoxaparina e inibidor da GpIIb/IIIa *versus* bivalirudina e inibidor da GpIIb/IIIa *versus* bivalirudina e inibidor da GpIIb/IIIa – estratégia *bailout*). A bivalirudina associada ao inibidor da GpIIb/IIIa mostrou ser não inferior às demais estratégias em relação aos desfechos isquêmicos e apresentou menores taxas de eventos hemorrágicos.

Na Tabela 4.5, constam as recomendações para uso dos antitrombínicos.

Tabela 4.5 – Recomendações para uso de antitrombínicos na SCASSSST

Recomendação	Classe	Nível de evidência
Início de antitrombínicos após o diagnóstico de SCASSSST	I	B
Uso de fondaparinux e complementação com HNF endovenosa para pacientes submetidos a ICP	I	B
HNF endovenosa durante a ICP em pacientes que não utilizaram nenhum outro antitrombínico	I	B
Uso de enoxaparina SC ou HNF se fondaparinux não disponível	I	B
Manutenção da enoxaparina durante a ICP se este antitrombínico foi utilizado anteriormente ao procedimento	IIa	B
Descontinuação dos antitrombínicos após a ICP	IIa	C
Crossover entre enoxaparina e HNF	III	B

Anticoagulantes orais após a fase aguda da SCASSSST

Em pacientes com baixo risco de sangramento (idade menor que 75 anos, peso maior que 60 kg, sem histórico de AVE/AIT e em uso de clopidogrel), pode-se considerar o uso de rivaroxaban 2,5 mg duas vezes por dia, haja vista os resultados favoráveis obtidos no estudo ATLAS ACS 2-TIMI 51.

Estratégias de revascularização na SCASSSST

Pacientes uniarteirais experimentam menores taxas de eventos cardiovasculares quando submetidos a ICP. Já pacientes multiarteriais idealmente devem ser submetidos a avaliação do *heart team* para a escolha do melhor médodo de revascularização.

A ICP apresenta como principais vantagens a obtenção mais rápida da revascularização da lesão culpada, menores taxas de AVE periprocedimento e a ausência dos efeitos deletérios provocados pela circulação extracorpórea. Já a CRM mais frequentemente se relaciona com a obtenção de revascularização completa.

No que se refere a pacientes multiarteriais, nenhum estudo contemporâneo mostrou diferença entre as duas estratégias de revascularização ao final de 1 mês ou 1 ano no que se refere à mortalidade. Tanto precoce quanto tardiamente, a ICP se relaciona a menores taxas de AVE, de falência renal e sangramentos maiores, ao passo que a CRM se relaciona a menores taxas de nova revascularização.

Bibliografia consultada

1. Layland J, Oldroyd KG, Curzen N, Sood A, Balachandran K, Das R, et al. Fractional flow reserve vs. angiography in guiding management to optimize outcomes in non-ST-segment elevation myocardial: the British Heart Foundation FAMOUS-NSTEMI randomized trial. European Heart Journal. 2015;36:100-111.
2. Nabel EG, Braunwald E. A tale of coronary artery disease and myocardial infarction. The New England Journal of Medicine. 2012;366:54-63.
3. Nicolau JC, Timerman A, Marin-Neto JA, Piegas LS, Barbosa CJDG, Franci A, et al. Diretrizes da Sociedade Brasileira de Cardiologia sobre Angina Intratável e Infarto Agudo do Miocárdio sem supradesnível do segmento ST (II edição, 2007) – Atualização 2013-2014. Arquivos Brasileiros de Cardiologia. 2014;102(Supl. 1):1-61.
4. Roffi M, Patrono C, Collet JP, Mueller C, Valgimigli M, Andreotti F, et al. 2015 ESC guidelines for the management of acute coronary syndromein patients presenting without persistent ST-segment elevation. European Heart Journal. 2015.

5 Tratamento Intervencionista nas Síndromes Coronárias Agudas

■ Cristiano Freitas de Souza

A intervenção coronária percutânea (ICP) tem seu papel bem definido tanto nas síndromes coronárias com supradesnível do segmento ST (SCACSSST) como naquelas sem supradesnivelamento do segmento ST (SCASSSST). Neste capítulo serão abordadas as questões relacionadas à indicação da ICP nas síndromes coronárias agudas (SCA), assim como aspectos conceituais, técnicos e a avaliação do sucesso do procedimento. A terapia adjunta durante a ICP, bem como as principais complicações, serão detalhadas em capítulos subsequentes.

■ Intervenção coronária percutânea da SCACSSST

No cenário da SCACSSST, a ICP tem como objetivo primário restaurar a patência da artéria coronária ocluída, atingindo sempre que possível fluxo coronário TIMI III. A aplicabilidade da ICP teve origem a partir dos resultados insatisfatórios da terapia trombolítica, onde até 27% dos pacientes não eram elegíveis para receber tal terapia por apresentarem contraindicação, 20-30% das artérias permaneciam ocluídas, além de quase 50% dos pacientes persistirem com fluxo coronário TIMI ≤ 2 apesar da restauração do fluxo distal.

Dessa maneira, surgiram os conceitos de ICP primária, ICP de resgate e ICP eletiva no cenário da SCACSSST (Tabela 5.1).

ICP primária

As indicações da ICP primária na SCASST, ou seja, sem o uso prévio de terapia trombolítica, são:

- todo caso de SCACSSST em que o tempo porta-balão (tempo decorrido entre a chegada do paciente à unidade hospitalar e a "dilatação" da artéria com balão coronário) seja inferior a 180 minutos, ou tempo porta-balão menos o tempo porta-agulha seja menor que 60 minutos;

Tabela 5.1 – Estratégias de ICP na abordagem da SCACSSST

Estratégia	Conceito
Primária	ICP realizada sem terapia trombolítica prévia dentro das primeiras 12 horas após o início dos sintomas
Resgate	ICP realizada após trombólise química sem sucesso (trombólise ineficaz)
Eletiva	ICP realizada após trombólise química bem-sucedida com intuito de abordar a estenose coronária residual

- pacientes com duração dos sintomas < 12 horas e evoluindo com insuficiência cardíaca ou edema pulmonar;
- contraindicação absoluta para terapia trombolítica (ver capítulo específico);
- pacientes < 75 anos evoluindo em Killip < IV dentro de 36 horas após o início dos sintomas devem realizar a ICP em até 18 horas do início do choque.

O sucesso da intervenção coronária no cenário do IAMCSSST é definido por:

- redução da estenose-alvo para um diâmetro de estenose < 30%, com restabelecimento ou manutenção do fluxo anterógrado normal (fluxo TIMI III);
- obtenção de sucesso angiográfico e ausência de complicações clínicas maiores (morte, IAM e cirurgia de revascularização miocárdica de emergência).

ICP de resgate

ICP de resgate ou salvamento → estratégia de reperfusão mecânica realizada precocemente quando a terapia trombolítica química falha em restaurar o fluxo coronário. Tal falha é definida como oclusão persistente da artéria relacionada ao infarto (ARI) em até 90 minutos após a trombólise e possui critérios de suspeição.

Trombólise ineficaz:
- persistência da dor;
- instabilidade hemodinâmica e/ou elétrica;
- eletrocardiograma após 60-90 minutos do início da trombólise sem redução > 50% do supradesnivelamento do segmento ST.

Diante da falha na tentativa de reperfusão química está recomendada a realização precoce da ICP de resgate, idealmente com 90 minutos e no máximo com 180 minutos após a terapia trombolítica.

ICP eletiva

O sucesso da trombólise pode ser avaliado por um dos critérios abaixo:

- alívio dos sintomas;
- ECG após 60 a 90 minutos com redução de mais que 50% do tamanho do supra-ST (avaliar na derivação que possua o maior supra-ST);
- restabelecimento ou manutenção hemodinâmica;
- presença de arritmias de reperfusão (ritmo idioventricular acelerado – RIVA);
- pico precoce dos biomarcadores de necrose miocárdica (critério retrospectivo).

Nestes casos, ainda não há consenso na literatura de como se deve proceder em relação ao momento ideal para a realização da coronariografia e possível ICP.

As evidências mais atuais demonstram a eficácia e segurança da ICP aplicada sistemática e precocemente após a realização da trombólise química com sucesso, proporcionando redução significativa dos desfechos adversos tardios (morte e reinfarto). Baseados nos dados dos quatro estudos clínicos mais recentes, recomenda-se a realização de cinecoronariografia dentro das primeiras 2-24 horas após fibrinólise efetiva (estratégia fármaco-invasiva).

- **Recomendações para ICP após trombólise eficaz** → estratégia invasiva de rotina após fibrinólise (cineangiocoronariografia e ICP para o vaso-alvo com evidência de estenose coronária (< 100% e > 50%) com retardo < 96 horas após a trombólise.

Transferência inter-hospitalar

No caso de pacientes admitidos em hospitais sem condições para realização de ICP primária, orienta-se que sejam imediatamente tratados com fibrinolíticos ou transferidos para um centro que realize ICP primária. As recomendações atuais para transferência são:

- situações especiais: choque cardiogênico, pós-cirurgia de revascularização miocárdica, idoso > 75 anos e dúvida quanto ao diagnóstico;
- início dos sintomas > 3 horas e < 12 horas;
- contraindicação para fibrinólise;
- expectativa de transferência, do diagnóstico até início da ICP < 180 minutos, ou tempo porta-balão menos o tempo porta-agulha < 60 minutos.

Tratamento intervencionista na SCASSSST

O tratamento da SCASSSST tem como objetivo imediato o alívio dos sintomas e/ou da isquemia e prevenir complicação, isto é, IAM, reinfarto ou morte.

Após as medidas iniciais, comuns a todos os pacientes com sintomas sugestivos de síndrome coronária aguda, estes pacientes devem ser encaminhados à unidade de cuidados e posteriormente à unidade de hemodinâmica. Uma das seguintes estratégias deverá ser escolhida:

- **estratégia invasiva emergencial**, envolvendo cateterismo cardíaco de rotina já na admissão, está indicada nos casos de:
  - isquemia recorrente, a despeito da otimização clínica;
  - insuficiência cardíaca ou choque cardiogênico;
- **estratégia invasiva precoce**, envolvendo cateterismo cardíaco precoce (em até 72 horas) de rotina e revascularização com intervenção cardíaca percutânea ICP ou cirurgia de revascularização miocárdica. Esta estratégia está indicada para os seguintes casos:
  - alterações novas do segmento ST;
  - biomarcadores de necrose miocárdica positivos;
  - nos 6 primeiros meses após uma ICP;
- **estratégia conservadora,** que pressupõe o tratamento clínico inicial, reservando-se o cateterismo e a revascularização apenas para casos de angina recorrente, instabilidade elétrica/hemodinâmica ou isquemia detectada em teste funcional.

Em pacientes de baixo/moderado risco, a estratégia invasiva também tem sido muito utilizada devido ao seu risco aceitável e capacidade de prover tratamento imediato (angioplastia), embora não seja possível estabelecer benefício estatístico na comparação dos procedimentos.

Bibliografia consultada

1. 2011 ACCF/AHA/SCAI Guideline for Percutaneous Coronary Intervention: A Report of the American College of Cardiology Foundation/American Heart Association Task Force on Practice Guidelines and the Society for Cardiovascular Angiography and Interventions. Circulation. 2011;124:e574-e651.
2. Ahmad T, Voora D, Becker RC, et al. The pharmacogenetics of antiplatelet agents: towards personalized therapy? Nat Rev Cardiol. 2011;8:560-571.

3. Mattos LA, Lemos Neto PA, Rassi A Jr, Marin-Neto JA, Sousa AGMR, Devito FS, et al. Diretrizes da Sociedade Brasileira de Cardiologia – Intervenção Coronária Percutânea e Métodos Adjuntos Diagnósticos em Cardiologia Intervencionista (II Edição – 2008). Arq Bras Cardiol. 2008;91(4 supl. 1):1-58.
4. Wallentin L, Becker RC, Budaj A, et al.; for the PLATO Investigators. Ticagrelor versus Clopidogrel in Patients with Acute Coronary Syndromes. N Engl J Med. 2009;361:1045-57.
5. Wiviott S, Braunwald E, McCabe CH, et al.; for the TRITON–TIMI 38 Investigators. Prasugrel versus Clopidogrel in Patients with Acute Coronary Syndromes. N Engl J Med. 2007;357:2001-15.

6 Terapia Adjunta na Intervenção Coronária Percutânea

- Manuel Pereira Marques Gomes Jr.
- Bruno Robalinho C. Barbosa

Introdução

A intervenção coronária percutânea (ICP) constitui-se atualmente na principal modalidade de revascularização utilizada no mundo. Desde o seu advento em 1977, a incorporação de novas tecnologias, como os *stents* farmacológicos, dispositivos de ateroablação e métodos adjuntos de imagem (ultrassom intracoronário, tomografia de coerência óptica), aliada à maior experiência do operador, têm proporcionado expansão nas indicações e otimização na segurança e eficácia do método. Neste contexto, a farmacoterapia adjunta, notadamente os agentes antitrombínicos e os antiagregantes plaquetários, desempenha função primordial.

A instrumentação ativa do sistema arterial, o comprometimento do fluxo anterógrado e a ruptura de placa aterosclerótica (e/ou injúria endotelial) decorrentes do procedimento podem desencadear adesão, ativação e agregação plaquetárias, bem como a ativação da cascata de coagulação, predispondo à formação de trombos e eventos cardiovasculares maiores (ECAM), como infarto agudo do miocárdio, necessidade de revascularização cirúrgica emergencial e morte. Por conseguinte, a utilização adjunta de fármacos com ação antitrombótica (habitualmente anticoagulação plena periprocedimento associada à dupla terapia antiagregante plaquetária) encontra-se fortemente indicada para a prevenção de complicações isquêmico-trombóticas relacionadas à intervenção coronária.

A seleção, o início e a duração da estratégia antitrombótica fundamentam-se principalmente na apresentação clínica inicial: síndromes coronárias agudas com necessidade de intervenção emergencial/urgencial *versus* doença coronária estável, com ICP eletiva; e devem ser individualizadas, objetivando maior eficácia na redução de eventos isquêmicos e minimizando o risco de complicações vasculares e hemorrágicas.

Neste capítulo serão abordados os principais fármacos utilizados como adjuvantes à intervenção coronária percutânea, com ênfase no seu mecanismo de ação, em indicações e evidências científicas disponíveis (Figura 6.1).

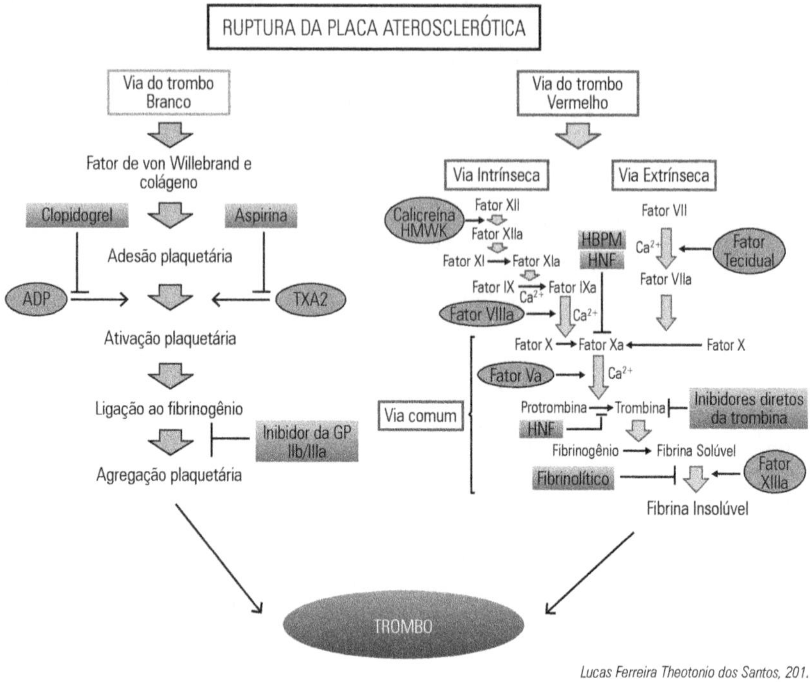

Figura 6.1 – Cascata de coagulação, agregação plaquetária e mecanismo de ação dos fármacos utilizados nas ICP. HNF: heparina não fracionada; HBPM: heparina de baixo peso molecular.

Terapia antiplaquetária

Ácido acetilsalicílico

Mecanismo de ação

O ácido acetilsalicílico (AAS) exerce seu efeito antitrombótico através da inibição irreversível da enzima ciclo-oxigenase-1 (COX-1) presente nas plaquetas, com consequente redução na síntese do tromboxano A2 (TXA_2): eicosanoide com propriedades vasoconstritoras e promotor da agregação plaquetária.

Estruturas anucleadas, as plaquetas não possuem capacidade de síntese proteica e a inibição exercida sobre a COX-1 mostra-se permanente, por toda sua meia-vida (8 a 10 dias). Entretanto, na ausência de terapia de manutenção, cerca de 10% da atividade da COX-1 são recuperados a cada dia, em função da síntese de novas plaquetas.

A aspirina apresenta rápida absorção no estômago e duodeno superior, atingindo pico plasmático após 30 minutos da administração oral, com meia-vida curta, de 15 a 20 minutos. A mastigação ou utilização sob forma efervescente abreviam a absorção e o início de ação, apresentando-se como alternativas quando da necessidade de antiagregação mais imediata (em até 15 minutos, na dependência da dose de ataque).

A ação antiagregante é completa com administração diária ≥ 75 mg e adequada relação entre eficácia e risco de complicações hemorrágicas tem sido obtida com doses entre 75-100 mg/dia. Publicado em 2010, o estudo CURRENT-OASIS 7 comparou em um de seus braços a utilização de dose duplicada de AAS (300-325 mg) *versus* dose de manutenção habitual (75-100 mg) em aproximadamente 25.000 pacientes com síndromes coronárias agudas submetidos a ICP precoce (29% submetidos à ICP primária), não se evidenciando diferenças na prevenção de ECAM (morte, infarto não fatal e evento cerebrovascular) entre os grupos. Neste estudo também não foram observadas diferenças quanto à incidência de sangramentos maiores.

Uso na intervenção coronária percutânea (ICP)

A dose de ataque preconizada antes da ICP, seja por síndrome coronariana aguda ou doença coronária estável, é de 150-300 mg de AAS via oral (80-150 mg por via endovenosa, quando disponível) com manutenção diária de 75-100 mg por tempo indeterminado.

Em pacientes sem uso prévio do fármaco, o AAS deve ser administrado ao menos 2 h antes da intervenção (idealmente nas 24 horas antecedentes).

Efeitos adversos

Os efeitos colaterais mais comuns são intolerância gastrointestinal (5-20%), doenças ulceropépticas e sangramento do trato gastrointestinal (secundários a efeito irritativo direto, associado à redução na síntese de prostaciclinas responsáveis pela integridade da mucosa gástrica), angioedema e reações de hipersensibilidade. O risco de sangramentos maiores com o uso do AAS é de 1 a 3% ao ano. As principais contraindicações são hemofilia, alergia prévia, sangramento e úlcera péptica em atividade.

Pacientes com histórico de sangramento gastrointestinal (ou expostos a maior risco) podem beneficiar-se da utilização de dose reduzida de AAS (75 mg) em associação a inibidor de bomba de prótons ou antagonista H2.

Anti-inflamatórios não hormonais produzem bloqueio transitório da COX-1, reduzindo a ação antitrombótica do AAS e aumentando o risco de eventos isquêmicos, devendo ter seu uso evitado.

As reações de hipersensibilidade são eventos raros (< 5% da população) e dose-dependentes, podendo manifestar-se como reações urticariformes, broncoespasmo, rinossinusite e anafilaxia. Em pacientes submetidos à ICP eletiva pode-se promover dessensibilização à droga, que deve ser realizada idealmente em ambiente hospitalar, sob monitoração estrita. Diversos esquemas têm sido propostos, baseados na administração incremental de baixas doses do fármaco em intervalos regulares, até alcançar a dose terapêutica desejada, com taxas de sucesso em torno de 80% (Tabela 6.1). Deve-se orientar a não suspensão do fármaco após a dessensibilização inicial (intervalos

Tabela 6.1 – Protocolo de Dessensibilização: Diluição de AAS em SF a 0,9%: 1 mg/mL. Adaptado de Wong JT, et al. J Allergy Clin Immunol. 2000;105:997-1001.

Tempo (minutos)	Dose de AAS (mg)
0	0,1
15	0,3
30	10
45	30
60	40
85	81
110	162
135	325

livres maiores que 7 dias podem suscitar nova dessensibilização).

Inibidores orais dos receptores $P2Y_{12}$ (tienopiridínicos e ciclopentiltriazolopirimidinas)

Mecanismo de ação

Os agentes tienopiridínicos encontram-se representados pela ticlopidina (agente de primeira geração, menos potente, com maiores taxas de efeitos colaterais e não contemplado nas diretrizes mais recentes), o clopidogrel e o prasugrel, e atuam através do bloqueio irreversível dos receptores purinérgicos $P2Y_{12}$ plaquetários.

O clopidogrel é um derivado tienopiridínico de segunda geração que exerce efeito antiagregante, inibindo de forma irreversível o receptor $P2Y_{12}$ da adenosina difosfato (ADP) plaquetária. Mecanismos adicionais são a redução dos níveis séricos de fibrinogênio e o bloqueio parcial dos receptores da GP IIb/IIIa (ver a seguir). É uma pró-droga convertida em metabólitos ativos após primeira passagem hepática (com duplo processamento), por intermédio de enzimas do citocromo P450.

Tem como limitação o fenômeno de resistência, de prevalência variável na literatura, decorrente de fatores diversos: variabilidade genética (secundária a polimorfismos das enzimas do complexo P450), interação medicamentosa com outros fármacos (que interferem na sua ativação hepática) e alterações na absorção entérica, determinadas pela expressão da glicoproteína P no epitélio intestinal. Aumento na incidência de trombose de *stents* e de eventos isquêmicos recorrentes após ICP têm sido reportados em pacientes com má resposta ao clopidogrel.

O ensaio clínico multicêntrico e randomizado GRAVITAS comparou a utilização de doses elevadas de ataque e manutenção (600/150 mg, respectivamente) em pacientes com resposta reduzida ao clopidogrel (previamente mensurada através do teste de função plaquetária *Verify Now*) com o regime habitual (300/75 mg) e não demonstrou diferenças quanto à redução de morte, infarto e trombose de *stent* entre os grupos, apesar de mais consistente inibição plaquetária com o uso de maiores doses. O estudo ARTIC, publicado em 2012, também falhou em demonstrar benefício quanto ao ajuste do regime antitrombótico baseado na monitoração da agregabilidade plaquetária, em pacientes submetidos à ICP. Deste modo, não há recomendação para realização rotineira de tais testes nos pacientes submetidos à ICP.

Diferentes esquemas posológicos deste fármaco também foram comparados no estudo CURRENT OASIS-7, previamente citado: dose duplicada (ataque de 600 mg seguido por 150 mg/dia por 6 dias e 75 mg, subsequentemente) *versus* dose habitual (300/75 mg). Não houve diferenças na prevenção de ECAM entre os grupos, com maiores taxas de sangramento naqueles submetidos a maior dosagem. Em subanálise contemplando apenas os pacientes submetidos à ICP, observou-se benefício quanto ao desfecho primário em favor do uso de dose dobrada de clopidogrel (3,9% *vs*. 4,5%, $p = 0,04$) todavia, à custa de aumento nas taxas de sangramentos maiores.

Uma possível interação antagônica entre o clopidogrel e os inibidores de bomba de prótons (notadamente o omeprazol) utilizados como profilaxia ou tratamento de doenças ulceropépticas apresenta evidências conflitantes na literatura médica. Publicado em 2010, o estudo COGENT demonstrou importante redução na incidência de hemorragia digestiva grave com a associação de aspirina + clopidogrel a omeprazol (*versus* placebo), sem aumento na incidência de eventos cardiovasculares, nos 3.761 pacientes que completaram o estudo.

O prasugrel é um tienopiridínico de terceira geração que atua no bloqueio irreversível do $P2Y_{12}$. Também se constitui em pró-droga, todavia, de modo diverso ao clopidogrel, necessita de apenas uma fase de metabolização hepática para conversão em molécula ativa, justificando o início de ação mais precoce (> 80% de inibição plaquetária em 60-90 minutos). Adicionalmente, quando comparado ao clopidogrel, exerce efeito antiplaquetário mais intenso, sofre menor interferência de agentes que atuam no citocromo P450 e não apresenta vulnerabilidade genética.

O ticagrelor pertence à nova classe das ciclopentiltriazolopirimidinas. Trata-se de agente ativo (e não uma pró-droga como os anteriores) e bloqueia de forma reversível os receptores $P2Y_{12}$ plaquetários, deste modo possui meia-vida mais curta (aproximadamente 12 horas). Promove inibição plaquetária mais rápida, intensa e consistente, quando comparado ao clopidogrel.

Clopidogrel versus *Ticagrelor ou Prasugrel*

Publicado em 2007, o estudo clínico multicêntrico e randomizado TRITON-TIMI 38 incluiu 13.608 pacientes admitidos por SCA sem uso recente de clopidogrel, após diagnóstico anatômico (cinecoronariografia), para receberem prasugrel (ataque de 60 mg com manutenção diária de 10 mg) ou clopidogrel (300/75 mg), antes de ICP programada. Nesta publicação observaram-se resultados favoráveis ao prasugrel quanto ao desfecho primário de eficácia: óbito, infarto não fatal e evento cerebrovascular (9,9% *vs.* 12,1%, $p < 0,001$), com redução significativa adicional na incidência de IAM, trombose de *stent* e necessidade de revascularização urgencial de vaso-alvo. Em contrapartida, maior incidência de sangramentos maiores (2,4% *vs.* 1,8%, $p = 0,03$) ocorreu no grupo prasugrel, incluindo sangramentos fatais. Análises *post-hoc* identificaram três grupos sob maior risco de sangramentos: idade > 75 anos, peso < 60 kg e histórico de AVC ou ataque isquêmico transitório.

O estudo PLATO, publicado em 2009, comparou ticagrelor (ataque de 180 mg e manutenção de 90 mg duas vezes ao dia) e clopidogrel (300/75 mg) quanto à prevenção de eventos cardiovasculares em 18.624 pacientes admitidos por SCA (com e sem supra de ST). O desfecho primário combinado foi o mesmo avaliado no estudo TRITON. Após 1 ano de seguimento observou-se resultado favorável ao ticagrelor quanto ao desfecho primário (9,8% *vs.* 11,7%, $p < 0,001$), bem como menor incidência de morte por todas as causas. Não houve diferenças quanto à ocorrência de sangramentos maiores.

Dentre os efeitos colaterais observados, houve incidência significativamente maior de dispneia (13,8% *vs.* 7,8%, $p < 0,001$: habitualmente transitória e não relacionada à deterioração da função cardíaca ou pulmonar), bradicardia (maior frequência de pausas ventriculares, também transitória e sem diferenças quanto à incidência de síncope, bloqueio cardíaco ou necessidade de implante de marca-passo) e elevação nos níveis de creatinina e ácido úrico (não observada no seguimento de 30 dias) nos pacientes sob uso de ticagrelor (Tabela 6.2).

Tabela 6.2. Comparativo entre diferentes agentes antiagregantes plaquetários.

	Clopidogrel	Prasugrel	Ticagrelor
Classe	Tienopiridínico	Tienopiridínico	Triazolopirimidina
Reversibilidade	Irreversível	Irreversível	Reversível
Ativação	Pró-droga	Pró-droga	Droga ativa
Início de ação	2-4 h	30 min	30 min
Duração do efeito	3-10 dias	5-10 dias	3-4 dias
Suspensão antes de cirurgia de grande porte	5 dias	7 dias	5 dias
Dose de ataque	300-600 mg*	60 mg	180 mg
Dose de manutenção	75 mg	10 mg	90 mg 12/12h

* 75 mg se idade > 75 anos.

Uso na intervenção coronária percutânea (ICP)

Em pacientes com doença coronária estável, anatomia conhecida e que irão se submeter à ICP, recomenda-se, em adição ao AAS, pré-tratamento com 600 mg de clopidogrel, preferencialmente com 2 horas ou mais de antecedência (diretriz europeia). Os demais inibidores do P2Y12 (prasugrel e ticagrelor) não foram testados em pacientes com doença coronária estável, não estando, por conseguinte, recomendados neste grupo específico. A utilização destes fármacos pode ser cogitada todavia, em situações específicas de alto risco, como em pacientes com histórico de trombose de *stent* sob uso de clopidogrel ou em intervenções no tronco da coronária esquerda.

Em pacientes admitidos por SCA sem supradesnível de ST (SCASS-SST: angina instável e infarto sem supra de ST), recomenda-se a utilização de ataque de 180 mg de ticagrelor ou 60 mg de prasugrel (este último apenas em pacientes com anatomia conhecida e que irão submeter-se a ICP). Pode-se utilizar clopidogrel com dose de ataque de 600 mg quando não houver disponibilidade ou na contraindicação aos dois primeiros.

Em pacientes admitidos por SCA com supradesnível de ST (SCACS-SST) encaminhados à ICP primária, recomenda-se dose de ataque de 180 mg de ticagrelor ou 60 mg de prasugrel à admissão hospitalar, na ausência de contraindicações. Dose de 600 mg de clopidogrel deve ser administrada como alternativa aos demais fármacos (indisponibilidade ou contraindicação).

Dose de manutenção

Pacientes com doença coronária estável submetidos a ICP com implante de *stents*: o clopidogrel deve ser administrado idealmente por 6 meses, na dose de 75 mg/dia, independentemente do tipo de endoprótese utilizado. O mesmo intervalo é indicado para aqueles submetidos à ICP com balões farmacológicos. Naqueles pacientes submetidos à implante de dispositivos biorreabsorvíveis (BVS), recomenda-se dupla terapia por intervalo de 12 meses. Naqueles pacientes classificados como de alto risco para sangramento, através da utilização de escores como o HASBLED e o PRECISE-DAPT, a abreviação da dupla antiagragação plaquetária para 3 meses pode ser considerada.

Pacientes admitidos por SCA (com ou sem SSST) que receberam *stents* (farmacológicos ou não) durante ICP, devem receber terapia antiplaquetária por ao menos 12 meses, nas doses de 75 mg uma vez ao dia de clopidogrel, 90 mg de duas vezes ao dia de ticagrelor ou 10 mg uma vez ao dia de prasugrel. Naqueles pacientes de alto risco para complicações vásculo-hemorrágicas, a abreviação do tratamento para 6 meses pode ser considerada.

Vale ressaltar que o prasugrel é contraindicado em pacientes com antecedentes de AVC ou AIT (onde se mostrou associado a maiores taxas de sangramento e menor benefício líquido frente ao clopidogrel) e que deve ter sua dose de manutenção reduzida a 5,0 mg/dia naqueles pacientes com idade > 75 anos ou peso inferior a 60 kg.

O ticagrelor deve ser utilizado com cautela em portadores de asma brônquica e DPOC, bem como naqueles sob maior risco de eventos bradicárdicos. Também não deve ser associado a doses de AAS superiores a 300 mg e em pacientes com *clearance* de creatinina < 30 mL/min.

Inibidores endovenosos dos receptores $P2Y_{12}$

Cangrelor

Trata-se de potente antiagregante direto (não requer ativação metabólica) que inibe de forma rápida (pico de ação em 2-30 minutos) e reversível os receptores $P2Y_{12}$ plaquetários, disponível exclusivamente para uso parenteral. Apresenta uma meia-vida plasmática de 3 minutos, o que proporciona rápido retorno à agregação plaquetária basal após o término da sua infusão (em 1 a 2 horas).

Metanálise publicada em 2014 avaliou 25.107 pacientes presentes em três estudos clínicos randomizados (*Champion PCI, Champion Plataform e Champion Phoenix*) que compararam cangrelor *versus* clopidogrel/placebo quanto à eficácia e segurança deste agente em pacientes sob ICP. Nesta análise não foram observadas diferenças quanto ao desfecho composto primário de infarto agudo do miocárdio, morte ou revascularização baseada em isquemia (*ischemia-driven*) em 48 horas (OR: 0,94 IC: 0,77-1,14), bem como na incidência de IAM (OR: 0,94 IC: 0,77-1,14) ou mortalidade por todas as causas (OR: 0,72 IC: 0,36-1,43) entre os grupos clopidogrel e cangrelor. Todavia o uso de cangrelor mostrou-se associado a significante redução no risco de revascularização baseada por isquemia, trombose de *stent* e IAM com onda Q, sem acréscimo significativo na incidência de sangramentos maiores. Deste modo, o cangrelor apresenta-se como alternativa possível aos demais inibidores do $P2Y_{12}$ durante a ICP.

O estudo BRIDGE, publicado em 2012, comparou o uso do cangrelor *versus* placebo como "ponte" para pacientes sob dupla antiagregação plaquetária e que necessitam suspender o agente tienopiridínico para revascularização miocárdica cirúrgica. Neste estudo, após a suspensão do tienopiridínico, o cangrelor (ou placebo) era administrado por no mínimo 48 h e suspenso 1 a 6 h antes da cirurgia. A utilização de cangrelor mostrou-se capaz de manter maiores taxas de inibição plaquetária até o momento da cirurgia, sem aumento na incidência de sangramentos maiores. A aplicação do cangrelor neste cenário, como ponte nos pacientes com alto risco para eventos trombóticos, parece ser promissora.

Inibidores da glicoproteína IIb/IIIa (GP IIb/IIIa)

Mecanismo de ação

A glicoproteína IIb/IIIa é uma integrina de superfície que atua como receptor de fibrinogênio e do fator de von Willebrand. Uma vez ativada, modificações conformacionais na GP IIb/IIIa permitem a ligação entre as plaquetas através de moléculas de fibrinogênio ("pontes de fibrinogênio"), apresentando-se como a via final comum da cascata de agregação plaquetária.

Atualmente, os inibidores da GP IIb/IIIa disponíveis para uso comercial são: abciximab, tirofiban e eptifibatide (no Brasil, apenas os dois primeiros). Apesar de serem da mesma classe, estes fármacos apresentam propriedades estruturais, farmacocinéticas e farmacodinâmicas distintas: o abciximab é um fragmento de anticorpo monoclonal que atua como bloqueador não competitivo e irreversível do receptor GP IIb/IIIa; o tirofiban é um derivado sintético não peptídico de molécula pequena, que bloqueia competitivamente o sítio de ligação do fibrinogênio à GP IIb/IIIa e o eptifibadite, um heptapeptídio cíclico com alta afinidade por estes receptores.

Uso na intervenção coronária percutânea (ICP)

Nos pacientes submetidos a ICP eletivas, estudos mais recentes, que contemplam a utilização rotineira de dupla terapia antiagregante plaquetária (DAPT), não têm demonstrado benefício adicional dos inibidores da GPIIb/IIIa após dose inicial de 600 mg de clopidogrel. Deste modo, em pacientes estáveis sob DAPT, a utilização de tais agentes restringe-se a situações denominadas *bailout*: desenvolvimento de trombos, oclusão coronária ou ocorrência de fenômeno *no reflow/slow flow* durante a intervenção.

Nos pacientes admitidos por SCASSSST, diversos estudos realizados previamente à utilização rotineira da DAPT demonstraram benefício quanto à redução de eventos isquêmicos (primariamente através da redução da incidência de IAM), com a associação dos inibidores de GP IIb/IIIa à terapia antitrombínica. Estudos mais recentes, entretanto, não têm reproduzido tais resultados. No ensaio randomizado ACUITY a utilização de bivalirudina (inibidores de GPIIb/IIIa apenas em situações *bailout*) mostrou-se superior à associação de heparina não fracionada (HNF) e inibidores IIb/IIIa quanto ao desfecho primário combinado de complicações isquêmicas e hemorrágicas em 30 dias (10,1 *vs.* 11,7%, p = 0,02). O estudo EARLY-ACS, publicado em 2009, comparou a utilização precoce de eptifibatide em associação à HNF (com ou sem pré-tratamento com clopidogrel) *versus* associação provisional desta droga (apenas em situações *bailout*, após cinecoronariografia). Não foram observadas diferenças entre as duas estratégias quanto ao desfecho composto de morte, infarto e necessidade de revascularização urgencial (9,3 *vs.* 10%, P = 0,23), porém a utilização precoce de eptifibatide associou-se à maior incidência de complicações hemorrágicas e necessidade de hemotransfusão. Deste modo, em um contexto de SCA, os inibidores de GP IIb/IIIa devem ser utilizados apenas na presença de complicações trombóticas ou nas situações *bailout* previamente descritas.

Nos pacientes com SCACSSST referenciados para ATC primária com evidência de elevada carga trombótica, fenômeno *slow flow-reflow* e outras complicações trombóticas, a utilização de inibidores GPIIb/IIIa como terapia *bailout* parece ser estratégia razoável, apesar da ausência de comprovação em estudos randomizados. Nestes pacientes a maior evidência disponível é na associação de abciximab com heparina não fracionada. O estudo randomizado AIDA-STEMI não demonstrou benefício da administração intracoronária direta do fármaco em comparação com o uso endovenoso habitual.

A dose recomendada de abciximab é de 0,25 μg/kg (*bolus* endovenoso), seguida da administração contínua de 0,125 μg/kg (máximo de 10 μg/min) durante 12 horas. A dose de tirofiban é 0,4 μg/kg/min por 30 min, seguida de 0,1 μg/kg/min durante 12 horas.

Antitrombínicos

Heparina não fracionada (HNF)

Mecanismo de ação

A HNF é um mucopolissacarídeo heterogêneo e representa o antitrombínico mais utilizado durante as ICP. Exerce sua função anticoagulante por catalisar a ação da antitrombina III, promovendo a inativação da trombina, dos fatores IXa, Xa e XIa e do complexo fator tissular, das vias intrínseca e comum da cascata da coagulação. A HNF também apresenta ligação variável a proteínas plasmáticas, células endoteliais e macrófagos, responsáveis por inativação parcial da heparina circulante e tem relação dose/efeito menos previsível (quando comparada às heparinas de baixo peso).

Uso na ICP

A utilização de HNF sob dose endovenosa (EV) de 70-100 UI/kg permanece como padrão-ouro para as ICP eletivas. A dose de 70 UI/kg deve ser considerada em pacientes idosos, com reduzida superfície corpórea ou sob maior risco de sangramentos. Durante a intervenção, o nível de anticoagulação pode ser mensurado através do tempo de coagulação ativado (TCA), 10 minutos após a administração do fármaco, objetivando-se faixa terapêutica entre 250-350 segundos.

Nos pacientes sob SCA, deve-se evitar permutação (*crossover*) entre os regimes antitrombínicos, principalmente a interação de HNF e heparina de baixo peso molecular (exceção a esta regra é a associação recomendada de HNF aos pacientes sob uso de fondaparinux que serão submetidos a ICP, ver a seguir). De modo geral, deve-se manter durante a ICP o antitrombínico utilizado no tratamento clínico inicial. Neste contexto, a HNF apresenta-se como alternativa à bivalirudina (esta a terapia de eleição, ver a seguir), nas doses previamente descritas para doença estável. Nos pacientes sob uso programado de inibidores da GP IIb/IIIa, dose reduzida, de 50-70 UI/kg encontra-se indicada (TCA desejado entre 200-250 segundos).

Outra recomendação geral é que o regime antitrombínico vigente seja suspenso imediatamente após a ICP, salvo condição clínica específica (fibrilação atrial, trombo intracavitário, permanência prolongada de introdutor arterial). Exceção a esta regra ocorre quando da utilização de bivalirudina, cuja infusão deve ser mantida por 4 h após a intervenção.

Heparinas de baixo peso molecular

Mecanismo de ação

As heparinas de baixo peso molecular (HBPM) são frações da HNF obtidas por despolimerização controlada de suas cadeias de polissacarídeos. Apresentam baixa atividade antitrombínica enquanto mantêm a capacidade de inativação seletiva do fator Xa. As HBPM possuem menor interação com as plaquetas e fator de von Willebrand, bem como menor ligação a proteínas plasmáticas e células endoteliais, com consequente maior biodisponibilidade e menor variação de sua resposta terapêutica. Deste modo, monitoração rotineira de sua atividade não se faz necessária (exceção para grandes obesos, portadores de nefropatia crônica e gestantes, que devem ter os níveis de fator anti-Xa controlados).

Uso na intervenção coronária percutânea

O estudo randomizado STEEPLE, publicado em 2006, avaliou a segurança da enoxaparina (HBPM) *vs.* HNF em 3.528 pacientes submetidos a ICP eletivas. Neste estudo a utilização de enoxaparina foi associada a redução significativa das complicações hemorrágicas com diferentes esquemas posológicos (0,5 mg/kg; $p < 0,01$ e 0,75 mg/kg; $p < 0,05$) e redução de 57% na incidência de sangramentos maiores com ambas as doses, sem diferenças quanto à eficácia.

O estudo Synergy, publicado em 2004, randomizou aproximadamente 10.000 pacientes admitidos por SCASSSST de alto risco, com programação para estratégia invasiva precoce, para uso de enoxaparina *vs.* HNF. Neste estudo 92% dos pacientes foram submetidos à cinecoronariografia e 47% à ICP. Não foram observadas diferenças significativas quanto ao desfecho primário composto de morte e IAM em 30 dias entre os grupos. Quanto aos desfechos de segurança, não foram observadas diferenças nas taxas de sangramento maiores quanto ao critério GUSTO, todavia, diferença significativa em favor das HNF foi observada quando da utilização do critério TIMI. Nos pacientes submetidos a ICP não houve diferenças quanto à incidência de insucesso, oclusão coronária aguda ou necessidade de revascularização cirúrgica emergencial. Aproximadamente 6.000 pacientes avaliados utilizaram apenas uma heparina durante o seguimento (ausência de crossover) e neste grupo, análise *post hoc* demonstrou redução significativa na incidência do desfecho principal em favor da HBPM.

O estudo ATOLL, publicado em 2011, comparou o uso da HNF *vs.* HBPM em pacientes com IAMCSSST submetidos a ICP primária, não se observando diferença significativa quanto ao desfecho composto de óbito, complicação do IAM, falência do procedimento ou sangramento maior em 30 dias.

Nos pacientes submetidos a ICP eletiva, a enoxaparina sob dose EV de 0,5 mg/kg pode ser utilizada como alternativa à HNF (fármaco de escolha).

Nos pacientes admitidos por SCA que já se encontram sob uso de dose plena de enoxaparina subcutânea, este fármaco deve ser utilizado durante a ICP. Se a última dose de enoxaparina SC foi administrada com intervalo inferior a 8 h, não será necessária dose adicional. Se a última dose foi administrada no intervalo entre 8 e 12 h da intervenção, deve-se complementar dose EV de 0,3 mg/kg. Se este intervalo for superior a 12 h, dose plena deve ser utilizada.

Fondaparinux

Mecanismo de ação

O fondaparinux é um pentassacarídeo sintético que inibe indiretamente o fator Xa através de ligação seletiva à antitrombina III. Apresenta meia-vida plasmática prolongada de 15 horas, não induz trombocitopenia e possui relação dose-efeito linear (não necessita de monitoração). Possui eliminação renal e encontra-se contraindicado em pacientes com *clearance* de creatinina inferior a 20 mL/min).

Uso na intervenção coronária percutânea

O estudo OASIS-5 avaliou cerca de 20.000 pacientes admitidos por SCASSSST quanto à segurança e a eficácia do uso de fondaparinux (2,5 mg SC uma vez ao dia) *versus* enoxaparina (1 mg/kg SC 12/12 h em pacientes com ClCr > 30 mL/min). O fondaparinux mostrou-se não inferior quanto ao desfecho primário composto de morte, IAM e isquemia refratária em 9 dias. No seguimento de 30 e 90 dias todavia, significante redução de mortalidade favoreceu o grupo em uso de fondaparinux (fundamentalmente nos pacientes sob tratamento conservador, diferença não identificada naqueles submetidos a ICP). Importante redução na incidência de sangramentos maiores (desfecho de segurança) também foi observada nesse grupo.

Vale ressaltar que naqueles pacientes submetidos à ICP sob uso de fondaparinux, significativo aumento na formação de trombos nos cateteres-guia foi observado, estando recomendada associação de dose plena de heparina não fracionada (85 UI/kg) durante a intervenção nesses pacientes (em caso de uso concomitante de inibidor GP IIb/IIIa, dose reduzida de 60 UI/kg de HNF deve ser associada).

A utilização de fondaparinux no contexto das SCACSSST foi avaliada no estudo OASIS-6, em que novamente se demonstrou maior associação à trombose de cateter nos pacientes submetidos à ICP primária, não estando recomendado seu uso nesses pacientes.

Inibidores diretos da trombina (Bivalirudina)

Mecanismo de ação

Atua inibindo direta e reversivelmente a trombina (fator IIa) através do bloqueio de seu sítio catalítico. Apresenta efeito imediato após administração parenteral, meia-vida de 25 minutos e relação dose-efeito linear. Pode ter sua atividade monitorada através da mensuração de TTPA ou TCA. Possui dupla eliminação: clivagem proteolítica e renal, sendo necessário ajuste de dose na presença de nefropatia. Em virtude de menor perfil imunogênico, mostra-se especialmente útil em pacientes com histórico de trombocitopenia induzida por heparina.

Uso na intervenção coronária percutânea

O estudo ACUITY randomizou 13.819 pacientes com SCASSSST de moderado e alto risco sob planejamento para estratificação invasiva precoce, para uso inicial de monoterapia com bivalirudina (uso permitido de inibidores GP IIb/IIIa apenas em situações *bailout*), bivalirudina associada a inibidor da GP IIb/IIIa ou associação programada de heparina (HNF ou enoxaparina) e inibidor da GP IIb/IIIa. O desfecho primário avaliado em 30 dias foi um composto de eventos isquêmicos (morte, IAM e revascularização não planejada), hemorragia maior (não associada à revascularização) e desfechos clínicos (isquêmicos e hemorrágicos). Neste estudo, ambos os regimes com uso de bivalirudina mostraram-se não inferiores à associação heparina/GP IIb/IIIa quanto aos desfechos isquêmicos. O uso isolado de bivalirudina associou-se a significante redução nas complicações hemorrágicas (RR 0,52; p < 0,001).

O estudo REPLACE-2 randomizou aproximadamente 6.000 pacientes submetidos a ICP eletiva ou urgencial para uso de bivalirudina (uso provisional de inibidores GP IIb/IIIa) ou associação de HNF + inibidores GP IIb/IIIa quanto ao desfecho primário composto de morte, infarto, revascularização de urgência e hemorragia em 30 dias. Não foram observadas diferenças significativas quanto ao *end-point* primário entre os grupos. Análise individual de cada componente também não evidenciou diferenças entre os grupos, à exceção de significante redução nas taxas de sangramentos maiores favorável ao uso de bivalirudina (4,1 *vs*. 2,4%, p < 0,001).

Em pacientes com SCACSSST o estudo HORIZONS-AMI demonstrou que monoterapia com bivalirudina (GP IIb/IIIa provisional) reduziu significativamente a incidência de complicações hemorrágicas maiores (4,9 *vs*. 8,3%, p < 0,001), com consequente redução no desfecho clínico combinado de sangramentos maiores, morte, reinfarto, revascularização de vaso-alvo e AVC em 30 dias (9,2 *vs*. 12,1%, p < 0,005), quando comparada à associação de HNF e inibidor IIb/IIIa em pacientes referenciados para ICP primária. Também foi observada significativa redução na mortalidade cardiovascular e por todas as causas em 30 dias. Houve maior incidência de trombose intra-*stent* em 24 h no grupo bivalirudina, não observada na avaliação de 30 dias.

No mais recente estudo EUROMAX foram comparadas a administração pré-hospitalar de bivalirudina *versus* HNF ou HBPM (uso opcional de inibidores GP IIb/IIIa) em aproximadamente 2.000 pacientes com SCACSSST. O desfecho primário combinado de morte e sangramento maior (não relacionado à cirurgia de revascularização) em 30 dias foi reduzido significativamente com o uso de bivalirudina (5,1 *vs*. 8,5%, p < 0,001). Não houve diferenças em mortalidade, todavia significante redução nas taxas de sangramentos maiores foi observada.

Para pacientes que não receberam terapia anticoagulante prévia, recomenda-se o uso de bivalirudina sob posologia de 0,75 mg/kg EV em *bolus* acompanhada por infusão contínua de 1,75 mg/kg/h por até 4 horas após o procedimento.

Bibliografia consultada

1. 2011 ACCF/AHA/SCAI Guideline for Percutaneous Coronary Intervention: A Report of the American College of Cardiology Foundation/American Heart Association Task Force on Practice Guidelines and the Society for Cardiovascular Angiography and Interventions. Circulation. 2011;124:e574-e651.
2. Serrano Junior CV, Fenelon G, Soeiro AM, Nicolau JC, Piegas LS, Montenegro ST, et al. Sociedade Brasileira de Cardiologia. Diretrizes Brasileiras de Antiagregantes Plaquetários e Anticoagulantes em Cardiologia. Arq Bras Cardiol. 2013;101(3 Supl. 3):1-93.
3. 2018 ESC-EACTS Guidelines on myocardial revascularisation. The Task Force on miocardyal revascularization of the European Society of Cardiology (ESC) and European Association for Cardio-Thoracic Surgery (EACTS). European Heart Journal (2019) 40;87-165..

7 Doença Coronária Crônica
Quadro Clínico e Diagnóstico

■ Manuel Pereira Marques Gomes Junior
■ Débora Leonor de Mello Junqueira

Introdução

A doença cardíaca isquêmica representa a principal causa isolada de morte no mundo e a angina estável é a sua manifestação inicial em cerca de metade dos pacientes. A angina estável é definida como uma síndrome clínica manifestada por dor precordial de curta duração (menor que 30 minutos), desencadeada ao esforço físico ou estresse psicológico e rapidamente atenuada por repouso ou uso de nitratos. A angina é determinada pela isquemia miocárdica, secundária ao desequilíbrio entre a oferta e a demanda de oxigênio, e é habitualmente motivada por doença coronária aterosclerótica, envolvendo no mínimo uma artéria epicárdica maior.

O diagnóstico de doença coronária crônica (DCC) pode ser determinado, na maioria dos casos, através da adequada caracterização dos sintomas, da pesquisa de fatores de risco cardiovascular e da demonstração de isquemia miocárdica nas provas funcionais.

Epidemiologia

A doença coronária crônica é responsável por uma em cada cinco mortes no mundo. Segundo dados do estudo de Framingham, o risco de desenvolver doença arterial coronária sintomática após os 40 anos é de 49% para homens e de 32% para mulheres. Estudos populacionais mais recentes têm demonstrado prevalência de DCC de 10-12% em mulheres e 12-14% em homens entre 65-84 anos.

O envelhecimento populacional associado ao aumento na prevalência de fatores de risco cardiovascular nos indivíduos mais jovens (como a obesidade e o diabetes *mellitus* tipo 2) têm proporcionado um aumento no universo de portadores de DCC.

Estima-se que em nosso País haja 18.000 casos novos da doença ao ano e uma proporção de 30 casos de angina estável para cada internação por infarto agudo do miocárdio. Dados recentes do DATASUS apontam que 30% das mortes no Brasil são decorrentes de doença cardiovascular.

Etiopatogenia/fisiopatologia

A doença aterosclerótica (ou aterotrombótica) provocando o estreitamento luminal das artérias coronárias e isquemia miocárdica regional constitui-se na principal causa de angina estável. Consideram-se angiograficamente significativas estenoses a partir de 50% no tronco da coronária esquerda ou de 70% nos demais vasos epicárdicos. Estenoses de menor magnitude podem eventualmente provocar angina, porém têm menor implicação prognóstica.

Adicionalmente às estenoses coronárias (que podem ser fixas ou dinâmicas), mecanismos outros como disfunção microvascular, alterações no tônus vascular e espasmo (focal ou difuso) podem coexistir em um mesmo paciente e variar durante sua evolução.

Outras condições podem alterar o balanço oferta/demanda miocárdica de oxigênio e precipitar ou exacerbar os episódios de angina, como febre, tireotoxicose, fístulas arteriovenosas, taquiarritmias, toxicidade simpaticomimética (uso de cocaína), hipoxemia, hiperviscosidade sanguínea e anemia.

Causas menos comuns de angina estável estão descritas na Tabela 7.1.

Uma vez desencadeada, a isquemia miocárdica determina precocemente disfunção ventricular diastólica, sucedida por disfunção sistólica com alterações na contratilidade segmentar. Sequencialmente, observam-se alterações eletrocardiográficas em segmento ST e ondas T e, posteriormente, o desenvolvimento de angina (secundária à liberação de metabólitos isquêmicos, como a adenosina). Essa sequência fisiopatológica explica a maior sensibilidade dos métodos diagnósticos que avaliam perfusão/contratilidade regional em detrimento daqueles baseados exclusivamente em alterações eletrocardiográficas e precipitação de sintomas.

Tabela 7.1 – Outras causas de angina estável

DCC não aterosclerótica	Causas não coronarianas
Anomalias congênitas das coronárias	Estenose aórtica
Ponte miocárdica	Cardiomiopatia hipertrófica
Arterite coronária	Cardiomiopatia dilatada
Angina vasoespástica (Prinzmetal)	Hipertensão arterial sistêmica
Síndrome X (angina microvascular)	Síndromes neuromusculares

Diagnóstico

Quadro clínico

O diagnóstico de angina *pectoris* pode ser estabelecido com base na anamnese detalhada na maioria dos pacientes, com elevada acurácia.

A presença de fatores de risco como idade avançada, histórico familiar de DCC precoce (manifestada antes dos 55 anos em homens e dos 65 em mulheres), diabetes *mellitus*, hipertensão, dislipidemia e tabagismo tem valor prognóstico e aumenta a probabilidade de origem isquêmica da dor.

A angina estável manifesta-se habitualmente por dor ou desconforto retroesternal com irradiação para membros superiores, epigástrio, dorso ou mandíbula e caracteriza-se pela previsibilidade e reprodutibilidade dos sintomas.

Os sintomas são tipicamente desencadeados ao esforço físico, estresse psicológico, exposição ao frio ou ingestão alimentar e atenuados ao repouso ou com o uso de nitratos entre 30 segundos e 10 minutos. Variação circadiana também é observada, com maior prevalência dos sintomas durante a manhã.

Os sintomas podem ser classificados como angina típica, atípica ou dor não cardíaca (classificação de Diamond, Tabela 7.2).

Pacientes podem apresentar resolução dos sintomas apesar da continuidade do esforço (fenômeno *walk through*); ou após a segunda exposição a um esforço similar (fenômeno *warm up*). Essas manifestações são atribuídas ao recrutamento de circulação colateral, aumento do fluxo coronário e redistribuição da perfu-

Tabela 7.2 – Angina *pectoris:* classificação

Critérios	1. Desconforto subesternal de duração e qualidade características
	2. Provocado por esforço ou estresse emocional
	3. Atenuado com repouso ou nitrato
Angina típica (definitiva) Preenche os três critérios	
Angina atípica (provável) Preenche dois critérios	
Dor Não cardíaca Preenche um ou nenhum critério	

são para camadas subendocárdicas vulneráveis durante o episódio inicial de isquemia.

Alguns pacientes apresentam limiar variável ao quadro álgico. Estes tipicamente alternam períodos assintomáticos com períodos de angina desencadeada por diferentes níveis de atividade física. Nesses casos, a presença de uma obstrução dinâmica, determinada por vasoconstrição sobrejacente à lesão aterosclerótica, parece desempenhar um papel central.

Angina pós-prandial é resultante da redistribuição de fluxo coronário durante ou imediatamente após as refeições (isquemia de aporte e demanda), e pode ser marcador de DAC grave. A angina de decúbito também tem na redistribuição de fluxo seu aspecto fisiopatológico principal.

Angina noturna é frequentemente associada a pesadelos e taquiarritmias e a hipótese de apneia do sono deve ser sempre considerada. Equivalentes anginosos como dispneia, fadiga, desconforto epigástrico ou síncope são mais frequentes em pacientes idosos, mulheres e diabéticos.

A doença arterial coronária também pode apresentar-se de forma assintomática (manifesta na positividade de provas funcionais: isquemia silenciosa) ou através de suas complicações: síndromes coronárias agudas, insuficiência cardíaca ou morte súbita.

A classificação da severidade dos sintomas, bem como a avaliação da repercussão funcional e da resposta ao tratamento instituído, podem ser obtidas através de sistemas de graduação, como o apresentado na Tabela 7.3.

Tabela 7.3. Classificação da angina: Canadian Cardiovascular Society (CCS)

Classe	Definição
Classe I	Atividade física habitual não causa angina. Angina desencadeada por esforços físicos intensos ou prolongados
Classe II	Discreta limitação das atividades habituais*
Classe III	Importante limitação das atividades habituais**
Classe IV	Incapacidade de desempenhar atividades sem desconforto ou angina ao repouso

*Angina ocorre após caminhar dois quarteirões planos ou subir mais de um lance de escadas.
**Angina ocorre após caminhar um quarteirão plano ou subir um lance de escada.

Diagnóstico diferencial

A dor de origem cardíaca pode manifestar-se desde o epigástrio ao ângulo da mandíbula, de tal modo que qualquer evento álgico dentro destes limites deve ser diferenciado de um quadro anginoso. Algumas características tornam o diagnóstico de angina menos provável: dor desencadeada/exacerbada à palpação local ou bem delimitada em pequena área sobre o tórax, dor pleurítica, dor prolongada com duração de horas, dor que se inicia sob intensidade máxima. Todavia, algumas características são comuns à angina e outras síndromes clínicas, como por exemplo, atenuação com uso de nitrato (espasmo esofágico). Os diagnósticos diferenciais mais comuns estão listados na Tabela 7.4.

Tabela 7.4 – Diagnóstico Diferencial

Pericardites/miocardites	Síndromes dispépticas
Dissecção/aneurisma da aorta	Neuralgia intercostal
Tromboembolismo pulmonar	Pneumonia
Dor osteomuscular	Espasmo esofágico
Pancreatite	Infarto esplênico
Colecistite aguda	Abcesso subfrênico

Exame físico

O exame físico é frequentemente normal em pacientes com angina estável, porém é essencial para a identificação de fatores de risco associados a DCC (hipertensão arterial, obesidade centrípeta, exsudatos retinianos, xantelasmas, xantomas tendinosos), a evidência de doença aterosclerótica não coronária (sopros carotídeos, redução de amplitude de pulsos, aneurisma abdominal, índice tornozelo-braquial < 0,9) e para o diagnóstico diferencial com outras patologias (estenose aórtica, cardiomiopatia hipertrófica, pericardite). A presença de frequência cardíaca elevada em repouso é indicativa de pior prognóstico naqueles pacientes com suspeita de DCC.

O exame durante o episódio álgico pode evidenciar alterações (terceira e quarta bulhas, sopro regurgitante mitral, desdobramento paradoxal da segunda bulha, crepitantes bibasais) que desaparecem com o alívio da dor e que são sugestivos de DCC e preditores de risco mais elevado.

Avaliação da probabilidade de DCC

A probabilidade de doença coronária em um paciente que se apresenta com quadro de dor precordial é influenciada por diversos fatores, como a prevalência da doença na população avaliada e a presença de fatores de risco individuais. Dentre estes, a idade, o gênero e a história clínica (característica dos sintomas) têm maior relevância, e a probabilidade de DCC pode ser estimada baseando-se unicamente nesses parâmetros (Tabela 7.5).

Desse modo, é possível categorizar os pacientes quanto ao maior ou menor risco de DCC significativa, permitindo estabelecer a probabilidade pré-teste (PPT) de doença naqueles que se submeterão às provas funcionais não invasivas e outras ferramentas diagnósticas.

Pacientes com PPT inferior a 15% podem ser conduzidos clinicamente sem a necessidade de testes adicionais, assumindo-se não serem portadores de DCC obstrutiva, devendo-

Tabela 7.5 – Probabilidade (%) pré-teste de DCC sintomática

Idade (anos)	Angina típica		Angina atípica		Dor não anginosa	
	Homens	Mulheres	Homens	Mulheres	Homens	Mulheres
30-39	59	28	29	10	18	5
40-49	69	37	38	14	28	8
50-59	77	47	49	20	34	12
	84	58	59	28	44	17
70-79	89	68	69	37	54	24
> 80	93	76	78	47	65	32

Modificado de: ESC Guidelines on the Management of Stable Coronary Artery Disease. Eur Heart J. 2013.

-se excluir diagnósticos alternativos. Pacientes com probabilidade entre 15 e 85% (intermediária) devem ser submetidos a algum método complementar para o diagnóstico. Nos pacientes com PPT entre 15 e 65%, a realização de teste ergométrico, se factível, pode ser a opção inicial. Caso disponíveis, métodos de avaliação funcional por imagem (p. ex., cintilografia com estresse físico) devem ser priorizados, por sua maior sensibilidade. Pacientes com PPT entre 66 e 85% devem ser submetidos inicialmente a métodos funcionais por imagem para o diagnóstico de DCC.

Devido ao seu elevado valor preditivo negativo, a realização de angiotomografia pode ser uma opção às provas de isquemia em pacientes com PPT < 50%.

Finalmente, naqueles pacientes com PPT > 85%, pode-se assumir o diagnóstico de DCC, fazendo-se necessária estratificação de risco subsequente. Métodos funcionais não invasivos podem ser utilizados com este objetivo e, naqueles pacientes sintomáticos com baixa carga de esforço ou com critérios outros de maior risco cardiovascular, a estratificação invasiva direta (cinecoronariografia) pode ser indicada (ver métodos complementares).

Métodos complementares de diagnóstico

Exames laboratoriais

Na avaliação inicial de pacientes com DAC suspeita ou estabelecida, a detecção de distúrbios metabólicos associados ao aumento do risco cardiovascular global é indicada. Recomenda-se a dosagem sérica de glicemia de jejum, hemoglobina glicada (e teste oral de tolerância à glicose, no caso de os primeiros serem inconclusivos), perfil lipídico, hemoglobina e creatinina para todos os pacientes.

Transaminases hepáticas devem ser mensuradas em todos os pacientes antes do início de terapia com estatinas. Na suspeita de insuficiência cardíaca ou distúrbios da tireoide, a dosagem respectiva de BNP e NT--pró-BNP e hormônios tireoidianos encontra-se recomendada.

A dosagem de outros biomarcadores como subfrações do colesterol (ApoA e ApoB), lipoproteína A, proteína C reativa ultrassensível, homocisteína e petídeo natriurético cerebral pode acrescentar informações prognósticas em casos específicos.

Eletrocardiograma de repouso

Deve ser realizado em todos pacientes com suspeita de angina, embora seja normal em 60% dos casos, inclusive em portadores DCC severa. A evidência de depressão persistente do segmento ST, inversão simétrica de onda T ou presença de ondas Q patológicas está associada à doença arterial coronária. Outras anormalidades como sinais de hipertrofia de VE e distúrbios de condução podem estar presentes.

Na vigência de dor precordial, o eletrocardiograma (ECG) mostra-se alterado em 50% dos casos, sendo a depressão do segmento ST o achado mais comum. ECG de repouso normal associa-se à ausência de disfunção ventricular significativa e possui valor prognóstico.

Ecocardiograma transtorácico

Deve ser realizado em todos os pacientes sob avaliação para DCC. Proporciona informações sobre as funções diastólica e sistólica global (principal fator prognóstico) e regional (a presença de alterações na contratilidade segmentar aumenta a probabilidade de DCC), bem como permite diagnóstico diferencial com causas não coronárias de angina (p. ex., estenose aórtica, cardiomiopatia hipertrófica, hipertensão pulmonar e pericardite). A realização de ultrassom de carótidas também se encontra recomendada em todos os pacientes sob avaliação de DCC.

Teste ergométrico

Método não invasivo mais utilizado para avaliação de isquemia, capacidade funcional e prognóstico devido a maior disponibilidade e baixo custo. Apresenta sensibilidade e especificidade aproximadas de respectivamente 60 e 90% para o diagnóstico de DCC.

A interpretação do teste inclui: presença de sintomas, capacidade funcional, resposta hemodinâmica e alterações eletrocardiográficas. As variáveis de maior valor preditivo são a depressão do segmento ST ≥ 1 mm de morfologia horizontal ou descendente e a indução de angina pelo esforço.

Avaliação prognóstica pode ser obtida através de escores que consideram variáveis clínicas e eletrocardiográficas (Quadro 7.1).

Outros determinantes de alto risco incluem: depressão difusa e prolongada do segmento ST, resposta cronotrópica anormal e queda ou manutenção pressórica durante esforço.

A farmacoterapia antianginosa reduz a sensibilidade do teste ergométrico enquanto método de triagem para isquemia miocárdica. De tal modo, tais medicações devem ser suspensas, sempre que possível, para a realização do exame.

Quadro 7.1 – Escore de Duke

Tempo de Exercício (minutos) – 5× Depressão de ST (mm) – 4× Índice de Angina* * 1-Ausência de Angina; 2- Presença de Angina; 3- Angina causando interrupção do exame.
≥ 5: baixo risco (mortalidade anual < 1%)
4 e – 10: risco intermediário (mortalidade anual 1 e 3%)
< –10: alto risco (mortalidade anual > 3%)

Métodos de avaliação funcional/ anatômica por imagem

As técnicas de imagem mais utilizadas para avaliação de isquemia são a cintilografia miocárdica de perfusão e o ecocardiograma sob estresse. A opção inicial depende da disponibilidade e da experiência locais.

Ambos apresentam sensibilidade e especificidade similares (aproximadamente 85%) e superiores ao teste ergométrico, e estão indicados na impossibilidade de realizar o teste ergométrico convencional (devido a limitação física ou alterações no ECG basal, como bloqueio do ramo esquerdo, pré-excitação, ritmo de marca-passo ou depressão permanente de ST > 1 mm), ou sempre que disponíveis (ver avaliação de probabilidade de DCC).

Adicionalmente, permitem localizar e quantificar a área de isquemia, estabelecer a significância funcional de lesões angiograficamente intermediárias, avaliar a função ventricular e determinar a presença de viabilidade miocárdica.

O esforço físico deve ser o método de estresse de escolha. Na impossibilidade deste, a utilização de agentes vasodilatadores (adenosina ou dipiridamol) ou inotrópicos (dobutamina) está indicada.

A presença de disfunção ventricular grave em repouso (fração de ejeção < 35%), grandes ou múltiplos defeitos de perfusão estresse-induzidos à cintilografia (> 10% do miocárdio acometido) ou disfunção segmentar com baixas doses de dobutamina ao ecocardiograma implicam em risco cardiovascular elevado (taxa anual de morte > 3%); (Quadro 7.2).

A ressonância magnética permite avaliação da função ventricular, da anatomia coronária, da viabilidade miocárdica e da presença de isquemia através de alterações de perfusão ou da contratilidade regional. Tem seu uso limitado pelo elevado custo, baixa disponibilidade e seleção de pacientes (contraindicada em portadores de marca-passo, desfibriladores e clipes cerebrais).

A angiotomografia apresenta-se como método promissor para a avaliação não invasiva da anatomia coronária. Suas principais limitações são a elevada taxa de falso-positivos (sobretudo na presença de calcificações importantes ou *stents* coronários), a seleção de pacientes (necessidade de ritmo regular com betabloqueio agressivo) e elevadas doses de radiação. Tem sua principal virtude no elevado valor preditivo negativo, estando indicada na avaliação de pacientes com risco intermediário de DCC e provas funcionais inconclusivas e naqueles com baixa probabilidade clínica de DCC e provas positivas. Representa alternativa às provas funcionais em pacientes com PPT < 50%.

A angiotomografia apresenta elevada acurácia na avaliação de enxertos coronários, porém nestes pacientes submetidos à revascularização cirúrgica, a avaliação dos vasos nativos encontra-se prejudicada por elevada taxa de falso-positivos. Não deve ser utilizada como ferramenta de *screening* em pacientes assintomáticos, na ausência de suspeita clínica de DCC.

A detecção de escores de cálcio elevados acrescenta risco adicional na avaliação de pacientes assintomáticos com histórico familiar positivo ou com risco intermediário de DCC. A prevalência de estenoses coronárias é elevada em pacientes sintomáticos com escore > 400 Agatstons.

Quadro 7.2 – Estratificação de risco nos métodos de avaliação funcional sob estresse

Alto Risco (mortalidade anual > 3%)
1. Disfunção ventricular grave em repouso (FE < 0,35) não justificada por causas não DCC
2. Defeito de perfusão em repouso > 10% do miocárdio na ausência de IAM prévio
3. Defeito de perfusão estresse-induzido envolvendo > 10% do miocárdio ou escores de estresse segmentar indicando defeitos em múltiplos territórios vasculares
4. Depressão do segmento ST > 2,0 mm em baixa carga de esforço ou persistente na fase de recuperação. Supradesnivelamento de ST ou TV/FV induzidas pelo esforço
5. Disfunção ventricular grave induzida pelo esforço (FE < 0,45 no pico do esforço ou queda de 10% na FE sob estresse)
6. Dilatação do VE induzida por estresse
7. Alteração na contratilidade segmentar ao ecocardiograma sob estresse, envolvendo mais de dois segmentos ou leitos coronários
8. Alteração na contratilidade segmentar com baixas doses de dobutamina (≤ 10μg/kg/min) ou baixa FC (< 120 bpm)
9. Escore de cálcio > 400 unidades agatstons à tomografia
10. Doença multiarterial (estenose > 70%) ou estenose > 50% em TCE à angiotomografia

Modificado de: Guideline for the Diagnosis and Management of Patients with Stable Ischemic Heart Disease. Circulation. 2012.

FE: Fração de ejeção; VE: ventrículo esquerdo; FC: frequência cardíaca; FV: fibrilação ventricular; TV: taquicardia.

Cinecoronariografia

Permanece como o padrão-ouro para o diagnóstico de doença coronária obstrutiva, permitindo o adequado planejamento terapêutico e fornecendo importantes informações prognósticas.

Possibilita a definição da localização, da extensão e da severidade das lesões obstrutivas e a ventriculografia esquerda avalia a função sistólica global, ambos com importante valor na estratificação de risco.

A utilização de técnicas adjuntas permite avaliação funcional (reserva de fluxo fracionada: FFR), bem como melhor definição anatômica (ultrassom intracoronário, tomografia de coerência óptica) das obstruções coronárias.

Pacientes que apresentam sintomatologia importante (CCS III ou IV) apesar do tratamento instituído e aqueles com critérios de alto risco na avaliação funcional não invasiva apresentam elevada probabilidade de DCC importante, com envolvimento multiarterial ou do tronco de coronária esquerda e, na ausência de contraindicações, devem ser submetidos à cinecoronariografia.

Pacientes com angina típica e fração de ejeção reduzida (< 50%) também apresentam risco elevado para eventos cardiovasculares e devem ser submetidos à estratificação invasiva.

Trata-se de método invasivo e de custo elevado. Suas indicações mais frequentes estão no Quadro 7.3.

Estratificação de risco

A estratificação de risco é baseada na avaliação clínica e no resultado das provas funcionais e da angiografia. Os principais preditores clínicos e angiográficos de sobrevida em pacientes com DAC estável são: 1 – função ventricular (mais importante); 2 – extensão anatômica e gravidade das lesões coronárias (lesões proximais, em múltiplos vasos e mais estenóticas inferem pior prognóstico); 3 – gravidade da isquemia nas provas não invasivas; 4 – tempo de evolução e gravidade dos sintomas ou evento agudo recente e 5 – idade avançada, estado geral e doenças associadas.

Quadro 7.3 – Indicações de cinecoronariografia na DAC crônica

1. Angina limitante na vigência de tratamento medicamentoso otimizado, com função ventricular preservada (FE > 50%) e risco intermediário nos testes não invasivos
2. Pacientes com DCC cujas características clínicas e resultados das provas não invasivas demonstrem elevada probabilidade de cardiopatia isquêmica grave.
3. Pacientes com angina sobreviventes de morte súbita ou arritmias ventriculares graves.
4. Pacientes com angina e sinais/sintomas de insuficiência cardíaca.
5. Pacientes com angina e disfunção ventricular (FE < 50%) e isquemia demonstrável com critérios de risco moderado nos testes não invasivos
6. Pacientes com DCC e informações prognósticas inconclusivas nos testes não invasivos ou na presença de contraindicações ou incapacidade para realizar tais testes

Adaptado de: Guideline for the Diagnosis and Management of Patients with Stable Ischemic Heart Disease. Circulation. 2012.

Bibliografia consultada

1. Cesar LA, Ferreira JF, Armaganijan D, Gowdak LH, Mansur AP, Bodanese LC, et al. Diretriz de Doença Coronária Estável. Arq Bras Cardiol. 2014;103(2 Supl. 2): 1-59.
2. Fihn SD, Blankenship JC, Alexander KP, Bittl JA, Byrne JG, Fletcher BJ, et al. 2014 ACC/AHA/AATS/PCNA/SCAI/STS focused update of the guideline for the diagnosis and management of patients with stable ischemic heart disease: a report of the American College of Cardiology/American Heart Association Task Force on Practice Guidelines, and the American Association for Thoracic Surgery, Preventive Cardiovascular Nurses Association, Society for Cardiovascular Angiography and Interventions, and Society of Thoracic Surgeons. Circulation. 2014;130:1749-1767.
3. Fihn SD, Gardin JM, Abrams J, Berra K, Blankenship JC, Dallas AP, et al.; American College of Cardiology Foundation/American Heart Association Task Force. 2012 ACCF/AHA/ACP/AATS/PCNA/SCAI/STS guideline for the diagnosis and management of patients with stable ischemic heart disease: a report of the American College of Cardiology Foundation/American Heart Association task force on practice guidelines, and the American College of Physicians, American Association for Thoracic Surgery, Preventive Cardiovascular Nurses Association, Society for Cardiovascular Angiography and Interventions, and Society of Thoracic Surgeons. Circulation. 2012;126(25):e354-471.
4. Montalescot G, Sechtem U, Achenbach S, Andreotti F, Arden C, Budaj A, et al.; Task Force Members.2013 ESC guidelines on the management of stable coronary artery disease: the Task Force on the management of stable coronary artery disease of the European Society of Cardiology. Eur Heart J. 2013;34(38):2949-3003.

8 Doença Coronária Crônica
Tratamento Clínico

■ Manuel Pereira Marques Gomes Junior

Introdução

O tratamento da doença coronária crônica (DCC) tem por objetivos o aumento na sobrevida e a prevenção/controle da isquemia, obtidos através de modificações no estilo de vida, controle dos fatores de risco, terapia medicamentosa e revascularização miocárdica (cirúrgica ou percutânea), quando necessária.

A mortalidade na DCC é determinada principalmente pelo desenvolvimento de disfunção ventricular e de eventos trombóticos agudos, que têm na instabilidade e ruptura das placas ateroscleróticas o seu mecanismo fisiopatológico principal.

A prevenção de morte e infarto na doença coronária crônica fundamenta-se em medidas para a estabilização das placas de ateroma, o controle da atividade inflamatória e da disfunção endotelial e a redução de fenômenos trombóticos.

A isquemia miocárdica e sua manifestação clínica habitual, a angina estável, são decorrentes do desequilíbrio entre o suprimento e a demanda miocárdica de oxigênio (O_2). Os objetivos principais da terapia antianginosa são a eliminação ou a redução na intensidade e na frequência dos sintomas e a melhoria da capacidade funcional e qualidade de vida.

Farmacoterapia para prevenção de morte e infarto

Antiagregantes plaquetários

A agregação plaquetária constitui etapa essencial na resposta trombótica à ruptura da placa de ateroma e a inibição plaquetária é fortemente recomendada para todos os pacientes com DCC. Em virtude da excelente relação risco/benefício e baixo custo, a aspirina apresenta-se como terapia de escolha.

A aspirina (ácido acetilsalicílico) exerce seu efeito antitrombótico através da inibição irreversível da ciclo-oxigenase plaquetária, com consequente redução na síntese de tromboxano A2.

A utilização diária de 75-325 mg de aspirina está indicada em todos os pacientes com doença cardíaca isquêmica, com ou sem sintomas, e está associada a redução do risco de infarto, doença cerebrovascular e morte. A administração de doses menores, entre 75-162 mg, tem demonstrado similar benefício quanto aos desfechos maiores e menores taxas de complicações hemorrágicas.

Os efeitos colaterais mais comuns são intolerância gastrointestinal (5-20%), doenças ulceropépticas, sangramento do trato gastrointestinal, angioedema e reações de hipersensibilidade. O risco de sangramentos maiores com o uso do AAS é de 1 a 3% ao ano. As principais contraindicações são hemofilia, alergia prévia, sangramento e úlcera péptica em atividade.

Na presença de contraindicações ou intolerância à aspirina, o derivado tienopiridínico clopidogrel (atua através do bloqueio irreversível dos receptores purinérgicos $P2Y_{12}$ plaquetários) é a primeira opção. Fármacos antiagregantes mais recentes, como o tienopiridínico de terceira geração prasugrel e o ticagrelor (membro da classe das ciclopentiltriazolopirimidinas, que bloqueia de forma reversível o receptor $P2Y_{12}$), têm efeito antiagregante mais pronunciado e menor variabilidade individual que o clopidogrel e, apesar de eficácia comprovada na redução de eventos cardiovasculares em portadores de síndromes instáveis, ainda não têm benefício estabelecido no contexto de doença coronária crônica.

A utilização combinada de fármacos antiplaquetários pode ser benéfica em subgrupos de pacientes de risco mais elevado (p. ex., pacientes com doença arterial periférica sintomática, infarto ou evento cerebrovascular prévios), porém não deve ser recomendada de modo sistemático nos portadores de DCC, sobretudo por significativo aumento nas complicações hemorrágicas (incluindo cerebrovasculares). Exceção a esta recomendação encontra-se nos pacientes com DCC submetidos à intervenção coronária percutânea com implante de *stents* coronários, onde a dupla terapia antiagregante plaquetária por intervalo mínimo de 30 dias (*stents* convencionais) ou 1 ano (*stents* eluidores de fármacos) deve ser a regra (ver capítulo Farmacoterapia Adjunta nas Intervenções Percutâneas).

Hipolipemiantes orais

As estatinas atuam através da inibição da HMG-CoA redutase nos hepatócitos, reduzindo a síntese celular de colesterol e aumentando a captação hepática de LDL. São os fármacos de escolha para a redução de colesterol total e LDL. Também atuam na redução e na estabilização da placa aterosclerótica e apresentam propriedades anti-inflamatórias e antitrombóticas (efeitos pleiotrópicos).

Metanálise que incluiu 170.000 pacientes presentes em 26 estudos randomizados (que compararam diferentes doses ou uso de estatinas *vs.* grupo-controle), demonstrou que a cada redução de 40 mg/dL nos níveis de colesterol LDL tem-se a diminuição de 10% na mortalidade por todas as causas e em 20% na mortalidade por doenças cardiovasculares, com reduções correspondentes nas taxas de infarto não fatal, eventos cerebrovasculares e necessidade de revascularização miocárdica.

Todos os pacientes com doença coronária crônica manifesta apresentam risco elevado para eventos cardiovasculares e devem receber tratamento com estatinas, independentemente dos níveis séricos de LDL, objetivando-se valores inferiores a 70 mg/dL (ou redução superior a 50%, em caso de insucesso em atingir esta meta).

Os principais efeitos adversos são a miotoxicidade e a hepatotoxicidade. Os níveis de creatinofosfoquinase (CPK) e de transaminases devem ser monitorados e a presença de mialgia incapacitante, elevação de CPK maior ou igual a dez vezes (rabdomiólise) ou elevações de transaminases maiores que três vezes a referência indicam a suspensão do medicamento.

Em caso de falência em alcançar as metas de colesterol LDL sob monoterapia com estatinas, a associação de outras classes de hipolipemiantes, como as resinas de troca iônica (p. ex., colestiramina) ou o ezetimibe (inibe a absorção entérica de colesterol, atuando na proteína transportadora NPC1L1 presente na borda em escova dos enterócitos), está indicada.

Os fibratos atuam na controle da hipertrigliceridemia endógena e encontram-se indicados na falência das medidas não farmacológicas e na presença de valores iniciais de triglicérides > 500 mg/dL (risco de pancreatite).

Inibidores da enzima conversora da angiotensina (IECA)

Atuam pelo bloqueio da conversão de angiotensina I em angiotensina II e da degradação de bradicinina a metabólitos inativos, promovendo vasodilatação, antiagregação plaquetária e efeitos antiproliferativos e antitrombóticos. Devem ser prescritos para todos os pacientes com doença coronária crônica e histórico de infarto agudo do miocárdio, hipertensão arterial sistêmica, disfunção sistólica (fração de ejeção < 40%), diabetes *mellitus*, proteinúria e insuficiência renal crônica.

A melhora no perfil hemodinâmico, na perfusão subendocárdica e na estabilização de placas ateroscleróticas justifica seu uso rotineiro em todos os pacientes com DCC, independentemente das condições clínicas previamente citadas, e este benefício tem sido comprovado em alguns ensaios clínicos randomizados.

Efeitos adversos mais frequentes são tosse, hipercalemia e redução na taxa de filtração glomerular. São contraindicados em portadores de estenose bilateral de artérias renais.

Os antagonistas dos receptores da angiotensina II são a primeira opção nos pacientes com indicação e intolerância aos IECA. Não há, todavia, estudos clínicos demonstrando benefício prognóstico em portadores de DCC com o uso dessa classe de medicamentos.

Betabloqueadores (BB)

Bloqueiam os receptores β_1-adrenérgicos cardíacos, promovendo redução na frequência cardíaca, condução atrioventricular, contratilidade miocárdica, pressão arterial e atividade ectópica, determinando redução na demanda miocárdica de oxigênio e prolongamento do tempo de perfusão diastólico. Vasoconstrição seletiva nas áreas não isquêmicas (com redirecionamento de fluxo aos segmentos com défice perfusional) representa mecanismo adicional. Possuem, por conseguinte, propriedades anti-hipertensivas, antianginosas e antiarrítmicas.

Têm eficácia comprovada na redução de mortalidade em pacientes pós-infarto ou com insuficiência cardíaca. Também elevam o limiar de angina e reduzem a frequência dos episódios isquêmicos, estando indicados como terapia de primeira linha em todos os pacientes (na ausência de contraindicações).

As principais contraindicações absolutas aos BB são: bradicardia importante, bloqueio atrioventricular de alto grau preexistente, doença do nó sinusal e insuficiência cardíaca instável. Constituem contraindicações relativas a presença de asma e doença broncoespástica, depressão grave e doença vascular periférica. Não devem ser utilizados em pacientes com angina de Prinzmetal.

Representam efeitos colaterais a fadiga, bradiarritmias, depressão, disfunção erétil e redução da libido, broncoespasmo e um efeito desfavorável no perfil lipídico (elevação de LDL e redução de HDL).

A suspensão abrupta desses fármacos deve ser evitada devido ao efeito rebote.

Farmacoterapia antianginosa

Bloqueadores dos canais de cálcio (BCC)

Reduzem o fluxo de cálcio transmembrana via canais de cálcio (canais L) nas células musculares lisas e cardíacas, exercendo efeitos inotrópicos negativos, anti-hipertensivos e de dilatação dos vasos epicárdicos, determinando redução da demanda e aumento da oferta miocárdica de oxigênio. Alguns estudos sugerem efeito adicional na redução da progressão da aterosclerose e melhora da função endotelial.

Possuem eficácia similar aos β-bloqueadores no controle dos sintomas anginosos e podem ser utilizados como terapia combinada (BCC di-hidropiridínicos, como a amlodipina e a nifedipina de ação lenta) ou na contraindicação a estes agentes (preferencialmente agentes não di-hidropiridínicos, que têm efeito cronotrópico negativo, como diltiazem e verapamil). São os fármacos de escolha no tratamento da angina vasoespástica.

Efeitos adversos ocorrem em 15 a 20% dos pacientes, com subsequente suspensão da terapia em 5% dos casos. Os efeitos mais comuns são cefaleia, edema periférico, hipotensão e intolerância gastrointestinal.

Nitratos

São agentes vasodilatadores endotélio-independentes, que promovem redução na pré e pós-carga e vasodilatação dos vasos epicárdicos e colaterais. Atuam pela ativação do GMP cíclico nas células musculares lisas e pelo aumento na síntese de óxido nítrico. Também são descritos efeitos antitrombóticos e antiplaquetários.

Reduzem os sintomas e aumentam a tolerância aos esforços nos portadores de angina e têm sua ação potencializada quando associados aos BB e antagonistas do cálcio. Preparações de ação rápida podem ser administradas por via sublingual (tabletes ou *spray*) para o controle de episódios anginosos agudos ou como profilaxia.

Efeitos colaterais: cefaleia, dispepsia, hipotensão postural, rubor facial e metemoglobinemia (muito raro).

Fenômeno de tolerância pode ser observado, com atenuação dos efeitos hemodinâmicos e antiplaquetários com a utilização continuada dos nitratos. A prevenção deve ser realizada com administração intermitente, mantendo-se um intervalo livre entre as doses. Efeito rebote também é descrito.

A utilização combinada com inibidores da fosfodiesterase utilizados no tratamento da disfunção erétil ou hipertensão arterial pulmonar (sildenafil, tadalafil) pode determinar hipotensão prolongada e severa e deve ser evitada.

Não estão indicados nos pacientes assintomáticos ou naqueles com sintomas controláveis com as demais medicações.

Trimetazidina

Exerce seus efeitos metabólicos e anti-isquêmicos através do aumento no metabolismo da glicose em detrimento ao dos ácidos graxos, pela inibição da 3-cetoacil coenzima A tiolase mitocondrial, otimizando a energética miocárdica (menor consumo de O_2 por ATP produzido) sem interferir com o fluxo coronário ou a hemodinâmica cardiovascular. Adicionalmente, previne a redução intracelular nos níveis de ATP e fosfocreatina induzidos pela hipóxia e isquemia. Também atua na estabilização das membranas celulares e na função endotelial, bem como na redução da acidose metabólica, sobrecarga de cálcio e acúmulo de radicais livres induzidos pela isquemia.

Pode ser utilizada como monoterapia, onde tem demonstrado benefícios similares aos β-bloqueadores e BCC, ou como terapia combinada em casos de angina de difícil controle. A associação com betabloqueadores ou BCC tem demonstrado os melhores resultados no controle de angina e isquemia induzidas por esforço.

Alguns estudos prospectivos e observacionais mais recentes têm demonstrado benefícios quanto à redução na mortalidade cardiovascular e global em pacientes coronariopatas com disfunção ventricular esquerda, sob uso de trimetazidina. Redução na injúria miocárdica após procedimentos de revascularização (cirúrgicos ou percutâneos) representa benefício adicional.

Ranolazina

Exerce seu efeito pelo bloqueio de canais de sódio tardios, reduzindo a concentração intracelular de sódio durante a isquemia e o consequente influxo de cálcio através da bomba de troca Na^+/Ca^{++}. Também atua como inibidora parcial da oxidação dos ácidos graxos de forma similar à trimetazidina e pode ser utilizada em associação com outros fármacos. Desempenha seu efeito anti-isquêmico sem influência sobre a frequência cardíaca ou pressão arterial. Efeitos adicionais antiarrítmicos e no metabolismo da glicose (redução nos níveis de HbA1c) têm sido sugeridos.

Apresenta-se como antianginoso eficaz em monoterapia ou em associação a outros agentes, proporcionando redução no número de episódios anginosos, na necessidade de nitratos e maior tolerância aos esforços.

Efeitos colaterais mais descritos são náuseas, cefaleia e tontura. Síncope ocorre em < 1% dos casos. Apresenta metabolização hepática via citocromo CYP3A4, e não deve ser utilizada em associação a inibidores de protease, macrolídeos (claritromicina) e antifúngicos azólicos (cetoconazol/itraconazol). Associação com inibidores menos potentes do CYP3A4, como os BCC diltiazem e verapamil, pode ser utilizada com doses ajustadas.

Ivabradina

Atua seletivamente inibindo os canais iônicos If das células do nó sinoatrial, exercendo efeito cronotrópico negativo sem influenciar a contratilidade miocárdica, pressão arterial, condução intracardíaca ou repolarização ventricular. Promove redução na demanda miocárdica de O_2 e prolongamento no tempo de perfusão diastólico, otimizando o fluxo coronário.

Estudos recentes têm demonstrado redução no pico de frequência cardíaca, no tempo para o início de angina limitante e equivalência ao BB atenolol quanto à *performance* e ao tempo para início de isquemia (infradesnivelamento de ST) no teste de esforço. Eficácia antianginosa similar ao BCC amlodipina também foi demonstrada.

O estudo BEATIFUL demonstrou redução na incidência de infarto e necessidade de revascularização com a associação de ivabradina em um subgrupo de pacientes com DCC e disfunção ventricular esquerda, sobretudo naqueles com frequência cardíaca em repouso ≥ 70 bpm (benefício este não reproduzido na população geral do estudo). No mais recente estudo SIGNIFY, em que a ivabradina foi associada à terapia padrão em portadores de DCC com FC ≥ 70 bpm (na ausência de insuficiência cardíaca sintomática), não foi observado benefício quanto à redução de morte cardiovascular e infarto não fatal.

Pode ser utilizada em pacientes diabéticos (não interfere no metabolismo glicêmico), em associação ou como alternativa aos agentes β-bloqueadores (na presença de intolerância ou contraindicações).

O efeito colateral mais frequente, reportado em 14,5% dos pacientes, é o desenvolvimento de distúrbios visuais denominados fosfenos (aumento transitório na luminosidade em segmentos diversos do campo visual), que têm início nos primeiros 2 meses de tratamento e, na maioria dos casos, evanescem com a suspensão do fármaco.

Nicorandil

É um derivado da nicotinamida que apresenta duas propriedades principais: ativa seletivamente os canais de potássio ATP-sensíveis no sarcolema das células musculares lisas, promovendo vasodilatação coronária e periférica (de forma similar aos nitratos) e apresenta um possível efeito cardioprotetor associado à ação dos canais de potássio no pré-condicionamento isquêmico. Efeito adicional na estabilização de placas de ateroma tem sido relatado com o uso prolongado do fármaco.

Pode ser utilizado na prevenção e no tratamento da angina estável e apresenta segurança e eficácia similares às dos nitratos, betabloqueadores e BCC.

Efeitos colaterais (ocasionais) descritos são rubor, palpitações, cefaleia, náuseas, fraqueza e ulcerações orais, intestinais e perianais.

Alopurinol

O alopurinol é um inibidor da xantina-oxidase classicamente utilizado no controle dos níveis de ácido úrico em portadores de artrite por gota e que também apresenta efeitos antianginosos. Em pacientes com DCC sob terapia medicamentosa otimizada, o alopurinol atua na redução do estresse oxidativo vascular. Em um único estudo que avaliou 65 pacientes com DCC, a utilização de doses elevadas (600 mg) de alopurinol aumentou o tempo para o início de sintomas e depressão do segmento ST (Quadro 8.1).

Quadro 8.1 – Tratamento clínico da DAC

1. Aspirina (75 a 150 mg/dia) para todos pacientes. Clopidogrel (75 mg/dia) na vigência de contraindicações
2. β-Bloqueadores e/ou antagonistas do canal de cálcio como terapia antianginosa de primeira linha
3. Como terapia antianginosa de segunda linha, recomenda-se associação de trimetazidina, ivabradina, nicorandil, nitratos de ação prolongada ou ranolazina, de acordo com a tolerância, FC ou PA
4. IECA para todos pacientes com diabetes *mellitus*, hipertensão ou disfunção sistólica de VE
5. Estatinas para todos os pacientes, objetivando níveis de LDL ≤ 70 mg/dL
6. Nitroglicerina SL ou *spray* para alívio imediato da angina
7. Cessar tabagismo/Estimular atividade física regular
8. Controle pressórico (PA ≤ 140 x 90 mmHg). Em pacientes diabéticos: PAD < 85 mmHg
9. Prevenção secundária: controle de diabetes (HbA1c < 7%), dislipidemia e obesidade (IMC 18,5-24,9 kg/m^2).

FC: Frequência cardíaca; IECA: inibidores da enzima conversora da angiotensina; VE: ventrículo esquerdo; PA: pressão arterial; PAD: pressão arterial diastólica; IMC: índice de massa corpórea; LDL: lipoproteína de baixa densidade.

Tratamento em grupos específicos

Pacientes assintomáticos (isquemia silenciosa)

Os fármacos associados ao aumento da sobrevida devem ser prescritos seguindo as mesmas indicações. Os mesmos fármacos que têm eficácia comprovada em reduzir a isquemia sintomática (β-bloqueadores, nitratos e antagonistas dos canais de cálcio) também reduzem/eliminam os episódios de isquemia silenciosa. A associação de β-bloqueador e bloqueador de canal de cálcio é superior à monoterapia no controle da isquemia.

Pacientes revascularizados

Nos pacientes submetidos à revascularização miocárdica cirúrgica ou percutânea o tratamento deve se fundamentar no controle agressivo dos fatores de risco para a profilaxia de novos eventos. Pacientes submetidos à intervenção percutânea devem ser monitorados quanto ao desenvolvimento de reestenose coronária, que pode ser assintomática em 25% dos casos. O retorno de angina incapacitante entre o terceiro e o sexto mês deve suscitar a realização de nova cinecoronariografia.

A realização de provas funcionais nos pacientes assintomáticos deve ser individualizada, considerando-se o controle dos fatores de risco, o tempo da intervenção, o nível de atividade física e a presença de lesões residuais. Os métodos funcionais de imagem são preferíveis ao teste ergométrico convencional.

Síndrome X

A síndrome X ou angina microvascular é caracterizada pela tríade: angina típica aos esforços, positividade nas provas funcionais não invasivas e artérias coronárias normais à angiografia. Ocorre mais frequentemente em mulheres (3:1) na pós-menopausa (50-70%) e tem como prováveis mecanismos: disfunção endotelial, isquemia microvascular, aumento no tônus simpático e percepção álgica anormal.

O tratamento desta condição consiste no controle agressivo dos fatores de risco de DCC e dos sintomas. Os betabloqueadores são a terapia antianginosa de primeira linha, com eficácia demonstrada no controle dos sintomas, sobretudo quando precipitados aos esforços, em variados ensaios clínicos. Este benefício é superior naqueles indivíduos sob maior atividade adrenérgica (maior FC em repouso ou sintomas desencadeados com baixa carga de exercício). Os BCC podem ser utilizados em associação aos BB e apresentam-se mais efetivos nos pacientes com angina de limiar variável. Os nitratos são efetivos no controle da angina em 50% dos casos e podem ser instituídos como monoterapia ou em associação. As estatinas e os IECA podem estar associados à melhora na disfunção endotelial e devem ser considerados nos pacientes refratários às medidas iniciais. Os derivados de xantinas (aminofilina, bamifilina) atuam bloqueando os receptores de adenosina e podem ser utilizados em pacientes refratários à terapia inicial. Outras opções descritas são o uso associado de α-bloqueadores, ranolazina, ivabradina ou nicorandil.

Angina vasoespástica (Prinzmetal)

Também denominada angina variante, manifesta-se por episódios de precordialgia ao repouso (eventualmente aos esforços) e é determinada por vasoespasmo coronário, que pode ter como precipitantes: tabagismo, uso de cocaína, exposição ao frio, estresse psicológico, hiperventilação e distúrbios hidroeletrolíticos (potássio, magnésio). Dentre os mecanismos propostos a hiper-reatividade das células musculares lisas e a disfunção endotelial apresentam maior relevância.

O diagnóstico é dado pelas manifestações clínicas, alterações eletrocardiográficas (supra ou infradesnivelamento de ST) na vigência do quadro álgico e pela presença de vasoespasmo induzido com testes provocativos (acetilcolina e ergonovina) à cinecoronariografia.

O tratamento consiste na eliminação das causas precipitantes e administração de doses elevadas de bloqueadores de canal de cálcio, com sucesso na prevenção dos sintomas em até 90% dos casos. A associação com nitratos de ação prolongada pode ser utilizada em casos selecionados, com melhores resultados. Em casos refratários pode-se associar um segundo BCC ou fármaco de outra classe (p. ex., nicorandil). Nesses pacientes, a utilização de bloqueadores adrenérgicos (guanetidina, clonidina) pode ser útil. Os BB apresentam-se contraindicados nestes pacientes (predispõem à vasoconstrição α-mediada).

Controle dos fatores de risco

Interrupção do tabagismo

O tabagismo encontra-se associado a progressão da doença aterosclerótica, aumento na demanda miocárdica de oxigênio (estimulação α-adrenérgica), vasoconstrição coronária, redução dos níveis de colesterol HDL e efeitos adversos na adesão plaquetária.

Interrupção do tabagismo é mandatória nos portadores de DAC. A aplicação de aconselhamento, a terapia em grupo e medidas farmacológicas, quando necessárias (reposição nicotínica, antidepressivos), representam as principais modalidades de tratamento.

Atividade física

A atividade física regular correlaciona-se à redução da frequência cardíaca e da demanda miocárdica de oxigênio, proporcionando maior tolerância aos esforços, melhor controle dos sintomas e da isquemia nas provas funcionais e uma maior qualidade de vida. Também são descritos melhora no perfil lipídico (redução de triglicérides e aumento no HDL), controle da hipertensão e dos níveis glicêmicos. Recomenda-se atividade física diária (no mínimo, 30 minutos de atividade aeróbica, três a quatro vezes por semana) idealmente integrada a um programa de reabilitação cardiovascular estruturado. A realização de teste ergométrico pode auxiliar na determinação do nível de atividade inicial.

Controle de hipertensão arterial sistêmica, diabetes *mellitus* e dislipidemias

A hipertensão arterial (HAS) constitui importante fator de risco para a DAC e elevações de 20 mmHg na pressão sistólica ou de 10 mmHg, na diastólica (a partir de 115/75 mmHg) implicam em aumento de duas vezes em sua incidência. Nos pacientes com doença manifesta, a HAS determina aumento na demanda miocárdica de O_2, progressão da aterosclerose e elevação no risco de IAM. A associação de medidas comportamentais e farmacológicas deve ser utilizada para obter níveis pressóricos abaixo de 140/90 mmHg nesses pacientes.

A presença de diabetes *mellitus* (DM) confere um aumento no risco de DCC de duas vezes para homens e três vezes para mulheres. Portadores de DM apresentam, à angiografia, doença coronária mais difusa, com maior acometimento multiarterial e no tronco de coronária esquerda. O DM encontra-se frequentemente associado a outros fatores de risco como HAS, obesidade central e dislipidemia (síndrome metabólica). O controle desses fatores e dos níveis glicêmicos (HbA1c < 7%) deve ser o alvo do tratamento.

Existe uma relação linear entre a concentração plasmática de colesterol e a mortalidade por doença cardiovascular. Em estudos de prevenção secundária em portadores de DCC a utilização de terapia hipolipemiante tem sido associada à redução de eventos cardiovasculares maiores, independentemente dos níveis de colesterol. Recomenda-se como meta primária a manutenção de níveis de LDL < 70 mg/dL e colesterol não HDL < 100 mg/dL nos pacientes de alto risco, e naqueles de risco intermediário LDL < 100 mg/dL e não HDL < 130 mg/dL.

Terapias alternativas para angina refratária

Alguns pacientes apresentam angina refratária a despeito do tratamento medicamentoso otimizado e não são candidatos à revascularização miocárdica (RM) devido ao *status* clínico ou à complexidade anatômica (ver capítulo: Revascularização na DCC).

Estimulação da medula espinal

Consiste na introdução de um eletrodo no espaço epidural no nível de C7-T1, que promove a estimulação de axônios que não transmitem dor, reduzindo a chegada de estímulos dolorosos ao encéfalo. Estudos observacionais têm demonstrado redução de 80% na frequência e na gravidade da angina. Pequeno estudo demonstrou ser esta técnica não inferior à RM para sobrevida e melhoria de qualidade de vida em 5 anos.

Contrapulsação externa intensificada

Esta técnica envolve a compressão intermitente dos membros inferiores visando ao aumento na pressão diastólica e o consequente aumento no fluxo coronário. Ensaios clínicos têm demonstrado maior tolerância aos esforços, redução dos sintomas e redução na isquemia à cintilografia miocárdica.

Revascularização transmiocárdica a *laser*

Esta técnica consiste na formação de pequenos canais, do epicárdio ao endocárdio, durante intervenção cirúrgica ou percutânea. Alguns dos mecanismos propostos para o controle dos sintomas são o aumento na perfusão miocárdica, a desnervação do miocárdio e o estímulo para angiogênese.

Terapia celular

A aplicação terapêutica de células-tronco e células progenitoras adultas, habitualmente por vias transendocárdica ou intramiocárdica, visando à promoção de neoangiogênese em portadores de angina refratária, embora método promissor, ainda se encontra em fase de pesquisas. A utilização adjuvante à revascularização cirúrgica ou transmiocárdica a *laser* também tem sido proposta.

Dispositivo redutor do seio venoso coronário

- Em recente publicação, foi avaliada a utilização de um dispositivo de aço inoxidável balão-expansível, inserido percutaneamente no seio venoso, com o intuito de promover um estreitamento focal e subsequente elevação pressórica, determinando assim a redistribuição de fluxo ao miocárdio isquêmico. Neste pequeno estudo a utilização deste dispositivo mostrou-se associada a significante melhoria nos sintomas e qualidade de vida nos pacientes com angina refratária (CF III/IV), sob terapia otimizada e não candidatos à revascularização.

Bibliografia consultada

1. Cesar LA, Ferreira JF, Armaganijan D, Gowdak LH, Mansur AP, Bodanese LC, et al. Diretriz de Doença Coronária Estável. Arq Bras Cardiol. 2014;103(2 Supl. 2):1-59.
2. Fihn SD, Blankenship JC, Alexander KP, Bittl JA, Byrne JG, Fletcher BJ, et al. 2014 ACC/AHA/AATS/PCNA/SCAI/STS focused update of the guideline for the diagnosis and management of patients with stable ischemic heart disease: a report of the American College of Cardiology/American Heart Association Task Force on Practice Guidelines, and the American Association for Thoracic Surgery, Preventive Cardiovascular Nurses Association, Society for Cardiovascular Angiography and Interventions, and Society of Thoracic Surgeons. Circulation. 2014;130:1749-1767.
3. Montalescot G, Sechtem U, Achenbach S, Andreotti F, Arden C, Budaj A, et al.; Task Force Members. 2013 ESC guidelines on the management of stable coronary artery disease: the Task Force on the management of stable coronary artery disease of the European Society of Cardiology. Eur Heart J. 2013;34(38):2949-3003.

9 Revascularização na Doença Coronária Crônica Estável

■ Manuel Pereira Marques Gomes Junior

■ Introdução

O tratamento medicamentoso otimizado, orientado para a redução da mortalidade e o controle dos sintomas, mantém-se como a pedra angular no tratamento da doença coronária crônica (DCC).

A utilização adjunta das técnicas de revascularização miocárdica, cirúrgica ou percutânea tem sido habitualmente empregada para o controle dos sintomas nos portadores de angina refratária e para o aumento na sobrevida naqueles que apresentam critérios de alto risco nas provas funcionais (extensas áreas de isquemia, disfunção ventricular) e na angiografia (lesões no tronco da coronária esquerda, padrão obstrutivo triarterial ou envolvimento proximal da artéria descendente anterior).

Apesar do inconteste benefício da revascularização miocárdica na redução de eventos cardiovasculares maiores (morte/infarto) nos pacientes instáveis, tais resultados não têm sido amplamente reproduzidos nos portadores de doença coronária estável.

Recentes estudos, nos quais as novas tecnologias e a moderna farmacoterapia foram aplicadas, têm reforçado as recomendações das atuais diretrizes: revascularização para controle dos sintomas, melhoria da qualidade de vida e aumento de sobrevida em subgrupos específicos.

A Tabela 9.1 demonstra as principais indicações de revascularização na DCC segundo as diretrizes de revascularização da Sociedade Europeia, publicadas em 2018.

Tabela 9.1 – Extensão da DCC

Extensão da DCC (anatômica e/ou funcional)		Grau	Nível
Prognóstico	TCE com estenose > 50%	I	A
	Qualquer estenose proximal > 50% em ADA	I	A
	Doença Bi ou Triarterial com estenoses > 50% e FE < 35%	I	A
	Grande área isquêmica > 10%	I	B
	Coronária derradeira com estenose > 50%	I	C
Sintomas	Qualquer estenose hemodinamicamente significativa na presença de angina ou equivalente limitantes refratários ao TMO	I	A

TCE: Tronco da coronária esquerda
ADA: Artéria descendente anterior
FE: Fração de ejeção
TMO: Tratamento medicamentoso otimizado

Métodos de revascularização miocárdica

Cirurgia de revascularização direta (RM)

Realizada inicialmente em 1964, a cirurgia de revascularização miocárdica consiste na utilização de segmentos de veias e artérias autólogas a partir da aorta ou de seus leitos nativos para estabelecer novas rotas ao fluxo sanguíneo coronário. Neste método, a anastomose distal do enxerto (venoso ou arterial) é realizada além da lesão obstrutiva, conferindo proteção quanto ao desenvolvimento posterior de novas lesões proximais.

Na maioria dos pacientes é realizada através de esternotomia mediana sob circulação extracorpórea (CEC) associada a cardioplegia ou pinçamento aórtico intermitente. Em casos selecionados, como em candidatos a revascularização mais limitada, a utilização de vias de acesso menos invasivas (minitoracoromia anterior, toracotomia lateral esquerda, incisão epigástrica) e de técnicas sem CEC têm demonstrado resultados similares na maioria dos pacientes.

Os enxertos mais frequentemente utilizados são as artérias torácicas internas (mamárias) e a veia safena magna. As artérias gastroepiploica e radial e as veias basílica e safena parva são opções disponíveis.

Os enxertos de mamária esquerda apresentam maior taxa de patência em 10 anos (90-95% *vs*. 40-60% dos enxertos venosos) e são preferencialmente utilizados para revascularização do território da artéria descendente anterior, onde têm propiciado aumento na sobrevida, reservando-se os enxertos venosos para os demais territórios.

Intervenção coronária percutânea

Teve sua origem em 1977 como angioplastia transluminal coronária: dilatação de lesões ateromatosas através da insuflação de cateter-balão, promovendo o remodelamento longitudinal da placa e a expansão luminal. Devido à incorporação de novas tecnologias, como os *stents* e os dispositivos de trombectomia e de ateroablação, esses procedimentos são agora denominados intervenções coronárias percutâneas (ICP).

A maior experiência do operador, somada ao desenvolvimento de novos materiais e da farmacoterapia adjunta, têm proporcionado a ampliação de suas indicações, contemplando pacientes mais graves, de anatomia mais complexa e com doença multiarterial.

O advento dos *stents* desempenhou papel fundamental neste processo, propiciando a redução nas taxas de oclusões agudas (e consequente revascularização cirúrgica de emergência) e de reestenose (30-40% nas angioplastias com balão, 15 a 30% com *stents* convencionais e < 5% com *stents* farmacológicos), reduzindo a necessidade de novas intervenções.

Atualmente, a ICP é a modalidade de revascularização mais utilizada e apresenta índices de sucesso superiores a 90% e taxas de mortalidade inferiores a 1%.

Tratamento medicamentoso × cirurgia de revascularização miocárdica

Três estudos randomizados (CASS, VACS e ECSS) publicados entre 1972 e 1984 compararam as duas estratégias de tratamento e permanecem como referência para as indicações do tratamento cirúrgico na DAC. Foram randomizados 2.649

pacientes, com predomínio de pacientes jovens (< 65 anos), do sexo masculino (apenas o CASS incluiu mulheres), estáveis e de baixo risco cardiovascular e com função ventricular preservada.

Vale ressaltar que nestes ensaios diversos fármacos com comprovado benefício na redução de desfechos maiores, como as estatinas e os inibidores da enzima conversora, não foram contemplados. A terapia medicamentosa limitava-se, então, a β-bloqueadores (50% dos pacientes) e nitratos, e o AAS também teve uso restrito. Em contrapartida, nos grupos cirúrgicos houve predomínio dos enxertos venosos (enxertos arteriais foram utilizados apenas no CASS, em 14% dos casos) e modalidades atuais de cardioproteção, CEC e técnicas minimamente invasivas não foram amplamente utilizadas.

Nesses estudos, a RM direta mostrou-se eficaz no controle dos sintomas anginosos, reduzindo a necessidade de associação de fármacos e melhorando a qualidade de vida, preservando-se este benefício nos primeiros 5 anos de seguimento. Todavia, em análise mais tardia (10 anos), a frequência dos sintomas e outros indicadores de qualidade de vida foram similares nos dois grupos. Pacientes multiarteriais submetidos à revascularização completa e pacientes com angina mais severa e disfunção ventricular (FE < 35%) obtiveram maior benefício.

A revascularização cirúrgica demonstrou aumento de sobrevida entre os pacientes com risco cardiovascular mais elevado: portadores de doença triarterial associada à disfunção ventricular, pacientes com padrão obstrutivo triarterial ou biarterial com envolvimento proximal da artéria descendente anterior (ADA) e nos pacientes com lesão significativa no tronco da coronária esquerda (TCE).

Em suma, o benefício alcançado com a RM foi tanto maior quanto maior o risco clínico e anatômico. O benefício absoluto foi maior naqueles com mortalidade anual estimada > 20%. Os principais marcadores clínicos e angiográficos de risco foram gravidade da DAC, disfunção ventricular e isquemia miocárdica.

Em pacientes de baixo risco, sem disfunção ventricular e bem controlados com medicação otimizada, o benefício da cirurgia permanece inconclusivo.

Tratamento medicamentoso × intervenção coronária percutânea

O tratamento percutâneo determina controle mais efetivo dos sintomas, melhora na capacidade de exercício e redução na carga isquêmica nas provas funcionais, quando comparado ao tratamento medicamentoso isolado. O seu papel na redução da mortalidade e de eventos cardiovasculares maiores permanece sob avaliação, não se confirmando até o momento.

Dentre os principais estudos que versam sobre o tema, o COURAGE (*The Clinical Outcomes Utilizing Revascularization and Agressive Drug Evaluation*) 3, publicado em 2007, tem merecido destaque por valer-se da moderna farmacoterapia adjunta, com comprovada eficácia em prolongar a sobrevida, e por incorporar o uso rotineiro dos *stents*. Neste estudo foram randomizados 2.287 pacientes com angina estável ou isquemia silenciosa (1.138 submetidos a tratamento medicamentoso intensivo e 1.077 submetidos à ICP associada). Todos os pacientes receberam terapia antiplaquetária, inibidores da enzima conversora (ou antagonistas da angiotensina II) e estatinas (de forma isolada ou em associação com ezetimibe) objetivando rigorosos níveis de LDL-colesterol entre 60-85 mg/dL. Os critérios de inclusão exigiam a constatação de pelo menos uma lesão obstrutiva grave em vaso epicárdico principal; salientando-se, portanto, que os resultados deste estudo só se aplicam àqueles pacientes com anatomia coronária conhecida. Foram excluídos os pacientes com lesões no tronco da coronária esquerda, revascularização miocárdica recente, disfunção ventricular severa e anatomia desfavorável à ICP.

Nos pacientes submetidos à ICP, 94% receberam no mínimo um *stent* e em apenas 2,9% foram utilizados *stents* farmacológicos.

Durante o seguimento médio de 4,6 anos, o objetivo primário do estudo (composto de morte por qualquer causa e infarto agudo do miocárdio) ocorreu de forma semelhante entre os dois grupos (19% no grupo ICP e 18,5% no grupo tratamento clínico, P = 0,62). Pacientes submetidos à ICP apresentaram menor necessidade de revascularização por qualquer método e redução significativa da frequência de episódios anginosos no primeiro e terceiro anos, benefício que não se manteve na análise de 5 anos.

É importante citar que, dentre os pacientes randomizados para o tratamento medicamentoso otimizado (TMO), 32% necessitaram realizar ICP durante o seguimento (eram estimados apenas 7%) e que a semelhança entre as estratégias se deve a este importante cruzamento entre os grupos (análise por intenção de tratar). As ICP obtiveram taxas de sucesso inferiores a 90% (abaixo do atual padrão em grandes centros) e os *stents* farmacológicos foram utilizados em uma minoria de pacientes (apenas 2,9% dos casos). Apesar de 70% dos pacientes randomizados serem multiarteriais, quase a metade foi submetida a revascularização incompleta, importante preditor de eventos tardios e da necessidade de nova revascularização.

Portanto, de forma resumida, a expectativa de que o tratamento médico seja equivalente à ICP, como indicam os resultados do estudo COURAGE, só se aplica após a realização de angiografia coronária, em pacientes estáveis, com tratamento clínico ideal e obtenção de metas metabólicas rígidas e sem isquemia grave em prova funcional. Mesmo assim, deve-se prever uma elevada frequência de revascularização durante a evolução clínica em longo prazo.

No subestudo de medicina nuclear do COURAGE, no qual aproximadamente 300 pacientes com cintilografia miocárdica positiva para isquemia foram avaliados quanto à redução da carga isquêmica com as duas modalidades de tratamento, demonstrou-se que a redução percentual da isquemia miocárdica era significativamente maior nos pacientes submetidos à ICP. Embora este estudo não tenha poder estatístico para avaliar desfechos clínicos devido ao tamanho da amostra, uma importante redução de morte ou infarto foi observada entre os pacientes com ausência de isquemia grave à cintilografia de controle.

A influência da isquemia miocárdica nos desfechos clínicos em pacientes submetidos à revascularização percutânea também foi demonstrada no estudo FAME (2009), onde 1.005 pacientes com doença coronária multiarterial foram randomizados para tratamento percutâneo com *stents* farmacológicos guiado por angiografia ou através da análise funcional das lesões (detecção de isquemia pela mensuração da reserva fracionada de fluxo, FFR). O desfecho primário foi a incidência de morte, IAM ou nova revascularização. Após o seguimento de 1 ano a incidência de eventos foi significativamente superior no braço guiado exclusivamente por angiografia (18,3% *vs.* 13,2%, p = 0,02). O número de *stents* utilizados por paciente, bem como a taxa de pacientes livres de angina em 1 ano, também foram superiores no braço FFR, refletindo-se em estratégia mais efetiva e com menor custo.

No estudo FAME-2, pacientes com DCC e ao menos uma lesão obstrutiva funcionalmente significativa (FFR ≤ 0,80) foram randomizados para tratamento medicamentoso isolado ou associado à ICP (guiada por FFR) e avaliados quanto ao desfecho primário combinado de morte, infarto e revascularização de emergência. Inicialmente programado para incluir 1.632 pacientes, este estudo foi interrompido precocemente (888 pacientes envolvidos) devido à diferença altamente significante em favor do grupo ICP. Em 2 anos a incidência do desfecho primário foi de 8,1% *versus* 19,5% (P < 0,001). Esta diferença foi estabelecida por uma menor incidência de necessidade de revascularização de emergência (4,0 *vs.* 16,3%, P < 0,001) sem diferenças significantes quanto à ocorrência isolada de infarto ou morte.

Metanálise publicada em 2015 comparou ICP + tratamento medicamentoso *versus* tratamento medicamentoso isolado, em 1.157 pacientes portadores de DCC, com evidência de isquemia em provas funcionais não invasivas ou através de FFR, presentes em três estudos randomizados (subestudo nuclear do COURAGE, FAME-2 e SWISSI-2) com seguimento médio de 3 anos. O desfecho primário foi mortalidade por todas as causas. Nesta análise de pacientes de maior risco, com isquemia objetiva, a ICP demonstrou redução significativa de mortalidade (razão de chances: 0,52, P = 0,02) frente ao TMO.

Atualmente em fase de inclusão, o estudo randomizado ISCHEMIA (*International Study of Comparative Health Effectiveness with Medical and Invasive Approachess*) avaliará 8.000 pacientes com isquemia moderada a severa nas provas funcionais quanto às diferentes estratégias: tratamento medicamentoso otimizado (angiografia coronária apenas em caso de falência do TMO) ou angiografia coronária de rotina, com ICP ou RM associadas ao TMO, quando apropriado. O desfecho primário do estudo é tempo para infarto não fatal ou morte cardiovascular.

Tratamento cirúrgico × intervenção coronária percutânea

Estudos recentes compararam estes dois métodos de revascularização miocárdica. Embora as suas populações não sejam compostas apenas de pacientes estáveis e tenham incluído alta proporção de pacientes multiarteriais, seus resultados agregam informações importantes para a decisão clínica, uma vez que já incorporaram farmacologia e tecnologia recentes.

O estudo MASS II comparou 611 pacientes multiarteriais (58% triarteriais e 92% com lesão proximal de ADA) para tratamento médico isolado ou associado à revascularização cirúrgica ou percutânea. Os critérios de inclusão foram: presença de estenose > 70% na cinecoronariografia, associada a angina estável classe II ou III, ou isquemia induzida em teste ergométrico. O desfecho primário avaliado foi sobrevida livre de eventos (combinação de morte, infarto do miocárdio com onda Q ou angina refratária com necessidade de revascularização). Em análise de 5 anos, o desfecho primário ocorreu em 21% no grupo RM, 33% no ICP e 36% no grupo tratamento clínico (P = 0,0026), devido principalmente à necessidade de novas intervenções nos grupos tratamento clínico e percutâneo, porém não houve diferenças quanto à mortalidade. Novamente o alívio dos sintomas foi mais efetivo nos grupos RM e ICP.

No seguimento de 10 anos também não foi observada diferença significativa entre os grupos quanto à mortalidade: 74,9% no grupo RM, 75,1% no grupo ICP e 69% no grupo tratamento clínico (P = 0,09). Na análise do desfecho composto, em comparação com a RM, o tratamento clínico foi associado à maior incidência de infarto agudo do miocárdio (IAM), necessidade de revascularização e morte cardíaca, com consequente aumento em 2,29 vezes no risco de eventos combinados. O grupo ICP, por sua vez, apresentou maiores taxas de nova revascularização e maior incidência de IAM, com elevação no risco de eventos combinados em 1,46 vez, quando comparado ao grupo RM. Adicionalmente os pacientes do braço cirúrgico apresentaram melhor controle dos sintomas aos 10 anos.

No estudo BARI 2D foram randomizados 2.368 pacientes portadores de diabetes *mellitus* tipo 2 e DAC para tratamento medicamentoso otimizado (TMO) ou revascularização associada (ICP ou RM, a critério do médico assistente e, portanto, não randomizada). Os critérios de inclusão foram: estenose maior que 50% em vaso epicárdico maior na presença de prova funcional positiva, ou estenose maior que 70% em paciente sintomático. Pacientes com doença no TCE, submetidos à revascularização nos últimos 12 meses, com insuficiência cardíaca classe funcional III ou IV ou que necessitaram de revascularização de emergência foram excluídos, de tal forma que o perfil clínico predominante era de pacientes estáveis. O objetivo primário (mortalidade por qualquer causa em 5 anos) foi semelhante entre as duas estratégias, ao final de 5 anos (88,3 *vs*. 87,8%; P = 0,97). As taxas de sobrevida livre de eventos maiores, cardíacos ou cerebrovasculares, também foram semelhantes. Importante destacar que 43% dos pacientes do grupo TMO necessitaram de revascularização subsequente, também demonstrando que o cruzamento para a revascularização é evento frequente e precoce.

O estudo FREEDOM, publicado em 2012, randomizou 1.900 pacientes diabéticos com doença coronária multiarterial para ICP com *stents* farmacológicos ou RM. Todos os pacientes apresentavam indicação de revascularização (angina ou evidência de isquemia) e anatomia favorável aos dois métodos. No seguimento de 5 anos o desfecho primário composto de morte, infarto não fatal e AVC ocorreu menos frequentemente no grupo RM (18,7% *vs*. 26,6%, P = 0,005). Este benefício decorreu de diferenças nas taxas de IAM e mortalidade geral, todavia a incidência de AVC foi maior no grupo cirúrgico (5,2% *vs*. 2,4%, P = 0,03). O SYNTAX *score* médio (ver adiante) da população foi 26, denotando complexidade anatômica moderada para a ICP. Adicionalmente, o EuroSCORE médio da população foi 2,7, sugerindo baixo risco cirúrgico.

O estudo SYNTAX (*Synergy Between Percutaneous Coronary Intervention with Taxus and Cardiac Surgery*) randomizou 1.800 pacientes com DAC e padrão obstrutivo triarterial ou doença no TCE para tratamento cirúrgico ou percutâneo com implante de *stent* farmacológico de primeira geração com paclitaxel. O objetivo do estudo foi uma comparação de não inferioridade entre os grupos quanto ao desfecho de morte, acidente vascular cerebral (AVC), IAM e necessidade de nova revascularização (MACCE). No seguimento de 12 meses as taxas de eventos foram significantemente maiores no grupo percutâneo (17,8% *vs*. 12,4% para RM, p = 0,002), principalmente devido às maiores taxas de nova revascularização (13,5% *vs*. 5,9% no grupo RM; p < 0,001). As taxas de AVC foram mais elevadas no grupo RM (2,2% *vs*. 0,6%; p = 0,03), possivelmente influenciadas pela menor utilização de agentes antiplaquetários.

Os investigadores desse estudo desenvolveram um escore (SYNTAX *score*) que permite graduar, de forma objetiva, a complexidade anatômica da doença coronária, facilitando a decisão sobre a melhor estratégia de revascularização. Os pacientes que apresentavam escores mais elevados (> 33) evoluíram com índices significativamente maiores de eventos adversos cardíacos e cerebrovasculares e apresentaram maior benefício com a estratégia cirúrgica.

Resultados do seguimento de 3 anos do estudo SYNTAX também demonstraram taxas de eventos cardiovasculares e cerebrovasculares significativamente maiores no grupo percutâneo (28% *vs*. 20,2%; p < 0,001).

A necessidade de nova revascularização (19,7% *vs*. 10,7%; p < 0,01) e a incidência de IAM (7,1% *vs*. 3,6%; p = 0,002) apresentaram comportamento similar.

Em contraposição à análise de 1 ano, não houve diferença significativa entre os grupos quanto à incidência de AVC (2,0% *vs*. 3,4% no grupo RM, p = 0,07).

Na análise de subgrupos, os pacientes que apresentavam padrão obstrutivo triarterial e escores SYNTAX < 22 (denotando menor complexidade anatômica) submetidos a tratamento percutâneo não diferiram de forma significativa do grupo RM quanto ao desfecho primário (25,5% *vs*. 22,2%; p = 0,45). Aqueles com escores intermediários (22-32) e altos (> 32) apresentaram resultados inferiores aos do tratamento cirúrgico.

As taxas de eventos adversos maiores não foram diferentes entre os grupos nos pacientes com lesões no TCE e escores SYNTAX baixos e intermediários, apesar de maior necessidade de reintervenção no grupo percutâneo. Pacientes com lesões de TCE e escores > 33 apresentaram melhores resultados com o tratamento cirúrgico.

Recentemente publicados, os resultados do seguimento de 5 anos do SYNTAX *trial* confirmaram melhores efeitos no grupo cirúrgico quanto à incidênca de MACCE (26,9% no grupo RM e 37,5% no grupo ICP, P < 0,0001). Não houve diferenças quanto à mortalidade geral entre os grupos (11,4% *vs*. 13,9%, P = 0,10), porém foi demonstrada maior mortalidade por causas cardiovasculares no grupo ICP (9,0% *vs*. 5,3%; p = 0,003). Adicionalmente, o grupo cirúrgico apresentou resultados mais favoráveis quanto à incidência de infarto (3,8 *vs*. 9,7%, P = 0,0001) e necessidade de nova revascularização (13,7% *vs*. 25,9%, P = 0,001). Novamente não foi observada maior incidência de AVC no grupo cirúrgico (3,7% *vs*. 2,4%, P = 0,09).

Nesse estudo, a revascularização cirúrgica mostrou-se superior ao tratamento percutâneo com *stents* farmacológicos de primeira geração em pacientes com anatomia coronária complexa, demonstrada por escores

Tabela 9.2 – Nível de Evidência e Classe de Recomendação de RM e ICP em pacientes com DAC estável, de acordo com anatomia favorável aos dois métodos e baixa mortalidade cirúrgica estimada

Anatomia	RM	ICP
Uni ou biarteriais (sem envolvimento de ADA proximal)	IIb C	I C
Uniarterial (com envolvimento de ADA proximal)	I A	I A
Biarterial (com envolvimento da ADA proximal)	I B	IC
TCE com Syntax score ≤ 22	I A	I A
TCE com Syntax score (23-32)	I A	IIa A
TCE com Syntax score>33	I A	III B
Triarterial não diabético com Syntax ≤ 22	I A	I A
Triarterial diabético com Syntax ≤ 22	I A	II b A
Triarterial não diabético com Syntax > 22	I A	III A
Triarterial diabético com Syntax >22	I A	III A

Modificado de *The Task Force on Myocardial Revascularization of the European Society of Cardiology* (ESC) *and the European Association for Cardio-Thoracic Surgery* (EACTS). 2018.

SYNTAX intermediário e elevado. Todavia, a ICP proporcionou resultados similares em pacientes com lesões de baixa complexidade.

Na recentemente publicada Diretriz de Revascularização Miocárdica da Sociedade Europeia de Cardiologia/Associação Europeia de Cirurgia Cardiotorácica (2018), a ICP em pacientes não-diabéticos, com padrão obstrutivo triarterial e escore SYNTAX ≤ 22 recebeu recomendação I com nível de evidência A.

De mesmo modo, para pacientes com lesão no TCE e baixa complexidade anatômica, a ICP também recebeu recomendação I com nível de evidência A (Tabela 9.2).

Escolha da estratégia de revascularização

A escolha do melhor método de revascularização deve fundamentar-se na análise crítica de variáveis clínicas e angiográficas e no resultado das provas funcionais. A viabilidade do tratamento percutâneo deve levar em conta a complexidade das lesões, a possibilidade de revascularização completa e os custos do procedimento, especialmente em pacientes com alto risco de reestenose. A consideração do risco cirúrgico naturalmente passa pela análise de comorbidades (principalmente a presença e gravidade de DM), do grau de disfunção ventricular, da possibilidade de utilização de enxertos arteriais e, de forma importante, do resultado individual da instituição em relação à mortalidade operatória. Qualidade de vida e preferência do paciente devem ser levadas em consideração.

Mesmo com o uso liberal dos *stents* farmacológicos, a extrema complexidade anatômica está relacionada a piores resultados da ICP frente à cirurgia. Escores anatômicos que quantificam e graduam esta complexidade (SYNTAX *score*) devem ser utilizados na avaliação da chance de risco da ICP. Resumidamente, múltiplas lesões complexas, com maiores chances de complicação ou reestenose em um paciente com risco cirúrgico habitual devem motivar a RM.

De forma oposta, múltiplas lesões focais, de baixa ou moderada complexidade, podem ser adequadamente tratadas por ICP. Em pacientes já revascularizados e sem possibilidade de utilização de enxertos arteriais ou com elevado risco cirúrgico, o tratamento percutâneo deve ser sempre considerado.

Em subanálise do estudo MASS II, a importância do julgamento clínico na tomada de decisões foi avaliada: o método de tratamento instituído após a randomização (TMO, RM ou ICP associados) foi confrontado com o método proposto anteriormente pelo médico assistente. Nos casos em que houve concordância (julgamento clínico e randomização) notou-se uma redução significativa de desfechos combinados de morte/infarto e necessidade de reintervenção.

Tirocínio clínico e avaliação médica judiciosa e individualizada são os fatores que nunca devem ser desprezados na escolha do tratamento adequado.

Bibliografia consultada

1. Boden WE, O'Rourke RA, Teo KK, et al. Courage Trial Research Group. Optimal medical therapy with or without PCI for stable coronary disease. N Engl J Med. 2007;356(15):1503-16.
2. Farkouh ME, Domanski M, Sleeper LA, Siami FS, Dangas G, Mack M, et al.; FREEDOM Trial Investigators. Strategies for multivessel revascularization in patients with diabetes. N Engl J Med. 2012;367(25):2375-84.
3. Hueb W, Lopes NH, Gersh BJ, et al. Ten-Year Follow UP of the Medicine, Angioplasty, or Surgery Study (MASS II). A Randomized Controlled Clinical Trial of the 3 Therapeutics Strategies for Multivessel Coronary Artery Disease. Circulation 2010;122:949-57.
4. Mohr FW, Morice MC, Kappetein AP, Feldman TE, Stahle E, Colombo A, et al. Coronary artery bypass graft surgery versus percutaneous coronary intervention in patients with three-vessel disease and left main coronary disease: 5-year follow-up of the randomised, clinical SYNTAX trial. Lancet. 2013;381(9867):629-38.
5. Serryus PW, Morice MC, Kappetein AP, et al. SYNTAX Investigators. Percutaneous coronary intervention versus coronary-artery bypass grafting for severe coronary artery disease. N Engl J Med. 2009;360(10):961-72.
6. The Bary 2D Study Group. A randomized Trial of Therapies for Type 2 Diabetes and Coronary Artery Disease. N Engl J Med. 2009;360:2503-15.
7. Tonino PA, De Bruyne B, Pijls NH, et al. FAME Study Investigators. Fractional flow reserve versus angiography for guiding percutaneous coronary intervention. N Engl J Med. 2009;360(3):213-24.
8. 2018 ESC-EACTS Guidelines on myocardial revascularisation. The Task Force on miocardyal revascularization of the European Society of Cardiology (ESC) and European Association for Cardio-Thoracic Surgery (EACTS). European Heart Journal (2019) 40;87-165.

10 Complicações Pós-Infarto Agudo do Miocárdico

■ Cristiano Freitas de Souza

Infarto do ventrículo direito

Em geral, ocorre associado ao infarto agudo do miocárdio (IAM) de parede inferior do ventrículo esquerdo (VE) mas, raramente, pode ocorrer de forma isolada. A isquemia do ventrículo direito (VD) pode ser observada em até 50% dos casos de IAM inferior, porém em apenas 10-15% destes casos serão observadas alterações hemodinâmicas compatíveis.

O diagnóstico é feito através dos seguintes achados:

- achados clínicos → pode variar de um paciente oligoassintomático/assintomático até pacientes com choque cardiogênico. Os sintomas mais frequentes são hipotensão, débito cardíaco (DC) diminuído sem causa aparente ou hipotensão acentuada em resposta a pequenas doses de nitroglicerina em pacientes com infarto inferior;
- eletrocardiograma (ECG) → o achado eletrocardiográfico mais representativo é o supra-ST em V4r, V5R e/ou V6R. Além disso, a apresentação eletrocardiográfica vai depender da localização anatômica da obstrução coronária:
  - oclusão proximal da artéria coronária direita (ACD) – supra-ST ≥ 1 mm e onda T positiva;
  - oclusão distal da ACD – ausência de elevação do segmento ST e onda T positiva;
  - oclusão da artéria circunflexa (ACX) – infra ST ≥ 1 mm e onda T negativa;
- pressão de átrio direito (AD) aumentada (> 10 mmHg);
- sinal de Kussmaul (aumento na pressão venosa jugular com a inspiração);
- pulso paradoxal (queda na pressão sistólica > 10 mmHg com a inspiração).

O tratamento consiste em:

- manter a pré-carga do VD (expansão volêmica com SF 0,9%). Caso o DC não melhore após infusão de 500-1.000 mL de SF 0,9%, considerar dobutamina (a infusão excessiva de solução salina pode ocasionar elevação acentuada da pressão de enchimento do VD e o consequente agravamento da dilatação ventricular, com redução do débito cardíaco);
- evitar o uso de nitratos/diuréticos (estes podem reduzir o DC resultando em hipotensão grave caso o VD esteja isquêmico);
- restaurar a sincronia atrioventricular (preferencialmente uti-

lizando marca-passo (MP) atrial ou atrioventricular sequencial nos casos de bradiarritmias sintomáticas não responsivas a atropina);
- cardioversão elétrica na presença de arritmias supraventriculares associadas a instabilidade hemodinâmica;
- reperfusão coronária imediata (trombólise, angioplastia ou cirurgia).

Complicações mecânicas

Ruptura da parede livre

Condição de extrema gravidade, presente em 0,8 a 6,2% das síndromes coronárias agudas (SCA) e em aproximadamente 10% dos pacientes que evoluem para óbito na fase hospitalar do IAM.

Ocorre mais comumente em idosos, mulheres, pacientes que cursam com HAS durante a fase aguda inicial do infarto, naqueles com circulação colateral ausente e quando se usa a terapia fibrinolítica com mais de 14 horas de evolução do início dos sintomas.

A apresentação clínica vai depender do local da ruptura, o qual pode envolver a parede livre de VE ou VD (raramente ocorre nos átrios). Pode ocorrer 1-3 semanas após o IAM, porém o pico de incidência é nos primeiros 4 dias pós-IAM.

Os sintomas apresentados pelo paciente podem incluir: angina, dor torácica do tipo pericárdica, síncope, hipotensão, arritmia, náuseas, inquietação e morte súbita.

O diagnóstico desta condição é clínico, porém alguns achados no ECG podem preceder a ruptura:

- manutenção ou aumento da elevação do segmento ST em mais de uma derivação;
- variações súbitas da onda T;
- presença de elevação do segmento ST em aVL;
- surgimento de taquicardia sinusal; → Preditores de ruptura após IAM inferior
- elevação do segmento ST em V5. → Preditores de ruptura após IAM inferior

O tratamento consiste em:

- estabilização hemodinâmica (inotrópicos + BIA);
- CIRURGIA.

Ruptura do septo interventricular

Ocorre em 1-4% dos pacientes com IAM, sendo bem menos frequente naqueles submetidos a terapia de reperfusão (0,3%). A parede anterior do VE e a porção apical do septo (IAM anterior) respondem por 60% dos casos, enquanto 20-40% acometem o septo posterior (IAM inferior). O pico de incidência é entre o 3° e o 7° dia pós-IAM nos casos sem terapia de reperfusão, ocorrendo mais precocemente naqueles com reperfusão bem-sucedida.

Clinicamente, caracteriza-se por:

- sopro holossistólico rude, intenso, mais audível em borda paraesternal esquerda inferior; frêmito; B3; hiperfonese de B2; edema pulmonar;
- dor torácica, dispneia, hipotensão, síncope e choque cardiogênico.

O diagnóstico é feito através de:

- radiografia de tórax – aumento do fluxo sanguíneo pulmonar;
- ecocardiograma transtorácico – ruptura septal, *shunt* E-D, sobrecarga de VD.

O tratamento consiste em:

- paciente estável – aguardar 2-3 semanas para correção cirúrgica;

- paciente instável – cirurgia de urgência;
- critérios de instabilidade – ruptura do septo interventricular com lesão associada (ruptura da parede livre do VE, ruptura do músculo papilar, disfunção do músculo papilar associada a instabilidade hemodinâmica).

Ruptura do músculo papilar

Pode ser parcial ou completa, ocorrendo mais comumente em associação ao infarto anterolateral em relação ao inferior. Em geral está associada a infartos de pequena magnitude e o pico de ocorrência é nas primeiras 24 horas pós-IAM ou 3-5 dias após.

Clinicamente, manifesta-se por:

- início súbito de dispneia, edema pulmonar e hipotensão;
- sopro holossistólico novo, sem frêmito; sobrecarga de VE, edema pulmonar grave, choque cardiogênico.

Todos os pacientes com ruptura do músculo papilar devem ser considerados para cirurgia de urgência, especialmente nos casos de ruptura total.

Aneurisma de VE

O aneurisma de VE ocorre em 10-15% dos casos de IAM, sendo mais comum naqueles relacionados a oclusão da ADA. A gravidade desta condição está relacionada ao risco aumentado de morte súbita por arritmia ventricular grave.

O diagnóstico baseia-se em:

- achados clínicos – sinais de ICC e arritmia ventricular recorrente;
- ECG – persistência do supra-ST;
- ETT – útil para visualizar o aneurisma e detectar ou não trombo intracavitário.

O tratamento inicialmente é clínico, baseado em medidas para atingir a estabilização do paciente (inotrópicos, vasodilatadores e BIA nos casos mais graves). O tratamento cirúrgico só deverá ser indicado após a fase de cicatrização do IAM. Apenas nos casos de choque cardiogênico refratário e naqueles pacientes que evoluem com taquicardia ventricular refratária à terapia clínica é que a cirurgia estará indicada dentro do primeiro mês pós-IAM.

Angina pós-infarto e reinfarto

Situação clínica em que ocorre ressurgimento de dor anginosa semelhante à observada no evento inicial, acompanhada ou não de alterações eletrocardiográficas e/ou enzimáticas. Ocorre em 20% dos pacientes tratados com fibrinolíticos e em 6% daqueles submetidos a ICP primária, sendo mais comum em pacientes diabéticos e naqueles sabidamente coronariopatas (IAM prévio).

O diagnóstico consiste em:

- enzimas cardíacas – de pouca utilidade, pois estas podem ainda não ter retornado aos valores basais. Para a CK-MB ser considerada diagnóstica de reinfarto, deve ocorrer elevação de pelo menos o dobro quando a mesma já estiver normalizada ou de pelo menos 50% do valor prévio quando ainda não normalizada;
- ECG – o infarto recorrente é fortemente suspeitado na vigência de nova elevação do segmento ST;
- CATE – os preditores angiográficos de reinfarto pós-ICP são estenose coronariana final > 30%; dissecção coronariana

e trombose intracoronariana pós-ICP.

Nestes pacientes, já submetidos ao tratamento padrão do IAM há poucos dias e evoluindo com isquemia, a abordagem terapêutica deverá seguir o algoritmo da Figura 10.1.

A pericardite pós-IAM pode ser dividida em dois grupos:

1. pericardite aguda:
   - geralmente nas primeiras 24 horas pós-IAM;
   - manifestações clínicas → dor ventilatório-dependente, que

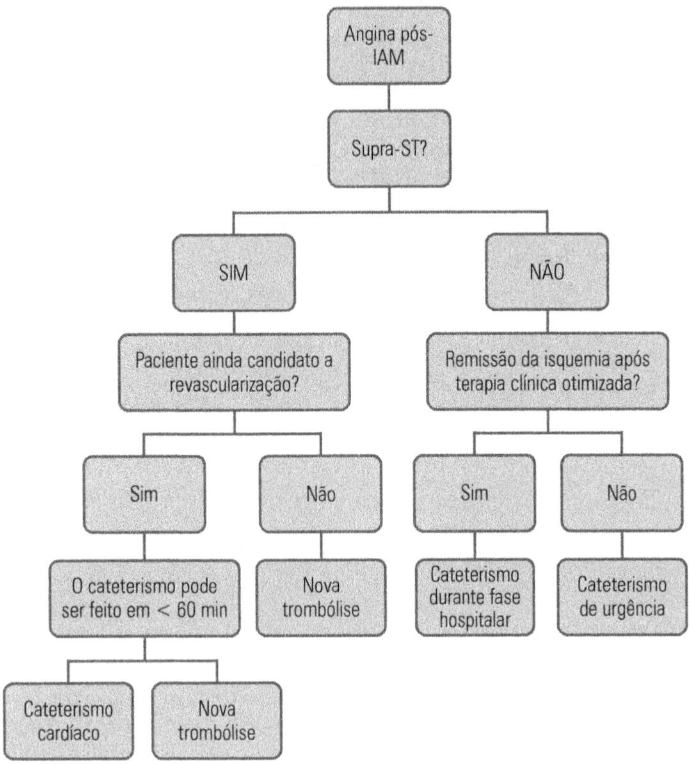

Figura 10.1 – Algoritmo para a abordagem terapêutica de pacientes que evoluem com isquemia, já submetidos ao tratamento padrão do IAM.

Pericardite

Pode ocorrer a partir do primeiro dia até 6 semanas pós-IAM. Para diferenciar esta condição da angina pós-IAM deve-se atentar para as características da dor (contínua e irradiando para dorso) e a refratariedade à nitroglicerina.

alivia quando o paciente flete o tórax anteriormente. Pode estar acompanhada de febre e atrito pericárdico à ausculta;

- ECG → supra-ST difuso em derivações precordiais esquerdas, com concavidade superior;

- tratamento → controle da dor com AAS 500 mg 4/4 h. Evitar AINE e corticoides.

2. pericardite tardia (síndrome de Dressler):
   - geralmente 2-12 semanas pós-IAM;
   - de etiologia autoimune, é considerada uma polisserosite;
   - manifestações clínicas → dor pleurítica, febre e atrito pericárdico à ausculta;
   - tratamento → similar ao da pericardite aguda. Associar prednisona 20 mg/dia por 1-2 semanas;
   - se houver derrame pericárdico volumoso considerar drenagem cirúrgica.

Arritmias

O mecanismo mais comum nas arritmias que ocorrem na fase aguda do IAM é o da reentrada. Quando presente, a arritmia cardíaca resulta em prejuízo hemodinâmico devido ao comprometimento do débito cardíaco e à perda da contribuição atrial para a pré-carga ventricular.

Bradiarritmias

1. Bradicardia sinusal → ocorre em 30-40% dos pacientes com IAM, principalmente na primera hora pós-IAM e, em geral, associada ao IAM inferior ou posterior. O tratamento vai depender da apresentação clínica:
   - assintomática → observar, sem terapia medicamentosa;
   - sintomática ou com sinais de instabilidade → atropina 0,5 mg IV a cada 5 min (dose máxima: 2,0 mg). Em caso de persistência dos sintomas, apesar da correção de eventuais distúrbios eletrolíticos e/ou isquêmicos, deve-se utilizar marca-passo transcutâneo para posterior implante de marca-passo transvenoso.
2. Bloqueios atrioventriculares → a lesão isquêmica pode produzir bloqueios de condução em qualquer nível do sistema elétrico AV ou intraventricular. O tratamento vai depender do tipo de bloqueio:
   - BAV de 1° grau → podem ser causados pelo uso de betabloqueadores e/ou bloqueadores do canal de cálcio. Entretanto, estas drogas só devem ser suspensas caso o intervalo PR > 0,24 s;
   - BAV de 2° grau:
     - tipo I → se FC < 50 bpm está indicada a administração de atropina;
     - tipo II → sempre indicado uso de marca-passo;
   - BAV de 3° grau (BAVT) → ocorre no IAM anterior e inferior. O uso de MP no BAVT associado a IAM anterior protege contra a hipotensão transitória e suas complicações, como a extensão do infarto e ocorrência de taquiarritmias ventriculares malignas. No IAM inferior o MP em geral não é utilizado, pois o BAVT é transitório, exceto nos casos de frequência ventricular lenta (< 40 bpm), arritmias ventriculares, hipotensão ou falência ventricular.

Arritmias supraventriculares

- Taquicardia sinusal → mais comum em pacientes com IAM anterior, principalmente se houver disfunção de VE. Deve-se investigar a etiologia da taquicardia para que o tratamento específico seja instituído (analgésico para dor, diurético para ICC, betabloqueador e nitroglicerina para a isquemia coronária e ácido acetilsalicílico para febre ou pericardite).

- *Flutter* e fibrilação atrial → em geral são transitórios e tratados de forma independente da ocorrência de isquemia coronária.

Arritmias ventriculares

1. Extrassístoles ventriculares → o maior risco das ESV está relacionado ao fato de esta arritmia poder desencadear episódio de fibrilação ventricular. A conduta deve ser expectante, sem uso de antiarrítmicos profiláticos.
2. Taquicardia ventricular → episódios de TVNS não estão associados a maiores índices de mortalidade. Entretanto, episódios sustentados podem causar hipotensão e descompensação cardíaca e eventualmente podem degenerar para FV. O principal fator de risco para esta arritmia é a hipocalemia, que deve ser tratada em todos os casos de IAM. Quando a TV sustentada estiver associada a critérios de instabilidade hemodinâmica (disfunção ventricular, piora da isquemia, insuficiência respiratória), o tratamento consiste na cardioversão (CVE) imediata, inicialmente com 200 J (se bifásico) ou 360 J (se monofásico).

Nos casos em que a TV sustentada não está associada a instabilidade hemodinâmica, pode-se tentar a terapia clínica com as seguintes medicações (utilizar no máximo dois medicamentos de forma não concomitante e, em caso de insucesso, proceder CVE):

- lidocaína 1-1,5 mg/min em bolus, seguido de manutenção de 30-50 μg/kg/min (deve ser tentada inicialmente pois, por ter uma ação quase imediata, pode ser utilizada enquanto se prepara outra medicação);
- amiodarona 150 mg/10 min, seguidos de 1 mg/min durante 6 horas, seguido de 0,5 mg/min (preferencial nos casos de TV incessante ou com disfunção ventricular);
- procainamida 10-15 mg/kg durante 10-15 min e infusão contínua de 1-4 mg/min com 100 mg IV a cada 5 min (máximo: 17 mg/kg) (preferencial para pacientes com disfunção ventricular).

3. Fibrilação ventricular → a FV associada ao IAM pode ser primária (quando acomete subitamente pacientes sem evidências de disfunção de VE), secundária (associada a casos de disfunção ventricular grave e choque cardiogênico) e tardia (aquela que ocorre 48 h após o IAM). A profilaxia desta condição é feita com vigilância rigorosa dos níveis de potássio e magnésio. O tratamento consiste na CVE imediata com 200 J (se bifásico) ou 360 J (se monofásico). A ocorrência de FV primária no pós-IAM acarreta aumento na mortalidade hospitalar, porém sem efeito nos índices de mortalidade extra-hospitalar. Dados do estudo GUSTO I indicam que a mortalidade intra-hospitalar dos pacientes com FV precoce (< 48 h) é de 19,8%, mas os sobreviventes em 30 dias têm mortalidade em 1 ano de 2,7% (semelhante à dos pacientes que não desenvolvem FV durante a fase hospitalar). Já a FV tardia está associada a taxas de mortalidade de 40-60%.

11 Principios Básicos de Hemodinamica e Cardiologia Intervencionista

■ Cristiano Freitas de Souza

Introdução

Desde sua primeira descrição em 1958, por Manson Sones, a angiografia coronária (cineangiocoronariográfica) tem se destacado como o padrão ouro para o diagnóstico de DAC. Atualmente sua indicação se ampliou bastante, de modo que permanece como uma das principais ferramentas utilizadas para auxílio diagnóstico em cardiologia.

Conforme ocorre em qualquer procedimento, a decisão para se indicar a coronariografia baseia-se em uma relação de risco *versus* benefício. Em geral, recomenda-se sua realização sempre que seja clinicamente importante definir a presença ou a gravidade de uma suspeita de lesão cardíaca que não possa ser adequadamente avaliada pelas técnicas não invasivas.

Em virtude de o risco de uma complicação importante pela coronariografia ser menor que 1%, com uma mortalidade geral de menos de 0,08%, existem poucos pacientes que não podem ser estudados com segurança em um laboratório de hemodinâmica.

As indicações para realização do cateterismo cardíaco provavelmente continuarão a evoluir. Neste capítulo demonstraremos noções básicas da interpretação de tal exame, assim como suas principais indicações.

Indicações

As principais indicações para realização de cineangiocoronariografia na prática clínica estão discriminadas no Quadro 11.1.

Quadro 11.1 – Principais indicações para realização de cinecoronariografia

Angina estável ou equivalente isquêmico (angina assintomática)
• Evidência de critérios de alto risco nos testes não invasivos • Angina estável CCS III ou IV em tratamento clínico otimizado • Pacientes ressuscitados de morte súbita cardíaca ou com TV monomórfica sustentada ou TV polimórfica não sustentada
Dor torácica não específica
• Achados de alto risco em testes não invasivos
Síndrome coronariana aguda sem SSST
• Angina instável de risco intermediário ou alto mesmo com estabilização clínica após otimização terapêutica • Angina instável de baixo risco que apresenta achados de mau prognóstico em testes não invasivos • Angina instável de alto risco com refratariedade ao tratamento clinico inicial – deve ser realizada em carácter emergencial • IAMSSSST

Continua >

Quadro 11.1 – Principais indicações para realização de cinecoronariografia (*continuação*)

Pacientes com isquemia pós-revascularização (cirúrgica ou percutânea)
- Suspeita de reestenose do *stent* ou mesmo trombose do *stent*
- Angina recorrente ou critérios de alto risco na avaliação não invasiva até 9 meses após ICP
- Isquemia sintomática recorrente até 12 meses após RVM

Síndrome coronariana aguda com supra-ST:
- ICP primária
- ICP de resgate
- ICP fármaco-invasiva
- ICP pós-trombólise eficaz
- ICP pós-SCACSST com mais de 24 horas de evolução e recorrência de isquemia

Avaliação perioperatória antes (ou depois) de uma cirurgia não cardíaca
- Resultado de teste não invasivo equívoco em paciente de alto risco clínico submetido a uma cirurgia de alto risco
- Angina não responsiva ao tratamento clínico habitual
- Múltiplos marcadores de risco clínico intermediário e programação de uma cirurgia valvar

Pacientes com doença cardíaca valvar
- Pré-operatório de cirurgia cardíaca valvar ou valvuloplastia percutânea em indivíduos acima de 40 anos com dor torácica e/ou evidência de isquemia em testes não invasivos ou com múltiplos fatores de risco para DAC

Pacientes com insuficiência cardíaca congestiva
- ICC devida a disfunção sistólica com angina ou anormalidades regionais da motilidade parietal e/ ou evidências cintilográficas de isquemia miocárdica reversível quando está sendo considerada uma revascularização
- Antes de transplante cardíaco
- Casos de insuficiência cardíaca com disfunção sistólica com evidência de isquemia miocárdica ou com aneurisma pós-infarto
- Disfunção sistólica com uma causa inexplicável apesar dos testes não invasivos

Pacientes com doença cardíaca congênita
- Antes de uma correção cirúrgica de uma DCG quando há desconforto torácico ou evidência não invasiva sugestiva de DAC associada
- Antes da correção cirúrgica de uma suspeita de anomalia das artérias coronárias, com a estenose congênita da artéria coronária, fístulas coronárias e origem anômala da artéria coronária esquerdaParada cardíaca inexplicável em um paciente jovem

Outras patologias
- Casos de doenças da aorta em que o conhecimento da extensão do acometimento coronário é necessário para o planejamento cirúrgico
- Cardiomiopatia hipertrófica com angina apesar da terapia medicamentosa, quando o conhecimento da anatomia coronariana pode afetar a terapia
- Alto risco de DAC quando se planejam outros procedimentos cirúrgicos (p. ex., pericardiectomia ou remoção de êmbolo pulmonar crônico)
- Antes da cirurgia para correção de um aneurisma/dissecção aórtica cujo perfil de risco aumenta as chances de uma DAC associada
- Pacientes assintomáticos com doença de Kawasaki que apresentam aneurisma de artéria coronária na ecocardiografia

As principais contraindicações para a realização do procedimento estão descritas no Quadro 11.2.

Os principais preditores clínicos para o acontecimento de complicações estão descritos no Quadro 11.3.

Quadro 11.2 – Principais contraindicações para realização de cinecoronariografia

Discrasias hemorrágicas (INR > 1,7 e/ou plaquetas < 50.000)
Insuficiência cardíaca descompensada
Anemia severa Hb < 8,0
Febre não elucidada: origem infecciosa
Infecção ativa não controlada
Alterações metabólicas graves não compensadas: K > 6,0 ou K < 3,0 Na > 155 ou Na < 130
Pico hipertensivo não controlado PAS > 200 mmHg ou PAD > 120 mmHg
Insuficiência renal aguda ou crônica agudizada
Taqui ou bradiarritmia não compensada
Patologias psiquiátricas não compensadas

Quadro 11.3 – Pacientes com maior risco de complicações após angiografia coronária

Riscos clínicos aumentados
- Idade > 70 anos
- DPOC
- Doença cardíaca congênita complexa
- IRC ou Cr > 1,5 mg/dL
- Obesidade mórbida
- Debilidade geral ou caquexia
- Diabetes *mellitus* não controlado
- Dessaturação de oxigênio

Riscos cardiológicos aumentados
- Doença de artéria coronária trivascular
- Doença de artéria coronária esquerda
- Classe funcional III ou IV
- Doença significativa de válvula mitral ou aórtica ou prótese mecânica
- FEVE < 35%
- Teste de esteira de alto risco (hipotensão ou isquemia grave)
- HP

Riscos vasculares aumentados
- Anticoagulação ou diátese hemorrágica
- Hipertensão sistêmica não controlada
- Doença vascular periférica grave
- AVC recente
- Insuficiência aórtica grave

Aspectos técnicos angiográficos

A angiografia coronária é o registro radiológico da luz do vaso em questão (artéria coronária) por meio da injeção de um contraste radiopaco. A cinecoronariografia é o registro em filme da coronariografia. O acesso à artéria coronária se dá basicamente por três vias:

- braquial;
- radial ou ulnar;
- femoral.

A decisão de qual via de acesso vai ser utilizada levam em consideração vários aspectos inerentes às características clínicas do paciente (doença vascular periférica), disponibilidade de material, treinamento do hemodinamicista e suas preferências pessoais, principalmente levando-se em consideração a indicação do exame e das possibilidades terapêuticas. No geral, por volta de 90% dos procedimentos realizados no Brasil são por acesso femoral. A utilização do acesso radial, quando comparado ao femoral, reduz a incidência de complicações vásculo-hemorrágicas relacionadas ao sítio de punção e proporciona deambulação e alta hospitalar mais precoces para os pacientes. Evidências recorrentes na literatura apontam para redução significativa na incidência de eventos cardiovasculares adversos em pacientes com síndromes coronárias agudas submetidos à ICP por via radial, devendo pois ser o acesso vascular de eleição neste grupo de pacientes.

Para a realização do exame utilizam-se cateteres especiais pré-moldados para cateterização seletiva das artérias coronárias, além de dispositivos introdutores que servem para a via de acesso arterial.

As imagens coronariográficas resultantes da injeção de contraste são obtidas em uma taxa de aquisição de 7,5 a 60 quadros por segundo (*frames* por segundo), que podem ser posteriormente reproduzidas.

O equipamento de cardiologia intervencionista é composto de:

- gerador de raios X;
- tubo de raios X;
- intensificador de imagens;
- sistema de vídeo.

Projeções da coronariografia

Para a realização adequada de aquisições de imagens coronarianas, a coronariografia deve ser realizada em projeções ortogonais para avaliação adequada do lúmen do vaso, uma vez que a imagens são obtidas em um plano bidimensional. Outra questão de importância a ser lembrada é que a coronariografia é um luminograma e dessa maneira, quando existe comprometimento difuso do vaso ou mesmo ectasia da artéria em questão, podemos subestimar o grau de lesão.

A nomenclatura das imagens é resultado de dois termos, de acordo com a posição do intensificador de imagens. Utilizamos a denominação oblíqua anterior direita se o intensificador se encontra à direita do paciente e o mesmo para a esquerda. O plano sagital é utilizado para a denominação cranial ou caudal. Assim, quando utilizamos o termo: oblíqua anterior esquerda cranial para determinada projeção, estamos referindo que o intensificador se encontra em posição cranial, anteriormente e à esquerda do paciente.

Existem projeções mais adequadas para a avaliação ótima das artérias coronárias (Tabela 11.1).

Anatomia coronária

O tronco da artéria coronária esquerda tem origem no seio de Valsalva esquerdo. Possui trajeto curto (5 a 10 mm) e, em 60-80% dos indivíduos, logo se bifurca em artérias circunflexa (ACX) e descendente anterior (ADA). Nos 20-40% restantes o tronco é dito trifurcado, pela presença de um ramo intermediário (RI) entre a ACX e ADA.

A ADA possui trajeto sobre o sulco interventricular anterior, em direção ao ápex cardíaco. Em cerca de 80% dos indivíduos a ADA ultrapassa o ápex, terminando na porção inferior da união interventricular. Nos 20% restantes a ADA não atinge o ápex, e o ramo descendente posterior proveniente da artéria coronária direita (ACD) supre a porção inferior do ápice. A ADA origina os ramos septais

Tabela 11.1 – Principais projeções coronariográficas

ACD	ADA	ACX
Segmento proximal	**Segmento proximal**	**Segmento proximal**
OAE - 30° Caudal - 30°	OAE - 20° Cranial - 20°	OAD - 30° Caudal - 30°
OAD - 20° Caudal - 20°	OAD - 30° Caudal - 30°	OAE - 30° Caudal - 30°
Segmento médio	**Segmento médio**	**Segmento médio**
OAE - 30°	OAE - 50° Cranial 30°	OAD - 20° Caudal 20°
OAD - 20°	OAE - 90°	OAE - 50° Caudal 30°
Segmento distal	**Segmento distal**	**Segmento distal**
OAE - 30° Cranial - 30°	OAD - 20° Caudal 20°	OAD - 30° Caudal 30°
OAE - 90°	OAE - 20° Cranial 20°	OAE - 30° Cranial 30°

(originam-se formando um ângulo de 90º com a ADA), que nutrem as porções superior e média do septo interventricular. Os ramos diagonais (Dg) surgem da ADA e irrigam a porção anterolateral do VE, possuem ampla variação no número, tamanho e distribuição anatômica (Figura 11.1 a 11.4). A maioria dos indivíduos possui de um a três ramos diagonais.

A ACX segue trajeto sobre a junção atrioventricular em direção ao *crux cordis*, possui extensão e calibre inversamente proporcionais ao tamanho da ACD. Na grande maioria emite ao menos um ramo marginal obtuso (marginal esquerdo) que irriga a parede lateral e posterior do VE. Em cerca de 5% dos indivíduos a dominância coronariana é dita esquerda pelo fato de o ramo descendente posterior (DP) ter origem na ACX. Em 85% dos casos a dominância é dita direita, pois é na ACD que tem origem o ramo DP. Em 10% existe a codominância, pelo fato de existirem ramos DP provenientes da ACD e da ACX.

A ACD tem origem no seio de Valsalva direito, num plano valvar ligeiramente abaixo do seio de Valsalva esquerdo. Possui trajeto sobre o sulco atrioventricular até o *crux cordis*. Na maioria das vezes o primeiro ramo da ACD é a artéria do cone, contudo em 40% dos casos o ramo do cone possui origem diretamente da aorta.

Figura 11.1 – ACE: Projeção OAD 30º/Caudal 30º.

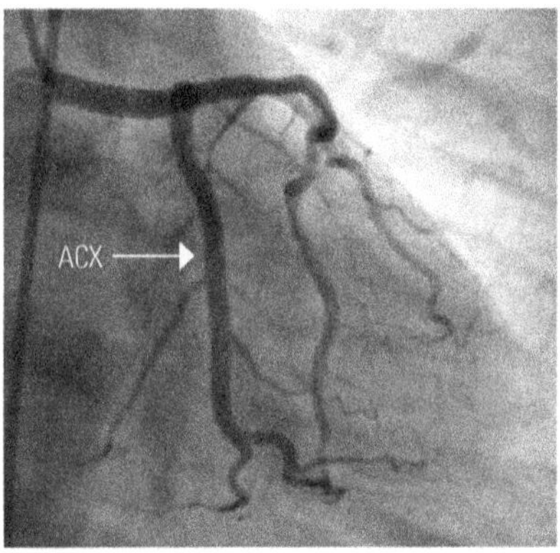

Figura 11.2 – ACD: Projeção OAE 30º.

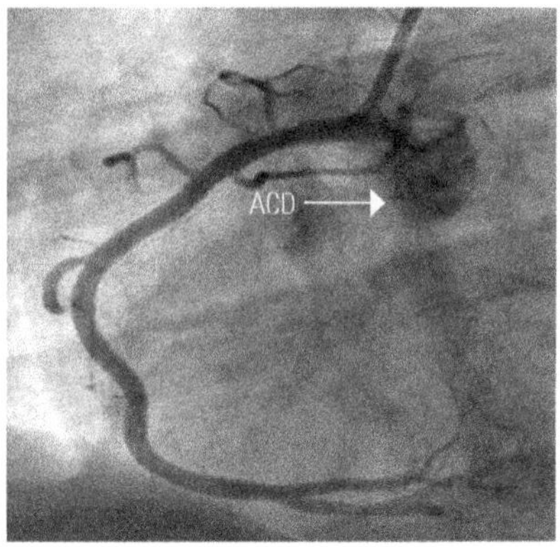

Figura 11.3 – ACE: Projeção OAD 10º/Cranial 45º.

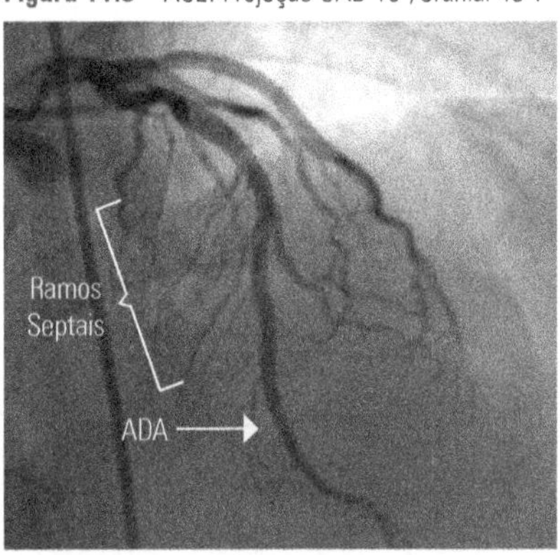

Figura 11.4 – ACD: Projeção OAE 30º/Cranial 30º.

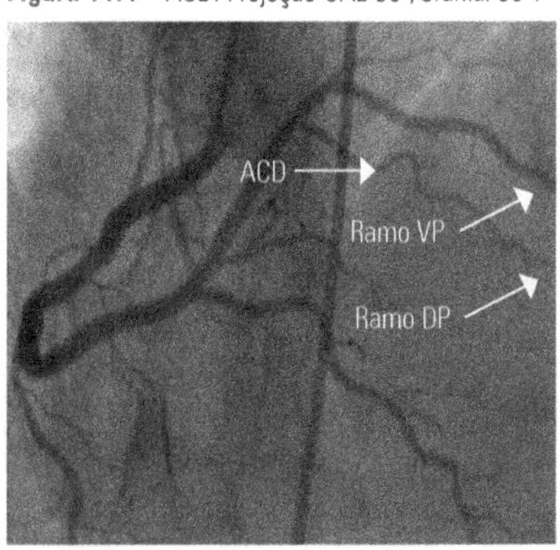

O segundo ramo proveniente da ACD costuma ser, em 85% das vezes, a artéria do nó sinusal, seguida dos ramos para o átrio direito e ramos marginais agudos para o VD. Nos casos de dominância direita, a ACD atinge o *crux cordis* na parede inferior do coração, dando origem ao ramo DP, a artéria do nó atrioventricular e a um ou mais ramos posterolaterais e ao ramo ventricular posterior (VP), que supre a região posterior e posterolateral do VE. É da artéria DP que surgem os ramos septais responsáveis pela irrigação da porção inferior do septo interventricular.

Noções básicas de avaliação da doença coronária

De modo geral, a aterosclerose coronariana é demonstrada através da coronariografia pela redução de sua luz. Quantificamos o grau de obstrução em percentuais de estenose (calibre da obstrução/calibre normal adjacente × 100) = percentual de estenose. Contudo, o principal determinante de desfecho clínico se traduz pela redução de fluxo coronariano. Dessa forma, com base no grau de obstrução e no cálculo da redução de fluxo, podemos inferir que obstruções de 70% e 90% determinam redução de área luminal de 70% e 99%.

O fluxo coronariano em obstrução de 50% possui redução da reserva coronariana em três a quatro vezes. Nos casos de obstruções maiores que 70%, a reserva é praticamente reduzida para zero. A partir do grau de comprometimento de fluxo coronariano, podemos utilizar uma escala que quantifica o grau de fluxo anterógrado do vaso acometido pela estenose como base, o escore TIMI:

- TIMI 0 – ausência de fluxo coronariano (oclusão total do vaso);
- TIMI I – enchimento lento e parcial do vaso;
- TIMI II – enchimento lento mas completo do vaso;
- TIMI III – enchimento rápido e completo do vaso.

Outro parâmetro de grande valia para avaliação das placas ateroscleróticas se concentra na morfologia da placa (Figuras 11.5 a 11.8):

- placas excêntricas: comprometimento parcial da luz do vaso, assim em algumas projeções podemos visualizar a placa, porém em outras, não;

Figura 11.5 – Estenose excêntrica em ACX.

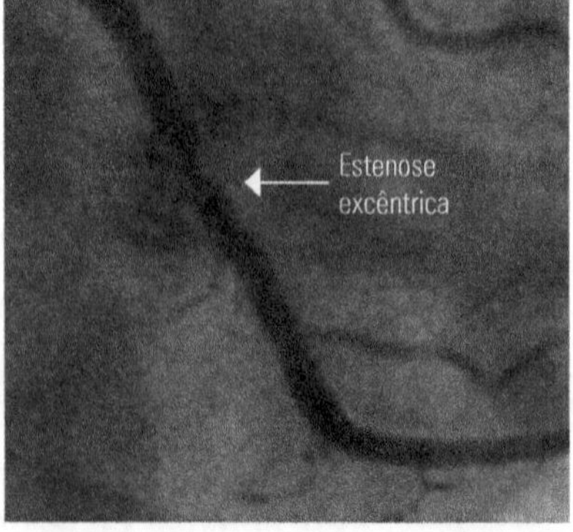

Figura 11.6 – Estenose concêntrica em terço proximal de ADA.

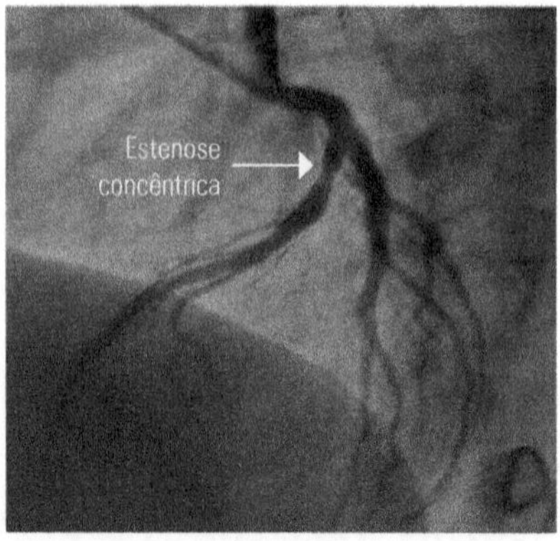

Figura 11.7 – Estenose concêntrica em óstio de TCE.

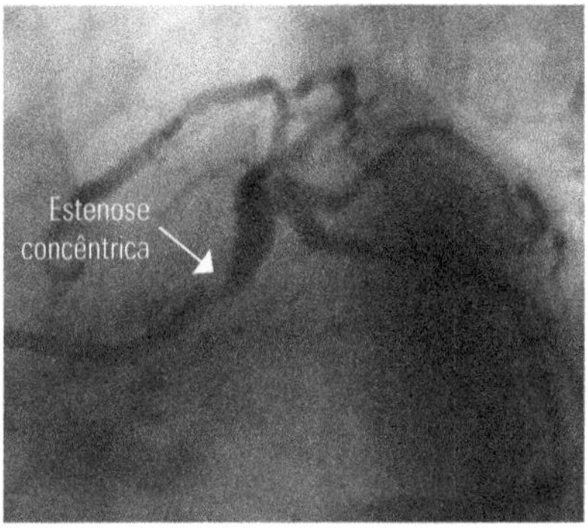

Figura 11.8 – Duas lesões excêntricas em ACD.

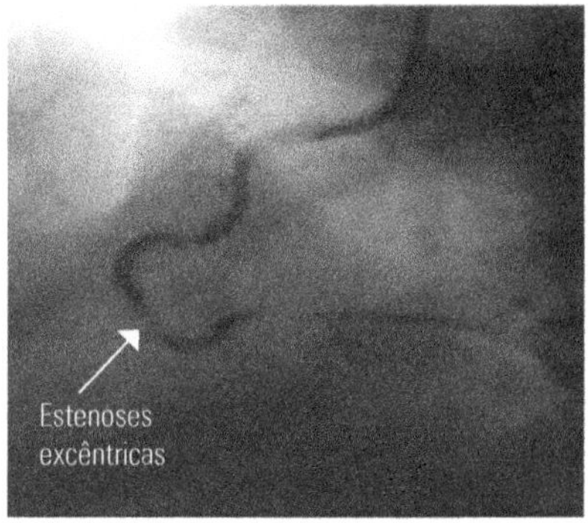

- placas concêntricas: comprometimento de toda a luz do vaso.

Geralmente as placas excêntricas estão mais associadas com eventos agudos (SCA), enquanto as concêntricas estão mais relacionadas com eventos crônicos (angina estável) (Figuras 11.9 e 11.10).

Podemos também classificar as placas de acordo com sua extensão:

- estenose focal: extensão < 10 mm;
- estenose segmentar: estenose entre 10 e 20 mm;
- estenose tubular: estenose > 20 mm;
- estenose difusa: estenose comprometendo todo o vaso;
- oclusão total do vaso.

Cuidados na retirada do introdutor

Uma das principais preocupações após o término do exame de coronariografia se concentra principalmente na retirada do introdutor de acesso arterial. As principais complicações vasculares se correlacionam com a técnica de punção e retirada do introdutor.

Como exposto no início do capítulo, no Brasil e no mundo a via de acesso mais utilizada na atualidade é a via femoral (90%), seguida pela

Figura 11.9 – Três lesões concêntricas focais. SCA com SSST fase aguda.

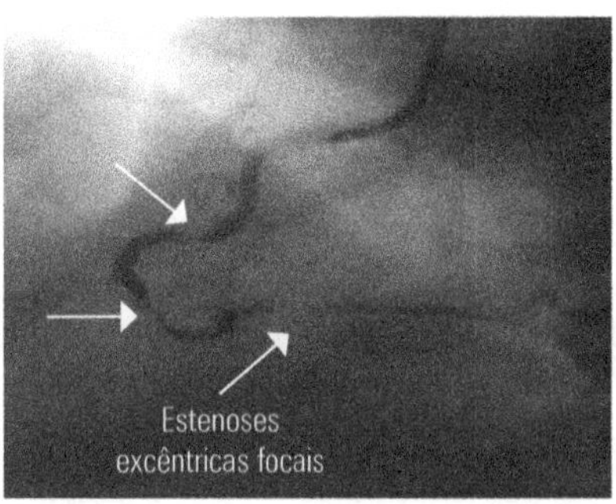

Figura 11.10 – Oclusão total de ADA em terços médio e distal de ACD.

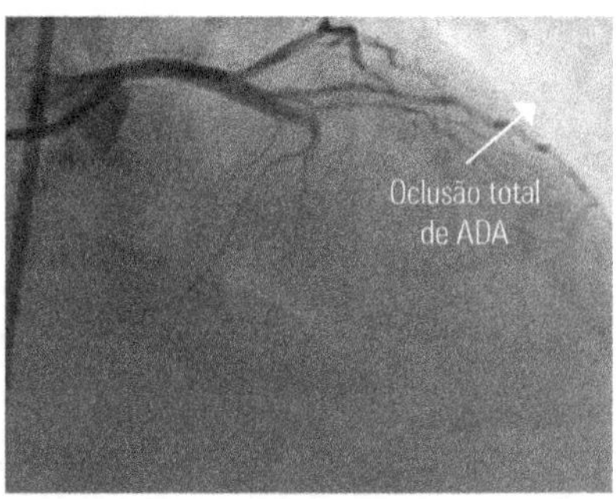

Tabela 11.2 – Principais vias de acesso com suas respectivas particularidades

	Femoral	Braquial	Radial
Exposição à radiação	Menor	Maior	Maior
Entubação super seletiva	Difícil	Fácil	Difícil
Sangramento	Mais comum	Menos comum	Menos comum
Perda de pulso	Menos comum	Mais comum	Mais comum
Transfusão	Mais comum	Menos comum	Menos comum
Reparo vascular	Raro	Raro	Raro
Percutâneo	Sim	Sim	Sim
Dissecação	Não	Sim	Não
Acesso repetido	Sim	Limitado	Sim
Repouso prolongado	Comum	Desnecessário	Desnecessário

via radial (8-11%) e braquial (2%). A escolha da via de acesso depende de uma série de fatores (vide Tabela 11.2).

A via de acesso femoral é a mais utilizada, assim nos concentraremos nas particularidades de tal via (Figuras 11.11 e 11.12).

Os pontos de referência para o sítio ideal de punção são: espinha ilíaca anterossuperior, turbérculo púbico além do ligamento inguinal. O ideal é que a punção seja realizada 2 a 3 cm abaixo do ligamento inguinal. Em pacientes com abdome em avental, é ideal realizarmos uma fluoroscopia com auxílio de um dispositivo radiopaco (pinça de Kelly) para melhor correlação anatômica.

Após o término do exame é importante que seja realizada a retirada do introdutor o mais precocemente possível, respeitando alguns parâmetros:

- uso de anticoagulação (HNF x HBPM);
- nível pressórico (PAS < 170 mmHg e PAD < 110 mmHg);
- tipo e calibre do introdutor.

Caso durante o exame ou intervenção coronariana percutânea (ICP) tenha sido administrado anticoagulante (HNF ou HBPM), é mandatório respeitarmos suas meias-vidas ou

Figura 11.11 – Relação anatômica e pontos de reparo para punção femoral pela técnica de Judkins. EIAS: espinha ilíaca anterossuperior; TP: tubérculo púbico; NAV: nervo/artéria/veia. Puncionar 2 a 3 cm abaixo do ligamento inguinal.

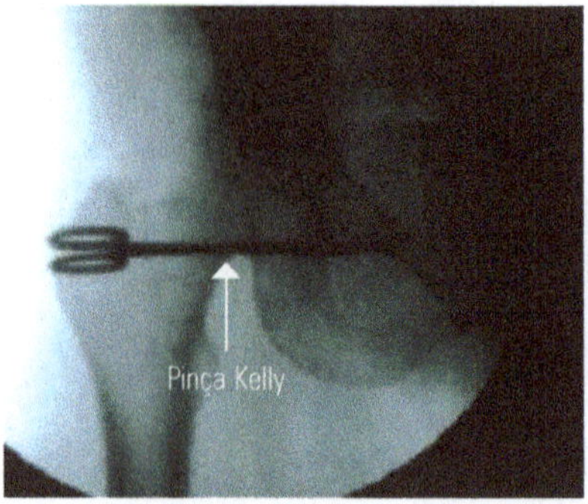

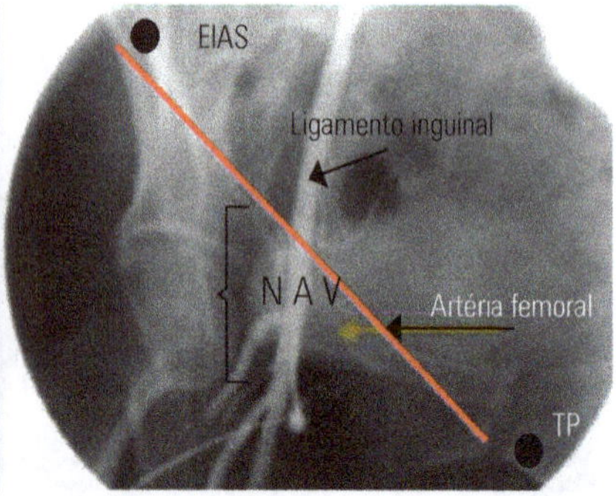

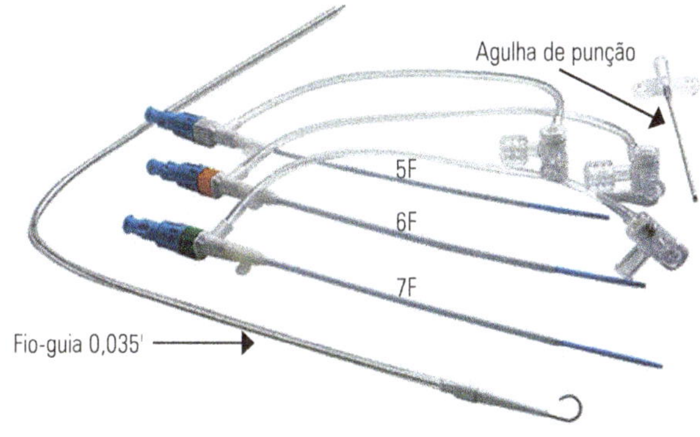

Figura 11.12 – Tipos de introdutores. F: French (1F: 0,33 mm).

promovermos a reversão de seus efeitos:

- heparina não fracionada: 4 a 6 horas da última dose ou reversão do efeito com protamina (1 mL reverte 1.000 UI de HNF) ou TCA < 180';
- HBPM (enoxaparina): quando realizada EV: 6 a 8 horas; quando realizada SC: 8 a 12 horas.

O calibre do introdutor é determinante no tempo de compressão:

- 4 F (1,32 mm): 5 a 7 minutos;
- 5 F (1,65 mm): 15 minutos;
- 6 F (1,98 mm): 20 minutos;
- 7 F (2,31 mm): 25 minutos;
- 8 F (2,64 mm): 30 minutos.

Os principais fatores de risco para a ocorrência de complicações vasculares estão descritos na Tabela 11.3.

A retirada do introdutor é realizada na maioria das vezes por compressão manual. Pode também ser realizada com auxílio de dispositivos de compressão mecânica, em que se coloca o dispositivo compressor no sítio de punção e o mesmo dispensa a compressão manual.

Recentemente, outras técnicas foram desenvolvidas para o uso endovascular, visando a hemostasia sem a necessidade de compressão externa. Tais técnicas visam ocluir, de forma retrógrada, o orifício de punção feito na artéria femoral. Uma delas consiste em uma âncora em "T" biodegradável. Esta estrutura é constituída de um polímero contendo ácido polilático e poliglicólico, e fica inserida dentro de uma agulha. O sistema é colocado através da utilização de um *kit* que é fornecido como equipamento e o polímero é liberado sobre o sítio de punção arterial e promove a formação de um tampão

Tabela 11.3 – Principais fatores de risco para ocorrência de complicações vasculares

Idade > 65 anos	Antiagregantes e anticoagulantes
Obesidade	Hipertensão
Introdutores > 8F	Doença vascular periférica
Punção inadequada	Hemodiálise
Compressão inadequada	Deambulação precoce
Intervenções complexas	Tempo prolongado com introdutor

que se adere ao orifício da punção, promovendo hemostasia segura e eficaz.

Outro dispositivo é composto por uma técnica, já previamente descrita e nomeada como *Perclose technique*, que consiste em uma adaptação do uso do dispositivo hemostático, com introdução do mesmo no início do procedimento, antes da colocação da bainha introdutora ou do próprio sistema de liberação da endoprótese, mantendo os fios de sutura externamente e fixando o nó ao final do procedimento (Figura 11.13). O grande fator limitante de tais técnicas é o preço.

Figura 11.13 – A. Dispositivo de compressão mecânica. B. Plugue de ácido poliglicólico. C. Perclose technique.

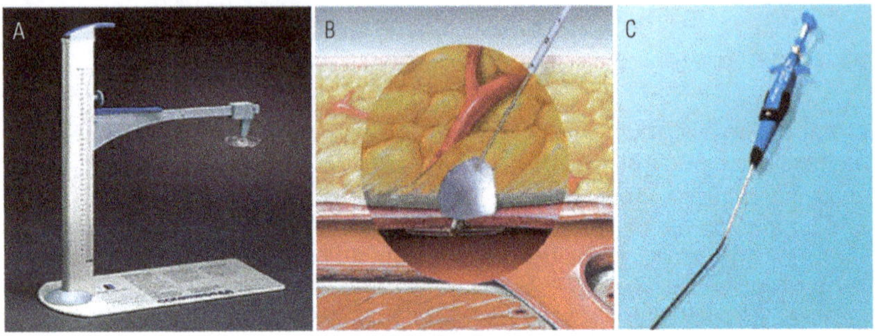

12 Complicações Associadas à Intervenção Coronária Percutânea

■ Leonardo de Freitas C. Guimarães

■ Introdução

Apesar de ser um procedimento seguro e com alto índice de sucesso, a intervenção coronária percutânea (ICP) pode culminar com uma variedade de eventos adversos, desde complicações menores sem tanta repercussão clínica até eventos de maior gravidade, com elevada morbimortalidade. Alguns fatores estão relacionados a maior incidência de complicações graves, como idade avançada, diabetes, insuficiência renal crônica, síndrome coronariana aguda, insuficiência cardíaca e doença aterosclerótica multiarterial.

Atualmente, de acordo com o NCDR (*National Cardiovascular Data Registry*) CathPCI, a mortalidade intra-hospitalar de pacientes submetidos a intervenção percutânea é de 0,7 a 1,2%, variando de 0,65% em angioplastias eletivas e 4,81% nos pacientes com infarto agudo do miocárdio com supradesnivelamento do segmento ST. Já durante o cateterismo diagnóstico a mortalidade é de 0,1 a 0,7%.

Neste capítulo, abordaremos as principais complicações clínicas relacionadas à ICP, com apresentação clínica, diagnóstico e tratamento.

■ Complicações hemorrágicas

Com a combinação e o surgimento de drogas mais novas e potentes, as complicações isquêmicas reduziram-se, porém aumentou o risco de eventos hemorrágicos. Geralmente essas complicações são mais frequentes no sexo feminino, em idade $\geq$ 70 anos, área de superfície corporal < 1,6 m², procedimentos de emergência, doença arterial periférica e uso de inibidores da glicoproteína IIbIIIa.

O tipo e a incidência de complicação, além de dependerem das características do paciente e da terapêutica medicamentosa utilizada, também variam com a escolha do acesso vascular e se o procedimento realizado será diagnóstico ou terapêutico. Sabe-se que os procedimentos terapêuticos estão relacionados a maiores taxas de complicações. Por isso todo paciente que será submetido a tratamento percutâneo deve ser avaliado por algum escore de risco de sangramento. Hoje, o uso do acesso radial possui comprovadamente menores taxas de sangramento, traduzindo em menores taxas de mortalidade nas síndromes coronárias agudas, especialmente no infarto agudo do miocárdio com supradesnivelamento do segmento ST.

Existem várias formas de se classificar o sangramento quanto a sua gravidade, o que gera dificuldade de interpretar dados referentes a eventos hemorrágicos. Recentemente Mehan e cols., com a ideia de regulamentar essas definições nos estudos clínicos, criaram o *Bleeding Academic Research Consortium* (BARC) (Quadro 12.1).

Hematoma

É a complicação mais comum, com incidência de 0,5 a 7%, e corresponde a uma coleção de sangue no tecido subcutâneo próxima ao local de punção. Apresenta-se com dor local, abaulamento local e calor. Pode apresentar défice motor ou sensitivo quando ocorre com pressão do nervo femoral ou cutâneo lateral, que podem demorar semanas ou até meses para reverter.

Na maioria dos casos, o tratamento é expectante, com a absorção ocorrendo em 1 a 2 semanas. Nos hematomas extensos e com queda significativa de hemoglobina pode ser necessária expansão volêmica com cristaloide ou transfusão sanguínea, mesmo assim o tratamento cirúrgico geralmente não se faz necessário.

Quadro 12.1 – BARC: definição de sangramento

TIPO 0: ausência de sangramento

TIPO 1: sangramentos pequenos que não necessitem de atendimento médico ou internação hospitalar

TIPO 2: qualquer sinal de hemorragia que não se encaixe nos tipos 3, 4 ou 5, mas que apresente pelo menos um dos seguintes critérios: (1) intervenção médica não cirúrgica; (2) necessitem de internação hospitalar ou aumento do nível de cuidados; (3) requeiram avaliação clínica

TIPO 3:
- TIPO 3A:
  - sangramento associado a queda da hemoglobina de 3-5 g/dL (desde que relacionada ao sangramento)
  - sangramento que necessite de transfusão sanguínea
- TIPO 3B:
  - sangramento associado a queda da hemoglobina maior 5 g/dL (desde que relacionada ao sangramento)
  - tamponamento cardíaco
  - sangramento que necessite de tratamento cirúrgico para controle (exceto dental/nasal/ pele/ hemorroidas)
  - sangramento que necessite de uso de drogas vasoativas
- TIPO 3C:
  - sangramento intracraniano (exceto micro-hemorragias ou transformação hemorrágica; inclui sangramento medular
  - subcategorias: confirmadas por autópsia, exames de imagem ou lavagem peritoneal
  - sangramento intraocular que comprometa a visão

TIPO 4: sangramento relacionado a cirurgia de revascularização miocárdica (CRM)
- sangramento intracraniano perioperatório em até 48 h pós-CRM
- reoperação após fechamento de esternotomia para controle de sangramento
- transfusão ≥ a 5 concentrados de hemácias dentro das 48 horas pós-CRM
- Sangramento pelo dreno de tórax ≥ 2 L em 24 h

*Se o sangramento relacionado à CRM não é classificado como pelo menos um evento de gravidade tipo 3, este pode ser classificado como evento não hemorrágico

TIPO 5: sangramento fatal
- TIPO 5A:
  - provável sangramento fatal: ausência de exames confirmatórios como autópsia e imagem, mas com suspeita clínica
- TIPO 5B:
  - definido sangramento fatal: evidências de sangramento confirmadas por autópsia ou por exames de imagem

Para prevenir o surgimento do hematoma deve-se realizar punção arterial no sítio adequado, de preferência marcado por escopia, além de compressão adequada respeitando o tempo necessário para hemostasia. Os dispositivos de fechamento arterial não demonstraram reduzir as taxas de complicações vasculares.

Hematoma retroperitoneal

É o sangramento livre na cavidade peritoneal que ocorre, em sua maioria, por punção da arterial acima do ligamento inguinal. Possui incidência de 0,5%.

O quadro clínico se apresenta com desconforto abdominal ou lombar. Pode apresentar parestesias caso ocorra compressão de nervos como obturador, femoral cutâneo ou femoral.

No exame físico pode-se perceber massa suprainguinal palpável, sinal de Cullen (equimose periumbilical), sinal de Gray-Turner (equimose lombar). Deve-se suspeitar sempre que o paciente apresentar hipotensão inexplicável e choque hipovolêmico.

O tratamento é de suporte hemodinâmico na maioria, com reposição volêmica com cristaloide e/ou transfusão conforme necessidade. Deve-se reverter a anticoagulação e suspender antiplaquetários. Caso não se consiga estabilidade com as condutas recomendadas, o tratamento é cirúrgico, lembrando que este é exceção.

Complicações vasculares

Atualmente os procedimentos em sua maioria são realizados pela via femoral, porém com os estudos recentes mostrando menores taxas de mortalidade e complicações hemorrágicas no acesso radial, há uma tendência no aumento de procedimentos por essa via.

As principais complicações no acesso femoral são hematoma local e retroperitoneal, pseudoaneurisma, fístula arteriovenosa, dissecção e oclusão arterial. Essas complicações vêm diminuindo a incidência ao longo dos anos e atualmente variam de 2 a 6%.

O acesso radial apresenta menores taxas de complicações hemorrágicas no local de punção. Porém, apresenta outros eventos adversos, como perda de pulso em ≤ 5% dos procedimentos, e outras complicações infrequentes como síndrome compartimental, pseudoaneurisma e abscesso estéril (relacionado a bainhas hidrofílicas de gerações anteriores) .

Pseudoaneurisma

É a definido como a ruptura da parede arterial com extravasamento de sangue para os tecidos adjacentes e formação de uma cavidade com comunicação direta com a luz arterial. Diferencia-se do aneurisma verdadeiro, pois suas paredes não são formadas pela parede da artéria, e sim por tecido fibroso.

Está entre as complicações mais frequentes, com incidência variando entre 0,05 e 2%. E sua chance aumenta quando ocorrem múltiplas punções arteriais, punção arterial baixa, introdutores de grande calibre, hipertensão e terapia antitrombótica ou antiplaquetária.

Apresenta-se com dor e edema regional, e dependendo da localização e tamanho, podem ocorrer sintomas referentes à compressão de estruturas vizinhas, como nervos e vasos, gerando parestesia e paralisia ou claudicação intermitente e trombose arterial ou venosa. Além disso pode haver ruptura ou eventos tromboembólicos.

Durante o exame físico pode-se encontrar massa palpável com frêmito ou sopro.

O melhor exame complementar para a confirmação diagnóstica é o *duplex-scan*.

O tratamento depende do tamanho do pseudoaneurisma, geralmente os que apresentam diâmetro até 3 cm possuem evolução autolimitada, com resolução em 2 semanas. Caso apresente aumento de tamanho ou persistência após o período citado, deve ser tratado da mesma forma que os que apresentam tamanho maior que 3 cm.

Nos maiores que 3 cm o tratamento de escolha atualmente é a injeção de trombina, guiada por ultrassom, no interior no pseudoaneurisma, a fim de promover a trombose imediata do mesmo. Outra opção viável, pela sua alta taxa de sucesso, é a compressão, também guiada por ultrassom, a fim de fechar a comunicação entre a artéria e a cavidade formada. O tratamento cirúrgico é exceção e deve ser realizado apenas no caso de insucesso dos procedimentos citados.

Fístula arteriovenosa

É a comunicação patológica entre a artéria e veia adjacente, geralmente decorrente de punção venosa inadvertida. Possui incidência de 0,1 a 1,5%.

O quadro clínico se dá por dor local com sopro e/ou frêmito contínuo. Em sua maioria são comunicações pequenas que não geram alterações hemodinâmicas significativas.

O diagnóstico é feito por *duplex-scan*. No caso de fístulas pequenas, deve-se observar que 70% trombosam espontaneamente. Fístulas maiores ou sintomáticas necessitam de correção cirúrgica.

Complicações neurológicas

Acidente Vascular Cerebral (AVC)

Atualmente, a incidência de AVC associado a ICP é de 0,22% e os pacientes que o apresentam possuem mortalidade hospitalar variando de 25 a 30%. Ocorrem em sua maioria durante ou imediatamente após o procedimento, porém seu diagnóstico pode ser retardado até por 36 h.

Quanto à etiologia, pode ser dividida em hemorrágica (18%), isquêmica (58%) e de etiologia indeterminada (24%).

Alguns fatores de risco estão associados a maior incidência, como: uso de fibrinolítico antes da ICP, doença cerebrovascular conhecida, infarto agudo do miocárdio com supra do segmento ST, uso de balão intra-aórtico, idade avançada e sexo feminino. Acredita-se que o principal mecanismo de AVC isquêmico seria a embolização de placa ateromatosa da aorta ascendente, porém deve-se lembrar de trombos provenientes do cateter e do fio-guia.

O quadro clínico é variável, com défices focais diversos ou crises convulsivas e rebaixamento do nível de consciência. O diagnóstico inicial deve ser realizado com tomografia computadorizada de crânio sem contraste, com o objetivo de excluir AVC hemorrágico. Um método mais específico e sensível é a ressonância magnética, com ou sem difusão, porém o padrão ouro é a arteriografia cerebral.

O tratamento do AVC isquêmico associado ao procedimento não possui recomendações especiais, baseia-se na rápida restauração do fluxo cerebral, seja com o uso de trombolíticos sistêmicos ou intra-arteriais guiados pelo cateter, ou por outras técnicas como angioplastia com balão, técnicas com *laser* ou ultrassom.

No AVC hemorrágico deve-se reverter com heparina, trombolíticos e inibidores da glicoproteína IIbIIIa.

Neuropatia femoral

É uma complicação rara, com incidência de 0,2%. Pode ser devida a lesão direta do nervo femoral durante a punção ou compressão prolongada após retirada do introdutor, ou secundária a hematoma ou pseudoaneurisma local.

O quadro clínico é de dor local, disestesias, perda sensorial ou paresia. Geralmente a dor precede a disfunção do nervo e esta não é evidente nas primeiras 36 horas da intervenção.

Na maioria dos casos há reversão completa ou parcial do quadro em alguns meses. Nos pacientes muito sintomáticos recomenda-se o uso de estabilizadores de membrana neuronal, como carbamazepina, gabapentina e ácido valproico.

Complicações cardiovasculares

Perfuração de coronária

É uma complicação rara, com risco de 0,2% nos pacientes submetidos a intervenção coronária percutânea.

Geralmente é causada por fio-guia, oclusões crônicas, uso de dispositivos de calibres desproporcionais ou ablativos em artérias tortuosas e com doenças difusas.

Classificação das perfurações coronárias (Ellis modificada):

- tipo I: cratera extraluminal, sem extravasamento de contraste;
- tipo II: *blush* pericárdico ou miocárdico, com orifício de saída < 1 mm;
- tipo III: franco extravasamento de contraste para o pericárdio através de orifício > 1 mm de diâmetro;
- tipo IV: perfuração com derramamento de contraste diretamente para o ventrículo esquerdo, seio coronário ou para outra câmara vascular, excluindo o pericárdio.

O paciente pode apresentar dor torácica, náusea, vômitos, confusão mental, hipotensão, alteração do segmento de ST persistente após desinsuflação do balão e até choque. É considerada a principal causa de tamponamento cardíaco durante ICP.

O diagnóstico é dado por angiografia coronariana, diversos autores já demonstraram que as perfurações dos tipos I e II são tratadas de forma conservadora: reversão da heparina com protamina 1 mg: 100 U de heparina, insuflação prolongada com cateter-balão e uso de *coils* e *stents* revestidos. Já as perfurações dos tipos III e IV podem apresentar maiores complicações, necessitando frequentemente de medidas mais invasivas, como pericardiocentese e cirurgia de emergência.

Perfuração de grandes vasos

A perfuração da aorta ou da artéria pulmonar é extremamente rara. Geralmente a aorta possui elasticidade suficiente para resistir a uma perfuração, exceto quando há dissecção ou aneurisma.

Na maioria das vezes é causada por fio-guia ou cateter. Quando a perfuração é pequena, de poucos centímetros e restrita à aorta ascendente, a conduta pode ser expectante. No caso de dissecções maiores a conduta é cirúrgica.

Nefropatia induzida por contraste (NIC)

É a terceira causa de insuficiência renal adquirida no hospital. Corresponde a uma elevação absoluta da creatinina de 0,5 mg/dL, ou aumento relativo de 25%. Na maioria é não oligúrica e ocorre de 1 a 2 dias após a exposição ao contraste, normalizando em 7 dias, porém raramente

– 0,14% nas principais séries – pode evoluir para necessidade de hemodiálise por tempo indeterminado.

Cerca de 15% dos pacientes submetidos a coronariografia podem apresentar aumento transitório da creatinina. Esta incidência aumenta significativamente, podendo chegar a 50%, quando algumas comorbidades estão presentes, como: diabetes, insuficiência renal preexistente, mieloma múltiplo, desidratação e uso de drogas nefrotóxicas (p. ex., anti-inflamatórios não hormonais). O aumento, mesmo que discreto da creatinina, está associado a maior tempo de internação, custo e mortalidade em curto e longo prazos.

Para estimar o risco do paciente desenvolver NIC, Mehan e cols. criaram um escore simples (Tabela 12.1).

É recomendado que todos os pacientes sejam avaliados quanto à chance de desenvolver NIC antes de realizar o procedimento.

O contraste pode causar lesão renal por instabilidade vasomotora, aumento da permeabilidade glomerular a proteínas, lesão tubular direta ou obstrução tubular. Existem modos de minimizar o risco de dano renal, que consistem desde a escolha e volume de contraste, hidratação adequada a medicações específicas.

A hidratação deve ser umas das principais preocupações, já que o paciente inicia jejum na noite anterior ao cateterismo e pode facilmente se apresentar desidratado. A principal meta é a manutenção adequada da volemia e do débito urinário. Nos pacientes com baixo risco de desen-

Tabela 12.1 – Preditores de NIC após intervenção coronária percutânea

Variável	Pontuação
Modelo A*	
Hipotensão	5 pontos
Uso de balão intra-aórtico	5 pontos
Insuficiência cardíaca	5 pontos
Creatinina sérica > 1,5	4 pontos
Idade > 75 anos	4 pontos
Anemia	3 pontos
Diabetes *mellitus*	3 pontos
Volume de contraste	1 ponto a cada 100 mL
Modelo B**	
Insuficiência cardíaca	5 pontos
Hipotensão	5 pontos
Uso de balão intra-aórtico	5 pontos
Idade > 75 anos	4 pontos
Anemia	3 pontos
Diabetes *mellitus*	3 pontos
Volume de contraste	1 ponto a cada 100 mL
Clearance de creatinina estimado (mL/min 1,73 m2)	2 pontos se entre 40 e 60 4 pontos se entre 20 e 40 6 pontos se < 20

* Usando creatinina sérica. ** Usando clearance de creatinina.

O risco de NIC e diálise, respectivamente, de acordo com a pontuação: < 5 pontos: 7,5 e 0,04%; entre 6 a 10 pontos: 14 e 0,12%; entre 11 a 16 pontos: 26,1 e 1,09%; ≥ 16 pontos: 57,3 e 12,6%.

volver NIC não há necessidade de nenhuma abordagem preventiva, e quando necessitarem de exposição repetida ao contraste deve-se aguardar 48 horas nestes pacientes, já nos diabéticos e com insuficiência renal o tempo mínimo é de 72 h.

Estudos recentes mostraram maior benefício no uso de hidratação com solução salina isotônica ao uso de solução hipotônica a 0,45%. O esquema de hidratação proposto é de 1 a 1,5 mL/kg por hora por 3 a 12 horas antes do procedimento e manter essa hidratação após o procedimento por mais 6 a 24 horas.

O bicarbonato de sódio surgiu como interesse em hidratar pacientes com insuficiência renal crônica (IRC). Embora um estudo recente sugira maior benefício do bicarbonato sobre a solução salina, novos estudos não demonstraram diferença na incidência de NIC com esses agentes. Atualmente o uso de bicarbonato é classe III, de acordo com as principais diretrizes internacionais.

Com relação ao uso de N-acetilcisteína, estudos antigos mostraram resultados conflitantes com relação ao benefício de esta prevenir NIC por efeitos antioxidantes e vasodilatadores. Porém um estudo grande e recente comparando o uso de N-acetilcisteína nos pacientes que seriam submetidos a angiografia, o ACT (*Acetylcysteine for Contrast-Induced Nephropathy Trial*), não mostrou benefício no uso desta medicação. Uma metanálise recente demonstrou o mesmo resultado. Então, há evidências de que a N-acetilcisteína não possui benefício na prevenção de NIC nos pacientes submetidos a angiografia.

Outro modo de reduzir o dano renal é com a diminuição do volume de contraste utilizado e para isso utiliza-se como limite uma dose de 4 mL/kg de contraste ou uma razão de volume total sobre RFG menor que 3,7:1 ou 5 mL/kg divididos pela creatinina sérica nos pacientes com creatinina alterada. Além disso, o tipo de contraste a ser utilizado é importante, já que estudos demonstraram uma redução de 39% de nefropatia por contraste nos pacientes que usaram contraste de baixa osmolaridade, quando comparados aos de osmolaridade alta. Com o surgimento dos contrastes iso-osmolares, surgiu a hipótese de que estes pudessem reduzir ainda mais a injúria renal, sendo estes recomendados em relação aos contrastes de baixa osmolaridade.

Reações anafilactoides

A incidência de reações anafilactoides (mediadas por IgG) ao contraste é menor que 1% e as reações graves, menores que 0,04%. Porém, nos pacientes que apresentam histórico de reações prévias e asma, a taxa de recorrência é de 16 a 44%, o que justifica nesta população medidas preventivas, já que estas reduzem o risco de reação para quase zero.

É recomendado o uso de prednisona 50 mg, 13 horas, 7 horas e 1 hora antes do procedimento associada a 50 mg de difenidramina 1 hora antes do procedimento.

Não há benefício demonstrado em realizar profilaxia nos pacientes com história de alergia a frutos do mar.

Contraindicações ao procedimento

É importante frisar que **a única contraindicação absoluta** para a realização do procedimento de cateterismo cardíaco é a recusa do paciente, sendo este portador de saúde mental.

Na Tabela 12.2 seguem as demais contraindicações *relativas* ao procedimento e suas possíveis consequências.

Tabela 12.2 – Contraindicações relativas à intervenção coronária percutânea e suas consequências

Condição	Aumento de risco de
Hiper ou hipocalemia ou intoxicação digitálica	Arritmias
HAS descontrolada	Sangramentos, AVCH seguido à anticoagulação pré-angioplastia, IC e isquemia miocárdica
Doença febril	Infecção
Anticoagulação com varfarina (INR > 1,5 – geralmente ponto de corte)	Sangramentos
Trombocitopenia severa. *Dosagem de plaquetas acima de 50.000/mL é suficiente para a realização do cateterismo cardíaco com segurança*	Sangramentos
Alergia severa ao contraste	Reação anafilactoide grave
IC descompensada	EAP; impossibilidade de tolerar o decúbito durante o procedimento
Insuficiência renal grave e/ou anúria (a menos que diálise já esteja planejada)	Sobrecarga de volume e EAP, nefropatia requerendo diálise
Piora da função renal: inexplicada ou após administração de contraste	Insuficiência renal aguda requerendo diálise
Sangramento ativo, incluindo sangramento gastrointestinal	Sangramentos maiores secundários à administração de agentes antiplaquetários e antitrombóticos

Bibliografia consultada

1. Aspelin P, Aubry P, Fransson SG, Strasser R, Willenbrock R, Berg KJ; Nephrotoxicity in High-Risk Patients Study of I-O and Low-Osmolar Non-Ionic Contrast Media Study I. Nephrotoxic effects in high-risk patients undergoing angiography. N Engl J Med. 2003;348:491-9.11.
2. Dehmer GJ, Weaver D, Roe MT, Milford-Beland S, Fitzgerald S, Hermann A, et al. A contemporary view of diagnostic cardiac catheterization and percutaneous coronary intervention in the United States: a report from the CathPCI Registry of the National Cardiovascular Data Registry, 2010 through June 2011. J Am Coll Cardiol. 2012 Nov 13;60(20):2017-31.
3. Fasseas P, Orford JL, Panetta CJ, et al. Incidence, correlates, management, and clinical outcome of coronary perforation: analysis of 16,298 procedures. Am Heart J. 2004;147(1):140-5.
4. Hendry C, Fraser D, Eichhofer J, Mamas MA, Fath-Ordoubadi F, El-Omar M, et al. Coronary perforation in the drug-eluting stent era: incidence, risk factors, management and outcome: the UK experience: EuroIntervention. 2012;8(1):79-86.
5. Jo SH, Youn TJ, Koo BK, Park JS, Kang HJ, Cho YS, et al. Renal toxicity evaluation and comparison between visipaque (iodixanol) and hexabrix (ioxaglate) in patients with renal insufficiency undergoing coronary angiography: the RECOVER study: a randomized controlled trial. J Am Coll Cardiol. 2006;48:924-30.
6. Johnson LW, Lozner EC, Johnson S, Krone R, Pichard AD, Vetrovec GW, et al. Coronary arteriography 1984-1987: a report of the Registry of the Society for Cardiac Angiography and Interventions. I. Results and complications. Cathet Cardiovasc Diagn. 1989;17(1):5.
7. Lansky AL, Pietras C, Costa RA, Tsuchiya Y, Brodie BR, Cox DA, et al. Gender differences in outcomes after primary angioplasty versus primary stenting with and without abciximab for myocardial infarction: results of the Controlled

Abciximab and Device Investigation to Lower Late Angioplasty Complications (CADILLAC) trial. Circulation. 2005;111(13):1611-8.
8. Moscucci M. Grossman & Baims, cardiac catheterization, angiography and intervention. 8th ed. Philadelphia: Lippincott/Wolters Kluwer Health; 2014.
9. Rogers JH, Lasala JM. Coronary artery dissection and perforation complicating percutaneous intervention. J Invasive Cardiol. 2004;16(9):493-9.
10. Romagnoli E, Biondi-Zoccai G, Sciahbasi A, Politi L, Rigattieri S, Pendenza G, et al. Radial versus femoral randomized investigation in ST-segment elevation acute coronary syndrome: the RIFLE-STEACS (Radial Versus Femoral Randomized Investigation in ST-Elevation Acute Coronary Syndrome) study. Journal of the American College of Cardiology. 2012;60:2481-9.
11. Shimony A, Zahger D, Van Straten M, Shalev A, Gilutz H, Ilia R, et al. Incidence, risk factors, management and outcomes of coronary artery perforation during percutaneous coronary intervention. Am J Cardiol. 2009;104(12):1674-7.
12. Valgimigli M, Gagnor A, Calabro P, Frigoli E, Leonardi S, Zaro T, et al.; Investigators M. Radial versus femoral access in patients with acute coronary syndromes undergoing invasive management: a randomised multicentre trial. Lancet. 2015;385:2465-76.

Parte 2

MIOCARDIOPATIAS E VALVOPATIAS

13 Estenose Mitral

■ Daniela Fernanda Alli Hemerly
■ Gardênia da Silva Lobo

A valva mitral é constituída pelo anel, cúspides, cordas tendíneas e músculos papilares e seu adequado funcionamento depende da integridade destes componentes. Portanto, alterações em qualquer um deles podem resultar em disfunção valvar.

A principal causa da estenose mitral (EM) é a doença reumática, embora raramente possa ser congênita ou secundária à calcificação do anel, lúpus, mucopolissacaridose, síndrome carcinoide, entre outros.

Na EM reumática há aumento da espessura das cúspides, graus variáveis de calcificação e retração das mesmas e fusão comissural e do aparato subvalvar em decorrência do processo cicatricial, resultando em diminuição progressiva da área de abertura efetiva da valva (área normal = 4 a 6 cm²). Vinte e cinco por cento dos pacientes com doença reumática apresentam estenose pura e 40%, dupla disfunção. Cerca de 2/3 dos pacientes com EM são do sexo feminino.

Fisiopatologia

↓ área valvar → ↑ pressão AE (gradiente entre AE-VE) → transmissão retrógrada para a circulação pulmonar (dispneia) e para as cavidades direitas → HP/ ICD.

Quadro clínico

- Dispneia (devida ao aumento da pressão na circulação venocapilar pulmonar) é o sintoma mais comum. Inicialmente aos grandes esforços, progride para médios e pequenos esforços; ortopneia e/ou dispneia paroxística noturna podem estar presentes.
- Edema de membros inferiores, hepatomegalia e estase jugular podem aparecer nos pacientes com hipertensão pulmonar (HP) e comprometimento das cavidades direitas.
- Palpitações rítmicas ou arrítmicas, de duração variável, aos esforços ou ao repouso, associadas ou não à dispneia, podem ser relatadas. É comum a ocorrência de fibrilação atrial (FA), que geralmente leva à piora da classe funcional.
- Menos frequentemente, embolia arterial periférica ou para o SNC, hemoptise, disfagia, rouquidão (sinal de Ortner) e dor torácica.

Exame físico

- Inspeção: podem ser identificados sinais de comprometimento do ventrículo direito como estase jugular, levantamento sistólico e hepatomegalia.

- Palpação: levantamento sistólico (bordo esternal esquerdo) e frêmito diastólico na área mitral.
- Ausculta: hiperfonese de B1 é achado frequente; hiperfonese de B2 na presença de HP (hipertensão pulmonar), sopro diastólico em ruflar, decrescente (mais intenso no início da diástole), com ou sem reforço pré-sistólico (relacionado à contração atrial), estalido de abertura mitral (clique protodiastólico).

Exames complementares

Os achados dependem da gravidade da lesão; quanto maior a importância da valvopatia, maiores serão os achados clínicos e laboratoriais.

ECG

- Sobrecarga do AE (onda "P" mitral);
- Sinais de sobrecarga do VD, quando há hipertensão pulmonar (desvio do eixo elétrico do QRS para a direita e ondas R aumentadas em V1, e S em V5 e V6), arritmia (extrassistolia supraventricular, taquicardia atrial, *flutter* atrial ou FA).

Radiografia de tórax

- Sinais de congestão pulmonar;
- Aumento do AE (imagem de duplo contorno e quarto arco);
- Sinais de hipertensão pulmonar (retificação ou abaulamento do tronco da artéria pulmonar);
- Aumento do VD nos pacientes mais graves.

Ecocardiograma Doppler transtorácico (ETT)

- Exame complementar mais importante na avaliação do paciente com suspeita de doença valvar, pois permite confirmar a lesão, avaliar sua gravidade e repercussão e fornece informações sobre o tamanho das cavidades e lesões associadas (Tabela 13.1). Através dele é possível avaliar:
  - morfologia da valva mitral e das demais. O escore de Wilkins-Block, que avalia a morfologia da valva mitral em quatro aspectos, grau de espessamento, mobilidade, calcificação e comprometimento subvalvar, é utilizado como parâmetro preditor de resultado da valvoplastia percutânea por cateter-balão;
  - área valvar, gradientes e pressão pulmonar;
  - função ventricular e medidas das cavidades.

Ecocardiograma transesofágico (ETE)

- Está indicado nas seguintes situações:
  - pesquisa de trombos em átrio ou apêndice atrial esquerdos em pacientes com FA, antes da cardioversão, e em alguns pacientes que serão submetidos à valvoplastia por cateter-balão;
  - para melhor avaliação da gravidade da insuficiência mitral, quando necessário.

Ecocardiografia sob esforço

- Pode ser útil na avaliação dos gradientes máximo e médio entre AE-VE e pressão da artéria pulmonar (PAP), além da área valvar, em pacientes com discordância entre os sintomas e gravidade da disfunção valvar em repouso. Em alguns casos há piora importante nos parâmetros após o esforço, que justifica a sintomatologia e o teste pode, então, auxiliar na decisão terapêutica.

Tabela 13.1 – Gravidade da estenose mitral pela ecocardiografia Doppler

Parâmetro	Leve	Moderada	Importante
Área valvar	1,5 a 2,5 cm^2	1,0 a 1,5 cm^2	< 1,0 cm^2
Gradiente médio	< 5 mmHg	5 a 10 mmHg	> 10 mmHg
Pressão pulmonar	< 35 mmHg	35 a 50 mmHg	> 50 mmHg

Cineangiocoronariografia, com ou sem ventriculografia e medidas de pressão

- Para todos os casos de doença valvar, o exame é recomendado aos homens acima de 40 anos e mulheres acima de 45 anos, que tenham indicação de tratamento cirúrgico, para pesquisa de doença coronariana associada.
- Nos casos em que haja discordância entre os achados clínicos e dados dos exames subsidiários, para medida direta das pressões intracavitárias.

Diagnóstico diferencial

- *Cor triatriatum.*
- Mixoma do AE.
- Estenose mitral congênita.

Tratamento

- Assintomáticos: profilaxia de novos surtos de febre reumática.
- Sintomas leves (classe funcional II), sem HP e:
  - estenose discreta: profilaxia de novos surtos de FR, acompanhamento anual e tratamento clínico;
  - estenose moderada ou importante: além de profilaxia, tratamento clínico e reavaliação semestral.
  - Sintomas moderados ou importantes (CF III ou IV) e/ou sinais de HP (PAP > 50 mmHg em repouso ou > 60 mmHg sob esforço): indicação cirúrgica, além das medidas acima. Os pacientes com sintomas intensos e estenose significativa ou FA podem necessitar de medicação por via endovenosa, para estabilização do quadro clínico.

Tratamento clínico

- Diuréticos (tiazídicos ou de alça).
- Betabloqueadores (propranolol 40 mg/dia ou mais, atenolol, 25-100 mg/dia ou metoprolol 25 a 100 mg/dia).
- Bloqueadores do canal de cálcio (verapamil 120-240 mg/dia ou diltiazen 90-270 mg/dia) caso haja intolerância ao betabloqueador ou em associação a este.
- Digoxina, 0,125-0,25 mg/dia, pode ser utilizada, embora seu uso tenha sido infrequente.
- Anticoagulante oral: pacientes com história de embolia prévia, FA paroxística, persistente ou permanente, ou com trombo no AE. Alguns autores recomendam também para os pacientes com AE > 55 mm.

Recomendações para tratamento farmacológico na estenose mitral

Classe I

- Betabloqueadores na EM moderada a importante, sintomática, na ausência de contraindicações.
- Betabloqueadores na EM moderada a importante, assintomática, na presença de fibrilação atrial e na ausência de contraindicações.

- Diuréticos na EM moderada a importante sintomática.
- Anticoagulação oral plena na EM associada a evento embólico prévio, trombo atrial esquerdo ou fibrilação atrial.

Classe IIa

- Digitálicos como adjuvantes no controle da frequência ventricular, na EM moderada a importante, na presença de fibrilação atrial.
- Bloqueadores de canais de cálcio não di-hidropiridínicos na EM moderada a importante com necessidade de controle de frequência ventricular, na presença de contraindicações ao uso de betabloqueadores.
- Anticoagulação oral plena na EM com átrio esquerdo > 55 mm e evidência de contraste atrial espontâneo.
- Associação de aspirina, na dose de 50 a 100 mg, à anticoagulação oral plena, após ocorrência de evento embólico ou trombo atrial esquerdo em pacientes adequadamente anticoagulados

Tratamento cirúrgico

- Valvoplastia percutânea com cateter-balão, se a morfologia da valva for favorável: pacientes em CF II, III e IV. As contraindicações ao procedimento são: insuficiência mitral (IM) maior que discreta; trombo no AE; escore de Wilkins > 11; necessidade de intervenção cirúrgica em outra valva ou aorta; alterações vasculares que dificultem a abordagem.
- Comissurotomia ou substituição por prótese biológica ou metálica: CF III e IV.

Recomendações para valvoplastia por cateter-balão na estenose mitral (Figura 13.1)

Classe I

- Pacientes com EM moderada a importante, sintomáticos (CF II, III ou IV), com anatomia valvar favorável, na ausência de trombo atrial esquerdo ou insuficiência mitral moderada a importante.
- Pacientes com EM moderada a importante, assintomáticos, com anatomia valvar favorável à intervenção percutânea e HP (PSAP > 50 mmHg em repouso ou > 60 mmHg com atividade física), na ausência de contraidicações.

Classe IIa

- Pacientes com EM moderada a importante, sintomáticos (CF III ou IV), com morfologia não ideal à plastia por balão, mas de alto risco ou com contraindicação à intervenção cirúrgica.

Classe IIb

- Pacientes com EM moderada a importante, assintomáticos, com anatomia valvar favorável à intervenção percutânea e fibrilação atrial de início recente, na ausência de contraindicações.

Recomendações para tratamento cirúrgico na estenose mitral

Classe I

- Pacientes com EM moderada a importante, sintomáticos (CF III ou IV), com contraindicações à plastia por balão ou em centros onde o procedimento não é realizado.

Classe IIa

- Pacientes com EM moderada a importante associada a eventos embólicos recorrentes, apesar de adequada anticoagulação.

- Tratamento cirúrgico combinado da fibrilação atrial em pacientes com EM moderada a importante, sintomática (CF III ou IV), quando indicado tratamento cirúrgico da EM.
- Pacientes com EM importante, assintomáticos (CF I ou II), com HP grave (PSAP ≥ 80 mmHg), não candidatos à plastia por balão.

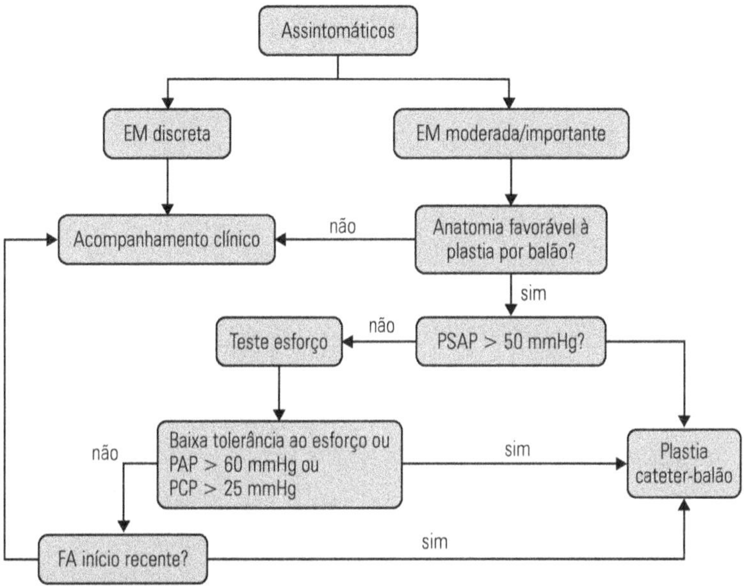

Figura 13.1 – Fluxograma da abordagem da EM em pacientes assintomáticos.

14 Insuficiência Mitral

- Daniela Fernanda Alli Hemerly
- Thalita da Silva Canevari

Etiologia

- Anormalidades das cúspides:
  - Degeneração mixomatosa; doença reumática; endocardite infecciosa; doenças inflamatórias, autoimunes e congênitas e agentes anorexígenos (p. ex., fenfluramina, dexfenfluramina e fentermina)
- Anormalidades do anel:
  - Dilatação do anel mitral secundária à dilatação do VE; calcificação do anel (idosos e portadores de insuficiência renal crônica).
  - Anormalidades das cordas tendíneas
  - Comprometimento reumático; rotura por degeneração mixomatosa
- Anormalidades do músculo papilar:
  - Rotura associada ao IAM; ou disfunção isquêmica, por processos infiltrativos ou congênitos.

Insuficiência mitral aguda

Nesta situação, o ventrículo esquerdo não tem tempo suficiente para se dilatar e acomodar o aumento súbito do volume diastólico:

- ↑ pressão AE → ↑ pressão venocapilar pulmonar → congestão pulmonar = dispneia/ edema agudo de pulmão.

Dependendo da gravidade do refluxo, pode haver queda do débito cardíaco, hipotensão e choque.

Etiologia

- Endocardite infecciosa com perfuração ou laceração valvar,
- Prolapso da valva mitral com ruptura de cordas, usualmente associada à degeneração mixomatosa,
- Ruptura de músculo papilar secundária à doença arterial coronária ou trauma de tórax.

Quadro clínico

Os pacientes são usualmente muito sintomáticos, necessitando internação para tratamento intensivo. Os sintomas mais frequentes são dispnéia aos pequenos esforços ou mesmo em repouso, frequentemente com EAP e sinais de baixo débito. A hipertensão pulmonar secundária pode levar a insuficiência cardíaca direita.

Exame físico

- *Ictus cordis* usualmente não é palpável
- Sopro sistólico mitral de baixa intensidade
- B3 pode estar presente.

- Sintomas de baixo débito podem estar presentes
- Turgência jugular

Diagnóstico

- ECG: taquicardia sinusal; alterações inespecíficas da repolarização; sinais de isquemia; sinais de sobrecarga de câmaras, caso haja lesão valvar prévia
- Rx tórax: congestão pulmonar; área cardíaca normal (exceto se lesão valvar prévia),
- ECO transtorácico ou esofágico podem confirmar ou afastar o diagnóstico, determinar o mecanismo e a gravidade da lesão e avaliar as demais valvas,
- Cateterismo e angiografia coronária: pacientes com suspeita clínica ou fatores de risco para doença arterial coronária, se as condições clínicas permitirem.

Tratamento clínico

- Reduzir o volume regurgitante e a congestão pulmonar: vasodilatador e diuréticos
- Aumentar o débito cardíaco: pode ser necessário o uso de dobutamina ou dopamina e até mesmo balão intra-aórtico.
- Tratar a doença associada: antibiótico nos casos de endocardite infecciosa, medidas para isquemia, nos casos de insuficiência coronária.

Tratamento cirúrgico

Geralmente se faz necessário o reparo ou a troca valvar. Se possível, após compensação clínica. Entretanto, alguns pacientes não apresentam boa resposta ao tratamento clínico, devendo ser submetidos à cirurgia na fase aguda; são os de maior risco. Os pacientes com IM aguda e sintomas leves podem ser controlados na emergência ou mesmo em ambulatório, e o tratamento cirúrgico pode ser planejado.

Insuficiência mitral crônica

Na insuficiência mitral (IM) crônica, o refluxo se agrava lentamente ao longo de vários anos, permitindo que o VE e o AE se dilatem progressivamente, para acomodar o maior volume, sem aumento significativo das pressões de enchimento, mantendo um débito cardíaco adequado, mesmo na presença de refluxo importante. Entretanto, a sobrecarga crônica e progressiva de volume pode causar disfunção sistólica do VE, resultando em aumento do volume sistólico final e diminuição da fração de ejeção.

É necessário distinguir IM crônica primária e secundária. A primária abrange as lesões intrínsecas de um ou mais componentes do aparato mitral (prolapso, degeneração mixomatosa, doença reumática, endocardite). Já na IM secundária, geralmente, o aparelho mitral é normal, tendo a dilatação do VE como causa do refluxo. A dilatação do VE provoca deslocamento do musculo papilar, com dilatação anular, que dificulta o fechamento.

Aspectos gerais

Quadro clínico

Os pacientes permanecem assintomáticos por vários anos. Não raramente, os sintomas surgem quando a disfunção ventricular aparece. Dispnéia e/ou fadiga aos esforços, progressiva, podendo ou não vir acompanhadas de edema de MMII, estase jugular e hepatomegalia (casos mais avançados).

- Ortopnéia e DPN são descritos
- Arritmia pode estar presente.

Exame físico

- Inspeção: ictus aumentado e deslocado para a esquerda; sinais de sobrecarga direita nos casos avançados,
- Palpação: ictus desviado, frêmito sistólico área mitral, levantamento sistólico,
- Ausculta: hipofonese de B1, hiperfonese de B2 na presença de HP, sopro, em geral holossistólico, que se inicia com a B1, suave ou levemente rude, mais intenso na região do ápice, com irradiação para a axila e melhor audível em decúbito lateral esquerdo. Nos casos de prolapso da cúspide posterior o sopro pode irradiar-se para o mesocárdio, uma vez que o jato do refluxo, em geral excêntrico, é direcionado anteriormente.

Exames complementares gerais

- ECG: Sinais de sobrecarga do AE, VE e tardiamente do VD; além de avaliar o ritmo
- Rx tórax: Sinais de aumento das cavidades esquerdas; congestão pulmonar

Tratamento

- Profilaxia de novos surtos de febre reumática
- Profilaxia de endocardite infecciosa (EI): atualmente, a profilaxia para EI em tratamentos dentários com risco de sangramento é realizado nos casos de valvopatias com material protético, cardiopatia congênita, história prévia de endocardite e transplante cardíaco com valvopatia associado.
- Sintomáticos: diuréticos, vasodilatadores (IECA ou BRA), eventualmente digoxina e betabloqueadores.
- FA: drogas para controle da FC (betabloqueador, bloqueador de canal de cálcio), antiarrítmicos (amiodarona), cardioversão elétrica (CVE)

Insuficiência mitral crônica primária

Diagnóstico e acompanhamento

Classe I

- ECO TT: confirmar o diagnóstico, analisar morfologia da valva, mecanismo de lesão, gravidade da IM (Tabela 14.1), avaliar os diâmetros cavitários, os gradientes e pressões e estimar a fração de ejeção. (Nível de Evidência B). Repetir o ETT no momento do início dos sintomas ou surgimento de fibrilação atrial (FA). Para os paciente com refluxos leves acompanhar a cada 3-5 anos, para os moderados, 1-2 anos e para os graves, anualmente ou semestralmente.
- ECO Transesofágico (ETE): não deve ser realizado de rotina, apenas se as imagens ETT forem inadequadas. O ECO tridimendional é útil para avaliar as características anatômicas que tem impacto no tipo de intervenção a ser adotada (Nível de Evidência C).
- Coronariografia: diagnóstico de doença arterial coronariana (DAC) no pré-operatório de cirurgia valvar em pacientes com história de DAC, suspeita de isquemia miocárdica, disfunção ventricular esquerda, presença de um ou mais fatores de risco para DAC, homens com mais de 40 anos e mulheres na pós menopausa (Nível de Evidência C).

Tabela 14.1. Gravidade da IM pela ecocardiografia Doppler.

	Discreta	Moderada	Importante
Angiografia	1+	2+	3-4+
Área do jato	Jato central, pequeno, < 4 cm² ou < 20% área do AE	Maior que leve, mas sem critérios de IM importante	Jato central, grande, > 8 cm² ou > 40% área do AE
Venacontracta	< 0,3 cm	0,3 a 0,69	≥ 0,7
Volume regurgitante	< 30 ml/batimento	30 a 59 ml/bat	≥ 60 ml/bat
Área do orifício regurgitante	< 0,20 cm²	0,20 a 0,39 cm²	≥ 0,4 cm²
Fração regurgitante	< 30%	30 a 49%	> 50%
Tamanho VE			Aumentado
Tamanho AE			Aumentado

- Ressonância magnética cardíaca (RMC): para avaliar volumes ventriculares esquerdo e direito, função cardíaca e gravidade do refluxo quando essas medidas pelo ETT não forem satisfatórias. RMC é menos útil para avaliar anatomia valvar (Nível de Evidência B).

Classe IIa

- Teste ergométrico: estabelecer sintomas e tolerância a exercícios em pacientes com IM crônica primária (Nível de Evidência C).

Outros

- Ventriculografia esquerda e medidas invasivas: quando avaliação clínica e/ou testes não-invasivo são inconclusivos ou discordante. Essa avaliação é especialmente útil nos paceinte portadores de doença pulmonar obstrutiva crônica.
- BNP: pode identificar pacientes com maior risco de desenvolver disfunção ventricular e ser útil no acompanhamento dos pacientes assintomáticos.

Recomendações para tratamento farmacológico na insuficiência mitral crônica primária

Classe IIa

- Tratamento para insuficiência cardíaca com IECA ou BRA, beta bloqueadores e antagonista de aldosterona está indicado em pacientes sintomáticos com disfunção ventricular (FE< 60%) que não irão para a cirurgia. (Nível de Evidência B)

Classe III (sem benefício)

- Vasodilatadores não são indicados para pacientes assintomáricos, normotensos e com FE > 60% (Nível de Evidencia B).

Recomendações para tratamento cirúrgico na insuficiência mitral crônica primária

Classe I

- Sintomáticos com FE> 30% (Nível de evidência B)
- Assintomáticos com FE entre 30-60% e/ou DsVE ≥ 40 mm (Nível de Evidência B)
- A plastia é preferível a troca valvar quando a lesão é limita-

da ao folheto posterior. (Nível de Evidência B)

- A plastia é preferível a trocar valvar envolvendo o folheto anterior ou ambos puder ser realizado com sucesso (Nível de Evidência B).
- A plastia ou troca valvar é indicada para paciente com IM grave que será submetida a cirurgia cardíaca por outros motivos. (Nível de Evidência B).

Classe IIa

- Plastia mitral em pacientes assintomáticos com IM grave, FEVE > 60% e DSFVE < 40 mm nos quais há alta probabilidade de um reparo bem sucedido realizado em um Centro de Excelência Válvula Cardíaca (Nível de Evidência B)
- Plastia mitral em pacientes assintomáticos, com IM grave de etiologia não reumática e função ventricular esquerda preservada (FEVE > 60% e DSFVE < 40 mm) no qual há uma alta probabilidade de um reparo bem sucedido se início de FA ou hipertensão pulmonar (pressão arterial sistólica de artéria pulmonar > 50 mm Hg) (Nível de Evidência B).
- Plastia mitral em pacientes com IM moderada que serão submetidos a cirurgia cardíaca por outro motivo. (Nível de Evidência C)

Classe IIb

- Sintomáticos com FE ≤ 30% (Nível de Evidência C).
- Plastia mitral em pacientes com doença valvar reumática se houver alta probabilidade de um reparo bem sucedido ou quando o manejo de anticoagulação a longo prazo for questionável (Nível de Evidência B).
- Plastia mitral percutânea em pacientes sintomáticos, com tratamento medicamentoso otimizado, desde que possuam anatomia favorável para o procedimento, boa expectativa de vida, porém com alto risco cirúrgico. (Nível de Evidência B)

Classe III (sem benefício)

- A troca valvar mitral não deve ser realizada para o tratamento da insuficiência mitral primária limitado a menos do que metade do folheto posterior, exceto quando plastia não tenha tido êxito. (Nível de Evidência B)

Insuficiência mitral crônica secundária

Diagnóstico e acompanhamento

Classe I

- ECO TT: útil para estabelecer a etiologia da IM secundária, extensão, localização das lesões, além de avaliar função cardíaca, gravidade do refluxo e hipertensão pulmonar. (Nível de Evidência C)

Recomendações para tratamento farmacológico na insuficiência mitral crônica secundária

Classe I

- Sintomáticos com FE reduzida devem receber tratamento clínico otimizado para insuficiência cardíaca com IECA, BRA, beta bloqueadores e antagonista de aldosterona se indicado. (Nível de Evidência A).

- Terapia de ressincronização em pacientes sintomáticos, com FE reduzida que possuam indicação para tal. Pode melhorar a função VE e a força de fechamento de valva mitral, reduzindo o refluxo.

Recomendações para tratamento cirúrgico em pacientes com insuficiência mitral crônica secundária

Classe IIa

- Sintomáticos com IM grave que serão submetidos a revascularização miocárdica ou troca valvar aórtica. (Nível de Evidência C)

Classe IIb

- Considerar plastia ou troca valvar nos pacientes que persistem sintomáticos, apesar da terapia medicamentosa otimizada para IC (insuficiência cardíaca). (Nível de Evidência B).
- Plastia em portadores de IM moderada que serão submetidos a cirurgia cardíaca por outro motivo. (Nível de Evidência C)

A Figura 14.1 apresenta o fluxograma para tratamento de IM crônica secundária e a Figura 14.2 apresenta o fluxograma para tratamento de IM crônica primária.

Fluxograma para tratamento de IM crônica secundária

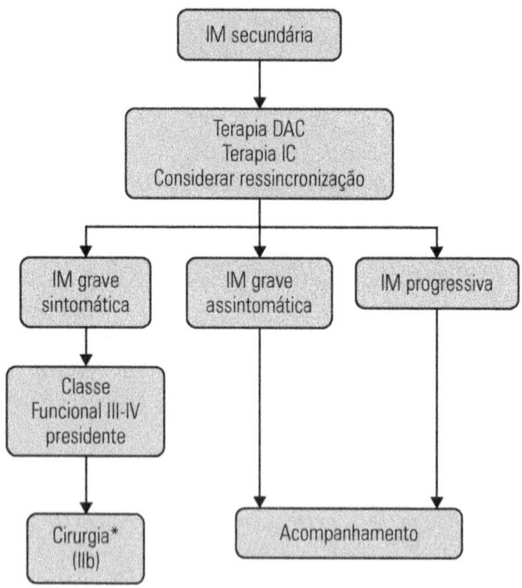

*Plastia mitral é preferível a troca valvar quando possível

Figura 14.1. Fluxograma para tratamento de IM crônica secundária.

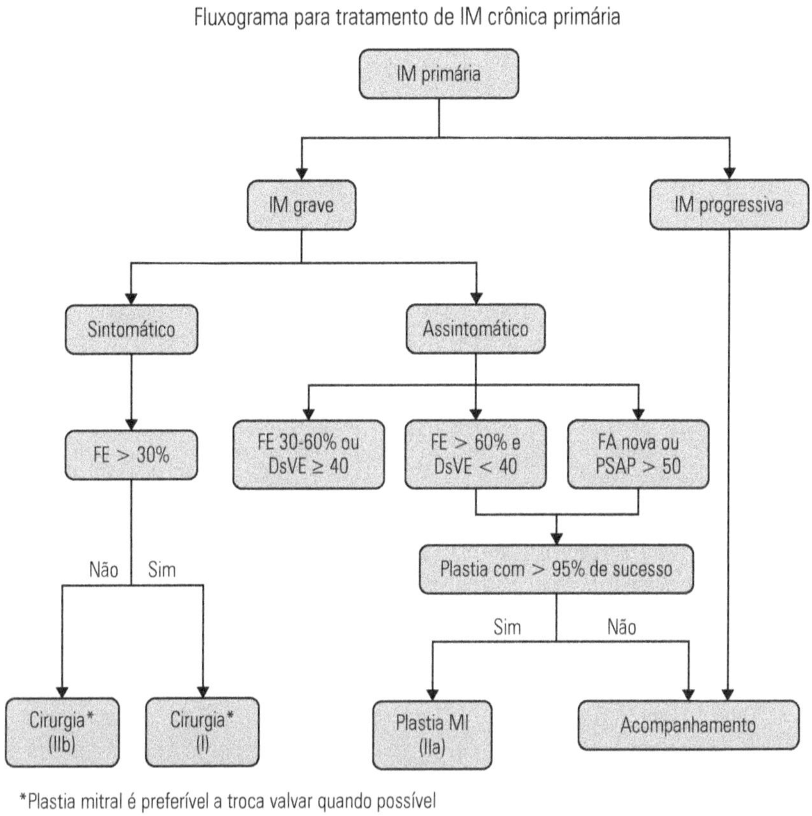

Figura 14.2. Fluxograma para tratamento de IM crônica primária.

Bibliografia consultada

1. Nishimura, RA, Otto CM, Bonow RO, et al. Guideline for the Management of Patients with Valvular Heart Disease: Executive Summary. AHA/ACC 2014. Circulation. 2014 Jun 10;129(23):2440-92.
2. Tarasoutchi F, Montera MW, Grinberg M, Barbosa MR, Piñeiro DJ, Sánchez CRM, et al. Diretriz Brasileira de Valvopatias – SBC 2011/I Diretriz Interamericana de Valvopatias – SIAC 2011. Arq Bras Cardiol. 2011;97(5 supl. 1):1-67.
3. Otto C, Bonow R. Valvopatias. In: Braunwald. Tratado de Doenças Cardiovasculares. Rio de Janeiro: Elsevier; 2013. p. 1502-1576.
4. Vahanian A, Alfieri O, Antunes FAMJ, et al. Guidelines on the management of valvular heart disease (version 2012): The Joint Task Force on the Management of Valvular Heart Disease of the European Society of Cardiology (ESC) and the European Association for Cardio-Thoracic Surgery (EACTS). European Heart Journal. 2012;33(19):2451-2496. DOI: 10.1093/eurheartj/ehs109.

15 Estenose Aórtica

- Daniela Fernanda Alli Hemerly
- Thiago Pouso de Oliveira

Etiologia

- Congênita (valva bivalvular é a forma mais comum).
- Reumática.
- Degenerativa do idoso.
- Outras: colagenoses (artrite reumatoide), doença de Paget, dislipidemias e insuficiência renal crônica.

Fisiopatologia

Obstrução da via de saída causa aumento da pressão do ventrículo esquerdo, que resulta em hipertrofia do tipo concêntrica para compensar e manter o débito cardíaco. Inicialmente pode haver disfunção diastólica, e mais tardiamente, sistólica. A redução da área valvar é progressiva ao longo de anos e por isto os pacientes podem permanecer assintomáticos por longos períodos. Com área valvar inferior a 1,0 cm² podem surgir sintomas.

Quadro clínico

- Dispneia, inicialmente por disfunção diastólica e mais tardiamente, sistólica.
- Angina, secundária ao desbalanço entre oferta e consumo de O_2 (massa muscular aumentada, desproporcional à densidade capilar ou à doença coronária epicárdica).
- Síncope, geralmente de esforço, devida ao baixo fluxo cerebral. Quando em repouso, pensar em arritmia.
- Arritmia.
- Morte súbita (risco maior após o aparecimento de sintomas).

Exame físico

- Ausculta: sopro sistólico rude, ejetivo, "em diamante", com irradiação para fúrcula e carótidas; nos jovens tende a ser rude e vibratório e pode ser acompanhado de clique protossistólico; hipofonese de B2 (redução da mobilidade dos folhetos).
- Palpação: frêmito, pulso *parvus* e *tardus*.

Exames complementares

- ECG: sinais de sobrecarga ventricular esquerda, alterações da repolarização ventricular, distúrbio de condução intraventricular e BAV. Arritmias podem ser encontradas.
- Radiografia de tórax: inespecífica, pode mostrar calcificação na projeção da valva, abaulamento da aorta, congestão e alargamento da área cardíaca em fase avançada.

- ECO: confirma o diagnóstico, sugere a causa da estenose valvar, quantifica a gravidade da lesão (Tabela 15.1), avalia sua repercussão (grau de hipertrofia e função do VE) e as demais valvas.
- Teste ergométrico: pode ser utilizado em pacientes com EAo importante assintomáticos, para avaliar capacidade física, comportamento da PA e desenvolvimento de sintomas. O aparecimento de sintomas e a queda ou incapacidade de aumentar a PA durante o esforço têm alto valor preditivo de ocorrência de eventos e pode auxiliar na decisão terapêutica.
- Tomografia computadorizada: usada para quantificar o grau de calcificação da valva aórtica, com implicações prognósticas.
- Ressonância magnética: pode ser usada para avaliação da fração de ejeção ou volumes ventriculares duvidosos pela ecocardiografia, bem como a raiz da aorta e a aorta ascendente. Indicada também na planimetria da área valvar aórtica quando há incerteza da gravidade da EAo ou se os resultados dos exames de imagens forem conflitantes.
- Cateterismo cardíaco: fica reservado aos pacientes com dúvida a respeito da gravidade da estenose ou para investigar doença arterial coronária, conforme já relatado nas outras doenças valvares.

Prognóstico

São preditores de pior prognóstico:

- idade avançada;
- velocidade do jato transvalvar;
- aumento da velocidade do jato transvalvar;
- mudança da classe funcional;
- grau de calcificação da valva aórtica;
- teste ergométrico positivo.

Tratamento clínico

- Assintomáticos: acompanhamento clínico e profilaxia de endocardite infecciosa, quando pertinente. O uso de medicamentos está indicado somente na presença de comorbidades associadas (p. ex., HAS, DM, dislipidemia).
- Sintomáticos: o uso de medicamentos pode ajudar, até a programação cirúrgica, que é o tratamento definitivo. A dispneia deve ser tratada com diuréticos, hidroclorotiazida ou furosemida e, eventualmente, vasodilatadores, iniciados em baixas doses.

Tabela 15.1 – Gravidade da estenose aórtica pela ecocardiografia Doppler

Parâmetro	Leve	Moderada	Importante
Área valvar	> 1,5 cm²	1,0 a 1,5 cm²	< 1,0 cm²
Área valva indexada	----	----	< 0,6 cm²/m²
Gradiente médio	< 25 mmHg	25 a 40 mmHg	> 40 mmHg
Velocidade máxima	< 3 m/s	3 a 4 m/s	> 4 m/s

Tratamento cirúrgico/ intervencionista

Recomendações para o tratamento cirúrgico/intervencionista na estenose aórtica

- Pacientes sintomáticos, com estenose aórtica severa e gradiente transvalvar elevado (gradiente médio ≥ 40 mmHg ou velocidade de pico≥ 40 m/seg). Classe I.
- Paciente sintomáticos com gradiente médio < 40 mmHg e disfunção ventricular, mas com reserva contrátil (*low-flow, low-gradient*). Classe I.
- Paciente sintomáticos com gradiente médio < 40 mmHg e disfunção ventricular e sem reserva contrátil (*low-flow, low-gradient*), particularmente quando o escore de cálcio à tomografia confirma severidade da estenose. Classe IIa.

Tratamento cirúrgico

Classe de recomendação

Classe I

- Portadores de EAo importante e sintomas, com baixo risco cirúrgico, na ausência de condições anatômicas/clínicas desfavoráveis (por exemplo: fragilidade, aorta em porcelana, tórax hostil).
- Pacientes com risco cirúrgico intermediário/elevado: a decisão sobre o tipo de intervenção (cirúrgica ou percutânea) deve ser avaliado por equipe multidisciplinar (*Heart team*) de acordo com características individuais do paciente.
- Pacientes com EAo importante que serão submetidos à cirurgia de revascularização miocárdica, da aorta ou de outra valva cardíaca.
- Pacientes assintomáticos com estenose aórtica severa e FE<50%.
- Pacientes assintomáticos com estenose severa que apresentem resposta anormal no teste de esforço (sintomas desproporcionais ao esforço realizado, claramente relacionados à estenose aórtica).

Classe II

- Pacientes com estenose moderada que serão submetidos a outra cirurgia cardíaca ou da aorta.
- Pacientes assintomáticos com estenose severa que apresentem resposta anormal no teste de esforço (hipotensão).
- Pacientes com EAo importante, assintomáticos, com indicadores de pior prognóstico (velocidade máxima de jato transvalvar aórtico >5,5 m/s, calcificação acentuada e progressão da Vmáx>0,3 m/s/ano, níveis elevados de BNP e hipertensão pulmonar severa: PSAP> 60 mmHg em repouso), desde que o risco seja baixo.

Tratamento intervencionista

- Os pacientes devem ter as seguintes características:
  - presença de EAo importante e sintomática;
  - alta ou intermediária probabilidade de morbimortalidade cirúrgica;

- presença de condição anatômica e morfológica favorável para realizar o procedimento por cateter.

Classe de Recomendação

Classe I

- Pacientes portadores de EAo importante com indicação cirúrgica, porém com contraindicações ao tratamento cirúrgico convencional.
- Pacientes com elevado risco cirúrgico ou outros fatores de risco não incluídos nos escores utilizados (como aorta em porcelana e fragilidade) que favorecem ao tratamento percutâneo sobretudo em pacientes idosos (>75 anos) na possibilidade de uso de acesso transfemoral.

Recomendações para valvuloplastia aórtica com cateter-balão

- Procedimento no qual um ou mais cateteres-balões são inflados através da valva aórtica, ocasionando alargamento do ânulo aórtico e separação das comissuras, com a finalidade de reduzir a gravidade da EAo.

Classe de Recomendação

Classe IIb

- Em pacientes hemodinamicamente instáveis, com elevado risco cirúrgico e impossibilidade momentânea de realização de implante de bioprótese por cateter, como ponte para o tratamento cirúrgico ou para implante de bioprótese aórtica por cateter.

Bibliografia consultada

1. Bonow RO. Braunwald. Tratado de Doenças Cardiovasculares. Tradução Alcir Costa Fernandes. Rio de Janeiro: Elsevier; 2013.
2. Moreira MCV, Montenegro ST, Paola AAV. Livro-texto da Sociedade Brasileira de Cardiologia. 2ª ed. Barueri, SP: Manole; 2015. ISBN: 9788520446058.
3. Nishimura RA, Otto CM, Bonow RO, Carabello BA, Erwin JP III, Guyton RA, et al. 2014 AHA ACC Guideline for the Management of Patients with Valvular Heart Disease: a report of the American College of Cardiology/American Heart Association Task Force on Practice Guidelines. J Am Coll Cardiol. 2014;63:e57-185.
4. Otto CM, Prendergast B. Aortic-Valve Stenosis – From Patients at Risk to Severe Valve Obstruction. N Engl J Med. 2014;371:744-756. DOI: 10.1056/NEJMra1313875.
5. Tarasoutchi F, Montera MW, Grinberg M, Barbosa MR, Piñeiro DJ, Sánchez CRM, et al. Diretriz Brasileira de Valvopatias – SBC 2011/I Diretriz Interamericana de Valvopatias – SIAC 2011. Arq Bras Cardiol. 2011;97(5 supl. 1):1-67.
6. 2017 ESC/EACTS Guidelines for the management of valvular heart disease. The Task Force for the Management of Valvular Heart Disease of the European Society of Cardiology (ESC) and the European Association or Cardio-Thoracic Surgery (EACTS). European Heart Journal (2017) 38;2739-2791.

16 Insuficiência Aórtica (IAo)

- Daniela Fernanda Alli Hemerly
- Adriana Cury Ribeiro Cunha

Conceito

Refluxo de sangue da aorta para o ventrículo esquerdo (VE) através da valva aórtica durante a diástole. É uma valvopatia de sobrecarga de volume e pressão.

Classificação

1. IAo aguda.
2. IAo crônica.

Etiologia

- Comprometimento dos folhetos ou da parede da aorta. A Tabela 16.1 apresenta a etiologia da insuficiência aórtica aguda e da insuficiência aórtica crônica.

Fisiopatologia

IAo aguda

- Sobrecarga de volume súbita para o VE → ↑ pressão diastólica do VE → insuficiência cardíaca (IC), edema agudo de pulmão (EAP), choque cardiogênico.

IAo crônica

- *Fase compensada:* ↑ gradativo do volume diastólico → dilatação progressiva do VE (hipertrofia excêntrica e concêntrica) → acomodação de grandes volumes com baixas pressões

Tabela 16.1. Etiologia da insuficiência aórtica aguda e da insuficiência aórtica crônica

IAo Aguda	IAo Crônica
• Dissecção de aorta ascendente • Trauma de tórax • Complicações de procedimentos percutâneos (p. ex., valvuloplastias) • Endocardite infecciosa	• Congênita (valva aórtica bicúspide, bivalvular ou quadricúspide) • Febre reumática • Calcificação • HAS • Degeneração mixomatosa • Endocardite infecciosa • Síndromes de Marfan e Ehlers-Danlos • Dilatação idiopática da aorta • Doenças inflamatórias sistêmicas ou do tecido conjuntivo • Espondilite anquilosante • Aortite sifilítica

(alta complacência) e manutenção do DC; FE normal.
- *Fase descompensada:* perda dos mecanismos compensatórios devida à sobrecarga crônica → disfunção do VE → ↓ FE e DC → ICC (aparecimento de sintomas).

Quadro clínico

IAo aguda
- IC, EAP, choque cardiogênico.

IAo crônica
- Dispneia e fadiga.
- Angina.
- Palpitação.
- Síncope ou morte súbita (raras).

Exame físico
- Sinais periféricos:
  - sinal de Musset (oscilação da cabeça para frente acompanhando o batimento cardíaco);
  - sinal de Minervini (pulsação na base da língua), sinal de Quincke (pulsação capilar);
  - pulso em martelo d´agua (pulso de Corrigan);
  - *pistol-shot* (sensação de choque à ausculta de algumas artérias);
  - PA divergente (PA diastólica pode ter valores bem baixos, até próximo a zero).
- Inspeção e palpação do precórdio: *ictus* hiperpulsátil, desviado para a esquerda, frêmito diastólico.
- Ausculta: B1 normo ou hipofonética, B2 tende a ser hipofonética, sopro diastólico aspirativo, decrescendo, mais audível no foco aórtico e foco aórtico assessório, irradiando para a ponta, ao longo da borda esternal esquerda.

Exames complementares
- ECG: sinais de sobrecarga do VE (aumento das ondas R, infradesnivelamento do segmento ST e ondas T negativas – padrão *strain*) e do AE, distúrbio de condução, arritmia.
- Radiografia de tórax: aumento da área cardíaca, congestão, dilatação da aorta podem sem vistos.
- ECO transtorácico: identifica a morfologia da valva e da aorta ascendente, a causa da regurgitação e o grau de refluxo. ECO transesofágico pode ser usado nos casos de imagem inadequada ao ETT. Assim como nos casos de IM, a avaliação dos diâmetros sistólicos e diastólicos do VE e da FE auxilia na decisão terapêutica e no momento da cirurgia.

  A Tabela 16.2 apresenta a gravidade da IAo pela ecocardiografia Doppler.
- Ressonância magnética cardíaca: indicada em pacientes com IAo moderada a grave, na qual a imagem do ECO foi ineficaz.
- Cateterismo cardíaco: descrito anteriormente.

Tratamento clínico

IAo aguda
- Vasodilatadores EV (p. ex., nitroprussiato de sódio), inotrópicos (p. ex., dopamina, dobutamina).

IAo crônica
- Assintomáticos: profilaxia como já descrito.

Tabela 16.2 – Gravidade da IAo pela ecocardiografia Doppler

	Discreta	Moderada	Importante
Angiografia	1+	2+	3-4+
Largura do jato IAo/VSVE	Jato central, largura < 25%	Entre 25 e 59%	Jato central, grande ≥ 60%
Vena contracta	< 0,3 cm	0,3 a 0,59	≥ 0,6
Volume regurgitante	< 30 mL/bat	30 a 59 mL/bat	≥ 60 mL/bat
Área do orifício regurgitante	< 0,1 cm²	0,1 a 0,29 cm²	≥ 0,3 cm²
Fração regurgitante	< 30%	30 a 49%	> 50%
Tempo de meia pressão (ms)	> 500 ms	201-499 ms	< 200 ms
Tamanho VE			Aumentado

- Sintomáticos ou disfunção de VE: diuréticos (tiazídicos ou de alça) e vasodilatadores (IECA ou BRA).

Recomendações para o tratamento farmacológico da insuficiência aórtica (Guideline Valvopatias AHA 2014)

Classe I

- Tratamento da HAS (PAS > 140 mmHg) recomendado em pacientes com IAo crônica, é preferencialmente realizado com bloqueadores dos canais de cálcio di-hidropiridínicos ou IECA (*Nível de evidência [NE]: B*).

Classe IIa

- IECA/BRA e betabloqueador são indicação razoável em pacientes com IAo importante sintomáticos e/ou com disfunção de VE quando o procedimento cirúrgico é contraindicado (*NE: B*).

A Tabela 16.3 apresenta as indicações para uso de vasodilatadores (IECA/BRA).

Tratamento cirúrgico

É indicado para os pacientes sintomáticos e aqueles assintomáticos com sinais de comprometimento hemodinâmico ou alterações em alguns parâmetros ecocardiográficos, tais

Tabela 16.3 – Indicações para o uso de Vasodilatadores (IECA/BRA)

Classe I	Classe IIb
• Uso de curto prazo, como ponte para o tratamento cirúrgico, em pacientes com IAo importante sintomáticos, com ou sem disfunção ventricular esquerda, candidatos à intervenção cirúrgica • Uso regular em pacientes com IAo importante que apresentam sintomas ou disfunção ventricular esquerda, quando existem contraindicações ao tratamento cirúrgico	• Como terapêutica de longo prazo em pacientes com IAo importante assintomáticos, que apresentem dilatação do ventrículo esquerdo, com função ventricular preservada

Diretriz Valvopatias SBC 2011.

como fração de ejeção e diâmetro do VE, como descrito a seguir.

Recomendações para substituição da valva aórtica na IAO crônica (Guideline Valvopatias AHA 2014)

Classe I

- Pacientes sintomáticos, independentemente da FE (*NE: B*).
- Pacientes assintomáticos com IAO crônica importante e disfunção de VE (FE 0,50 ou menos) (*NE: B*).
- Pacientes com IAO crônica importante que forem submetidos à cirurgia de revascularização miocárdica, da aorta ou outras valvas (*NE: C*).

Classe IIa

- Troca valvar é razoável para pacientes assintomáticos com IAO importante e função ventricular normal (FE > 0,50 em repouso), mas com dilatação importante do VE (DSF > 50 mm) (*NE: B*).
- Troca valvar pode ser considerada em pacientes com IAO moderada, quando submetidos à cirurgia da aorta ascendente ou à revascularização (*NE: C*).

Classe IIb

- Troca valvar pode ser considerada em pacientes assintomáticos com IAO importante e função sistólica normal do VE em repouso (FE > 0,50), quando o grau de dilatação do VE exceder os seguintes parâmetros: DDF > 65 mm, quando houver evidência de dilatação progressiva, queda da tolerância ao esforço ou resposta hemodinâmica anormal no exercício, quando o risco cirúrgico for baixo (*NE: C*).

Bibliografia consultada

1. Nishimura RA, Otto CM, Bonow RO, et al. Guideline for the Management of patients with valvular heart disease: executive summary. AHA/ACC 2014. Circulation. 2014 Jun 10;129(23):2440-92
2. Paola AAV, Barbosa MM, Guimarães JI. Livro-texto da Sociedade Brasileira de Cardiologia. Insuficiência aórtica.Barueri, SP: Manole; 2012. p. 1269-78.

17 Doenças da Valva Tricúspide

- Daniela Fernanda Alli Hemerly
- Pedro Ivo de Marqui Moraes

Insuficiência tricúspide

A insuficiência tricúspide (IT) leve é frequentemente encontrada em indivíduos saudáveis. Quando patológica, é classificada em primária ou secundária. A IT primária é mais rara (< 10% dos casos) e decorre de lesão dos folhetos valvares, como na endocardite infecciosa, doença reumática, cardiopatias congênitas (p. ex., anomalia de Ebstein) e degeneração mixomatosa. A IT secundária é mais frequente e resulta da dilatação do anel valvar tricuspídeo por outras causas: cardiomiopatias, doença isquêmica de ventrículo direito, hipertensão pulmonar (HP) ou insuficiência cardíaca esquerda.

Etiologia

- Doença cardíaca reumática: por comprometimento primário da valva ou secundário a lesão mitral ou aórtica.
- Anomalias congênitas (doença de Ebstein, displasia valvar, defeito do septo atrioventricular).
- Síndrome carcinoide.
- Prolapso isolado, ou mais comumente associado ao prolapso mitral.
- Outros: endocardite infecciosa, trauma, radioterapia, uso de metisergida, doenças autoimunes, tumores cardíacos, endomiocardiofibrose.
- Eletrodos de marca-passos ou desfibriladores posicionados em ventrículo direito no geral causam IT leve sem repercussão clínica.

Quadro clínico

IT pode ser bem tolerada por longos períodos. O aparecimento de sintomas está associado à disfunção grave, e os mais comuns são fadiga, edema de membros inferiores e, por vezes, ascite. Podem ser encontradas, ainda, hepatomegalia, perda de peso, caquexia, icterícia e estase jugular. À ausculta cardíaca observa-se um sopro sistólico suave no foco tricúspide que aumenta à inspiração (manobra de Rivero-Carvallo). A onda "v gigante" é característica do pulso venoso jugular.

Exames complementares

- ECG: sinais de sobrecarga das câmaras direitas, arritmias e bloqueio de ramo direito podem ocorrer.
- Radiografia: é comum o aumento da área cardíaca.
- ECO: sinais de IT importante incluem dilatação das cavidades direitas, retificação ou movimentação anômala do septo, dilatação da veia cava inferior,

vena contracta > 0,7 cm e fluxo sistólico reverso nas veias hepáticas. Além disso, o ECO é fundamental para avaliação das demais valvas e câmaras cardíacas e para medida estimada de pressão sistólica de artéria pulmonar.

Tratamento

O tratamento farmacológico pode ser feito com diurético para controle da congestão sistêmica. Tratamento específico deve ser direcionado caso haja hipertensão pulmonar primária (p. ex., inibidores da fosfodiesterase 5 e antagonistas de endotelina).

O tratamento cirúrgico consiste em reparo da valva com anuloplastia ou substituição por prótese biológica. Na anomalia congênita de Ebstein, a piora da cianose e da hipoxemia é também um critério para indicação cirúrgica.

Recomendações para o tratamento clínico na insuficiência tricúspide

Classe I

- Diuréticos em todos os pacientes com IT importante e sinais de congestão sistêmica.
- Inibidores da enzima de conversão da angiotensina e betabloqueadores (carvedilol, metoprolol e bisoprolol) em todos os pacientes com IT importante, sinais de insuficiência cardíaca e disfunção ventricular, na ausência de contraindicações.

Classe IIa

- Restrição hídrica (1.000 a 1.500 mL/dia) e salina (4 a 6 g sal/dia) nos pacientes com IT importante e sinais de congestão que não respondem à terapia isolada com diuréticos.

Recomendações para indicação cirúrgica na insuficiência tricúspide

Classe I

- Plastia tricúspide em pacientes com IT importante associada à valvopatia mitral com indicação cirúrgica.
- Plastia tricúspide em pacientes com IT primária importante e sintomática, refratária ao tratamento clínico.

Classe IIa

- Troca da valva tricúspide em pacientes com IT primária importante, não candidatos à plástica valvar em razão da anatomia desfavorável.
- Intervenção cirúrgica isolada em pacientes com cirurgia valvar mitral prévia que apresentem IT importante e sintomática, desde que não haja disfunção ventricular direita, HP grave (PSAP > 60 mmHg) ou lesão mitral residual significativa.
- Pacientes com indicação de cirurgia valvar mitral concomitante que apresentem IT moderada com dilatação do anel valvar, disfunção ventricular direita e/ou HP.

Estenose tricúspide

A estenose tricúspide (ET) é uma valvopatia rara, no geral decorrente de doença cardíaca reumática. Etiologias menos comuns incluem atresia ou estenose tricúspide congênita, tumores cardíacos, endocardite infecciosa, doenças de Fabri ou de Whipple e síndrome carcinoide (mais frequentemente causa insuficiência tricúspide).

Quadro clínico

Sinais de congestão sistêmica, como estase jugular, ascite, hepatomegalia e edema de membros inferiores podem ocorrer. O achado de "onda a proeminente" no pulso venoso jugular é característico. À ausculta cardíaca, o sopro é diastólico em ruflar, similar ao da estenose mitral, podendo ocasionalmente ser auscultado estalido de abertura e reforço pré-sistólico, que aumentam com a inspiração.

Exames complementares

- ECG: são comuns os sinais de sobrecarga de átrio direito (AD).
- Radiografia: aumento da área cardíaca, com grande aumento do AD, sem dilatação da artéria pulmonar.
  - ECO: permite avaliação morfológica e funcional das valvas e câmaras cardíacas. A estenose tricúspide é considerada importante se a área valvar for $\leq$ 1,0 cm^2 e/ou gradiente diastólico médio de pressão entre AD-VD $\geq$ 5 mmHg.

Tratamento

Restrição hidrossalina pode ser necessária em casos graves. O tratamento farmacológico é baseado no uso de diurético para alívio dos sintomas congestivos e betabloqueadores para aumentar o tempo de enchimento ventricular. O tratamento invasivo pode ser feito por valvuloplastia tricúspide por cateter-balão ou por cirurgia aberta com plastia ou troca valvar.

Recomendações para o tratamento farmacológico da estenose tricúspide

Classe I

- Betabloqueadores em pacientes com ET moderada a importante, sintomática, para o controle da frequência cardíaca no repouso e esforço, na ausência de contraindicações.
- Bloqueadores dos canais de cálcio não di-hidropiridínicos ou digoxina, em pacientes com ET importante e sintomática, em substituição aos betabloqueadores (quando esses forem contraindicados) ou em associação aos mesmos para atingir controle satisfatório da frequência cardíaca.
- Diuréticos nos pacientes com ET importante e sinais de congestão sistêmica.

Recomendações para o tratamento intervencionista da ET

Classe I

- Valvoplastia tricúspide com cateter-balão ou tratamento cirúrgico da valva tricúspide em pacientes com ET importante e sintomática, refratária ao tratamento clínico.
- Tratamento cirúrgico da valva tricúspide em pacientes com ET importante que serão submetidos à cirurgia valvar em câmaras esquerdas.

Bibliografia consultada

1. Goswami KC, Rao MB, Dev V, Shrivastava S. Juvenile tricuspid stenosis and rheumatic tricuspid valve disease: an echocardiographic study. Int J Cardiol. 1999;72(1):83-6.
2. Irwin RB, Luckie M, Khattar RS. Tricuspid regurgitation: contemporary management of a neglected valvular lesion. Postgrad Med J. 2010;86(1021):648-55.
3. Mutlak D, Lessick J, Reisner SA, Aronson D, Dabbah S, Agmon Y. Echocardiography-based spectrum of severe tricuspid regurgitation: the frequency of apparently idiopathic tricuspid regurgitation. J Am Soc Echocardiogr. 2007;20(4):405-8.
4. Nath J, Foster E, Heidenreich PA. Impact of tricuspid regurgitation on longterm survival. J Am Coll Cardiol. 2004;43(3):405-9.
5. Nishimura RA, Otto CM, Bonow RO, Carabello BA, Erwin JP III, Guyton RA, et al. 2014 AHA/ACC Guideline for the Management of Patients with Valvular Heart Disease: a report of the American College of Cardiology/American Heart Association Task Force on Practice Guidelines. J Am Coll Cardiol. 2014;63:e57-185.
6. Tarasoutchi F, Montera MW, Grinberg M, Barbosa MR, Piñeiro DJ, Sánchez CRM, et al. Diretriz Brasileira de Valvopatias – SBC 2011/I Diretriz Interamericana de Valvopatias – SIAC 2011. Arq Bras Cardiol. 2011;97(5 supl. 1):1-67.

18 Doenças da Valva Pulmonar

■ Daniela Fernanda Alli Hemerly

■ Estenose pulmonar

A forma mais comum é a congênita, com fusão dos folhetos e abertura em cúpula na maioria dos pacientes; em menor frequência a valva é espessada e displásica, o que impede sua abertura. Comprometimento reumático é incomum.

Há um aumento da pressão no VD, gerando gradiente entre esta cavidade e a artéria pulmonar (AP).

Os pacientes com doença leve devem ser acompanhados em intervalos pouco frequentes, mas a progressão é pouco comum, enquanto aproximadamente 20% dos pacientes com estenose moderada podem progredir.

Quadro clínico

Os sintomas, dispneia e fadiga, geralmente aparecem em adultos com doença de longa evolução, como resultado da incapacidade do DC elevar-se durante o esforço. Síncope e tontura são raras. Pode haver cianose, insuficiência direita e arritmia.

O exame clínico revela impulsão sistólica na borda esternal esquerda e no epigástrio, devido à sobrecarga do VD, e onda "a" proeminente no pulso venoso pode ser notada. *Ictus* desviado e impulsivo ocorre nos casos de dilatação do VD; a B2 está normal ou diminuída e o estalido sistólico indica dilatação pós-estenótica do tronco da AP. Frêmito pode ser percebido na região paraesternal esquerda e o sopro sistólico é rude, às vezes com clique protossistólico.

Exames complementares

O diagnóstico é usualmente feito durante a infância, pela ausculta de sopro característico, achados de exame físico e exames complementares.

- ECG: SVD.
- Radiografia: área cardíaca normal ou pouco aumentada; presença de dilatação do arco médio e diminuição da trama vascular são achados característicos.
- ECO: confirma o diagnóstico e permite a quantificação da gravidade (Tabela 18.1). O cateterismo cardíaco usualmente não é necessário para o diag-

Tabela 18.1 – Gravidade da estenose da valva pulmonar

Parâmetro	Leve	Moderada	Importante
Velocidade máxima	< 3 m/s	3 a 4 m/s	> 4 m/s
Gradiente máximo	< 36 mmHg	a 64 mmHg	> 64 mmHg

nóstico, sendo reservado para a valvotomia percutânea. A valva apresenta graus variados de espessamento e abertura em cúpula.

Tratamento

O uso de diuréticos pode ser tentado para os pacientes com sinais de congestão venosa sistêmica, porém a resposta não é boa. O tratamento recomendado é a cirurgia para os sintomáticos com lesão moderada ou importante, ou os assintomáticos com gradiente VD-AP > 50.

- Plastia por cateter-balão para os casos de espessamento e abertura em cúpula.
- Cirurgia para os casos de displasia.

Insuficiência pulmonar

Embora mais comum em crianças, a frequência em adultos tem aumentado devido à maior sobrevida de crianças tratadas de malformações cardíacas congênitas. Pode ocorrer na dilatação idiopática da artéria pulmonar, na dilatação associada a doença do tecido conectivo, tetralogia de Fallot com ausência de valva pulmonar, após valvotomia cirúrgica ou com cateter-balão, ou após correção de tetralogia de Fallot. A endocardite infecciosa é uma possível causa. Menos comumente, trauma e síndrome carcinoide. Refluxos mínimos ou discretos, isolados, vistos no ECO, sem sinais de anormalidades estruturais, são usualmente considerados fisiológicos.

Quadro clínico

Geralmente é bem tolerada. As insuficiências importantes, de longa duração, podem levar a fadiga e dispneia. Tontura e síncope ocorrem mais raramente.

Diagnóstico

Sinais de aumento do ventrículo direito e sopro diastólico, aspirativo, no segundo espaço intercostal E, são os achados mais frequentes na lesão moderada ou importante. Sopro ejetivo mesossistólico pode ser ouvido. A B2 é hiperfonética nos casos de HP.

Os exames complementares utilizados são:

- ECG: sinais de sobrecarga de VD;
- radiografia é inespecífica, mostrando VD e AP geralmente dilatados;
- ECO transtorácico confirma o diagnóstico e faz uma estimativa aproximada do grau de refluxo. A lesão é importante quando o jato é largo, ocupa a VSVD, apresenta sinal do Doppler contínuo denso e rampa de desaceleração rápida. Outros achados são a dilatação do VD e o movimento anormal do septo.

Tratamento

Nos pacientes com sintomas de insuficiência cardíaca direita deve-se iniciar o tratamento clínico com diuréticos e, se necessário, digitálicos, mas o tratamento cirúrgico, com substituição da valva por prótese, possivelmente será necessário. A cirurgia poderá também ser recomendada se houver sinais de disfunção do ventrículo direito no ecocardiograma ou na ressonância magnética cardíaca.

19 Emergências em Doenças Valvares

- Daniela Fernanda Alli Hemerly
- Daniel Queiroz Esper

Introdução

O estudo das emergências relacionadas às doenças valvares inclui usualmente as insuficiências agudas das valvas nativas, as disfunções estruturais e as tromboses de próteses, mecânica ou biológica, as crises de piora com edema agudo de pulmão, hipotensão ou choque. As taquiarritmias supraventriculares e o tromboembolismo não serão discutidos neste capítulo.

Insuficiência aguda da valva aórtica

As causas mais frequentes são a endocardite infecciosa, a dissecção da aorta com comprometimento da aorta ascendente, o trauma fechado de tórax e as complicações de procedimentos percutâneos por cateter, como valvoplastia aórtica ou implante de prótese por cateter. A insuficiência aórtica (IAO) aguda, se importante, causa sobrecarga grande e rápida de volume ao ventrículo esquerdo (VE) de tamanho, função e complacência normais. Como o VE não tem tempo para dilatar e acomodar o volume do refluxo, há grande aumento da pressão diastólica e consequente hipertensão venocapilar e congestão pulmonar. A taquicardia compensatória muitas vezes não é suficiente para manter o débito cardíaco normal.

Quadro clínico

Na IAO aguda os pacientes usualmente se apresentam com insuficiência cardíaca, que inclui edema pulmonar de grau variável e, eventualmente, choque cardiogênico. Morte súbita é um quadro de apresentação possível. O diagnóstico deve ser suspeitado com base no quadro clínico inicial geral, inclusive da doença que pode ter desencadeado a IAO aguda. Eletrocardiograma com taquicardia e radiografia do tórax com área cardíaca normal e congestão pulmonar são manifestações frequentes. Os sinais periféricos clássicos de insuficiência aórtica crônica, como pulsos amplos e diferença de pressão aumentada, usualmente não estão presentes. O sopro diastólico dificilmente é audível, pois é de curta duração e de baixa intensidade.

Exames complementares

- Ecocardiograma: é fundamental para confirmar a presença, a gravidade e a etiologia da insuficiência, além de estimar a pressão pulmonar, avaliar a pressão diastólica final de VE e a presença de fechamento precoce da valva mitral que, se presente, diminui o retorno venoso, contribuindo para a redução do débito cardíaco. O exame ecocardiográfico por via transesofágica pode ser necessário se o diagnóstico não pôde ser esclarecido pela via transtorácica e se não houver contraindicação. Se houver suspeita de dissecção da aorta como causa da IAO aguda, a modalidade transesofágica tem alta sensibilidade e especificidade. Nesta situação, a tomografia computadorizada é o método mais usado pela sua agilidade, disponibilidade, excelente sensibilidade e acurácia. A ressonância magnética, devido à menor disponibilidade, limitações práticas e metodológicas, raramente é usada nessas situações.

- Cateterismo cardíaco com aortografia e coronariografia, devido à instabilidade clínica, ao potencial de complicações (vegetação próxima ao seio de Valsalva) e retardo do tratamento, são restritos aos pacientes com suspeita clínica forte de doença coronariana.

Tratamento

A IAO aguda importante é doença grave que pode levar à morte. Desta forma, o tratamento é cirúrgico e não deve ser retardado, especialmente se houver hipotensão, congestão pulmonar ou baixo débito.

Os vasodilatadores como o nitroprussiato de sódio, os inotrópicos, como a dopamina ou dobutamina, e os diuréticos podem ser necessários para estabilização clínica do paciente até a realização da cirurgia. O uso de balão intra-aórtico é contraindicado, pois pode aumentar o grau de refluxo. Muito utilizados nos casos de dissecção aórtica, os betabloqueadores devem ser usados com cautela na presença de outras etiologias, pois podem inibir o único mecanismo de compensação que é a taquicardia. A diminuição da frequência cardíaca é usualmente acompanhada de aumento maior da diástole, possibilitando maior tempo de refluxo da aorta para o ventrículo esquerdo.

Insuficiência aguda da valva mitral

Pode ser causada por qualquer lesão que atinja as diferentes partes que compõem o aparelho valvar mitral. As causas mais frequentes são a endocardite infecciosa, após infarto agudo do miocárdio (especialmente os de parede inferior), doença valvar mitral degenerativa, trauma torácico fechado e nos procedimentos intracardíacos com cateter, como valvotomia com cateter-balão na estenose mitral e em ablações de fibrilação atrial.

A insuficiência mitral (IM) aguda, se importante, caracteriza-se por grande sobrecarga de volume ao átrio e ventrículo esquerdos, de tamanho, função e complacência normais, que não são capazes de dilatar e acomodar o volume do refluxo rapidamente. Consequentemente, há grande aumento da pressão nestas cavidades, que se transmite para a circulação pulmonar, levando a hipertensão venocapilar pulmonar e congestão. A diminuição do débito cardíaco, podendo levar a hipotensão e até mesmo choque, é outra consequência da IM que se dá pela passagem de sangue retrogradamente do ventrículo para o átrio esquerdo.

Quadro clínico

Na IM aguda, os pacientes usualmente se apresentam com insuficiência cardíaca, manifestada por dispneia de graus variáveis que inclui edema pulmonar e, eventualmente, hipotensão. O diagnóstico deve ser suspeitado com base no quadro clínico inicial geral, inclusive da doença que pode ter desencadeado a IM, eletrocardiograma com taquicardia e radiografia do tórax com área cardíaca normal e congestão pulmonar. O sopro sistólico dificilmente é audível, pois é de curta duração e de baixa intensidade, principalmente nos casos com edema pulmonar e taquicardia intensa. Quando a IM aguda é por ruptura de corda tendínea em paciente com prolapso, o sopro é usualmente intenso.

Exames complementares

- Ecocardiograma: é fundamental para confirmar o diagnóstico e identificar a causa ou o mecanismo da insuficiência, além de estimar o grau de refluxo e da pressão pulmonar e avaliar a função ventricular. O exame ecocardiográfico por via transesofágica pode ser necessário se o diagnóstico não pôde ser esclarecido pela via transtorácica, a suspeita continuar sendo forte e não houver contraindicação.
- Cateterismo cardíaco: devido à instabilidade clínica, ao potencial de complicações e retardo do tratamento, é restrito aos pacientes com suspeita clínica forte de doença coronariana.

Tratamento

As formas menos graves da doença podem ser tratadas clinicamente, de preferência em hospital até a estabilização clínica, mas a IM aguda importante é doença grave que pode levar à morte. Desta forma, o tratamento deve ser rápido e eficaz, e é potencialmente cirúrgico quando há comprometimento estrutural da valva. Nos pacientes graves, os vasodilatadores como o nitroprussiato de sódio, e os inotrópicos, como a dopamina ou dobutamina, além de diuréticos, podem ser necessários para estabilização clínica do paciente até a realização da cirurgia. O uso de balão intra-aórtico pode ser necessário nos casos mais difíceis de tratamento. A maioria dos pacientes com IM aguda, funcional ou isquêmica, melhora com tratamento medicamentoso que inclui restabelecimento do fluxo coronariano se a causa for isquêmica, vasodilatadores, diuréticos e, eventualmente, balão intra-aórtico.

Outras situações de emergência em valvas nativas

Os pacientes com estenose ou insuficiência aórtica graves podem evoluir com insuficiência cardíaca rapidamente progressiva por disfunção do VE, como parte da história natural da doença. Na estenose aórtica, principalmente em idosos, além da insuficiência cardíaca pode haver angina ou síncope aos mínimos esforços, eventualmente edema agudo de pulmão ou hipotensão. O sopro de estenose aórtica é de baixa intensidade pela situação hemodinâmica. Embora o tratamento inicial seja clínico, algum tipo de intervenção deve ser necessário. A cirurgia convencional é a melhor opção, mas nos pacientes com risco cirúrgico proibitivo ou alto pode-se optar pelo implante de prótese aórtica por via percutânea, desde que o paciente tenha expectativa de vida maior que 12 meses. A valvotomia por cateter-balão é um procedimento paliativo, com possibilidade de embolia e reestenose em poucos meses, mas pode auxiliar na estabilização clínica para que o paciente tenha melhores condições de cirurgia (ponte para a cirurgia).

Nos pacientes que não pretendem submeter-se à cirurgia posteriormente, ou têm prognóstico comprometido por outras doenças graves, estes procedimentos devem ser discutidos, preferencialmente por um *heart team* (reunião entre cardiologistas clínicos, intervencionista e cirurgiões cardíacos), a fim de se obter a melhor solução possível para o caso.

Os pacientes com estenose mitral, quadro usualmente de evolução lenta e progressiva, podem apresentar episódios de piora clínica ou eventos cardiovasculares que necessitam de tratamento de urgência. O mais comum é o aparecimento de fibrilação atrial aguda, com alta resposta ventricular e insuficiência cardíaca importante. Nestes pacientes, o tratamento clínico com redução da frequência cardíaca com betabloqueador ou digital e uso de diuréticos é necessário, além do início de heparinização e posteriormente anticoagulação oral. Nos pacientes com frequência cardíaca muito elevada e hipotensão, a opção por cardioversão elétrica ou farmacológica imediata pode ser necessária, devendo ser considerada a duração da fibrilação atrial pelo risco de tromboembolismo, a gravidade da estenose e o tamanho do átrio esquerdo.

Os pacientes com estenose mitral podem ter piora clínica importante em outras situações clínicas, como anemia, hipervolemia ou outros estados hiperdinâmicos, como hipertireoidismo. Muitas mulheres em idade reprodutiva têm o diagnóstico de estenose mitral feito durante o segundo trimestre da gravidez, fase de hipervolemia e alto débito cardíaco. Elas apresentam quadro de insuficiência cardíaca progressiva com sinais físicos clássicos da doença, confirmados por ecocardiograma Doppler. A maioria destes pacientes responde ao tratamento clínico convencional, mas a valvotomia mitral com cateter-balão é uma opção à intervenção cirúrgica nos pacientes que não melhoram, principalmente nas gestantes. De forma semelhante à realização do procedimento de rotina, é aconselhável avaliar adequadamente o aspecto morfológico da valva e o grau de refluxo mitral ao ecocardiograma Doppler, e a existência de trombo do átrio esquerdo. Para este último o ecocardiograma transesofágico pode ser necessário.

Os pacientes com insuficiência mitral crônica importante podem também evoluir com disfunção ventricular grave como parte da história natural da doença ou desenvolver fibrilação atrial ou outra arritmia supraventricular com insuficiência cardíaca acentuada.

Disfunções de prótese

Trombose de prótese

É mais frequente nos pacientes com prótese mecânica do que biológica, e tem como fatores de risco o uso inadequado dos anticoagulantes orais (principal), prótese em posição mitral e ritmo de fibrilação atrial. Parece não haver relação com o tempo de implante da prótese, mas naqueles pacientes com maior tempo de prótese se encontra com maior frequência *pannus* associado. Suspeita-se do problema quando pacientes com prótese mecânica, mitral ou aórtica subitamente apresentam piora funcional rápida e progressiva, com dispneia intensa e eventualmente choque. Ao exame físico, a ausência de clique e/ou a presença de novos sopros, sistólicos ou diastólicos, elevam a suspeita.

O ecocardiograma transtorácico é um exame útil inicialmente, pois avalia a função ventricular, se há sinais de diminuição do movimento dos elementos móveis da prótese, aumento dos gradientes de pressão transvalvares, diminuição da área valvar e ainda pode detectar a presença de trombo. O ecocardiograma transesofágico é mais sensível na detecção de trombo, especialmente os de valva mitral, e ajuda a predizer chance de complicações pós-trombólise.

Nos pacientes graves, com classe funcional avançada (NYHA III ou IV) ou em casos de trombo com tamanho ou mobilidade grandes, a cirurgia é a primeira opção. Nos pacientes com trombo pequeno (< 0,8 cm^2), de instalação recente (< 14 dias) e classe funcional baixa (I ou II) e sem contraindicações à terapia trombolítica, a trombólise é uma opção, com resultados animadores, especialmente se não houver redução do trombo após instituição de tratamento com heparinização plena. Nos casos de contraindicação à cirurgia, a trombólise pode ser uma alternativa, apesar de apresentar risco de acidente vascular cerebral, hemorragia, tromboembolismo e recorrência da trombose maior que a cirurgia.

Disfunção estrutural

Frequente nas próteses biológicas e rara nas mecânicas, particularmente nas mais novas. Nas próteses biológicas, em posição tricúspide, mitral e aórtica, a forma de disfunção mais comum é a degenerativa, que ocorre de forma progressiva, mais precoce nos pacientes mais jovens, e caracteriza-se por aumento da espessura, calcificação e rigidez dos folhetos, causando estenose, ou ainda associa-se com retração, o que pode causar insuficiência predominante ou associada à estenose. Nesta situação o quadro clínico é progressivo, principalmente com dispneia, associada ou não a sinais de insuficiência cardíaca direita, com episódios de piora aguda que levam o paciente aos serviços de emergência. Ao exame físico notam-se sinais de insuficiência cardíaca, com ausculta de sopro diastólico e/ou sistólico, dependendo da posição da prótese e do tipo de disfunção. Os exames complementares, particularmente o ecocardiograma com Doppler, auxiliam no diagnóstico.

Outra forma de disfunção estrutural de prótese biológica é a ruptura parcial de um dos folhetos da prótese, que ocorre de forma súbita em próteses sem alterações estruturais significativas. Na ruptura de prótese na posição mitral, alguns pacientes relatam, simultaneamente ao aparecimento de dispneia, a sensação de ruído ou vibração no tórax. Ao exame físico palpa-se frêmito intenso na região precordial, com sopro holossistólico facilmente audível no foco mitral com irradiação para mesocárdio, axila esquerda e dorso, com timbre agudo ou musical. Na posição aórtica, nota-se sopro holodiastólico mais evidente. Em ambas as situações, o diagnóstico é confirmado com ecocardiograma transtorácico e se necessário o transesofágico. Dependendo do grau de refluxo é possível a estabilização com tratamento clínico com diuréticos e vasodilatadores por via endovenosa para cirurgia posterior. Nos casos de difícil compensação inicial, a cirurgia deve ser realizada o mais breve possível. Informações recentes sugerem que seja possível o implante transapical de prótese biológica em outra prótese (procedimento *valve-in-valve*), que pode ser útil em situações de emergência nos pacientes em classe funcional avançada e alto risco cirúrgico.

A endocardite infecciosa em próteses valvares pode ser de difícil tratamento e evoluir com persistência da infecção e abscessos ou deiscências, com disfunção grave. Em ambas as situações o tratamento cirúrgico deve ser considerado.

Considerações finais

De modo resumido, os pacientes que se apresentam nos serviços de emergência com quadro de insuficiência cardíaca e suspeita de doença valvar ou disfunção de prótese devem ser submetidos à avaliação clínica completa e à ecocardiografia com Doppler, que é o método diagnóstico mais importante. Os pacientes com insuficiência aguda grave e avançada das valvas mitral ou aórtica devem ser avaliados para o tratamento cirúrgico o mais breve possível. Aqueles com estenose aórtica importante, sem contraindicação para cirurgia, devem submeter-se ao implante cirúrgico convencional de prótese. Para aqueles com contraindicação temporária, a valvotomia percutânea como ponte para cirurgia pode ser considerada, enquanto os que apresentam contraindicação cirúrgica permanente podem ser considerados para tratamento clínico ou implante percutâneo de prótese aórtica ou transapical.

Aos pacientes com estenose mitral importante recomenda-se a valvotomia com cateter-balão se não tiverem contraindicação. Aos com contraindicação de valvotomia, avaliar a possibilidade de tratamento cirúrgico. Para os pacientes com trombose obstrutiva de prótese a cirurgia deve ser imediata, se disponível, especialmente quando a apresentação é grave. Caso a cirurgia não esteja disponível e o risco cirúrgico do paciente seja muito alto, ou o quadro clínico do paciente seja mais brando, sugere-se a fibrinólise. Nos pacientes com disfunção estrutural de prótese biológica crônica com piora aguda, ou naqueles com ruptura de folheto, a cirurgia é atualmente o procedimento de escolha, mesmo após a estabilização clínica.

Bibliografia consultada

1. Nishimura RA, Otto CM, Bonow RO, Carabello BA, Erwin JP III, Guyton RA, et al. 2014 AHA/ACC Guideline for the Management of Patients with Valvular Heart Disease, Journal of the American College of Cardiology. 2014 doi: 10.1016/j.jacc.2014.02.536.
2. Tarasoutchi F, Montera MW, Grinberg M, Barbosa MR, Piñeiro DJ, Sánchez CRM, et al. Diretriz Brasileira de Valvopatias – SBC 2011/I Diretriz Interamericana de Valvopatias – SIAC 2011. Arq Bras Cardiol. 2011;97(5 supl. 1):1-67.
3. Vahanian A, Alfieri O, Andreotti F, Antunes MJ, Esquivias GB, Baumgartner H, et al. Guidelines on the management of valvular heart disease (version 2012): The Joint Task Force on the Management of Valvular Heart Disease of the European Society of Cardiology (ESC) and the European Association for Cardio-Thoracic Surgery (EACTS) European Heart Journal. 2012;33(19):2451-2496. doi: 10.1093/eurheartj/ehs109.

20 Insuficiência Cardíaca Aguda

- Frederico José Neves Mancuso
- Flavio de Souza Brito

Introdução

A insuficiência cardíaca (IC) é uma síndrome clínica complexa causada por qualquer alteração estrutural ou funcional cardíaca que comprometa a capacidade do ventrículo de ejetar sangue ou de se encher com sangue. A IC aguda se caracteriza por um início rápido dos sintomas ou uma mudança destes, necessitando de tratamento urgente.

O termo IC aguda se refere a uma IC de início novo ou, mais frequentemente, a uma IC agudamente descompensada representando, atualmente, a terceira causa de internação hospitalar em nosso meio (dados do DATASUS). Estes pacientes que necessitam de internação hospitalar apresentam maior mortalidade, além de alta probabilidade de reinternação nos 12 meses subsequentes.

A IC aguda, em geral, manifesta-se por congestão pulmonar e/ou sistêmica, porém alguns casos podem se manifestar como síndrome de baixo débito cardíaco, com hipoperfusão tecidual, ou ainda, ter uma apresentação mista.

Classificação

A IC aguda pode ser classificada em três tipos:

1. IC aguda com pressão arterial elevada: Caracteriza-se por aumento rápido da pressão capilar pulmonar e congestão pulmonar. Desenvolve-se rapidamente e costuma responder rapidamente ao tratamento. Muitas vezes a fração de ejeção do ventrículo esquerdo (FEVE) é normal. O exemplo clássico é o edema agudo de pulmão hipertensivo;
2. IC aguda com pressão arterial normal: costuma ocorrer em pacientes com IC crônica e a história clínica em geral é de dias. Os sintomas são decorrentes da congestão pulmonar e/ou sistêmica. A FEVE em geral é reduzida, porém pode estar preservada;
3. IC aguda com pressão arterial diminuída: é o tipo menos comum de IC aguda. Em geral, os pacientes apresentam hipoperfusão tecidual e sintomas incaracterísticos. Ocorre principalmente em pacientes com FEVE reduzida.

Fatores precipitantes

- HAS descontrolada.
- Ingestão excessiva de sal e água.
- Falta de adesão medicamentosa.
- Prescrição inadequada das medicações para IC.
- Infecções (pneumonia/ITU).

- Isquemia miocárdica.
- Fibrilação atrial aguda ou outras arritmias.
- Tromboembolismo pulmonar.
- Anemia.
- Etilismo/uso de drogas.
- Insuficiência renal.
- Gestação.
- Fármacos (anti-inflamatórios não esteroides, fármacos cardiotóxicos).

Sinais e sintomas

O diagnóstico da IC aguda é baseado em sinais e sintomas clínicos. Os sintomas/sinais podem ser divididos entre aqueles decorrentes da congestão pulmonar e/ou sistêmica ou decorrentes do baixo débito cardíaco/hipoperfusão tecidual.

Congestão

- Dispneia aos esforços e ao repouso.
- Ortopneia.
- Dispneia paroxística noturna.
- Tosse seca.
- Tosse com escarro róseo (edema agudo de pulmão).
- Terceira bulha/ritmo de galope.
- Estertores pulmonares.
- Sibilos pulmonares.
- Edema MMII.
- Hepatomegalia.
- Estase jugular.
- Ascite.

Baixo débito cardíaco/hipoperfusão tecidual

- Fadiga.
- Sonolência.
- Rebaixamento do nível de consciência ou confusão mental.
- Tontura.
- Síncope.
- Extremidades frias.
- Tempo de enchimento capilar prolongado.
- Palidez cutaneomucosa.
- Pressão de pulso diminuída.
- Pressão arterial diminuída: aqui é importante cuidado, pois nem sempre o valor da pressão arterial é indicativo de má perfusão periférica em pacientes com IC, sendo fundamental a presença de outros achados clínicos.

Na prática clínica os seguintes termos têm sido utilizados para diferenciar os padrões de congestão/hipoperfusão (Tabela 20.1):

- quente ou frio: perfusão normal ou diminuída, respectivamente;
- úmido ou seco: congestão ou sem congestão, respectivamente.

Exames complementares

- **Eletrocardiograma (ECG)**: o ECG traz alterações diversas e inespecíficas, como bloqueios de ramo, sobrecargas ventri-

Tabela 20.1 – Padrões de congestão e perfusão em pacientes com insuficiência cardíaca

		Congestão em repouso	
		Não	Sim
Sinais de má perfusão em repouso	Não	Quente Seco	Quente Úmido
	Sim	Frio Seco	Frio Úmido

culares e/ou atriais, alterações da repolarização e áreas inativas. É importante para afastar causas desencadeantes da IC, como doenças isquêmicas (infarto do miocárdio/angina) e taquiarritmias ou bradiarritmias. Também é importante no diagnóstico diferencial, pois é infrequente a presença de ECG normal em pacientes com IC.

- **Radiografia de tórax**: pode mostrar aumento da área cardíaca (especialmente nos pacientes com FEVE reduzida) e/ou sinais de congestão pulmonar, como cefalização da trama vascular, linhas B de Kerley, derrame pleural (à direita ou bilateral), abaulamento do tronco da pulmonar. Também ajuda no diagnóstico diferencial com causas pulmonares de dispneia.
- **Ecocardiografia**: na IC aguda a ecocardiografia permite avaliar as funções sistólica e diastólica do ventrículo esquerdo (VE), a FEVE e o funcionamento das valvas. São achados frequentes durante a descompensação da IC: relação E/e´ (Doppler tecidual), em geral acima de 15, pressão sistólica pulmonar (acima de 35-40 mmHg) e a veia cava inferior dilatada, que indicam congestão pulmonar e/ou sistêmica.
- **BNP**: deve ser dosado quando houver dúvida diagnóstica na avaliação clínica. A dosagem do peptídeo natriurético do tipo B auxilia no diagnóstico diferencial da dispneia. Valores abaixo de 100 pg/mL praticamente afastam o diagnóstico de IC. Nos pacientes com IC aguda, em geral o BNP encontra-se acima de 400 pg/mL. Valores intermediários são inespecíficos.
- **Exames laboratoriais**: hemograma, creatinina, ureia, eletrólitos e hormônios tireoidianos e urina I são importantes para a avaliação de possíveis fatores desencadeantes da IC aguda.

Tratamento

O tratamento tem como objetivo reduzir a congestão, quando presente, e melhorar a perfusão tecidual, quando diminuída.

Edema agudo de pulmão hipertensivo

- Decúbito elevado, de preferência sentado, com as pernas pendentes.
- Oxigênio: suporte ventilatório com ventilação positiva (CPAP ou BiPAP).
- Furosemida: dose de ataque de 0,5-1,0 mg/kg de peso por via intravenosa (IV). Pode ser repetida, se necessário.
- Vasodilatador:
  - nitroprussiato de sódio: 0,1-5,0 μg/kg/minuto (EV), sendo a primeira opção;
  - nitroglicerina: 10-20 μg/minuto (EV), de escolha na vigência de isquemia miocárdica;
  - deve-se tomar cuidado para evitar redução da pressão arterial acima de 30% dos valores iniciais.
- Morfina: 1-3 mg IV.

IC aguda (não hipertensiva)

Congestão com perfusão normal (quente e úmido)

- Restrição hídrica (800-1.000 mL/dia) e de sódio.

- Furosemida: dose de ataque de 0,5-1,0 mg/kg de peso IV. Após: 20-40 mg a cada 6-8 horas (na escolha da dose de manutenção, considerar a dose habitual de furosemida utilizada cronicamente pelo paciente).
- Pode ser associada à hidroclorotiazida (12,5-25 mg a cada 24-48 horas) se a congestão for refratária e houver suspeita de resistência aos diuréticos de alça.
- Vasodilatador: pode-se iniciar por via oral com captopril 25 mg nos casos não graves. Na falta de resposta, deve-se iniciar vasodilatador por via intravenosa:
  - nitroprussiato de sódio: 0,1-5,0 μg/kg/minuto (IV);
  - nitroglicerina: 10-20 μg/minuto (IV), de escolha na vigência de isquemia miocárdica.

Congestão com perfusão diminuída (frio e úmido)

- Restrição hídrica (800-1.000 mL/dia) e de sódio.
- Furosemida: dose de ataque de 0,5-1,0 mg/kg de peso EV. Após: 20-40 mg a cada 6-8 horas.
- Pode ser associada a hidroclorotiazida (12,5-25 mg/dia) se os sintomas forem refratários.
- Vasodilatador (conforme descrito acima) ou inotrópicos:
  - dobutamina 5-20 μg/kg/minuto (EV);
  - levosimendam: dose de ataque: 12-24 μg/kg em 10 minutos (EV) e após: 0,1-0,2 μg/kg/minuto (EV). Apenas se PAS > 90 mmHg;
  - milrinone: 50 μg/kg em 10 minutos (EV). Após: 0,375 μg/kg/minuto (EV). Apenas se PAS > 110 mmHg.

Hipoperfusão sem congestão (frio e seco)

- Hidratação venosa parcimoniosa: 250 mL SF a 0,9% com checagem posterior (exame físico) para verificar se não ocorreu congestão. Repetir se necessário, com cautela.
- Vasodilatador (conforme descrito acima, se pressão arterial sistólica > 85 mmHg) ou inotrópicos:
  - dobutamina 5-20 μg/kg/minuto (EV);
  - levosimendam: dose de ataque: 12-24 μg/kg em 10 minutos (EV) e após: 0,1-0,2 μg/kg/minuto (EV). Apenas se PAS > 90 mmHg;
  - milrinone: 50 μg/kg em 10 minutos (EV). Após: 0,375 μg/kg/minuto (EV). Apenas se PAS > 110 mmHg.

Demais medicações

Em pacientes sem diagnóstico prévio de IC, após a compensação inicial devem ser iniciadas as medicações de uso habitual na IC crônica, conforme descrito no capítulo de Insuficiência Cardíaca Crônica.

Em pacientes que já fazem uso das medicações adequadas para IC crônica, as mesmas devem ser mantidas durante o período de descompensação, salvo contraindicações específicas. O betabloqueador pode ser reduzido para metade da dose durante a fase de descompensação.

Insuficiência renal – síndrome cardiorrenal

Pacientes com IC que evoluem com descompensação do quadro clínico e insuficiência renal secundária estão desenvolvendo um quadro chamado síndrome cardiorrenal.

Nessa situação, os rins estão, em geral, sofrendo processo semelhante ao dos demais órgãos. Se o paciente clinicamente apresentar congestão, o mais provável é que os rins também apresentem congestão, comprometendo o seu funcionamento. Nesse caso, o tratamento é com diurético e vasodilatador, conforme descrito anteriormente.

Nos casos em que o paciente apresenta redução da perfusão tecidual, os rins também estarão nesta situação. Assim, deve-se tratar com hidratação parcimoniosa (na ausência de congestão) e suporte inotrópico ou vasodilatador, conforme descrito anteriormente.

Essa síndrome é discutida de forma mais detalhada no Capítulo 21.

IC refratária

Os pacientes que evoluem com IC refratária ou com dependência de suporte inotrópico ou de vasodilatador intravenoso podem ser candidatos a transplante cardíaco, conforme detalhado no capítulo de IC Crônica.

Mais recentemente, novos tratamentos têm surgido para estes pacientes, como a terapia de ressincronização cardíaca (TRC) e os dispositivos de assistência ventricular (DAV).

Na TRC, um marca-passo biventricular é implantado com o objetivo de reduzir a dissincronia inter e intraventricular. Indica-se este tratamento nos pacientes com FEVE ≤ 35%, classe funcional III ou IV, apesar de tratamento clínico otimizado e QRS com duração maior que 150 ms. Pacientes que apresentam FEVE ≤ 35% e QRS com duração entre 120 e 150 ms.

Os DAV são dispositivos que têm como objetivo prover o fluxo sanguíneo, sendo que, atualmente, os de fluxo contínuo são os que apresentam os melhores resultados. Habitualmente são indicados em pacientes com IC grave enquanto se aguarda o transplante cardíaco ou em situações potencialmente reversíveis, quando há dependência de inotrópicos ou vasodilatadores intravenosos por mais de 2 semanas, classe funcional IV persistente ou VO_2 pico ≤ 10 mL/kg/min. Mais recentemente, devido aos bons resultados com os DAV mais novos, esta terapia tem sido utilizada como terapia definitiva.

Bibliografia consultada

1. Bocchi EA, Marcondes-Braga FG, Ayub-Ferreira SM, Rohde LE, Oliveira WA, Almeida DR, e cols. Sociedade Brasileira de Cardiologia. III Diretriz Brasileira de Insuficiência Cardíaca Crônica. Arq Bras Cardiol. 2009;93(1 supl.1): 1-71.
2. Bocchi EA, Marcondes-Braga FG, Bacal F, Ferraz AS, Albuquerque D, Rodrigues D, et al. Sociedade Brasileira de Cardiologia. Atualização da Diretriz Brasileira de Insuficiência Cardíaca Crônica - 2012. Arq Bras Cardiol. 2012: 98(1 supl. 1):1-33.
3. Montera MW, Almeida RA, Tinoco EM, Rocha RM, Moura LZ, Réa-Neto A, et al. Sociedade Brasileira de Cardiologia. II Diretriz Brasileira de Insuficiência Cardíaca Aguda. Arq Bras Cardiol. 2009;93(3 supl.3):1-65.
4. Ronco C, Happio M, House AA, Anavekar N, Bellomo R. Cardiorenal Syndrome. J Am Coll Cardiol. 2008;52:1527-1539.
5. Yancy CW, Jessup M, Bozkurt B, Butler J, Casey DE Jr, Drazner MH, et al.; American College of Cardiology Foundation; American Heart Association Task Force on Practice Guidelines. 2013 ACCF/AHA guideline for the management of heart failure: a report of the American College of Cardiology Foundation/ American Heart Association Task Force on Practice Guidelines. J Am Coll Cardiol. 2013;62(16):e147-239.

21 Síndrome Cardiorrenal

- Frederico José Neves Mancuso
- Flavio de Souza Brito

Introdução

Síndrome cardiorrenal (SCR) é um termo para se referir às complexas interações entre o coração e os rins, em pacientes que apresentam comprometimento desses dois órgãos. Embora na prática clínica o termo SCR seja mais utilizado para descrever a ocorrência de insuficiência renal (IR) aguda secundária à insuficiência cardíaca (IC) aguda (insuficiência cardíaca nova ou crônica agudamente descompensada), tem sido proposto classificar a SCR em cinco tipos, de acordo com o órgão inicial acometido e com a evolução (aguda ou crônica) (Tabela 21.1). Na literatura também é possível encontrar o termo síndrome renocardíaca para se referir aos tipos 3 e 4.

A SCR é frequente e se associa a aumento da mortalidade. Embora sejam conhecidos muitos aspectos da fisiopatologia, com exceção da SCR tipo 1, ainda não temos disponíveis agentes que possam alterar positivamente a história natural dessa condição.

Síndrome cardiorrenal tipo 1

A SCR tipo 1 ocorre na insuficiência cardíaca (IC) aguda, podendo ser um quadro novo de IC ou, mais frequentemente, a descompensação aguda de uma IC crônica. Neste cenário, a IR aguda é causada por múltiplos mecanismos, os quais têm participação e importância variada em cada indivíduo. Estes fatores incluem o sistema renina-angiotensina-aldosterona (SRAA), ativação endotelial, retenção de água e sódio, ativação simpática e vasoconstrição, fatores hemodinâmicos e fatores externos, como medicações e contraste iodado.

A IC se associa a redução do débito cardíaco e ativação do SRAA. A angiotensina II, nos rins, promove vasoconstrição da arteríola eferente, levando à redução do fluxo sanguíneo renal e da filtração glomerular. Estes

Tabela 21.1 – Classificação da síndrome cardiorrenal segundo Ronco[1]

Tipo 1	Insuficiência renal aguda causada por insuficiência cardíaca aguda
Tipo 2	Insuficiência renal crônica causada por insuficiência cardíaca crônica
Tipo 3	Insuficiência cardíaca aguda causada por insuficiência renal aguda
Tipo 4	Insuficiência cardíaca crônica ou aumento do risco de eventos cardiovasculares causados por insuficiência renal crônica
Tipo 5	Doença sistêmica levando concomitantemente à insuficiência cardíaca e renal secundárias

efeitos levam ao aumento da pressão oncótica tubular e ao aumento da reabsorção de sódio e água. Ainda, na IC aguda, a aldosterona promove reabsorção de sódio no túbulo distal. Com tudo isso, há retenção renal de líquido e de sódio, o que causa congestão sistêmica, incluindo congestão renal, com piora da insuficiência cardíaca e da filtração glomerular, com consequente IR, levando a um círculo vicioso.

Na IC aguda, principalmente quando o quadro clínico principal é caracterizado por congestão, há aumento da pressão venosa renal com redução da função renal. Com a congestão renal há diminuição do gradiente de pressão entre os sistemas arteriolar e venoso dos rins, com redução da pressão de filtração glomerular e, consequentemente, redução da taxa de filtração glomerular. Na IC aguda esta situação pode ser exacerbada pelo aumento da pressão intra-abdominal nos pacientes com ascite secundária à congestão sistêmica. Portanto, além da diminuição do débito cardíaco, a congestão renal tem papel importante na IR aguda nesta situação. Isto explica porque pacientes com IC com fração de ejeção preservada também podem desenvolver SCR.

Diagnóstico

O diagnóstico da SCR é laboratorial, demonstrando aumentos dos níveis de creatinina e ureia em pacientes com IC aguda. Contudo, o exame físico traz informações importantes sobre o estado hemodinâmico do paciente, refletindo alterações que também acontecem nos rins. O exame físico deve ser completo e incluir sinais vitais e peso do paciente; o peso é um marcador do estado volêmico, principalmente quando comparado ao "peso seco". Deve-se pesquisar sinais que indiquem se o paciente se encontra congesto ("úmido") ou com sinais de baixo débito cardíaco/má perfusão periférica ("frio").

Embora o *clearance* de creatinina seja o padrão ouro para avaliação da função renal, na SCA tipo 1 utilizam-se os valores de creatina e ureia. Não existe um valor de corte para o aumento da creatinina que defina SCR, porém um importante estudo (ADHERE) considerou o aumento de 0,3 mg/dL como seu marcador. Têm-se pesquisado outros marcadores de função renal, como a cistatina C e o NGAL, porém eles não possuem aplicabilidade clínica atual.

Tratamento

O tratamento da SCR tipo 1, na realidade, consiste no tratamento da IC aguda, não existindo, até o momento, nenhum tratamento específico para a SCR.

Os pacientes que apresentam congestão sistêmica devem ser tratados com restrição hídrica (800-1.000 mL/dia) e furosemida 0,5-1,0 mg/kg intravenosa (IV). Após, deve-se deixar furosemida 20-60 mg a cada 4-8 horas, conforme o grau de congestão e a dose prévia de furosemida utilizada cronicamente. Estudos não demonstraram vantagem com o uso de infusão contínua do diurético. É recomendada a associação de um vasodilatador IV, como o nitroprussiato de sódio (0,1-5,0 μg/kg/minuto) ou a nitroglicerina (10-20 μg/minuto) nos casos com isquemia miocárdica associada. O paciente deve ser rigorosamente monitorado para evitar hipotensão arterial.

Nos pacientes que apresentam sinais de má perfusão/baixo débito cardíaco, sem sinais de congestão sistêmica, o tratamento pode ser realizado com vasodilatador IV (se pressão arterial sistólica > 85 mmHg) ou inotrópico intravenoso. Os mais utilizados são a dobutamina (5-20 μg/kg/minuto), a levosimendana (dose de ataque de 12-24 μg/kg em 10 minutos, seguida de infusão contínua de 0,1-0,2 μg/kg/minuto) e a milrinona (ataque de 50 μg/kg em 10 minutos, seguida de dose de manutenção de 0,375 μg/kg/minuto); os dois últimos não devem ser utilizados nos pacientes hipotensos. Em alguns pacientes com sinais de baixo débito e hipotensão arterial, sem congestão, pode-se tentar a expansão volêmica cuidadosa. Em pacientes com sinais de congestão sistêmica e sinais de baixo débito cardíaco deve-se associar o uso de diuréticos com vasodilatadores ou inotrópicos.

Pacientes com IC crônica podem apresentar resistência aos diuréticos. Nesta situação deve-se aumentar a dose e a frequência de uso da furosemida. Outra possibilidade é a associação de diuréticos tiazídicos (hidroclorotiazida 12,5-25 mg a cada 24-48 horas).

Síndrome cardiorrenal tipo 2

Caracteriza-se por piora progressiva da função renal em pacientes com IC crônica. IR crônica ocorre em 25-30% dos pacientes com IC crônica e associa-se com pior prognóstico e maior risco de internação hospitalar.

A fisiopatologia da SCR tipo 2 está menos esclarecida que a do tipo 1, embora os mecanismos descritos para a SCR tipo 1 também estejam presentes na tipo 2. Outros mecanismos envolvidos são redução crônica da perfusão renal, doença renal micro e macrovascular, alterações neuro-hormonais, com produção excessiva de adrenalina, endotelina e angiotensina e alteração na secreção de substâncias vasodilatadoras, como peptídeos natriuréticos e óxido nítrico. Um estudo importante (ESCAPE) demonstrou que apenas a pressão no átrio direito teve relação com os níveis de creatinina, indicando o papel da congestão sistêmica e, consequentemente, da congestão renal na fisiopatologia da SCR.

Uma observação interessante dos estudos é que os pacientes com SCR tipo 2 fazem mais uso de diuréticos e fármacos que bloqueiam o SRAA, porém não se sabe se isto é indicativo da maior gravidade da IC nesses pacientes ou se estes fármacos têm algum papel na gênese da SCR.

Da mesma forma que para a SCR tipo 1, não existe tratamento específico para a SCR tipo 2. Recomenda-se o tratamento habitual da IC crônica e atenção quanto às possíveis contraindicações relacionadas a IR e níveis de potássio. Infelizmente, a maioria dos grandes estudos com IC crônica excluiu pacientes com IR, limitando as evidências quanto ao uso dos fármacos habituais com IC crônica em pacientes com SCR tipo 2.

Síndrome cardiorrenal tipo 3

Caracteriza-se pela ocorrência de doença cardíaca aguda secundária à IR aguda. A doença cardíaca pode se manifestar como IC, arritmias, isquemia miocárdica ou alterações pericárdicas. Os principais fatores que levam a alterações cardíacas secundárias à IR aguda são: sobrecarga volêmica, alterações eletrolíticas, principalmente do potássio, que podem desencadear arritmias, incluindo arritmias potencialmente fatais como taquicardia ou fibrilação ventricular. A uremia se associa à liberação de fatores inotrópicos negativos, além de pericardite, derrame pericárdico e tamponamento cardíaco. Ainda, na IR aguda é frequente a ocorrência de acidose metabólica, a qual está relacionada com efeito inotrópico negativo e risco de arritmias. Também pode ocorrer comprometimento cardíaco durante o tratamento dialítico, como arritmias, hipotensão arterial e isquemia miocárdica.

Em pacientes com IC crônica, muitas vezes a IR aguda leva à suspensão de fármacos, especialmente dos inibidores da ECA, bloqueadores dos receptores de angiotensina e espironolactona, o que pode levar a descompensação da IC.

Síndrome cardiorrenal tipo 4

Caracteriza-se por uma doença renal crônica causando ou desencadeando doenças cardíacas crônicas, como aumento do risco de eventos cardiovasculares e piora da função sistólica ou diastólica ventricular. As doenças cardiovasculares são responsáveis por aproximadamente metade dos óbitos em pacientes com doença renal crônica avançada, porém mesmo alterações discretas da função renal estão associadas a aumento do risco cardiovascular.

A SCR tipo 4 está relacionada com inflamação crônica, anemia, resistência à eritropoietina, alterações do cálcio, estado nutricional, sobrecarga volêmica, uremia e disfunção endotelial, entre outros fatores. De forma semelhante aos pacientes com SCR tipo 3, os pacientes com doença renal crônica podem ter problemas com a redução do tratamento das doenças cardíacas por temor quanto a possíveis efeitos adversos de alguns fármacos na IR. É importante avaliar o risco/benefício da suspensão de medicações em cada paciente individualmente, a fim de evitar o aumento do risco cardiovascular e, ao mesmo tempo, evitar a ocorrência de efeitos adversos.

Embora o uso de inibidores da ECA ou de bloqueadores do receptor de angiotensina esteja associado a piora aguda da função renal (aumento de até 30% dos valores de creatinina), após 2 meses de uso a função renal se estabiliza e há nefroproteção em longo prazo. Deve-se atentar para o risco de hipercalemia com estes fármacos, especialmente quando utilizados sem furosemida associada.

Síndrome cardiorrenal tipo 5

A SCR do tipo 5 caracteriza-se pela ocorrência concomitante de alterações cardíacas e renais causadas por uma doença sistêmica. Diversas doenças sistêmicas podem causar a SCR tipo 5, como diabetes, hipertensão arterial, lúpus eritematoso sistêmico, sarcoidose, amiloidose e septicemia, porém existem poucos dados sobre as interações fisiopatológicas cardíacas e renais nestas situações. Nestas situações, como regra geral, é fundamental o tratamento otimizado da doença sistêmica, a fim de minimizar o comprometimento cardíaco e renal. Por vezes, faz-se necessário o tratamento específico da doença cardíaca ou renal secundária à doença sistêmica.

Bibliografia consultada

1. Hanna EB, Deschamps EH. Acute Heart Failure: Acute Cardiorenal Syndrome and Role of Aggressive Decongestion. Clin Cardiol. 2014;37(12):773-78.
2. Heywood JT. The cardiorenal syndrome: Lessons from the ADHERE database and treatment options. Heart Fail Rev. 2004;9:195-201.
3. House AA. Cardiorenal Syndrome: New Developments in the Understanding and Pharmacologic Management. Clin J Am Soc Nephrol. 2013;8:1808-1815.
4. Meyer TW, Hostetter TH. Uremia. N Engl J Med. 2007;357:1316-25.

5. Mullens W, Abrahams Z, Skouri HN, Francis GS, Taylor DO, Starling RC, et al. Elevated intra-abdominal pressure in acute decompensated heart failure: a potential contributor to worsening renal function? J Am Coll Cardiol. 2008;51(3):300-6.
6. Mullens W, Abrahams Z, Francis GS, Sokos G, Taylor DO, Starling RC, et al. Importance of venous congestion for worsening of renal function in advanced decompensatedheart failure. J Am Coll Cardiol. 2009;53(7):589-96.
7. Nohria A, Hasselblad V, Stebbins A, et al. Cardiorenal interactions—insights form the ESCAPE trial. J Am Coll Cardiol. 2007;51:1268-74.
8. Ronco C, Cicoira M, McCullough PA. Cardiorenal Syndrome Type 1: Pathophysiological Crosstalk Leading to Combined Heart and Kidney Dysfunction in the Setting of Acutely Decompensated Heart Failure. J Am Coll Cardiol. 2012;60(12):1031-42.
9. Ronco C, Haapio M, House AA, Anavekar N, Bellomo R. Cardiorenal syndrome. J Am Coll Cardiol. 2008;52(19):1527-39.
10. Schrier RW. Cardiorenal versus renocardiac syndrome. Is there a difference? Nat Clin Pract Nephrol. 2007;3(12):637.
11. Selby NM, McIntyre CW. The acute cardiac effects of dialysis. Semin Dial. 2007;20:220-8.
12. Tonelli M, Wiebe N, Culleton B, et al. Chronic kidney disease and mortality risk: a systematic review. J Am Soc Nephrol. 2006;17:2034-47.
13. Verbrugge FH, Grieten L, Mullens W. Management of the Cardiorenal Syndrome in Decompensated Heart Failure. Cardiorenal Med. 2014;4:176-188.

22 Insuficiência Cardíaca Crônica

- Frederico José Neves Mancuso
- Clarissa Soares da Fonseca Carvalho

A insuficiência cardíaca (IC) é uma síndrome clínica complexa causada por qualquer alteração estrutural ou funcional cardíaca que comprometa a capacidade do ventrículo de ejetar sangue ou de se encher com sangue. Hemodinamicamente, há redução do débito cardíaco e/ou aumento da pressão venosa pulmonar e/ou sistêmica. A IC é definida como crônica quando sua duração é superior a 6 meses.

A incidência e a prevalência dessa doença aumentam diretamente com o crescimento da população idosa. Dessa forma, a IC é um importante problema de saúde pública, sendo a primeira causa de internação no Brasil, pelo SUS, em pacientes acima de 60 anos.

Em nosso meio, as principais etiologias são a isquêmica e a hipertensiva, embora a cardiomiopatia chagásica ainda seja relevante.

Manifestações clínicas

O diagnóstico clínico de IC pode ser feito com base nos critérios de Framingham. A presença de dois critérios maiores ou a existência de um critério maior e dois menores confirmam o diagnóstico.

Critérios maiores

- Dispneia paroxística noturna.
- Estase jugular.
- Estertores pulmonares.
- Cardiomegalia à radiografia.
- Galope de terceira bulha.
- Edema agudo de pulmão.
- Pressão venosa central > 16 cmH_2O.
- Refluxo hepatojugular.
- Edema pulmonar.
- Congestão visceral ou cardiomegalia à necropsia.
- Perda de peso superior a 4,5 kg em 5 dias em resposta a tratamento.

Critérios menores

- Edema bilateral de MMII.
- Tosse seca.
- Dispneia aos esforços.
- Hepatomegalia.
- Taquicardia.
- Derrame pleural.

O quadro clínico também pode incluir: ortopneia, síncope, desvio do *ictus cordis* para baixo e para esquerda, tontura, sibilos, ascite, tempo de enchimento capilar diminuído/extremidades frias.

Classificação

Fase do ciclo cardíaco com maior comprometimento

- Sistólica.
- Diastólica.

Câmara cardíaca mais acometida

- Ventrículo esquerdo (VE).
- Ventrículo direito (VD).

Débito cardíaco

- Alto débito.
- Baixo débito.

É importante estabelecer a cada consulta a classe funcional de acordo com a classificação da *New York Heart Association*, que possui valor prognóstico (Tabela 22.1).

Exames complementares

- **ECG** → Demonstra alterações diversas e inespecíficas que variam de acordo com a etiologia da doença. Podem ocorrer bloqueios de ramo, sobrecargas ventriculares e/ou atriais, alterações da repolarização e áreas inativas. A presença de bloqueio de ramo esquerdo (BRE) tem valor prognóstico e é fator de risco para a existência de dissincronia interventricular. Um ECG normal torna o diagnóstico de IC menos provável.
- **Radiografia de tórax** → Importante para a avaliação da área cardíaca, em geral aumentada, e dos sinais de congestão pulmonar: cefalização da trama, linhas B de Kerley, derrame pleural (à direita ou bilateral) e abaulamento do tronco da pulmonar. O achado de área cardíaca normal sugere IC com fração de ejeção do VE preservada. Esse exame também é importante para o diagnóstico diferencial com causas pulmonares de dispneia.
- **Ecocardiografia** → Exame de imagem mais importante para a avaliação de pacientes com IC. Permite determinar as dimensões das câmaras cardíacas, as funções sistólica e diastólica do VE, o comprometimento do VD, a fração de ejeção do VE e o funcionamento das valvas. Além disso, dados como relação E/e' (Doppler tecidual) e pressão sistólica pulmonar aumentadas estão relacionados com congestão pulmonar. Na IC com fração de ejeção do VE preservada, é comum o achado de átrio esquerdo com dilatação moderada ou importante e relação E/e' acima de 15. A ecocardiografia, com o uso do Doppler tecidual ou da técnica tridimensional, também pode auxiliar na indicação da terapia de ressincronização cardíaca.
- **BNP** → A dosagem do peptídeo natriurético do tipo B auxilia no diagnóstico diferencial da dispneia. Valores abaixo de 100 pg/mL praticamente afastam o diagnóstico de IC. Valores acima de 400 pg/mL tor-

Tabela 22.1 – Classificação da New York Heart Association

Classe NYHA	Definição
I	Ausência de sintomas (dispneia). Limitação aos esforços semelhante à da população normal
II	Sintomas desencadeados por atividades cotidianas
III	Sintomas desencadeados em atividades menos intensas que as cotidianas ou aos pequenos esforços
IV	Sintomas em repouso

nam o diagnóstico de IC muito provável. Valores intermediários são inespecíficos. Deve ser utilizado, prioritariamente, nos casos em que há dúvida diagnóstica.

- **Teste ergoespirométrico →** Pode ser realizado para obter um parâmetro objetivo do estado funcional do paciente – VO_2 máximo (consumo máximo de oxigênio), que serve como um critério objetivo de acompanhamento e também como critério para indicação de transplante cardíaco. O teste também auxilia na prescrição de exercícios físicos.
- **Exames laboratoriais →** Exames como hemograma, creatinina, ureia, eletrólitos e hormônios tireoidianos são importantes para a avaliação de anemia, tireoidopatia ou insuficiência renal, que podem levar à descompensação da IC. Além disso, a dosagem dos eletrólitos é particularmente importante, pois as medicações habitualmente utilizadas para o tratamento da IC podem alterá-los.
- **Holter →** Deve ser realizado sempre que houver suspeita de taquicardiomiopatia como etiologia da IC. Também pode ser solicitado na suspeita de arritmias.
- **Avaliação de coronariopatia →** Cintilografia miocárdica, ecocardiograma sob estresse farmacológico, angiotomografia de coronárias ou cinecoronariografia devem ser solicitadas quando houver suspeita de coronariopatia como etiologia da IC, na presença de fatores de risco e/ou angina. A ressonância magnética cardíaca também pode ser solicitada para pesquisa de isquemia e viabilidade.
- **Biópsia endomiocárdica →** Não está indicada de forma rotineira em pacientes com IC. É realizada para o diagnóstico e controle de rejeição em pacientes transplantados. Pode ser útil em casos de insuficiência cardíaca de etiologia indefinida.

Fatores de mau prognóstico

- Idade > 65 anos.
- Classe funcional III/IV.
- Fração de ejeção do VE < 30%.
- Diabetes e/ou doença pulmonar associada.
- Insuficiência renal.
- Fibrilação atrial.
- Taquicardia ventricular.
- Etiologia isquêmica ou chagásica.
- Hiponatremia.
- Altos níveis de BNP.
- Múltiplas internações.
- Síncope.
- Caquexia.
- Hipertensão pulmonar.
- VO_2 máximo < 14 mL/kg/min em teste ergoespirométrico.

Tratamento

O tratamento da IC crônica envolve medidas não farmacológicas e o uso de diversos fármacos para controle sintomático, melhora do remodelamento cardíaco e diminuição da mortalidade. O sucesso da terapia da IC envolve a participação ativa do paciente com adersão às medidas não farmacológicas e à terapia farmacológica. Dessa forma, é fundamental que o paciente seja esclarecido detalhadamente sobre o seu problema de saúde e os motivos da terapêutica adotada. Em todas as consultas médicas deve-se verificar a adesão terapêutica e reforçar tais orientações.

Também é necessário obter o peso do paciente em cada avaliação, o qual é um importante parâmetro de seu estado volêmico.

Não farmacológico

- Dieta hipossódica: consumo de até 2 g de sódio ao dia.
- Restrição de líquidos: 800 a 1.000 mL/dia nos pacientes com risco de hipervolemia.
- Abstinência do álcool e de drogas ilícitas.
- Atividade física – após avaliação com teste ergoespirométrico (ou teste ergométrico na impossibilidade de realização do ergoespirométrico).
- Evitar uso de drogas cardiotóxicas ou drogas associadas a retenção de água e/ou sódio.
- Vacinação: influenza (anualmente) e pneumococo (a cada 3 anos).

Farmacológico

Inibidores da enzima conversora de angiotensina (iECA) (Tabela 22.2)

- Indicação: todos os pacientes com IC.
- Efeito vasodilatador e ação sobre o remodelamento, com redução da mortalidade.

Tabela 22.2 – Inibidores da enzima conversora de angiotensina (iECA) e suas respectivas doses-alvo

Fármaco	Dose-alvo
Captopril	50 mg 8/8 h
Enalapril	10 mg 12/12 h
Lisinopril	40 mg 1 x/dia
Ramipril	g 1 x/dia

Bloqueadores dos receptores de angiotensina II (BRA) (Tabela 22.3)

- Indicação: alternativa ao iECA em pacientes com intolerância. Podem ser utilizados como primeira escolha, em substituição ao iECA, com os mesmos benefícios destes.

Tabela 22.3 – Bloqueadores dos receptores de angiotensina II (BRA) e suas respectivas doses-alvo

Fármaco	Dose-alvo
Losartana	100 mg/dia
Candesartana	32 mg/dia
Valsartana	/dia

Betabloqueadores (Tabela 22.4)

- Indicação: todos os pacientes com IC.
- Possui efeito no remodelamento cardíaco e na redução de morte súbita, com diminuição da mortalidade.

Tabela 22.4 – Betabloqueadores e suas respectivas doses-alvo

Droga	Dose-alvo
Carvedilol	25 mg 12/12 h; se > 85 kg: 50 mg 12/12 h
Metoprolol (succinato)	200 mg/dia
Bisoprolol	g /dia

Antagonista de aldosterona

- Indicação: Pacientes em classes funcionais III e IV. Após infarto agudo do miocárdio, pode ser usado em paciente em classe funcional II.
- Possui ação no remodelamento cardíaco e na redução de morte súbita, diminuindo a mortalidade.

- No Brasil, é utilizada a espironolactona na dose de 25 mg/dia.

Diuréticos

- Furosemida: diurético de escolha para o tratamento dos sintomas de hipervolemia. Dose: 40-360 mg divididos em uma a quatro vezes ao dia. Doses maiores devem sempre ser administradas de forma dividida, a cada 6 a 8 horas.
- Hidroclorotiazida: indicada para pacientes com congestão refratária ao uso de furosemida em dose alta. Dose: 12,5-25 mg a cada 24-48 horas.

Digoxina

- Indicação: sintomática, apesar de terapêutica otimizada. IC crônica e fibrilação atrial com frequência cardíaca não controlada com o uso de betabloqueador.
- Dose: 0,125-0,25 mg/dia.

Hidralazina e nitrato (Tabela 22.5)

- Indicação: em substituição aos iECA e BRA em pacientes com contraindicação a estas medicações. Em associação ao iECA/BRA em pacientes sintomáticos (classes funcionais III-IV), apesar de terapêutica otimizada.

Tabela 22.5 – Hidralazina e mononitrato de isossorbida e suas respectivas doses-alvo

Fármaco	Dose-alvo
Hidralazina	25-50 mg 8/8 h
Mononitrato de isossorbida	20-40 mg 3×/dia

Terapia de ressincronização cardíaca

- Implante de marca-passo biventricular com o objetivo de sincronizar a contratilidade intraventricular esquerda e interventricular.
- Recomendada para pacientes com expectativa de vida maior que 1 ano.
- Indicações:
  - FEVE ≤ 35%, classe funcional III ou IV apesar de tratamento clínico otimizado e QRS com duração maior que 150 ms;
  - FEVE ≤ 35%, classe funcional III ou IV apesar de tratamento clínico otimizado, QRS com duração entre 120 e 150 ms e presença de dissincronia eletromecânica ao ecocardiograma com Doppler tecidual ou ao ecocardiograma tridimensional.

Cardioversor desfibrilador implantável (CDI)

- Implante intracardíaco de cardioversor desfibrilador com o objetivo de prevenção de morte súbita.
- Indicação:
  - IC e sobrevivente de parada cardíaca por FV/TV ou após episódio de TV sustentada com instabilidade hemodinâmica (prevenção secundária).
  - Não existe nenhuma indicação absoluta (classe I) de CDI para prevenção primária de morte súbita nestes pacientes, porém ele pode

ser indicado na seguinte situação:

1. cardiomiopatia isquêmica (infarto do miocárdio há mais de 6 meses), classes funcionais II/III com tratamento clínico otimizado, sem indicação de revascularização miocárdica.

Transplante cardíaco

- Indicado nos pacientes com IC terminal e tratamento clínico otimizado. Principais indicações na IC:
  - IC refratária, em uso de drogas inotrópicas ou suporte circulatório por mais de 2 semanas;
  - VO_2 pico $\leq$ 10 mL/kg/min;
  - classe funcional IV persistente.

Tratamento da IC com fração de ejeção preservada

Baseado no controle da congestão pulmonar e sistêmica, pressão arterial e frequência cardíaca. A princípio são utilizados os mesmos fármacos descritos anteriormente. Existem poucas evidências embasando o seu tratamento quando comparada à IC sistólica.

Bibliografia consultada

1. Bocchi EA, Marcondes-Braga FG, Ayub-Ferreira SM, Rohde LE, Oliveira WA, Almeida DR, et al. Sociedade Brasileira de Cardiologia. III Diretriz Brasileira de Insuficiência Cardíaca Crônica. Arq Bras Cardiol. 2009;93(1 supl.1):1-71.
2. Bocchi EA, Marcondes-Braga FG, Bacal F, Ferraz AS, Albuquerque D, Rodrigues D, et al. Sociedade Brasileira de Cardiologia. Atualização da Diretriz Brasileira de Insuficiência Cardíaca Crônica - 2012. Arq Bras Cardiol. 2012;98(1 supl. 1):1-33.
3. DATASUS – Ministério da Saúde – Disponível em: <www.datasus.gov.br>. Acessado em:
4. Yancy C W, Jessup M, Butler J, Casey-Jr DE, Drazner MH, Fonarow GC, et al. 2013 ACCF/AHA Guideline for the Management of Heart Failure: a report of the American College of Cardiology Foundation/American Heart Association Task Force on Practice Guidelines. Circulation. 2013;128:e240-327.

23 Cardiomiopatias Dilatada, Restritiva e Infiltrativa

- Eduardo Segalla de Mello
- José Alexandre Silveira
- Frederico José Neves Mancuso

Introdução

Cardiomiopatia (CMP) é um grupo heterogêneo de doenças do miocárdio, associadas com disfunção mecânica e/ou elétrica, que podem ou não levar a dilatação ou hipertrofia inapropriada das câmaras cardíacas. Diversos fatores etiológicos podem estar envolvidos, frequentemente com participação genética/familiar, que podem estar limitados ao coração ou se apresentar como parte de uma doença sistêmica. Sua evolução pode levar à morte cardiovascular ou limitação da capacidade física com a progressão da insuficiência cardíaca.

Classificação

Primárias

Doenças que afetam predominantemente o miocárdio. Podem ser genéticas, adquiridas ou mistas (Tabela 23.1).

Secundárias

Acometimento do músculo cardíaco em uma doença sistêmica (Tabela 23.2).

Cardiomiopatia dilatada (CMD)

Definição

Caracterizada por dilatação inadequada e disfunção contrátil do ventrículo esquerdo (VE), fração de ejeção do ventrículo esquerdo (FEVE) $\leq$ 45%, que pode estar associada a disfunção do ventrículo direito. Constitui um grupo amplo e heterogêneo de doenças, sendo a forma mais frequente de apresentação das CMP.

Etiologia

Idiopática (quando a etiologia não consegue ser definida; sendo a forma mais frequente de apresenta-

Tabela 23.1 – CMP primárias

Adquiridas	CMP periparto, inflamatória (miocardites), CMP de estresse, CMP alcoólica, taquicardiomiopatia
Mistas	CMP dilatada, CMP restritiva primária não hipertrófica
Genéticas	CMP hipertrófica, CMP arritmogênica do ventrículo direito, miocárdio não compactado, doenças do sistema de condução, miopatias mitocondriais

Tabela 23.2 – CMP secundárias

Infiltrativas	Amiloidose, doença de Gaucher, doença de Hunter, doença de Hurler
Depósito	Hemocromatose, doença de Fabry, doença de depósito glicogênico, doença de Niemann-Pick
Tóxicas	Drogas, metais pesados, agentes químicos
Endomiocárdicas	Endomiocardiofibrose, síndrome hipereosinofílica
Granulomatosas	Sarcoidose
Endócrinas	Diabetes *mellitus*, hiper e hipotireoidismo, hiperparatireoidismo, feocromocitoma, acromegalia
Cardiofacial	Síndrome de Noonan, lentiginose
Neurológicas/ neuromusculares	Distrofia muscular de Duchenne/Becker, ataxia de Friedreich, distrofia muscular de Emery-Dreifuss, distrofia miotônica, neurofibromatose, esclerose tuberosa
Deficiência nutricional	Beribéri, pelagra, escorbuto, selênio, carnitina, Kwashiorkor
Autoimune	Lúpus eritematoso sistêmico, dermatomiosite, artrite reumatoide, esclerodermia, poliarterite nodosa
Quimioterápicos	Antraciclinas, ciclofosfamida, radiação
Distúrbios hidroeletrolíticos	Hipocalcemia

ção), miocardite viral ou autoimune, doenças infiltrativas, periparto, substâncias tóxicas, doenças infecciosas, entre outras.

Apresentação clínica

A doença é mais frequente em adultos entre 20 e 60 anos. Provavelmente, representam o estágio final comum de diferentes formas de agressão cardíaca. Sinais e sintomas de insuficiência cardíaca são comuns, como: dispneia aos esforços, ortopneia, dispneia paroxística noturna e edema de membros inferiores. Além disso, na sua evolução podem ocorrer arritmias, fenômenos tromboembólicos e morte súbita.

Diagnóstico

Na avaliação inicial do paciente não é possível estabelecer o diagnóstico etiológico de CMD primária. Deve-se suspeitar de insuficiência cardíaca pelos sinais e sintomas clássicos. Exames complementares podem evidenciar a dilatação ventricular e descartar potenciais causas da doença. Tais exames incluem:

- ECG → distúrbios de ritmo e de condução. Achados frequentes são bloqueio de ramo e alterações da repolarização.
- Radiografia de tórax → aumento da área cardíaca e sinais de congestão pulmonar.
- Ecocardiograma → deve ser realizado em todos os pacientes com suspeita clínica. Permite avaliar o grau de dilatação das câmaras e a função ventricular sistólica e diastólica dos ventrículos esquerdo e direito. Além disso, permite a detecção de trombos intracavitários e disfunção valvar secundária à dilatação. É um exame fundamental para o diagnóstico e para afastar outras cardiopatias como doenças do pericárdio, valvopatias e isquemia miocárdica.

O diagnóstico de CMD idiopática baseia-se em:

1. FEVE $\leq$ 45%;

2. diâmetro diastólico do VE com aumento $\geq$ 20%;
3. ausência de hipertensão arterial, doença arterial coronária, história de abuso de álcool, taquiarritmias e cor *pulmonale*.

A suspeita clínica familiar é fundamentada pela presença de dois ou mais membros da mesma família com acometimento cardíaco ou história de morte súbita em parente de primeiro grau com idade inferior a 35 anos.

Tratamento

O manejo terapêutico deve ter o mesmo enfoque da insuficiência cardíaca e das arritmias. De maneira geral, os betabloqueadores (carvedilol, bisoprolol, metroprolol), os inibidores da ECA, os bloqueadores do receptor AT1 (BRA) e os antagonistas da aldosterona são eficazes na redução de mortalidade cardiovascular no tratamento dos pacientes que apresentaram insuficiência cardíaca em diferentes estágios da sua evolução.

Cardiomiopatia periparto (CMPP)

Definição

Doença de causa desconhecida que acomete as mulheres no final da gestação ou início do puerpério.

Fisiopatologia

Não há uma etiologia definida, mas fatores imunológicos anormais na gestação, estresse hemodinâmico mal adaptado e miocardite são os fatores mais aceitos.

Critérios diagnósticos

1. Início de insuficiência cardíaca no último mês de gestação ou até o quinto mês pós-parto.
2. Ausência de outra causa identificável de insuficiência cardíaca.
3. Ausência de doença cardíaca diagnosticada antes do último mês de gestação.
4. FEVE $\leq$ 45%.

Fatores de risco

- Multiparidade.
- Gestação após os 30 anos de idade.
- Raça negra.
- Gemelaridade.
- História pregressa de pré-eclâmpsia/eclâmpsia ou hipertensão arterial.
- Abuso de drogas pela mãe (cocaína).
- Uso prolongado de tocolíticos.

Apresentação clínica

- Dispneia, tosse, ortopneia, dispneia paroxística noturna, hemoptise.
- Fadiga e desconforto torácico e abdominal
- Congestão sistêmica.
- Risco aumentado para fenômenos cardioembólicos.

Testes laboratoriais

- ECG → achados inespecíficos, como: taquicardia sinusal, alterações da repolarização, ondas Q em parede anterior, sobrecarga de câmaras cardíacas.
- Ecocardiograma → principal exame para o diagnóstico. Os achados mais frequentes são dilatação de câmaras esquerdas e FEVE reduzida.
- Radiografia de tórax → aumento da área cardíaca e sinais de congestão pulmonar

Tratamento

As metas terapêuticas são semelhantes às do tratamento da insuficiência cardíaca de outras causas, como a melhora dos sintomas, otimização hemodinâmica e, quando possível, utilização de medicações que diminuem a mortalidade em longo prazo.

Algumas peculiaridades no manejo:

- inibidores da ECA e BRA são contraindicados durante todo o período gestacional devido ao risco fetal;
- diuréticos podem ser utilizados para alívio de sintomas. Está descrito risco de sangramento e hiponatremia fetal com o uso de diuréticos tiazídicos;
- digoxina é uma medicação segura e, embora não considerada atualmente a primeira linha no tratamento da insuficiência cardíaca, é particularmente útil na CMPP devido à limitação do uso das outras medicações clássicas;
- vasodilatadores: a hidralazina é a droga oral de escolha e, quando necessário, nos casos graves de descompensação cardíaca, a nitroglicerina é preferível em relação ao nitroprussiato devido aos seus potenciais efeitos tóxicos fetais;
- antagonista da aldosterona (espironolactona e eplerenona): não há estudos em gestantes, sendo assim seu uso não é recomendado;
- betabloqueadores: são em geral seguros para serem usados durante a gestação, sendo preferencialmente utilizados os beta$_1$-seletivos, por não atuarem no relaxamento da parede uterina. Além disso, deve-se ter o cuidado com o recém-nascido, nas primeiras 72-96 horas após o nascimento, pelo risco de bradicardia;
- inotrópicos: podem ser utilizados em casos selecionados, com grave descompensação;
- anticoagulação: pacientes com disfunção grave do VE (FEVE < 35%) têm alto risco de tromboembolismo e anticoagulação pode ser indicada.

Miocárdio não compactado

Definição

Cardiopatia primária genética com padrão autossômico dominante, com prevalência estimada em 0,05% da população. Caracteriza-se pela não compactação miocárdica adequada durante o período embriológico, resultando em numerosas trabeculações e recessos intertrabeculares que penetram profundamente no miocárdio e que não são irrigados pelos vasos coronários.

Fisiopatologia

A etiologia não é conhecida, mas a interrupção da morfogênese endomiocárdica entre a quinta e oitava semana da vida fetal é o mecanismo mais aceito. Acomete principalmente o VE, predominantemente no ápice, mas pode acometer ambos os ventrículos.

Apresentação clínica

É variável. Quando ocorre na infância, as formas são mais graves e o prognóstico é ruim. Em adultos, pode evoluir de forma assintomática ou ocorrer disfunção sistólica grave com insuficiência cardíaca, fenômenos tromboembólicos e arritmias ventriculares. Dor precordial pode ocorrer por isquemia subendocárdica.

Exames complementares

- ECG → na maioria das vezes é alterado, sendo frequente: sobrecarga ventricular esquerda, bloqueio de ramo esquerdo, alterações da repolarização, ondas Q.

- Ecocardiograma → método de escolha e fundamental para o diagnóstico, conforme os critérios citados a seguir:
  - parede miocárdica muito espessada, composta por uma camada fina compactada (C) do lado epicárdico e outra espessa, não compactada (NC) e formada por pelo menos três trabeculações proeminentes e recessos intertrabeculares profundos no lado endocárdico em um ou mais segmentos miocárdicos, apicais ao músculo papilar;
  - relação NC/C > 2 no final da sístole;
  - observa-se fluxo sanguíneo nos recessos intertrabeculares em contato com a cavidade ventricular quando utilizado o mapeamento de fluxo em cores;
  - ausência de outra doença cardíaca.
- Ressonância magnética cardíaca → permite avaliar as formas mais sutis de comprometimento miocárdico e determinar a não compactação miocárdica.

Tratamento

Não há diferenças no tratamento convencional quando a IC está instalada.

Cardiomiopatia arritmogênica do ventrículo direito

Definição

A cardiomiopatia arritmogênica do ventrículo direito (CMPVD), também conhecida como displasia arritmogênica do ventrículo direito, é uma doença primária do músculo cardíaco, caracterizada por substituição dos miócitos por tecido fibroadiposo, afetando principalmente o ventrículo direito (VD) na sua parede livre e via de saída. Sua etiologia não está totalmente esclarecida, sendo aceita uma possível herança genética com transmissão autossômica dominante.

Apresentação clínica

Síncope, taquicardia ventricular ou morte súbita recuperada e, mais raramente, quadro de insuficiência cardíaca são as apresentações clínicas da doença. Pode ocorrer arritmia ventricular e morte súbita em adultos jovens do sexo masculino, particularmente durante a atividade física.

Diagnóstico

Depende de elevado índice de suspeita clínica e combinação de dados clínicos e exames complementares. A Sociedade Europeia de Cardiologia sugere utilizar os seguintes critérios:

1. alterações eletrocardiográficas:
   - inversão da onda T de V1-V3 na ausência de bloqueio de ramo direito em paciente > 12 anos;
   - alargamento do QRS de V1-V3 e presença de onda épsilon;
2. história familiar:
   - doença familiar confirmada por necropsia ou cirurgia;
   - história familiar de morte súbita com menos de 35 anos de idade, supostamente decorrente de CMPVD;
3. alterações histológicas na biópsia endocárdica:
   - infiltração lipomatosa e fibrose substituindo o miocárdio normal;

4. disfunção global ou regional e alterações estruturais:
   - dilatação e disfunção do VD e morfologia normal do VE;
   - áreas acinéticas, discinéticas ou aneurismas localizados no VD.

Exames complementares

O ECG é útil para a suspeita diagnóstica, apesar de as alterações não serem patognomônicas. Os achados são inversão da onda T de V1-V3 na ausência de bloqueio do ramo direito e onda épsilon (onda de pós-excitação mais específica que ocorre no final do QRS de V1-V3; está presente em 15-30% dos casos). Exames de imagem como ecocardiograma, ressonância magnética e tomografia computadorizada do coração são úteis para demonstrar sinais sugestivos como dilatação da via de saída, falhas de enchimentos, trabeculações ventriculares grosseiras, lesões tipo "saca-bocados" e aneurismas.

Tratamento

Tem como objetivo evitar ou controlar as arritmias ventriculares e reduzir o risco de morte súbita. Não há estudos clínicos e as recomendações são baseadas em séries de casos nos quais o sotalol e a amiodarona foram os fármacos mais estudados. Nos casos refratários pode-se tentar a ablação com radiofrequência, porém com baixos índices de sucesso e altas taxas de recorrência. O implante de cardioversor-desfibrilador deve ser considerado nos pacientes com alto risco de morte súbita, como aqueles recuperados de parada cardiorrespiratória, taquicardia ventricular sustentada e disfunção grave do ventrículo direito. Nos casos que evoluem para insuficiência cardíaca o tratamento é realizado com betabloqueadores, inibidores da ECA e antagonista de aldosterona, conforme diretrizes. Há consenso de que os pacientes devem ser proibidos de realizar atividade física competitiva.

Cardiomiopatias tóxicas

Definição

Lesões cardíacas agudas ou crônicas induzidas por agentes externos, podendo cursar com insuficiência cardíaca, arritmias e morte súbita. Na Tabela 23.3 são apresentados possíveis agentes.

A cardiomiopatia alcoólica tem importante relevância clínica devido à alta prevalência do consumo crônico de álcool na população em geral. É a segunda causa de CMP dilatada, correspondendo a 20-40% dos casos. O consumo de álcool acima de 30 g/dia é considerado excessivo e aumenta o risco de desenvolvimento da doença. Apesar de os efeitos cardiovasculares do álcool serem conhecidos, o mecanismo da cardiopatia não é totalmente esclarecido.

Tabela 23.3 – Agentes causadores de cardiomiopatias tóxicas

Antineoplásicos	Antraciclinas, ciclofosfamida, 5- fluorouracil
Anticorpos monoclonais	Trastuzumabe
Imunomoduladores	Interferon-alfa, interleucina-2
Antibióticos	Antirretrovirais, antimaláricos
Drogas e álcool	Cocaína, álcool, anfetamina
Metais	Lítio, cobalto e arsênico

Fisiopatologia

A doença afeta o músculo cardíaco por ação tóxica do álcool e do seu subproduto, o aldeído acético. O primeiro promove a disfunção miocárdica por ativação do sistema neuro-hormonal, modificação da síntese proteica, aumento do estresse oxidativo e disfunção do retículo sarcoplasmático. O segundo causa depressão miocárdica, aumento de radicais livres e apoptose celular, além de reduzir o cálcio intracelular.

Apresentação clínica

É frequente o quadro clínico de insuficiência cardíaca, mas nas fases iniciais pode ser assintomático, ou com apenas alteração da função diastólica ao ecocardiograma.

Tratamento

Interrupção total do uso do álcool e suplementação nutricional. Quando a insuficiência cardíaca está instalada deve-se instituir o tratamento preconizado.

Cardiomiopatias restritivas e infiltrativas

Definição

Têm como característica a restrição ao enchimento ventricular, por causar rigidez do coração. Ocorre redução do volume diastólico em um ou ambos os ventrículos, com função sistólica preservada. É comum a dilatação dos átrios. A CMP restritiva deve ser considerada quando há insuficiência cardíaca sem dilatação ventricular e com função sistólica preservada. A CMP restritiva primária ou idiopática é uma doença rara que se manifesta por alterações morfológicas características, na ausência de qualquer causa identificável. É um diagnóstico de exclusão, porque a fisiologia restritiva também é vista em pacientes com uma série de doenças sistêmicas.

Etiologia

1. Miocárdica:
   - infiltrativa (amiloidose, sarcoidose);
   - não infiltrativa (idiopática, DM, esclerodermia);
   - depósito (hemocromatose).
2. Endomiocárdica: endomiocardiofibrose, síndrome hipereosinofílica, síndrome carcinoide, radioterapia ou quimioterapia.

Apresentação clínica

A incidência é maior em idosos. Em geral, os pacientes afetados apresentam sinais de congestão pulmonar e sistêmica. Os sintomas mais comuns incluem dispneia, edema periférico, palpitações, fadiga, fraqueza e intolerância ao exercício. Em casos avançados pode ocorrer elevação acentuada da pressão venosa central, resultando em hepatoesplenomegalia, ascite, anasarca e distensão jugular. No exame cardiovascular é comum encontrarmos B3 e/ou B4.

Exames complementares

- ECG → alterações inespecíficas da repolarização, atraso na condução intraventricular e baixa amplitude do complexo QRS.
- Radiografia de tórax → geralmente demonstra aumento da área cardíaca secundário a dilatação atrial, congestão pulmonar e derrame pleural. Calcificação pericárdica deve levantar a suspeita de pericardite constritiva.
- Ecocardiograma → é o método de escolha, pois avalia a anatomia e as funções diastólica

e sistólica dos átrios e ventrículos. Auxilia no diagnóstico e no diagnóstico diferencial com pericardite constritiva.

- Biópsia endomiocárdica → é realizada em pacientes com suspeita de CMP restritiva para excluir doenças do músculo cardíaco específicas, tais como amiloidose, sarcoidose e hemocromatose.

Tratamento

Não há tratamento específico, exceto quando certas doenças de base, como sarcoidose ou hemocromatose, são identificadas. O tratamento da doença cardíaca é destinado a reduzir a congestão pulmonar e sistêmica. Objetivos primários são alcançar a redução da pressão venosa, controle de frequência cardíaca, aumento do tempo de enchimento, manutenção da contração atrial, correção de distúrbios da condução atrioventricular e prevenção de anemia, deficiência nutricional e desequilíbrio eletrolítico. O prognóstico dessas doenças em geral é ruim, muitas vezes por um diagnóstico tardio da doença e não é rara a necessidade de transplante cardíaco.

Bibliografia consultada

1. Ammash NM, Seward JB, Bailey KR, Edwards WD, Tajik AJ. Clinical profile and outcome of idiopathic restrictive cardiomyopathy. Circulation. 2000;101:2490-2496.
2. Bocchi EA, Marcondes-Braga FG, Bacal F, Ferraz AS, Albuquerque D, Rodrigues D, et al. Sociedade Brasileira de Cardiologia. Atualização da Diretriz Brasileira de Insuficiência Cardíaca Crônica - 2012. Arq Bras Cardiol. 2012;98(1 supl. 1):1-33.
3. Corrado D, Basso C, Thiene G. Arrhythmogenic right ventricular cardiomyopathy: diagnosis, prognosis, and treatment. Heart. 2000;83:588-595.
4. Corrado D, Wichter T, Link MS, Hauer RN, Marchlinski FE, Anastasakis A, et al. Treatment of Arrhythmogenic Right Ventricular Cardiomyopathy/Dysplasia: An International Task Force Consensus Statement. Circulation. 2015;132(5):441-53.
5. Dec GW, Fuster V. Idiopathic dilated cardiomyopathy. N Engl J Med. 1994;331:1564-1575.
6. Feenstra J, Grobbee DE, Remme WJ, Stricker BH. Drug-induced heart failure. J Am Coll Cardiol. 1999,33:1152-1162.
7. Garg J, Palaniswamy C, Lanier GM. Peripartum cardiomyopathy: definition, incidence, etiopathogenesis, diagnosis, and management. Cardiol Rev. 2015;23(2):69-78.
8. Jenni R, Oechslin EN, van der Loo B. Isolated ventricular non-compaction of the myocardium in adults. Heart. 2007,93:11-15.
9. Kushwaha SS, Fallon JT, Fuster V. Restrictive cardiomyopathy. N Engl J Med. 1997;336:267-276.
10. Luk A, Ahn E, Soor GS, Butany J. Dilated cardiomyopathy: a review. J Clin Pathol. 2009;62:219-225.
11. Maron BJ, Towbin JA, Thiene G, Antzelevitch C, Corrado D, Arnett D, et al. Contemporary definitions and classification of the cardiomyopathies: an American Heart Association Scientific Statement from the Council on Clinical Cardiology, Heart Failure and Transplantation Committee; Quality of Care and Outcomes Research and Functional Genomics and Translational Biology Interdisciplinary Working Groups; and Council on Epidemiology and Prevention. Circulation. 2006;113:1807-1816.

12. Mestroni L, Maisch B, McKenna WJ, Schwartz K, Charron P, Rocco C, et al. Guidelines for the study of familial dilated cardiomyopathies. Collaborative Research Group of the European Human and Capital Mobility Project on Familial Dilated Cardiomyopathy. Eur Heart J. 1999;20:93-102.
13. Piano MR. Alcoholic cardiomyopathy: incidence, clinical characteristics, and pathophysiology. Chest. 2002;121:1638-1650.
14. Richardson P, McKenna W, Bristow M, Maisch B, Mautner B, O'Connell J, et al. Report of the 1995 World Health Organization/International Society and Federation of Cardiology Task Force on the Definition and Classification of cardiomyopathies. Circulation. 1996,93:841-842.
15. Sliwa K, Fett J, Elkayam U. Peripartum cardiomyopathy. Lancet. 2006;368:687-693.

24 Cardiopatia Chagásica

- Maria Eduarda Menezes de Siqueira
- André Rabelo Nunes

Introdução

A doença de Chagas é causada por um protozoário, o *Trypanossoma cruzi*. Manifesta-se com comprometimento cardíaco em 25-35% dos portadores da doença. A cardiopatia chagásica constitui a mais séria apresentação, sendo esta responsável por elevada morbimortalidade.

Formas de transmissão

A principal forma de transmissão é a vetorial, através do contato da pele ou mucosas com fezes ou urina de insetos hematófagos (triatomídeos) infectados com o *T. cruzi*. Outras formas de transmissão: transplacentária, transfusional e ingestão de alimentos contaminados. Nos últimos anos têm-se destacado a forma transplacentária, principalmente em locais não endêmicos, e já corresponde a 26% dos novos casos.

Formas clínicas

Forma aguda

A fase aguda pode ser devida à infecção primária ou reativação infecciosa a partir da fase crônica em pacientes imunodeprimidos. O diagnóstico é realizado em apenas 10% dos casos, principalmente devido aos sintomas inespecíficos. A fase aguda é observada principalmente em crianças, com um período de incubação de 7-10 dias, duração de 2-4 meses, resultando em óbito em 10% dos casos.

Manifestações clínicas

- Sintomas inespecíficos como mal-estar, cefaleia, astenia, febre, hepatoesplenomegalia, linfadenomegalias e meningoencefalite podem estar presentes.
- Porta de entrada pode ser ocular (sinal de Romaña – edema palpebral unilateral, congestão conjuntival e linfadenopatia local) ou cutânea (chagoma de inoculação – tumoração dura e indolor).
- As manifestações cardíacas, quando presentes, são de miocardite difusa e intensa (1-5%). O envolvimento pode se estender do endocárdio (com formação de trombos) ao epicárdio (com derrame pericárdico).
- Exame físico: presença de febre e sopro de insuficiência mitral ou tricúspide à ausculta cardíaca.

Avaliação complementar

- ECG:
    - normal em 50-70% dos casos;

- taquicardia sinusal (achado mais comum);
- baixa voltagem do QRS;
- BAV de 1º grau;
- alterações difusas da repolarização ventricular.

- Radiografia de tórax:
  - cardiomegalia discreta (60%).
- Ecocardiograma:
  - derrame pericárdico;
  - regurgitação mitral e tricúspide;
  - disfunção ventricular esquerda na minoria dos pacientes.
- Exames laboratoriais:
  - leucocitose discreta;
  - linfocitose;
  - eosinofilia;
  - elevação de PCR e VHS.
- Diagnóstico parasitológico: é definido pela presença de parasitas circulantes observados no exame direto do sangue periférico.
- Diagnóstico sorológico: presença de anticorpos anti-*T. cruzi* da classe IgM no sangue periférico é considerada indicativa da fase aguda.
- Biópsia endomiocárdica: não é necessária para estabelecer o diagnóstico nesta fase, exceto no contexto de pacientes com reativação após transplante, cujo diagnóstico apenas é definido através desta propedêutica, devido à semelhança com quadro clínico de rejeição.

Forma crônica

Forma indeterminada (FI)

- Indivíduos soropositivos e/ou com exame parasitológico positivo para *T. cruzi* que não apresentam quadro sintomatológico próprio da doença ou evidências de lesões orgânicas (cardíacas ou extracardíacas), e com ECG, radiografia de tórax, esôfago e cólon normais.
- Não são necessários outros exames complementares para a classificação do portador da FI.
- Tem caráter benigno e baixo potencial evolutivo.
- O ecocardiograma comumente demonstra VE com diâmetros normais ou levemente aumentados, com FEVE preservada. Nesta fase, entretanto, podem ser encontradas alterações segmentares da contratilidade envolvendo as paredes inferior e lateral inferior e o ápice do VE, sendo, não raro, o achado de pequenos aneurismas apicais.

Forma crônica cardíaca

A cardiopatia chagásica crônica pode se manifestar de diversas formas:

- paciente assintomático com alterações eletrocardiográficas benignas;
- miocardiopatia dilatada → indistinguível das demais formas de cardiopatia dilatada. O comprometimento do VD é frequente e associado a pior prognóstico. Insuficiência mitral e tricúspide podem estar presentes devidas a dilatação ventricular;
- arritmias → as arritmias ventriculares são frequentes, podendo se apresentar como extrassístoles ventriculares ou taquicardia ventricular;
- distúrbios de condução → a disfunção do nó sinusal é um achado frequente e sua mani-

festação eletrocardiográfica mais comum é a bradicardia sinusal inapropriada e persistente. Episódios de bloqueio sinoatrial, parada sinusal, FA de baixa frequência (por doença concomitante do nó AV) e síndrome de taquicardia-bradicardia são achados frequentes. Os distúrbios de condução AV são representados por bloqueios de ramo e bloqueios atrioventriculares de graus variáveis, sendo relativamente frequente a ocorrência de BAV total. O achado eletrocardiográfico mais comum é a associação de BRD com BDAS;
- eventos tromboembólicos (mais comuns em pacientes com disfunção ventricular, FA, aneurisma de VE e trombo intracavitário).

O diagnóstico consiste em:

- exames laboratoriais: xenodiagnóstico, hemocultura, PCR, reação de fixação de complemento (teste de Machado-Guerreiro), sorologia para Chagas (Elisa, imunofluorescência indireta);
- ECG:
  - BRD + BDAS (achado mais comum);
  - distúrbios de condução AV;
  - arritmias supraventriculares e ventriculares;
- radiografia tórax: aumento da área cardíaca, sinais de congestão pulmonar nas fases mais avançadas;
- ecocardiograma: alterações da contratilidade segmentar ou global do VE, alterações diastólicas, aneurismas ventriculares;
- ressonância cardíaca: permite a identificação precoce do envolvimento cardíaco através da detecção de áreas de realce tardio indicativas de fibrose. Sua extensão é diretamente proporcional ao estágio evolutivo da doença e seu prognóstico;
- Holter: todos os tipos de arritmia ventricular podem ser observados, além de arritmias atriais e distúrbios de condução;
- teste ergométrico: de limitado valor devido às alterações basais no ECG. Útil para a detecção e prognóstico de arritmias induzidas por esforço e em pacientes com dor torácica;
- estudo eletrofisiológico: pode ser utilizado para estudo da função sinusal e em casos de arritmia ventricular, seja para avaliação prognóstica ou para terapia antiarrítmica.

Tratamento

Etiológico

O tratamento deve ser realizado nas seguintes situações:

- forma aguda, independente da via de transmissão;
- forma indeterminada em crianças e adultos jovens;
- forma crônica em crianças;
- reativação nos pacientes imunossuprimidos.

- O tratamento é controverso na cardiopatia chagásica crônica.
- Devido à toxicidade das drogas, não é recomendado o tratamento durante a gestação. Estudos recentes demonstram que tratamento prévio de mulheres antes do período gestacional reduz a transmissão transplacentária.
- A negatividade das sorologias indica cura.

- A posologia das drogas varia de acordo com a idade:
  - benzonidazol (Rochagan): é a droga de escolha, comprimido de 100 mg:
    - adultos: 5 mg/kg/dia, VO, durante 60 dias, em duas ou três doses diárias;
    - crianças: 5-10 mg/kg/dia, VO, durante 60 dias, em duas ou três doses diárias. A dermopatia por hipersensibilidade é o efeito colateral mais frequente;
  - nifurtimox (Lampit) - comprimidos de 120 mg:
    - adultos: 8-10 mg/kg/dia, VO, durante 60 a 90 dias, em três doses diárias.
    - crianças: 15 mg/kg/dia, VO, durante 60 a 90 dias, em três doses diárias. Pode ocorrer anorexia e perda de peso.

Forma cardíaca

O tratamento da IC no cardiopata chagásica visa reduzir os sintomas, retardar a evolução da disfunção ventricular e prolongar a sobrevida.

Medidas gerais

a. Dieta para correção da obesidade e manutenção do peso ideal.
b. Restrição hídrica para os casos mais graves.
c. Abstinência alcoólica.
d. Eliminação de fatores agravantes.
e. Atividade física individualizada.
f. Vacinação contra influenza (anual) e pneumonia pneumocócica (a cada 3 anos) nos pacientes com IC avançada.

Tratamento da disfunção ventricular e insuficiência cardíaca

Assim como em outras cardiopatias, o tratamento farmacológico tem como base a combinação de três tipos de fármacos, porém pacientes com esta etiologia não foram incluídos nos grandes estudos que os validaram, portanto sua real eficácia não foi estabelecida, sendo extrapolada empiricamente. O tratamento medicamentoso da IC dos pacientes com miocardiopatia chagásica crônica exige alguns cuidados:

- bloqueador do sistema renina angiotensina: disfunção sistólica (FEVE < 45%), classe funcional (I a IV):
  a. IECA: captopril – 50 mg 8/8 h; enalapril – 20 mg 12/12 h;
  b. BRA: losartana – 50 mg 12/12 h;
- betabloqueador: disfunção sistólica (FEVE < 45%), classe funcional (I a IV):
  a. carvedilol: 3,125 mg duas vezes ao dia inicial, dose ideal de 25 mg 12/12 h;
  b. metoprolol: 25 mg duas vezes ao dia inicial, dose ideal de 100 mg 12/12 h;
- antagonista da aldosterona: disfunção sistólica (FEVE ≤ 35%), classe funcional II/III/IV. Como exemplo: espironolactona, 25 mg/dia;
- hidralazina e nitrato: pacientes com contraindicação IECA ou BRA (insuficiência renal progressiva ou hipercalemia), ou em afrodescendentes, associados a terapia padrão otimizada;
- digital: por haver maior sensibilidade ao digital, não estando indicada a dose de ataque da digoxina. Esta deve ser utilizada na dose de 0,25 mg/dia;
- diurético: furosemida é o diurético de escolha (40-320 mg/dia). Pode ser associada com

tiazídicos em graus mais avançados de IC.

Prevenção de tromboembolismo

O risco deste evento em paciente com cardiopatia chagásica é maior se comparado a outras etiologias de IC. Deve-se usar anticoagulação nos seguintes pacientes:

- fibrilação atrial CHADS ≥ 2;
- trombose mural.

Alguns pacientes também podem receber anticoagulação, de acordo com escore IPEC/FIOCRUZ (4/5 pontos). Este analisa quatro variáveis: disfunção sistólica (2 pontos), aneurisma apical, alteração primária da repolarização ventricular e idade > 48 anos, 1 ponto para cada uma.

- Classe de recomendação IIaB.

Tratamento da descompensação aguda e internação hospitalar

Reservada para casos de edema volumoso refratário aos diuréticos por via oral e necessidade de medicação endovenosa (furosemida 1-2 ampolas 6/6 h) ou para aqueles que apresentam sinais de importante deterioração hemodinâmica com hipertensão venosa, oligúria, hipotensão e vasoconstrição periférica.

Tratamento das arritmias ventriculares

O objetivo do tratamento farmacológico das arritmias ventriculares é o controle dos sintomas, sem evidências concretas de efetividade na prevenção de morte súbita.

A principal medicação usada é a amiodarona (200 a 400 mg). Em pacientes sem disfunção ventricular, fármacos do grupo I (propafenona, mexiletine, procainamida) também podem ser utilizados, porém com classe de recomendação pior que a da amiodarona.

Em pacientes que apresentam taquicardia ventricular ou morte súbita, a amiodarona deve ser instituída apenas como coadjuvante, associada a ablação por cateter ou ao implante de CDI.

Implante de marca-passo

O implante de marca-passo definitivo está indicado como classe I de recomendação nos seguintes casos:

- bradiarritmias sintomáticas (sinusal ou bloqueio atrioventricular induzido por fármacos necessários e insubstituíveis ao tratamento; FA, baixa resposta ventricular; bloqueio de ramo bilateral alternante);
- bradiarritmias assintomáticas:
    - BAV 2° Mobitz II + QRS largo;
    - BAVT.

Transplante cardíaco

Indicado nos casos terminais da cardiopatia chagásica.

Bibliografia consultada

1. Andrade J, Marin-Neto JA, Paola AAV, et al. Sociedade Brasileira de Cardiologia. I Diretriz Latino-Americana para o Diagnóstico e Tratamento da Cardiopatia Chagásica. Arq Bras Cardiol. 2011;97(2 supl.3):1-48.
2. Marin-Neto JA, Cunha-Neto E, Maciel BC, et al. Pathogenesis of Chronic Chagas Heart Disease. Circulation. 2007;115(9):1109-1123.

25 Miocardiopatia Hipertrófica

■ Maria Eduarda Menezes de Siqueira

Introdução

A miocardiopatia hipertrófica (MCH) é uma desordem cardíaca genética comum (1:500 adultos) e complexa, cuja complicação mais grave é a morte súbita (MS), que geralmente ocorre em indivíduos assintomáticos ou oligossintomáticos. A MCH é caracterizada por hipertrofia inapropriada do VE e fibrose, sem ocorrência de dilatação da cavidade e na ausência de outras condições capazes de produzir hipertrofia (p. ex., HAS, estenose aórtica, coração de atleta). A hipertrofia miocárdica está associada a graus variados de alterações funcionais, podendo ou não haver obstrução ao fluxo sanguíneo que, quando ocorre, é chamada de miocardiopatia hipertrófica obstrutiva (MCHO).

Diagnóstico

- ECG:
  - sobrecarga de câmaras esquerdas;
  - onda Q nas paredes lateral e inferior;
  - alterações de ST (ondas T acentuadas e invertidas);
  - ECG normal é comum em familiares assintomáticos.
- Radiografia de tórax:
  - não apresenta achados específicos;
  - pode ser normal ou mostrar aumento de AE, do VE ou sinais de HAP.
- Ecocardiograma → é o principal exame diagnóstico. Os principais achados são:
  - hipertrofia septal (anterosseptal), tipicamente assimétrica, na ausência de dilatação do VE. Também pode ocorrer hipertrofia assimétrica da parede lateral e do ápice;
  - função sistólica normal;
  - alteração no relaxamento (disfunção diastólica);
  - relação entre a espessura do septo e a parede posterior do VE ≥ 1,3 (normotensos) e ≥ 1,5 (hipertensos), característica do padrão assimétrico;
  - o movimento anterior sistólico da valva mitral (MAS) em direção ao septo ocorre em 30 a 60% dos pacientes e pode contribuir para a obstrução dinâmica da via de saída do VE.
- RNM: identifica e quantifica a hipertrofia do VE, o volume diastólico e sistólico final, volume ejetado e função ventricular.
- Biópsia endomiocárdica: indicada nos casos de dúvidas no diagnóstico.

- Teste ergométrico e Holter de 24 horas: úteis para a avaliação de arritmias cardíacas graves.

Manifestações clínicas

- O espectro clínico da MCH é variável.
- Muitos pacientes são assintomáticos e o diagnóstico é feito durante investigação de sopro ou rastreamento familiar.
- Dispneia, intolerância ao exercício, dor torácica, pré-síncope ou síncope e precordialgia na ausência de doença aterosclerótica podem ocorrer.
- Obstrução da VSVE aumenta o risco de insuficiência cardíaca. O curso clínico da MCH é variável e pacientes podem permanecer estáveis por longos períodos ou desenvolver sintomas e IC refratária. A IC é causada por disfunção diastólica.
- A fibrilação atrial é uma arritmia comum e pode levar a eventos embólicos.

Exame físico

- Achados mais comuns → sopro sistólico e B4.
- Sopro cardíaco → mais audível na borda esternal esquerda e em ponta, podendo existir mesmo sem obstrução da VSVE. A manobra de Valsalva aumenta a intensidade do sopro.

Tratamento farmacológico

- Pacientes de baixo risco e assintomáticos → não há indicação de tratamento.
- O tratamento farmacológico é baseado na administração de fármacos que reduzem a FC, aumentando o tempo de diástole e o enchimento ventricular. As opções são:
  - propranolol → 80-400 mg/dia, conforme a necessidade e tolerância (primeira escolha);
  - verapamil → 240-720 mg/dia (pode ser utilizado nos pacientes com MCH não obstrutiva e intolerância aos betabloqueadores ou quando se constata ineficácia da droga em aliviar os sintomas);
  - disopiramida → 400-600 mg/dia (nos casos não respondedores ou quando não é possível o emprego do verapamil);
  - diuréticos → adicionados para aliviar sintomas de IC;
  - nos casos de IC sistólica, a terapêutica usual (IECA + digitálico + betabloqueador + espironolactona) deve ser iniciada;
  - IECA devem ser utilizados com cautela, pois podem reduzir a pós-carga e aumentar a obstrução dinâmica da VSVE;
  - anticoagulantes orais são indicados para casos com fibrilação atrial paroxística ou permanente;
  - no caso de arritmias ventriculares, a terapêutica antiarrítmica com amiodarona está indicada (dose 200-600 mg/dia).

Tratamento não farmacológico/invasivo

- Alcoolização da artéria septal:
  - indicada para pacientes com IC, apesar da terapia medicamentosa.
- Miomectomia cirúrgica:

- portadores de MCH com gradiente elevado e sintomas importantes, a despeito da terapêutica otimizada.
- pacientes com obstrução grave e sintomas refratários.

- Troca valvar mitral:
  - casos de alteração orgânica do folheto valvar.
- Marca-passo bicameral:
  - alternativa ao tratamento cirúrgico nos pacientes com obstrução da VSVE, sintomas refratários e com gradiente importante.

Estratificação de risco

Pacientes sobreviventes de PCR ou com história de um ou mais episódios de taquicardia ventricular sustentada são considerados de alto risco para MS e candidatos ao implante de CDI (profilaxia secundária). História familiar de MS em jovens, espessura VE ≥ 30 mm, síncope inexplicada, presença de taquicardia ventricular não sustentada no Holter, hipotensão ou não elevação da PA durante teste ergométrico são fatores de risco importantes para MS e, nestes casos, o implante de CDI deve ser avaliado.

Bibliografia consultada

1. Maron BJ, McKenna WJ, Danielson GK, Kappenberger LJ, Kuhn HJ, Seideman CE, et al. American college of cardiology/European society of cardiology clinical expert consensus document on hypertrophic cardiomyopathy. A report of the American College of Cardiology Foundation Task Force on clinical expert consensus documents and the European society of cardiology committee for practice guidelines. Eur Heart J. 2003;24(21):1965-1991.
2. Ramaraj R. Hypertrophic Cardiomyopathy Etiology, Diagnosis, and Treatment. Cardiology in Review. 2008;16:172-180.
3. Roberts R, Ulrich S. Current concepts of the pathogenesis and treatment of hypertrophic cardiomyopathy. Circulation. 2005;112:293-6.

26 Miocardites

- Viviane Tiemi Hotta
- Fábio Fernandes

Introdução

A miocardite é um processo inflamatório do miocárdio que pode se apresentar sob diversas formas. A apresentação clínica pode variar de dispneia ou dor torácica, que podem remitir espontaneamente, sem tratamento específico, até a evolução para choque cardiogênico e óbito. A miocardite também pode ser uma das grandes responsáveis por morte súbita em adultos jovens com menos de 40 anos de idade. Sua principal sequela em longo prazo é a miocardiopatia dilatada com insuficiência cardíaca (IC) crônica.

Manifestações clínicas

A miocardite aguda é, frequentemente, diagnosticada como uma miocardiopatia dilatada não isquêmica em um paciente com sintomas de início recente (semanas ou poucos meses). As manifestações clínicas podem variar de formas subclínicas, presença de arritmias atriais ou ventriculares, bloqueios de ramo, síndromes que mimetizam infarto agudo do miocárdio (IAM), até morte súbita.

- Manifestações cardíacas: cansaço e/ou dispneia aos esforços, palpitações, dor precordial e síncope. A dor torácica pode resultar da associação de pericardite ou ocasionalmente de espasmo coronariano.
- Manifestações extracardíacas: pródromos virais como febre, mialgia e sintomas respiratórios e gastrointestinais estão classicamente associados aos quadros de miocardites.
- Em crianças, os sintomas podem aparecer de forma fulminante.

A maioria dos pacientes apresenta sintomas discretos que regridem em curto prazo, sem deixar sequelas. Porém, a presença de alguns sintomas/sinais pode ser indicativa de alto risco por sugerirem miocardite por hipersensibilidade, como: *rash*, febre, eosinofilia, relação temporal com início de medicações.

A manifestação clínica mais comum é a síndrome de IC, que pode ser direita e/ou esquerda. O acometimento do VE é caracterizado por congestão pulmonar (dispneia, ortopneia e dispneia paroxística noturna). Sinais de falência ventricular direita incluem o aumento da pressão venosa jugular, hepatomegalia e edema periférico.

A miocardite por células gigantes deve ser considerada em pacientes com miocardiopatia dilatada aguda, associada a timoma, doenças autoimunes, taquicardia ventricular ou BAV de alto grau.

Com relação ao exame físico, podem ser encontrados sinais de IC como presença de B3 ou B4, sopro de insuficiência mitral, atrito pericárdico (na presença de miopericardite) e estertores pulmonares pela congestão pulmonar. Os principais achados para a suspeita diagnóstica de miocardite são: dor torácica e insuficiência cardíaca em pacientes jovens ou sintomas de IC sem causa aparente, ausência de lesão cardíaca prévia, presença de taquicardia desproporcional ao quadro febril, aparecimento súbito de arritmias ou distúrbio de condução e aumento da área cardíaca. Em dados do estudo ESETICID (*European Study of the Epidemiology and Treatment of Inflammatory Heart Disease*), 72% dos pacientes com miocardite apresentavam dispneia, 32%, dor torácica e 18%, arritmias.

Nas disfunções ventriculares assintomáticas, a maioria dos casos (70%) regride sem deixar sequelas, sendo que, nas formas mais graves de disfunção, 50% tornam-se IC crônica estável, 25% regridem e 25% evoluem progressivamente com piora da função ventricular (Figura 26.1).

Fatores etiológicos

Vários agentes infecciosos e não infecciosos, tais como vírus, bactérias, protozoários, fungos, toxinas, fármacos e doenças sistêmicas podem estar implicados. A maioria das miocardiopatias dilatadas crônicas é secundária às miocardites virais e pós-infecciosas virais. Vários agentes virais podem ser causadores de miocardites, como o vírus Coxsackie B, adenovírus, parvovírus, vírus da hepatite C, Epstein-Barr vírus, citomegalovírus, herpesvírus 6 e HIV. Nas últimas décadas tem-se observado uma mudança quanto ao agente infeccioso. No período de 1950 a 1990, o coxsackievírus B era o mais prevalente, enquanto no final de 1990 houve um aumento na prevalência do adenovírus e mais recentemente, pelo parvovírus B19.

Outras causas infecciosas incluem *Borrelia burgdorferi* (doença de Lyme) e *Trypanosoma cruzi* (doença de Chagas). A miocardite secundária a doença de Lyme deve ser

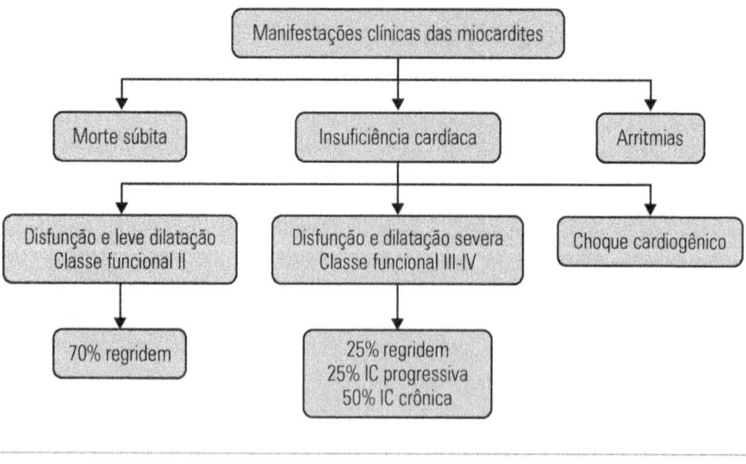

Figura 26.1 – Manifestações clínicas e evolução das miocardites.

suspeitada em pacientes com antecedente de viagem a áreas endêmicas (áreas rurais das Américas Central e do Sul), com relato de picada de carrapato, principalmente quando associada a distúrbios da condução atrioventricular.

As síndromes hipereosinofílicas sistêmicas e as reações de hipersensibilidade induzidas por drogas podem causar uma miocardite específica que, muitas vezes, pode responder à retirada dos agentes agressores ou ao tratamento da doença de base, embora o tratamento adjuvante com corticosteroides possa ser necessário.

Medicações como anticonvulsivantes, antibióticos e antipsicóticos têm sido implicadas na miocardite por hipersensibilidade. A miocardite eosinofílica, por sua vez, é caracterizada pela presença de um infiltrado inflamatório, predominantemente eosinofílico, no miocárdio e pode ocorrer em associação com doenças sistêmicas como a síndrome de Churg-Strauss, fibrose endomiocárdica de Löffler, neoplasias e infecções por protozoários, helmínticas ou parasitárias. A miocardite eosinofílica foi ainda associada ao período após a vacinação para doenças como a catapora. As manifestações clínicas da miocardite eosinofílica incluem insuficiência cardíaca, fibrose valvar e endocárdica e trombos intracavitários.

As miocardites podem ocorrer concomitantemente com outras miocardiopatias e podem implicar efeitos adversos na evolução clínica de outras condições. Por exemplo, o prognóstico da amiloidose cardíaca e da miocardiopatia hipertrófica é muito pior na presença de evidências histológicas de miocardite. O Quadro 26.1 apresenta os fatores etiológicos das miocardites.

Quadro 26.1 – Fatores etiológicos das miocardites

Infecciosas
- Virais: Coxsackie B, enterovírus, adenovírus, citomegalovírus, parvovírus, vírus da hepatite C, Epstein-Barr vírus, herpesvírus 6, HIV, influenza A e B, ecovírus, varicela, caxumba, varíola, dengue
- Bacterianas: tuberculosa, pós-estreptocócica por cardite reumática, *Borrelia burgdorferi, Corynebacterium diphtheriae, Chlamydia pneumoniae, Mycoplasma pneumoniae, Campylobacter jejuni* (causa mais frequente de enterite bacteriana), *Treponema pallidum*
- Espiroquetas: sífilis, leptospirose, toxoplasmose
- Fúngicas: candidíase, histoplasmose, esporotricose, aspergilose, criptococose, estrongiloidose
- Protozoários: doença de Chagas
- Parasitárias: esquistossomose, malária, leishmaniose

Autoimune
- Vacinas (varicela)
- Miocardite de células gigantes
- Síndrome de Churg-Strauss
- Doença celíaca
- Síndrome de Sjögren
- Doenças inflamatórias
- Sarcoidose
- Lúpus eritematoso sistêmico
- Arterite de Takayasu
- Granulomatose de Wegener

Quimioterápicos: antracíclicos, ciclofosfamida
Medicamentos: clozapina, sulfonamidas, cefalosporinas, penicilinas e antidepressivos tricíclicos
Tóxicos: cocaína, álcool, metais pesados (cobre, chumbo e ferro)

Diagnóstico

Os critérios diagnósticos de Dallas requerem a presença de um infiltrado celular inflamatório associado ou não à necrose de miócitos ao exame histológico para a definição de miocardite. Porém, devido à ausência atual de um método diagnóstico não invasivo considerado "padrão ouro", o diagnóstico de certeza da miocardite pode não ser fácil. Os exames mais utilizados são:

- **Marcadores de atividade inflamatória (VHS, PCR)**: estão alterados em 60% dos pacientes, porém são inespecíficos e, quando normais, não excluem o diagnostico de miocardite.
- **Marcadores de injúria miocárdica**: estão elevados em uma minoria dos pacientes com miocardite aguda, mas podem auxiliar a confirmação diagnóstica. A troponina I possui elevada especificidade (89%), porém com baixa sensibilidade (34%) e sua elevação é mais comum que a elevação dos níveis de CKMB. O grau de elevação enzimática é proporcional ao grau de agressão miocárdica, e elevações persistentes indicam processo inflamatório em atividade.
- **Eletrocardiograma (ECG)**: pode apresentar taquicardia sinusal e alterações inespecíficas do segmento ST e da onda T. O ECG normal não exclui o diagnóstico de miocardite. Em alguns casos, as alterações eletrocardiográficas podem sugerir IAM (supra ou infradesnivelamento do segmento ST, além de ondas Q patológicas). Porém, a sensibilidade diagnóstica do ECG para a miocardite é baixa (47%). Alguns pacientes podem apresentar pericardite associada e, nestes casos, o ECG terá alterações secundárias à pericardite. A presença de ondas Q patológicas, duração prolongada do QRS ($\geq$ 120 ms) e bloqueio de ramo esquerdo (BRE) ao ECG estão associadas a maiores taxas de mortalidade e transplante cardíaco. Assim, o ECG representa uma ferramenta de fácil acesso para a estratificação de risco em pacientes com suspeita de miocardite.
- **Radiografia de tórax**: é inespecífica, mas pode evidenciar o aumento da área cardíaca, além de sinais de congestão pulmonar e derrame pleural.
- **Sorologias virais**: a pesquisa de sorologias virais possui baixa sensibilidade e especificidade, apresentando correlação de somente 4% da sorologia com a infecção viral miocárdica. Esse dado demonstra que a sorologia viral *não* deve ser utilizada de forma rotineira para a investigação diagnóstica da miocardite.
- **Ecocardiograma transtorácico (ETT)**: é um método muito útil na exclusão de outras causas de IC, na ausência de características específicas de miocardite aguda. Este exame permite a avaliação das dimensões cardíacas, função valvar e consiste no principal método não invasivo para quantificação da função cardíaca. Geralmente é encontrado comprometimento difuso do miocárdio, porém alterações contráteis segmentares e padrões ecocardiográficos de miocardiopatia dilatada, hipertrófica, restritiva e isquêmica têm sido descritos em pacientes com

miocardite histologicamente comprovada. A presença de disfunção ventricular direita ao ecocardiograma foi demonstrada como o mais potente preditor de morte ou necessidade de transplante cardíaco em uma série de 23 pacientes com diagnóstico de miocardite confirmado pela biopsia. O ETT pode revelar dilatação das câmaras cardíacas, disfunção sistólica e diastólica ventricular, insuficiência secundária das valvas mitral e tricúspide, trombos intracardíacos e comprometimento pericárdico, no caso das miopericardites.

- **Cintilografia miocárdica**: pode ser utilizada para a detecção do grau de inflamação miocárdica. O exame realizado com gálio-67, ou anticorpo antimiosina marcado com índio-111 ou Tc-99m apresenta alta sensibilidade e alto valor preditivo negativo. Porém esta técnica não é amplamente disponível, além de expor o paciente à radiação, não sendo fundamental para o diagnóstico.
- **Ressonância magnética cardíaca (RMC)**: tem sido utilizada com maior frequência como teste diagnóstico na suspeita de miocardite aguda e para guiar a biópsia endomiocárdica. Este método permite de maneira não invasiva a identificação, localização e avaliação da extensão do processo inflamatório e fibrose miocárdica. A presença de edema, hiperemia e fibrose pode sugerir o diagnóstico de miocardite. As três principais técnicas de ressonância comumente utilizadas na caracterização da miocardite são: as sequências ponderadas em T2 (*T2 imaging*), o realce miocárdico global precoce e a técnica do realce tardio. Porém, possui alto custo e também não é amplamente disponível.
- **Biópsia endomiocárdica**: pode ser indicada nas seguintes situações (Figura 26.2):
  - pacientes com IC de início recente (menos que 2 semanas) inexplicada, associada ou não a dilatação do VE e comprometimento hemodinâmico, pela suspeita de miocardite fulminante;
  - pacientes com IC com duração de 2 semanas a 3 meses, associada a dilatação do VE e arritmias ventriculares novas como BAV de 2º grau (tipo Mobitz II) ou 3º grau com VE dilatado ou de tamanho normal; em pacientes que não apresentem resposta ao tratamento usual em 1 a 2 semanas devido à suspeita de miocardite por células gigantes.

O papel da biópsia endomiocárdica em outras situações ainda não está bem estabelecido até o momento.

Outros métodos diagnósticos incluem a detecção do genoma viral por técnicas de biologia molecular (pela reação em cadeia da polimerase ou PCR) e a detecção da agressão imune humoral por técnicas de imunoistoquímica (com a marcação de HLA tecidual e vascular). Os principais anticorpos para caracterização celular são: CD45 (antígenos leucócitos), CD43 (linfócitos T), CD3 (marcador célula T), CD4 (marcador de célula T), CD8 (marcador linfócito T citotóxico), CD20 (linfócitos B) e CD68 (macrófago). Considera-se para diagnóstico de miocardite um número de 14 leucócitos/mm^2 com a pre-

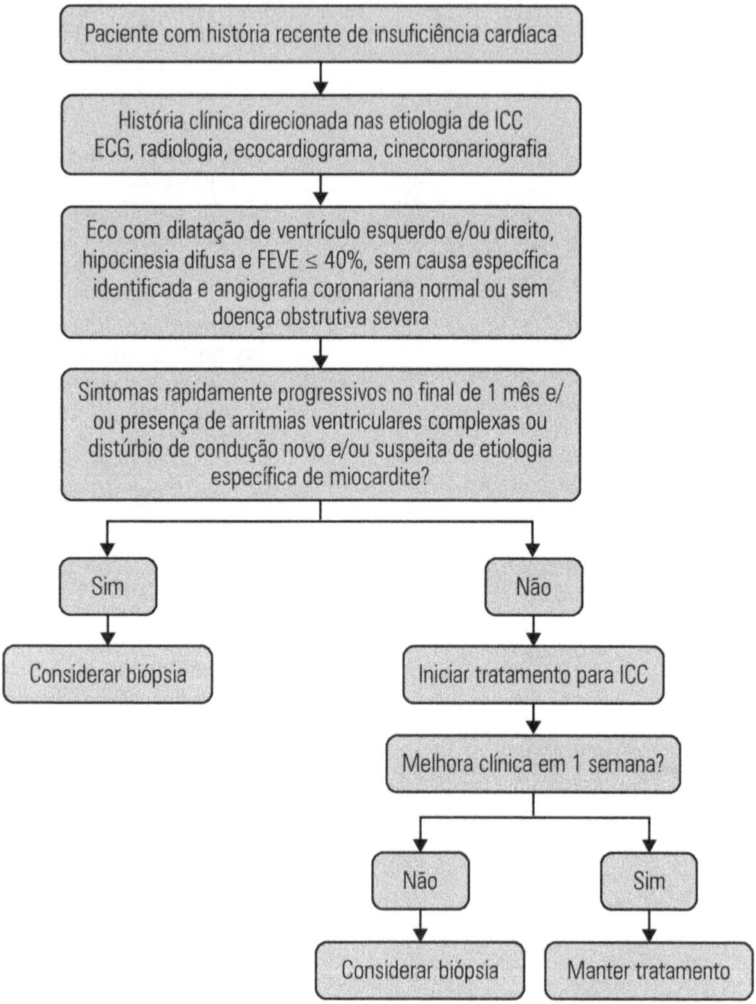

IC: insuficiência cardíaca; FEVE: fração de ejeção do ventrículo esquerdo; ECG: eletrocardiograma; Eco: ecocardiograma.

Figura 26.2 – Orientação para indicação de biópsia endomiocárdica.

sença de linfócitos T (7 células/mm²). Pode-se também detectar antígenos de histocompatibilidade (HLADR) dos tipos I e II nas células endoteliais ou intersticiais dos cardiomiócitos ou perivasculares e da expressão de receptores na superfície celular para a adesão das células inflamatórias (ICAM). Porém, estas técnicas não estão amplamente disponíveis, sendo realizadas na minoria dos casos.

Tratamento

As indicações clínicas para o tratamento da miocardite são a presença de disfunção ventricular progressiva ou aguda fulminante, arritmias ventriculares frequentes sintomáticas e distúrbios de condução atrioventricular avançados.

De acordo com as diretrizes atuais, o tratamento de suporte consiste na base terapêutica para a miocardite aguda. A maioria dos pacientes melhora com a administração de medicações para o tratamento de IC, que incluem inibidores da enzima de conversão da angiotensina (IECA) ou bloqueadores do receptor de angiotensina (BRA), betabloqueadores (carvedilol, metroprolol ou bisoprolol), antagonistas da aldosterona e diuréticos, se necessário. Nos casos mais graves pode ser necessária a utilização de inotrópicos, vasodilatadores e vasopresssores endovenosos, além de dispositivos de assistência circulatória artificial, como o balão intra-aórtico.

Em pacientes com miocardite aguda o tratamento das arritmias também é de suporte, e estas devem ser tratadas de maneira convencional, uma vez que são usualmente resolvidas após a fase aguda da doença. Em pacientes sintomáticos com arritmias ventriculares complexas e persistentes a amiodarona pode ser utilizada. Em casos de bradicardia sintomática ou BAV de 3º grau, o marca-passo provisório pode ser necessário.

O tratamento com drogas imunossupressoras ainda permanece controverso e não demonstrou, até o momento, benefícios claros quando comparado ao tratamento convencional. O estudo TIMIC (*Immunosuppressive Therapy in Patients with Virus Negative Inflammatory Cardiomyopathy*) foi o primeiro estudo clínico randomizado, placebo-controlado, no qual foi demonstrado o benefício da terapêutica imunossupressora de corticoide com azatioprina em pacientes com miocardite positiva diagnosticada por biópsia endomiocárdica por critérios de imunoistoquímica, associado à ausência de infecção viral. Após 6 meses de seguimento foi observada melhora da função ventricular e regressão do infiltrado inflamatório em 88% dos pacientes tratados e ausência de melhora da função ventricular em todos os pacientes do grupo-placebo, com persistência da agressão inflamatória em 80%. Estudos clínicos multicêntricos e randomizados são ainda necessários para avaliar o efeito da imunossupressão em desfechos clínicos como mortalidade, necessidade de transplante e miocardiopatia dilatada persistente sintomática.

A utilização de drogas antivirais tem se limitado, atualmente, a estudos em modelos animais e pequenas séries de casos. Assim, esta terapêutica não está indicada para o tratamento de rotina das miocardites agudas.

Pacientes em recuperação de quadros de miocardite aguda não devem realizar atividade física por um período de meses após o início dos sintomas. A reintrodução das atividades aeróbicas dependerá da gravidade da disfunção ventricular esquerda e da recuperação clínica de cada paciente.

Prognóstico

O prognóstico, assim como o tratamento da miocardite, varia de acordo com o agente causal. Os dados clínicos e hemodinâmicos geralmente fornecem informações úteis para a decisão de encaminhar o paciente a um especialista. As perspectivas futuras para o tratamento das miocardites incluem estudos sobre a necessidade de confirmação histológica para o diagnóstico, validação de métodos diagnósticos não invasivos como a RMC, além do tratamento das miocardites guiado pela biópsia cardíaca e pesquisas sobre o tratamento com antivirais e imunossupressores.

Bibliografia consultada

1. Aretz HT, Billingham ME, Edwards WD, Parker MM, Factor SM, Fallon JT, et al. Myocarditis: a histopathologic definition and classification. Am J Cardiovasc Pathol. 1987;1:3-14.
2. Carapetis JR, McDonald M, Wilson NJ. Acute rheumatic fever. Lancet. 2005;366:155-168.
3. Carniel E, Sinagra G, Bussani R, Di Lenarda A, Pinamonti B, Lardieri G, et al. Fatal myocarditis: morphologic and clinical features. Ital Heart J. 2004;5(9):702-6.
4. Cooper LT Jr. Myocarditis. N Engl J Med. 2009;360:1526-1538.
5. Elamm C, Fairweather D, Cooper LT. Republished: pathogenesis and diagnosis of myocarditis. Postgrad Med J. 2012;88(1043):539-44.
6. Feldman AM, McNamara D. Myocarditis. New Engl J Med. 2000;343:1388-98.
7. Frustaci A, Russo MA, Chimenti C. Randomized study on the efficacy of immunosuppressive therapy in patients with virus-negative inflammatory cardiomyopathy: the TIMIC study. Eur Heart J. 2009;30:1995-2002.
8. Grimm W, Glaveris C, Hoffmann J, Menz V, Muller HH, Hufnagel G, et al. Arrhythmia risk stratification in idiopathic dilated cardiomyopathy based on echocardiography and 12-lead, signal-averaged, and 24-hour Holter electrocardiography. Am Heart J. 2000;140:43-51.
9. Kawai C. From myocarditis to cardiomyopathy: mechanisms of inflammation and cell death: learning from the past for the future. Circulation. 1999;99(8):1091-100.
10. Kindermann I, Barth C, Mahfoud F, Ukena C, Lenski M, Yilmaz A, et al. Update on myocarditis. J Am Coll Cardiol. 2012 Feb 28;59(9):779-92.
11. Libby P, Bonow RO, Zipes DP, Mann DL. Braunwald's Heart Disease. 8th ed. Philadelphia: Elsevier Science; 2007.
12. Mahfoud F, Gärtner B, Kindermann M, Ukena C, Gadomski K, Klingel K, et al. Virus serology in patients with suspected myocarditis: utility or futility? Eur Heart J. 2011;32(7):897-903.
13. Mason JW. Myocarditis. Adv Intern Med. 1999;44:293-310.
14. Montera MW, Mesquita ET, Colafranceschi AS, Oliveira AC Jr, Rabischoffsky A, Ianni BM, et al. I Brazilian guidelines on myocarditis and pericarditis. Arq Bras Cardiol. 2013;100(4 Suppl. 1):1-36.
15. Oakley CM. Myocarditis, pericarditis and other pericardial diseases. Heart. 2000;84:449-54.
16. Simmons A, Vacek JL, Meyers D. Anthracycline-induced cardiomyopathy. Postgrad Med. 2008;120:67-72.

27 Cardiopatia e Gravidez

■ Fábio Gomes da Conceição

■ Introdução

A morte materna é um dos mais sensíveis indicadores das condições de vida de uma população e reflete, principalmente, a inadequada qualidade da assistência de saúde prestada à mulher durante o ciclo gravídico-puerperal e no planejamento familiar.

A mortalidade materna no ciclo gravídico-puerperal pode ocorrer por causa direta ou indireta. As diretas, ou obstétricas, correspondem a 66% das mortes e podem ser evitadas com a melhor qualidade da assistência médica durante o ciclo gravídico-puerperal. Em um estudo epidemiológico foi demonstrado que cerca de 60% dos óbitos maternos ocorridos na gravidez poderiam ser evitados, sendo que 54,1% foram devidos à inadequação da assistência; 10,8%, à negligência da paciente e 2,7%, à má prática médica. Por outro lado, entre as causas indiretas, ou seja, morte materna devida a uma doença orgânica de base, destacam-se, por importância, as cardiopatias, admitindo-se que podem ser evitadas através da assistência pré-natal especializada e do adequado planejamento familiar.

Apesar do desenvolvimento da assistência às pacientes cardiopatas, quer no tratamento das cardiopatias congênitas, quer na prevenção da cardiopatia reumática, a doença cardíaca continua sendo uma das complicações médicas mais importantes da gestação. Em nosso meio a incidência de doenças cardíacas na gravidez varia de 1 a 4%, sendo considerada a causa não obstétrica mais comum de mortalidade materna. A cardiopatia reumática é a mais frequente em nosso meio (55%, sendo que 80% dos casos são representados pela estenose mitral), seguida pelas etiologias chagásica e congênita.

■ Fisiologia cardiovascular durante a gravidez

A gravidez e o puerpério caracterizam-se por ajustes fisiológicos de todos os sistemas do organismo materno. Essas alterações iniciam-se entre a quinta e a oitava semana de gestação e têm seu pico no final do segundo trimestre (Tabela 27.1). Na paciente portadora de doença cardíaca, as alterações cardiovasculares podem desmascarar cardiopatias não diagnosticadas ou causar e/ou agravar a insuficiência cardíaca, ocasionando risco de morte.

Volume Sanguíneo e seus Componentes

O volume sanguíneo aumenta em torno de 40% acima dos níveis pré-gravídicos, mas a variabilidade individual é muito ampla. A hipervolemia induzida pela gravidez destina-se a suprir a demanda do útero aumentado, com seu sistema vascular altamente hipertrofiado, bem como para proteger a mãe e o feto contra os efeitos deletérios do retorno venoso prejudicado nas posições ereta e supina e, principalmente, para salvaguardar a mãe contra os efeitos adversos da perda associada à parturição.

A maior parte do aumento do volume sanguíneo (especialmente em fases precoces da gestação) deve-se ao aumento do volume plasmático. Esse aumento volêmico acarreta em hemodiluição e "anemia fisiológica" da gestação.

Débito cardíaco

Durante a gravidez humana, o débito cardíaco eleva-se em torno de 40% acima dos valores pré-gravídicos, com a paciente em repouso. A maior parte do aumento ocorre precocemente na gestação.

Na gravidez normal, o débito cardíaco começa a elevar-se entre 10 e 12 semanas de gestação, atingindo um platô, entre 20 e 24 semanas, de 30 a 50% acima dos níveis pré-gravídicos. Esse aumento inicialmente ocorre pelo aumento volêmico e, posteriormente, pelo aumento da frequência cardíaca basal da gestante (em torno de 10 a 15 bpm).

No trabalho de parto, o débito cardíaco aumenta a cada contração uterina e retorna a uma linha de base progressivamente mais elevada no intervalo intercontrátil. A magnitude de cada elevação do débito cardíaco varia diretamente com a intensidade da contração uterina, que promove ejeção do sangue intramural uterino, aumentando o retorno venoso.

No pós-parto imediato o débito cardíaco aumenta de 60 a 80%, podendo permanecer elevado durante alguns dias ou semanas. O aumento do débito cardíaco após o parto é consequência do esvaziamento sanguíneo do útero para o sistema circulatório e da diminuição da compressão da veia cava inferior.

Resistência vascular e pressão arterial

Na gravidez, existe redução da resistência vascular periférica, quer pela ação de fístula da circulação uteroplacentária, quer pela ação hormonal. A queda da resistência vascular periférica é de maior magnitude que o aumento concomitante do débito cardíaco. Como consequência, ocorre diminuição da pressão arterial no primeiro e, particularmente, no segundo trimestre de gravidez, que clinicamente se traduz pelo aumento da amplitude do pulso periférico. Nas últimas semanas da gravidez a pressão arterial tende a atingir os níveis pré-gravídicos.

Tabela 27.1 – Alterações cardiovasculares fisiológicas durante a gestação, o parto e puerpério

Parâmetro hemodinâmico	Alteração na gestação	Alteração durante trabalho de parto	Alteração no puerpério
Volume sanguíneo	↑ 40-50%	↑	↓ (Autodiurese)
Frequência cardíaca	↑ 10-15 bpm	↑	↓
Débito cardíaco	↑ 30-50%	↑ adicional 50%	↓
Pressão arterial	↓ 10 mmHg	↑	↓
Volume sistólico	↑ 1° e 2° trimestre	↑ 300 mL/contração	↓
Resistência vascular sistêmica	↓	↑	↓

Repercussões do ciclo gravídico-puerperal sobre as doenças cardíacas

As alterações cardiovasculares que acompanham a gravidez normal podem impor graves riscos às pacientes cardiopatas. Pacientes que não apresentam limitação da atividade física ou que o fazem de forma mínima enquanto não grávidas, podem experimentar piora súbita do quadro clínico durante a gravidez.

Pode-se supor que a segunda metade da gestação, o parto e o puerpério imediato são os períodos de maior risco para a gestante cardiopata. Após a 20ª semana de gravidez o débito cardíaco atinge os seus níveis máximos e a frequência cardíaca aumenta progressivamente.

Na Disciplina de Obstetrícia da EPM, as doenças cardíacas constituíram-se na segunda causa de morte materna (23,3%), sendo superadas apenas pelos estados infecciosos (31,4%). O coeficiente de mortalidade materna por cardiopatia foi de 100,6/100.000 nascidos vivos (Quadro 27.1).

Quadro 27.1 – Lesões cardiovasculares com alto risco de incapacidade ou morte

Síndrome de Eisenmenger
Hipertensão pulmonar primária
Hipertensão pulmonar esquistossomótica
Síndrome de Marfan
Miocardiopatia periparto

Avaliação de risco materno-fetal

Gestantes com doença cardíaca estrutural que tenham sido submetidas a reparação cirúrgica ou percutânea não devem ser consideradas como "corrigidas", uma vez que quase sempre há um defeito residual. Sempre que possível, as mulheres com lesões cardíacas preexistentes conhecidas devem receber aconselhamento pré-concepção adequado. O aconselhamento deve incluir aconselhamento contraceptivo quantificação dos riscos maternos e fetais durante a gravidez e discussão das possíveis morbidade em longo prazo e mortalidade após a gravidez. Infelizmente, muitas mulheres com doença cardíaca preexistente não estão cientes dos riscos de uma gestação.

Para avaliação de risco utilizamos o CARPREG *Risk Score*, originado do estudo homônimo (*CARdiac disease in PREGnancy*). Este modelo é composto de quatro características clínicas preditivas de complicações cardíacas maternas. A gestante recebe 1 ponto para cada característica presente de acordo com critérios específicos. A taxa de eventos cardíacos maternos associada a pontuações 0, 1 e > 1 é, respectivamente, 5%, 27% e 75%. A vantagem do escore de risco CARPREG é a inclusão tanto de doenças adquiridas quanto congênitas. A Tabela 27.2 mostra as características clínicas avaliadas pelo CARPREG.

Ainda podemos classificar as lesões maternas em baixo, médio e alto risco conforme a Tabela 27.3.

Evolução e fisiopatologia das cardiopatias mais frequentes no ciclo gravídico-puerperal

Valvopatias reumáticas

Em nosso meio, a doença reumática é a causa mais frequente de cardiopatia na gravidez e sua incidência é estimada em 50%, entre outras. De modo geral, lesões valvares obstrutivas, como estenoses mitral e aórtica, apresentam pior evolução clínica, associadas a maiores índices de complicações quando comparadas às lesões regurgitantes (insuficiências). O prognóstico das lesões estenóticas

Tabela 27.2 – Características clínicas avaliadas pelo escore CARPREG

Critério	Exemplo	Pontuação
Evento cardíaco prévio	ICC, AIT, AVC prévio, taquiarritmia ou bradiarritmia sintomática e sustentada	1
Cianose ou dispneia classe III/IV NYHA		1
Estenoses valvares ou obstrução de via de saída	Área valvar aórtica < 1,5 cm²; Área valvar mitral < 2,0 cm² ou gradiente de pico em via de saída de VE > 30 mmHg	1
Disfunção miocárdica	FEVE < 40% ou cardiomiopatia restritiva ou cardiomiopatia hipertrófica	1

ICC: insuficiência cardíaca congestiva; AIT: acidente isquêmico transitório; AVC: acidente vascular cerebral; NYHA: *New York Heart Association*; VE: ventrículo esquerdo; FEVE: fração de ejeção do ventrículo esquerdo.
*Taxa materna de eventos cardíacos para 0, 1 ou > 1 ponto é de, respectivamente, 5%, 27% e 75%.

Tabela 27.3 – Lesões cardíacas maternas e risco de complicações durante a gestação

Baixo Risco	Risco Intermediário	Alto Risco
Defeito septal atrial	*Shunt* E-D grande	Sd. Eisenmenger
Defeito septal ventricular	Coarctação de aorta	Hipertensão pulmonar grave
Ducto arterioso patente	Sd. Marfan com diâmetro aórtico normal	Cardiopatia complexa cianótica (tetralogia de Fallot, anomalia de Ebstein, *truncus* arterioso, transposição dos grandes vasos, atresia de valva tricúspide)
Estenose aórtica com gradiente médio < 50 mmHg e FEVE > 50%	Estenose mitral moderada e grave	Sd. Marfan com dilatação de raiz de aorta
PVM com FEVE normal	Estenose pulmonar grave	Estenose aórtica grave
Insuficiência mitral com FEVE normal		Estenose mitral grave em classes II-IV NYHA
Estenose mitral com área > 1,5 cm² e gradiente médio < 5 mmHg		Doença valvar (insuficiência ou estenose) aórtica ou mitral com FEVE < 40%
Estenose pulmonar leve/moderada		Sintomas classe III-IV NYHA com doença valvar ou cardiomiopatia de qualquer etiologia
		História de cardiomiopatia periparto

FEVE: fração de ejeção do ventrículo esquerdo; PVM: prolapso de valva mitral; NYHA: *New York Heart Association.*

relaciona-se com o grau anatômico da lesão valvar, ao passo que as regurgitantes, à preservação da função ventricular. As classes funcionais I/II não se associam obrigatoriamente a um bom prognóstico, especialmente nas estenoses valvares; contudo, classes funcionais III/IV sempre se relacionam à má evolução, necessitando de reflexão sobre medidas terapêuticas intervencionistas durante a gravidez (Quadro 27.2).

Quadro 27.2 – Critérios de má evolução em doentes valvopatas

Mau prognóstico materno
Insuficiência cardíaca
Hipertensão pulmonar
Fibrilação atrial
Tromboembolismo prévio
Endocardite infecciosa prévia

Estenose mitral

É a lesão valvar mais frequente na gestação. Uma parcela significativa das pacientes apresenta deterioração clínica durante a gestação, como resultado das alterações hemodinâmicas próprias do ciclo gravídico-puerperal. O gradiente de pressão através da valva mitral estenosada aumenta secundariamente ao aumento do débito cardíaco, da volemia e da frequência cardíaca.

Além desses fatos, ocorre aumento da pressão capilar pulmonar, por aumento de pressão intra-atrial. Taquiarritmias podem surgir como consequência de maiores pressões atriais e podem aumentar a morbidade e mortalidade materna e fetal.

O risco de morte materna é de 1% nas pacientes com estenose mitral; entretanto, nos casos graves (classes funcionais III e IV) a mortalidade pode chegar a 4-5% e, na presença de fibrilação atrial, atingir até 17%.

O tratamento tem como objetivo reduzir a frequência cardíaca e atenuar o aumento da volemia. Os sintomas e a frequência cardíaca são efetivamente controlados com restrição da atividade física e uso de betabloqueadores (propranolol, metroprolol, atenolol), digitálicos e diuréticos.

Devem ser evitados os tiazídicos no terceiro trimestre, por causarem plaquetopenia neonatal. A espironolactona é contraindicada na gravidez, pela possibilidade de feminilização do feto masculino. A frequência pode ser controlada com o uso de propranolol, na dose de 40 a 80 mg/dia, ou com betabloqueadores cardiosseletivos como o metroprolol, na dose de 50 a 75 mg/dia), ou com digitálicos, que são de particular interesse nas pacientes que desenvolvem fibrilação atrial aguda. São drogas úteis os vasodilatadores, nitratos e hidralazina, no sentido de diminuírem o retorno venoso.

As pacientes sem boa resposta ao tratamento clínico podem ser tratadas com valvoplastia com cateter-balão. A comissurotomia mitral está atualmente restrita às pacientes que apresentam contraindicações para realização de valvoplastia, pois a cirurgia cardíaca com circulação extracorpórea está associada a um índice de mortalidade fetal de aproximadamente 30%.

As complicações cardiológicas mais frequentes observadas nas gestantes com estenose mitral são: progressão para tipo funcional III/IV, edema agudo de pulmão e fibrilação atrial aguda (Figura 27.1).

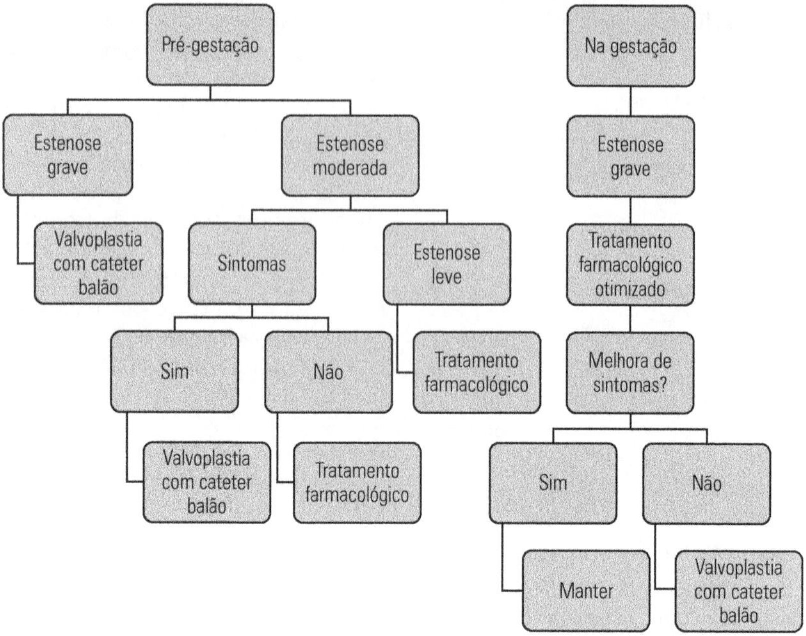

Figura 27.1 – Fluxograma terapêutico da estenose mitral.

Insuficiência mitral

A insuficiência mitral geralmente é bem tolerada durante a gestação. A dilatação atrial esquerda que acompanha a insuficiência mitral pode também predispor à fibrilação atrial e aos fenômenos tromboembólicos, que são fatores de risco materno e fetal.

A insuficiência mitral causa sobrecarga de volume ao ventrículo esquerdo, e como a função ventricular geralmente ainda é preservada na mulher jovem, os mecanismos de manutenção do débito cardíaco conseguem preservar o equilíbrio hemodinâmico. Assim, estima-se que a incidência de insuficiência cardíaca durante o ciclo gravídico-puerperal seja de 15%.

O tratamento de gestantes com insuficiência mitral inclui, além da restrição da atividade física:

- digitálico;
- diuréticos (furosemida);
- hidralazina.

Lesões aórticas

Insuficiência aórtica

Ocorre com menor frequência. A insuficiência aórtica é mais comum que a estenose aórtica, além de raramente apresentar défice importante da função ventricular esquerda na idade fértil; desta forma, a gestação é bem tolerada e a diminuição da resistência periférica fisiológica pode atenuar o refluxo valvar.

Estenose aórtica

As portadoras de estenose aórtica grave apresentam alto risco materno-fetal, acompanhado de alta mortalidade materna (até 17%) e fetal (32%), referindo-se mortalidade materna de 40% nos abortamentos terapêuticos.

As pacientes com área valvar menor que 1 cm² devem ser desaconselhadas a engravidar antes de serem submetidas à correção cirúrgica. Quando ocorre descompensação cardíaca durante a gestação, pode-se recorrer à valvoplastia com cateter-balão ou com cirurgia (troca valvar ou comissurotomia aórtica).

No tratamento das gestantes com estenose aórtica grave sintomática tem sido indicada a valvoplastia percutânea com cateter-balão ou o procedimento cirúrgico de substituição valvar ou, eventualmente, a comissurotomia valvar. A gestação ainda é uma das poucas indicações do procedimento percutâneo de valvoplastia.

Pacientes com prótese valvar

A maioria das portadoras de próteses mecânicas bem funcionantes, mesmo que múltiplas, é capaz de tolerar a sobrecarga hemodinâmica da gravidez. A anticoagulação aumenta os riscos maternos (fenômenos hemorrágicos e tromboembólicos) e fetais (abortamentos, óbitos fetais intrauterinos, prematuridade e crescimento intrauterino retardado, além de malformação), mas deve ser mantida em pacientes com próteses mecânicas.

Prolapso de valva mitral (PVM)

A experiência da literatura mostra evolução materno-fetal satisfatória nessas pacientes, sendo lesão cardíaca de bom prognóstico durante a gestação. Os betabloqueadores podem ser indicados para aquelas pacientes com dor precordial e taquiarritmias. A profilaxia para endocardite infecciosa não é mais recomendada desde 2007, pelas diretrizes da *American Heart*, nos casos de prolapso de valva mitral.

Cardiopatias congênitas

As cardiopatias congênitas são responsáveis por aproximadamente 10% das doenças cardíacas na puerperalidade e constituem 0,5 a 1% dos óbitos maternos. Deve ainda ser ressaltada a alta incidência de defeitos congênitos nos filhos de pacientes com lesões cardíacas congênitas, especialmente os de via de saída de cavidades esquerdas.

A correção das cardiopatias congênitas cianóticas, mesmo se parcial, diminui significativamente o risco fetal e melhora as condições de crescimento fetal intrauterino. A perda conceptual nas pacientes com cianose chega a 45%.

As complicações que podem ocorrer nessas pacientes são insuficiência cardíaca, arritmias, hipertensão, angina, endocardite infecciosa e embolias.

O trabalho de parto, o período expulsivo e o puerpério imediato são momentos de especial risco, uma vez que a redução na pressão arterial e na resistência vascular sistêmica pode aumentar a direção do fluxo sanguíneo direito-esquerdo e agravar o quadro de hipoxemia, por vezes fatal.

Comunicação interatrial (CIA)

É a cardiopatia congênita mais frequentemente encontrada durante a gravidez. Ao *shunt* esquerdo-direito soma-se a sobrecarga volumétrica da gestação, a qual leva a maior sobrecarga sobre o ventrículo direito. A paciente com CIA não complicada por outra patologia ou por hipertensão pulmonar tolera bem a gestação. Eventualmente, pode apresentar insuficiência cardíaca ou arritmia supraventricular em sua evolução.

As pacientes com hipertensão pulmonar importante ou com síndrome de Eisenmenger apresentam elevado risco de morte materna e fetal.

Comunicação interventricular (CIV)

Portadoras de CIV isolada sem hipertensão pulmonar toleram bem a gestação, mas existem relatos de insuficiência cardíaca, arritmias e inclusive embolia paradoxal em pacientes sem correção cirúrgica.

Quando a CIV é grande, a gestação pode desencadear insuficiência cardíaca. As pacientes com correção cirúrgica da CIV têm evolução igual à das gestantes normais. Nas pacientes sem correção cirúrgica, um episódio de hipotensão grave durante o trabalho de parto ou no puerpério pode inverter o *shunt* se a paciente apresentar hipertensão pulmonar importante.

Persistência do canal arterial (PCA)

Essa patologia já foi muito frequente na gestação, sendo rara atualmente. A gestação não apresenta maiores riscos para portadoras de PCA sem hipertensão pulmonar. Nas pacientes com hipertensão pulmonar grave, a gestação é contraindicada em função do elevado risco materno e fetal. Duas complicações possíveis são a insuficiência cardíaca e o risco de inversão do *shunt* por ocasião da hipotensão arterial grave, que pode ocorrer por sangramento no parto e no puerpério.

Estenose pulmonar

Portadoras de estenose pulmonar leve a moderada toleram bem a gestação; entretanto, nos casos de estenose pulmonar grave pode ocorrer insuficiência cardíaca direita. A estenose pulmonar grave pode ser tratada com valvoplastia por cateter-balão ou mesmo por valvotomia cirúrgica.

Coarctação da aorta

As portadoras de coarctação de aorta não complicada têm evolução favorável da gravidez; contudo, há relatos de insuficiência cardíaca, hipertensão e angina, além de dissecção da aorta e ruptura de aneurismas do círculo de Willis. Também foram descritos casos de endocardite infecciosa e aumento na incidência de cardiopatias congênitas nos filhos destas pacientes. Em função destes fatos, é recomendável que a portadora de coarctação da aorta seja submetida à correção cirúrgica antes da gravidez.

Acreditava-se que a ruptura-dissecção aórtica fosse mais frequente durante a gestação, mas este fato não se comprovou verdadeiro. Essa patologia é cada vez menos comum em gestantes, já que a maioria das pacientes é submetida a tratamento cirúrgico durante a infância.

As recomendações para essas pacientes são limitação da atividade física e controle da pressão arterial, já que raramente ocorre ruptura de aneurisma aórtico da artéria na ausência de hipertensão. Nas pacientes já submetidas à correção cirúrgica, a evolução da gestação é satisfatória.

Tetralogla de Fallot (T4F)

A tetralogia de Fallot é a cardiopatia congênita cianótica mais comum na gestante. As alterações hemodinâmicas da gravidez podem causar, na paciente sem correção cirúrgica ou com correção parcial, piora na intensidade do *shunt* direito-esquerdo, o que origina queda da saturação arterial de O_2 e elevação dos níveis de hematócrito pelo estímulo à eritropoiese, explicando o aumento da cianose durante a gestação. Este agravamento é decorrente do aumento da volemia associado à queda na resistência vascular sistêmica.

O prognóstico da gestante com T4F não corrigida é especialmente sombrio quando a paciente apresenta episódios de síncopes com hematócrito superior a 60%, saturação de oxigênio menor que 80% e pressão do ventrículo direito maior que 100 mmHg.

O trabalho de parto, o parto e o puerpério imediato são os períodos de risco particular, já que qualquer queda na pressão arterial e da resistência vascular sistêmica pode aumentar o *shunt* direito-esquerdo e levar a paciente ao óbito. A mortalidade materna associada à gestação em portadoras de T4F tratadas cirurgicamente é de aproximadamente 4%.

Síndrome de Eisenmenger

Em termos práticos, o termo síndrome de Eisenmenger é usado para descrever todas as situações nas quais ocorre hipertensão pulmonar e *shunt* direito-esquerdo devidos a qualquer comunicação entre a circulação arterial e venosa.

A experiência clínica com esse grupo de pacientes no ciclo gravídico-puerperal é limitada, porém os dados acumulados permitem concluir que se acompanha de alta mortalidade materna e fetal.

A maior revisão da literatura revela que 33% das gestações resultaram em óbito materno. Esses achados sugerem que a interrupção da gestação (abortamento terapêutico) nessas pacientes é a melhor opção, apresentando menor mortalidade que qualquer tipo de parto.

Cardiomiopatia periparto

A cardiomiopatia periparto é caracterizada por cardiomegalia, insuficiência cardíaca, disritmias e embolias. Requer para seu diagnóstico:

1. início dos sintomas 2 semanas antes do parto até o quinto mês pós-parto;
2. disfunção ventricular nova;
3. nenhuma evidência de cardiopatia orgânica durante a gestação e o trabalho de parto;
4. nenhuma outra causa detectável de cardiopatia.

A incidência é de 1/3.000-4.000 nascidos vivos. Os principais fatores de risco são: idade materna acima de 30 anos; obesidade; multiparidade; múltiplos fetos; HAS; eclâmpsia prévia e episódio prévio de cardiomiopatia periparto. A recidiva em gestações futuras é fator de cautela e deve ser discutida com a paciente a relação risco x benefício de novas gestações.

Após aproximadamente 6 meses do seu surgimento a maior parte das pacientes apresenta volume cardíaco normal e estão assintomáticas, com bom prognóstico em longo prazo. Aquelas que continuam com cardiomegalia apresentam pior prognóstico em longo prazo e podem permanecer em disfunção ventricular.

O tratamento é semelhante ao das demais causas de insuficiência cardíaca. Betabloqueadores, nitrato, hidralazina e diuréticos de alça são as drogas de escolha para compensação dessas pacientes. IECA, BRA e espironolactona são contraindicados durante a gestação.

Arritmias na gravidez

O tratamento das arritmias cardíacas é semelhante ao realizado no estado pré-gravídico. Devemos sempre afastar causas não cardíacas (como hipertireoidismo). Arritmias sintomáticas devem ser prontamente tratadas dessa forma, a fibrilação ventricular, a fibrilação atrial aguda e o *flutter* agudo com baixo débito devem ser tratados com cardioversão elétrica e bloqueios atrioventriculares totais com marca-passo.

Durante a gestação, a queixa de palpitações e mesmo taquicardias é frequente. Vários autores têm relatado uma maior suscetibilidade para a ocorrência de taquicardia paroxística supraventricular durante a gravidez.

A cardioversão elétrica pode ser realizada sem restrições durante a gravidez.

Taquicardia paroxística supraventricular

A taquicardia paroxística supraventricular (TPSV) ocorre na gestação com incidência que varia de 0,01 a 1,3%. Ocorre tanto em pacientes com cardiopatia como naquelas sem doença cardíaca.

A conduta terapêutica na gestante com TPSV é praticamente a mesma empregada fora do período gestacional. Após a realização de manobra vagal, a droga de escolha para a reversão dessa arritmia no ciclo gravídico-puerperal é a adenosina, pois tem meia-vida de 10 segundos e é rapidamente metabolizada nas hemácias e no endotélio, não agindo no feto.

Flutter *atrial*

Esta arritmia é incomum na gestante, contudo pode causar piora importante no quadro hemodinâmico em gestantes portadoras de cardiopatia reumática. A cardioversão elétrica é a terapêutica de eleição.

Fibrilação atrial

Durante o ciclo gravídico-puerperal, a fibrilação atrial é mais frequentemente observada em pacientes com valvopatias mitrais de etiologia reumática. Nestas, o quadro clínico depende da gravidade da lesão valvar e da frequência e função ventriculares, podendo variar de palpitações a franca insuficiência cardíaca e edema pulmonar agudo. Em gestantes portadoras de estenose mitral, a fibrilação atrial aguda é mal tolerada. Além dos efeitos deletérios na circulação materna, a diminuição do débito cardíaco materno pode contribuir para aumento da morbidade e mortalidade fetais devido à menor perfusão placentária. A presença da fibrilação atrial eleva a mortalidade materna a valores de até 15%, portanto é recomendada a reversão para ritmo sinusal tão logo seja possível.

Pacientes com grave deterioração funcional devem ser submetidas a cardioversão elétrica, enquanto naquelas com discretas alterações hemodinâmicas pode-se tentar a reversão com medidas farmacológicas.

O tratamento farmacológico para o controle da frequência ventricular inclui a utilização de digital, betabloqueador ou antagonistas dos canais de cálcio; a restauração do ritmo sinusal nas pacientes com instabilidade hemodinâmica é feita através da cardioversão elétrica, enquanto nas gestantes sem instabilidade pode ser tentada a reversão farmacológica com quinidina, procainamida ou sotalol; a prevenção de fenômenos tromboembólicos inicialmente deve ser realizada com heparina de forma habitual, mantendo o TTPa 15, a duas vezes o valor de.

Extrassistolia ventricular

Durante a gestação não é incomum o aumento na frequência das extrassístoles ventriculares, que podem estar associadas com cardiomiopatia ou prolapso de valva mitral, ou mesmo em pacientes sem cardiopatia estrutural.

Doença coronariana

O infarto do miocárdio (IAM) na gestação é raro, estimando-se sua incidência em 1-10/100.000 gestações. Em países desenvolvidos constatou-se sua ocorrência entre mulheres com faixa etária mais avançada. Este fato, associado à constatação de aumento na ocorrência de coronariopatia em mulheres, poderia aumentar a probabilidade de infarto no ciclo gravídico-puerperal.

A etiologia do IAM no puerpério de pacientes com coronárias normais ainda não está estabelecida. Fatores de risco incluem história de doença hipertensiva específica da gestação ou outras condições nas quais há vasoespasmo arterial, como enxaqueca ou doença de Raynaud.

Após o IAM, a conduta com relação à paciente deve ser individualizada. Foi demonstrada maior mortalidade em casos de cesariana (23%) em relação ao parto normal (15%).

Com relação à conduta terapêutica, existem relatos de desobstrução mecânica (angioplastia coronária), cirurgia cardíaca para revascularização coronária e mesmo do uso de fibrinolíticos, apesar da contraindicação relativa para o uso desses agentes na gestação.

Com relação ao uso de trombolíticos, os efeitos adversos incluem sangramentos e, eventualmente, descolamento prematuro da placenta e reações alérgicas.

Uma alternativa para o tratamento de gestantes com coronariopatias é o uso de angioplastia coronária, que evita a administração de drogas à mãe, mas que expõe o feto a uma pequena dose de radiação.

Uso de fármacos de efeito cardiovascular durante a gestação (Tabela 27.4)

Os digitálicos, que cruzam a placenta e não têm efeitos teratogênicos, podem e devem ser utilizados, sem ocasionar riscos para o feto. São utilizados também para o tratamento de insuficiência cardíaca e arritmias fetais.

A utilização de diuréticos tiazídicos (especialmente no último trimestre) pode causar trombocitopenia fetal, preferindo-se a furosemida.

Os inibidores da enzima de conversão da angiotensina são contraindicados, pelos efeitos teratogênicos e pelo risco de causarem insuficiência renal neonatal.

Os betabloqueadores, em doses de até 60 mg de propranolol e 75 mg de atenolol, podem ser utilizados no tratamento de estenose mitral, cardiomiopatias hipertróficas, taquiarritmias e hipertensão arterial; nestas pacientes é importante observar que o recém-nascido pode apresentar apneia neonatal, hipoglicemia e, eventualmente, retardo no crescimento intrauterino.

Anticoagulação

A anticoagulação durante a gravidez representa um dilema clínico, pois se associa a riscos maternos e fetais, está indicada para tratamento e profilaxia da trombose venosa profunda e na prevenção e no tratamento de fenômenos tromboembólicos associados a valvopatias e a próteses valvares cardíacas (Tabela 27.5). A anticoagulação oral por longo prazo é recomendada para todas as pacientes com próteses mecânicas e para as pacientes portadoras de biopróteses que apresentam fibrilação atrial

Tabela 27.4 – Uso de fármacos de efeito cardiovascular durante a gestação

Droga	Uso	Efeitos colaterais potenciais	Seguro durante gestação?	Seguro durante amamentação?
Adenosina	Arritmias	Nenhum reportado	Sim	Sem dados
Betabloqueadores	Hipertensão, arritmias, infarto do miocárdio, isquemias, miocardiopatias, estenose mitral, Sd. Marfan, cardiomiopatia periparto	Bradicardia fetal, baixo peso ao nascer, hipoglicemia fetal, depressão respiratória, prolongamento do trabalho de parto	Sim	Sim
Digoxina	Arritmias, insuficiência cardíaca	Baixo peso ao nascer, prematuridade	Sim	Sim
Diuréticos	Hipertensão, insuficiência cardíaca	Redução da perfusão uteroplacentária	Sim	Sim
Lidocaina	Arritmia, anestesia	Depressão do SNC em neonatos	Sim	Sim
Heparina de baixo peso molecular	Próteses valvares mecânicas, estados de hipercoagulabilidade, TVP, FA, Sd. Eisenmenger	Hemorragias, efeitos na densidade mineral óssea materna	Sim	Sim
Nitratos	Hipertensão	Hipotensão materna	Sim	Sim
Procainamida	Arritmias	Nenhum reportado	Sim	Sim
Heparina não fracionada	Próteses valvares mecânicas, estados de hipercoagulabilidade, TVP, FA, Sd. Eisenmenger	Osteoporose materna, hemorragias, trombocitopenia	Sim	Sim
Varfarina	Próteses valvares mecânicas, estados de hipercoagulabilidade, TVP, FA, Sd. Eisenmenger	Embrionopatia varfarínica, anormalidades no SNC fetal, hemorragias	Sim após a 12ª semana gestacional	Sim

SNC: sistema nervoso central; TVP: trombose venosa profunda; FA: fibrilação atrial.

ou tenham passado de fenômenos tromboembólicos.

Todas as modalidades de tratamento apresentam riscos de morbidade e mortalidade tanto para a mãe como para o feto. Enquanto alguns autores recomendam os anticoagulantes orais como os mais seguros para a mãe e o feto, outros observam um aumento de perdas fetais e síndrome varfarínica com o uso de anticoagulantes orais. É fundamental o conhecimento dos riscos das diversas formas de anticoagulação (heparina/anticoagulantes orais); a melhor forma de tratamento deve ser planejada com o consentimento informado da paciente e de sua familia.

O uso de anticoagulantes orais está associado com a embriopatia varfarínica, caracterizada por hipoplasia nasal e alterações episisfisiárias com aspecto pontilhado em ossos longos, vértebras e calcâneo. A exata incidência desta anormalidade não está estabelecida, estudos retrospec-

Tabela 27.5 – Esquema sugerido de anticoagulação para gestantes com próteses valvares

Esquema Anticoagulação Unifesp – EPM		
Até 13ª semana	13ª até 33ª semana	Após 33ª semana
Heparina endovenosa	Varfarina conforme RNI	Heparina endovenosa
Manter TTPa 2,5 -3× o controle	Manter RNI entre 2-3 Manter RNI entre 2,5-3,5 quando houver prótese mecânica	Manter TTPa 2,5-3× o controle Suspender 6 h antes do parto Reiniciar 6-8 h após o parto

RNI: Relação Normatizada Internacional, TTPa: tempo de tromboplastina parcial ativada.

tivos relatam incidências que variam entre 4 e 67%. A maioria das séries registra uma alta incidência de perdas fetais por abortamento espontâneo, natimortalidade e prematuridade.

Mesmo utilizando anticoagulação adequada com controle adequado da RNI (Relação Normatizada Internacional), pode ocorrer perda fetal intrauterina devida a fenômenos hemorrágicos fetais. É importante lembrar que o fígado fetal é imaturo e menores quantidades de anticoagulante podem tornar o feto suscetível a hemorragias.

No fim da gravidez os anticoagulantes orais estão associados a hemorragias intracranianas que ocorrem por ocasião da passagem do recém-nascido pelo canal do parto; após esta observação tem sido recomendada a suspensão do anticoagulante oral e sua substituição por heparina nas 2 semanas que antecedem o parto.

Complicações maternas da anticoagulação oral são pouco frequentes e a mortalidade materna felizmente é rara. As complicações obstétricas podem ser: maior incidência de abortamentos, descolamento prematuro da placenta e agravamento das síndromes hemorrágicas da gestação. Os quadros de trombose de prótese valvar cardíaca estão mais frequentemente associados ao controle inadequado da anticoagulação materna.

A heparina não cruza a placenta e, portanto, não atua na coagulação do feto, sendo teoricamente a droga ideal na gravidez.

Em nossa instituição temos utilizado a heparinização intravenosa durante o primeiro trimestre (até 13 semanas), quando a paciente procura o pré-natal neste período. Posteriormente, a anticoagulação oral é substituída por heparinização intravenosa em torno da 34ª semana gestacional; a justificativa para a mudança no esquema de anticoagulação é que, em nossos casos, 30% das gestações terminaram por partos prematuros, com idade gestacional inferior a 37 semanas.

A enoxaparina (heparina de baixo peso molecular) pode ser utilizada em substituição à heparina endovenosa na dose inicial de 1 mg/kg SC 12/12 h, sendo corrigida através da dosagem dos níveis de anti-Xa, que devem ser mantidos entre 1,0 e 1,2 U/Ml.

Abortamento terapêutico

Este termo é totalmente impreciso e incorreto, sendo melhor identificá-lo como interrupção da gestação, pois não há nada de terapêutico no abortamento. A cardiopatia só excepcionalmente constitui indicação de abortamento.

A nossa opinião é que existiria indicação frente a casos graves de cardiomiopatias com paciente classe funcional III ou IV, já no início da gestação e nas doenças cardíacas graves sem possibilidade de correção cirúrgica (cardiopatias congênitas cianóticas graves, tais como síndrome de Eisenmenger, hipertensão pulmonar primária e na síndrome de Marfan com raiz de aorta alargada). Outra indicação seria nas pacientes com passado de dissecção da aorta e hipertensão pulmonar grave de qualquer etiologia

Bibliografia consultada

1. Andrade J, Franchi JA, Batlouni M. Drogas cardiovasculares no ciclo gravídico-puerperal. In: Andrade J, Avila WS. Drogas cardiovasculares, gravidez e planejamento familiar. São Paulo: Atheneu; 2003. p. 413-24.
2. Armaganijan D, Ogawa C, Shibata M, Sampaio M, Mozetic V. Infarto agudo do miocárdio durante o ciclo gravídico-puerperal. In: Andrade J, Avila WS. Doença cardiovascular, gravidez e planejamento familiar. São Paulo: Atheneu; 2003. p. 123-36.
3. Avila WS, Carvalho MEC, Tschaen CK. Gravidez em portadoras de cardiomiopatia periparto. Estudo prospectivo e comparativo. Arq Bras Cardiol. 2002;79:484-8.
4. Avila WS, Grinberg M, Bezi BE, et al. Influence of pregnancy on the natural history of aortic stenosis. Proceedings of Second World Congress of Pediatric Cardiology and Cardiac Surgery. 1998;8:265-7.
5. Avila WS, Grinberg M, Decourt LV, et al. Evolução clínica de portadoras de estenose mitral no ciclo gravídico-puerperal. Arq Bras Cardiol. 1992;58:359-64.

28 Doenças da Aorta

- Manuel Pereira Marques Gomes Junior
- Cláudia Maria Rodrigues Alves

Introdução

A aorta é o principal vaso de condutância do organismo, responsável pela transmissão do fluxo sanguíneo pulsátil através da árvore arterial, e determina através de suas propriedades intrínsecas de relaxamento e contração, a manutenção da perfusão e oxigenação tissulares.

As doenças da aorta distribuem-se em uma miríade de patologias estruturais, adquiridas, degenerativas, inflamatórias e geneticamente determinadas, que têm na dilatação patológica focal (aneurisma) e nas síndromes aórticas agudas suas expressões clínicas mais habituais.

Anatomia

A aorta pode ser dividida didaticamente em aorta torácica (do ânulo valvar aórtico ao hiato diafragmático) e aorta abdominal (do hiato até a bifurcação em artérias ilíacas).

A aorta torácica inclui quatro segmentos: a raiz aórtica (compreende o ânulo, as cúspides valvares e os seios de Valsalva); a aorta ascendente (desde a junção sinotubular até a origem do tronco braquiocefálico); o arco aórtico (de onde emergem o tronco braquiocefálico e as artérias carótida comum e subclávia esquerdas) e a aorta descendente torácica (origem no istmo entre a artéria subclávia esquerda e o *ligamentum arteriosum*, com extensão distal até o hiato diafragmático).

Histologia

A aorta é constituída por três diferentes camadas: íntima, média e adventícia. A túnica íntima é composta por uma única camada de células endoteliais sobrejacentes à membrana basal, e tem por função proporcionar superfície lisa e não trombogênica ao fluxo sanguíneo.

A túnica média é a camada mais espessa, composta por fibras elásticas interpostas por células musculares lisas, colágeno e matriz extracelular, dispostas em estrutura lamelar. Este arranjo confere propriedades elásticas à parede da aorta e resistência ao estresse hemodinâmico, prevenindo deformações e rotura. A túnica adventícia é a camada mais externa, composta por fibras colágenas, fibroblastos e mastócitos, e é responsável pela fixação da aorta às estruturas adjacentes.

Aneurismas da aorta

Nomenclatura e considerações anatômicas

Define-se aneurisma como uma dilatação permanente e localizada do vaso que excede em 1,5 vez o diâmetro normal previsto para o mesmo segmento. Por definição, esta dilatação patológica envolve as três túnicas vasculares.

Os aneurismas da aorta podem ser classificados quanto à sua localização (torácicos, abdominais ou toracoabdominais), morfologia e etiologia. Morfologicamente os aneurismas são classificados como fusiformes ou saculares. Os aneurismas fusiformes são mais frequentes e caracterizam-se por dilatação simétrica e uniforme em todo o segmento vascular, enquanto os aneurismas saculares compreendem as dilatações localizadas e assimétricas, que não envolvem toda a circunferência do vaso, frequentemente conectadas ao lúmen por um pequeno colo.

Aneurismas da aorta abdominal (AAA)

Epidemiologia

Aproximadamente 75% dos aneurismas localizam-se na aorta abdominal, a maioria no segmento infrarrenal (90% dos casos). Envolvimento concomitante da aorta torácica ocorre em até 15% dos pacientes.

A incidência de AAA aumenta significativamente a partir dos 60 anos, com acentuada predominância no sexo masculino (quatro a seis vezes maior). No sexo feminino os aneurismas manifestam-se mais tardiamente (intervalo de 10 anos) e, apesar de menos frequentes, associam-se a maiores taxas de rotura e mortalidade intra-hospitalar.

Fatores de risco clássicos para doença aterosclerótica, como tabagismo, níveis elevados de colesterol total e reduzidos da fração HDL, e hipertensão arterial sistêmica, também têm sido implicados na gênese dos AAA. A presença de diabetes *mellitus*, entretanto, tem-se mostrado como fator preditivo negativo na maioria dos estudos.

O tabagismo representa fator de risco maior (fumantes ativos têm risco aumentado em sete vezes), com implicações na velocidade de crescimento e na incidência de rotura.

Aproximadamente 20% dos pacientes com aneurisma infrarrenal relatam histórico familiar da doença. Parentes de primeiro grau do sexo masculino têm risco duas a quatro vezes maior.

Etiopatogenia

Os mecanismos exatos que sinalizam o início e a progressão dos AAA são desconhecidos. Diversos estudos sugerem a participação de mediadores inflamatórios, expressão local de metaloproteinases (enzimas proteolíticas que atuam na degradação do colágeno e da elastina, com consequente degradação da matriz extracelular), trombose e forças de cisalhamento (*shear stress*) em sua patogênese, resultando em perda da integridade estrutural, remodelamento e dilatação progressiva do vaso. Etiologias menos comuns são: congênita, inflamatória (aortoarterites) ou infecciosa (aneurismas micóticos).

Diagnóstico

Quadro clínico

A maioria dos pacientes é assintomática, com diagnóstico estabelecido de forma incidental em exames de imagem por indicações variadas. Quando presente, o sintoma predominante é a dor abdominal, situada no hipogástrio, nos flancos ou dorso, de duração prolongada, sem relação com a mobilização e ocasionalmente atenuada com a flexão dos joelhos.

A sensibilidade do exame físico varia entre 22 e 96% e aumenta significativamente com o diâmetro da aorta. A detecção de massa palpável, pulsátil, com extensão variável do apêndice xifoide à região infraumbilical sugere o diagnóstico.

A presença de sopro abdominal ou inguinal pode indicar doença aterosclerótica aórtica ou visceral ou, raramente, fístula aortocaval. Sinais de insuficiência arterial periférica mostram-se presentes em 25% dos casos e manifestações de atero ou tromboembolismo (*livedo reticularis*, insuficiência renal, cianose periférica) ocorrem em 2 a 5% dos pacientes.

Raramente, sintomas secundários à compressão de estruturas adjacentes, como saciedade pós-prandial precoce (compressão duodenal), azotemia progressiva (compressão ureteral bilateral) ou insuficiência venosa periférica têm sido relatados.

Aneurismas rotos apresentam-se clinicamente como dor abdominal súbita e intensa, geralmente em flancos ou dorso, associada a palidez cutaneomucosa, diaforese, distensão abdominal e hematomas em flancos. Inicialmente contidas, estas roturas podem expandir e evoluir com colapso circulatório. A tríade clássica: dor abdominal/dorso, massa abdominal pulsátil e hipotensão ocorre em apenas 1/3 dos casos e elevado índice de suspeição deve ser mantido.

História natural

A história natural dos AAA é definida pela expansão gradual ou esporádica em seu diâmetro associada à formação de trombo mural, determinantes dos sintomas compressivos, das complicações isquêmico-trombóticas e da eventual rotura do aneurisma.

O risco de rotura é diretamente proporcional ao diâmetro e à velocidade de expansão, sendo também influenciado por fatores outros como sexo feminino (três vezes maior), tabagismo, DPOC, hipertensão arterial e histórico familiar. Morfologia sacular ou excêntrica também parece relacionar-se a maior risco.

O diâmetro do aneurisma é o mais importante preditor de rotura, cujo risco se eleva substancialmente entre 5,0 e 6,0 cm. Em contrapartida, a incidência de rotura em aneurismas menores que 4,0 cm é extremamente baixa. Os AAA apresentam expansão média de 0,3 a 0,5 cm/ano (Tabela 28.1).

Métodos de imagem

O ultrassom é considerado o método eleição para triagem e avaliação inicial dos pacientes com suspeita de AAA. Trata-se de método seguro, não invasivo, de baixo custo, amplamente disponível e com sensibilidade entre 92-99% e especificidade próxima a 100%.

Em comparação ao ultrassom, a tomografia computadorizada proporciona maior acurácia na medida dos diâmetros e maior detalhamento anatômico, sobretudo quanto ao envolvimento suprarrenal, das artérias

Tabela 28.1 – Risco estimado anual de rotura dos AAA

Diâmetro (cm)	Risco anual de rotura (%)
Inferior a 4	0
4-5	0,5-5
5-6	3-15
7-8	10-20
> 8	30-50

Adaptado de: Guidelines for the treatment of abdominal aortic aneurysms. J Vasc Surg. 2003.

ilíacas, renais ou ramos viscerais e à presença de trombo mural e doença aterosclerótica oclusiva (dados importantes para o planejamento terapêutico). Apresenta como desvantagens maior custo, exposição radiológica e uso de contraste.

Em conjunto com a angiotomografia, a ressonância nuclear magnética configura método padrão ouro na avaliação pré e pós-operatória dos AAA. Tem como vantagens a ausência de exposição à radiação e ao contraste iodado e, como desvantagens, o alto custo, maior tempo de execução, menor disponibilidade e aplicação limitada em indivíduos claustrofóbicos e portadores de próteses metálicas.

A aortografia é método invasivo que requer uso de contraste e exposição à radiação ionizante. Pode subestimar o diâmetro do aneurisma, sobretudo na presença de trombo mural. Atualmente tem seu uso restrito durante o tratamento intervencionista e na avaliação da adequação e de complicações da endoprótese, complementando outros métodos de imagem.

Tratamento

Os objetivos principais do tratamento são a prevenção de rotura e o aumento da sobrevida. A decisão quanto à necessidade de intervenção, cirúrgica ou percutânea, deve considerar o risco de rotura, os riscos da intervenção eletiva, a expectativa de vida e a preferência do paciente.

O tratamento clínico deve ser oferecido a todos os pacientes, operados ou não, e fundamenta-se no controle dos fatores de risco, com destaque para a cessação do tabagismo. O controle e a monitoração dos níveis pressóricos e lipídicos devem seguir as mesmas recomendações utilizadas para doença aterosclerótica manifesta, por sua comprovada eficácia na redução de eventos cardíacos e cerebrovasculares e um provável efeito sobre o crescimento dos AAA.

Agentes betabloqueadores (BB) reduzem o inotropismo, a frequência cardíaca, a pressão arterial sistêmica e as forças de cisalhamento na aorta e alguns estudos clínicos retrospectivos têm indicado efeito inibitório na velocidade de crescimento e na incidência de rotura dos aneurismas.

Outros fármacos, como os antibióticos roxitromicina e doxiciclina (inibidor das MPP), inibidores da ciclo-oxigenase e imunossupressores (rapamicina) têm sido estudados, porém ainda sem benefício clínico estabelecido.

O risco de rotura associa-se principalmente ao diâmetro e à velocidade de expansão, de tal modo que pacientes assintomáticos com diâmetro da aorta maior ou igual a 5,5 cm ou com taxa de crescimento superior a 0,5 cm em 6 meses devem ser submetidos a alguma modalidade de intervenção profilática. A presença de sintomas, independentemente da dimensão do aneurisma, também configura maior risco e indica abordagem invasiva.

Pacientes do sexo feminino apresentam maior incidência de rotura com menores diâmetros, indicando-se, portanto, correção cirúrgica preventiva mais precoce, a partir dos 5,0 cm de diâmetro, nesta população.

Pacientes assintomáticos com aneurismas entre 4,0 e 5,5 cm devem ser acompanhados com realização de ultrassom ou idealmente tomografia a cada 6 a 12 meses, uma vez que não há diferença de mortalidade entre a estratégia conservadora e a intervenção cirúrgica precoce nesses casos. Pacientes com aneurismas entre 3 e 4 cm devem ser submetidos a controle ultrassonográfico a cada 2-3 anos.

Uma vez indicada intervenção, duas técnicas são possíveis: correção cirúrgica aberta ou tratamento endovascular (TEV). A seleção do método utilizado deve considerar variáveis como idade, expectativa de vida, risco operatório e adequação anatômica.

Pacientes com AAA infrarrenal com expectativa de vida > 2 anos e que têm risco cirúrgico adequado podem beneficiar-se de ambas as técnicas, visto que similares taxas de morbidade e de mortalidade (global e associada ao aneurisma) têm sido descritas.

O tratamento endovascular representa alternativa menos invasiva, associada a menor morbidade e permanência hospitalar, porém exige condições anatômicas ideais para sua aplicação. Recomenda-se controle tomográfico no primeiro e no sexto mês após o implante da endoprótese e anualmente no seguimento tardio, com atenção ao diâmetro aórtico, ainda que com trombose mantida do saco aneurismático.

A correção cirúrgica consiste na interposição de enxerto vascular sintético no segmento doente e apresenta mortalidade inferior a 5% em centros com grande volume. Habitualmente tem sido indicada para pacientes jovens, com baixo risco operatório ou na presença de anatomia desfavorável ao TEV.

Aneurismas rotos configuram emergência médica, com mortalidade pré-hospitalar estimada de 50%. O tratamento inicial consiste em reposição volêmica, suporte transfusional e vasopressor e a tomografia computadorizada é o método diagnóstico de eleição. Correção cirúrgica emergencial associa-se à mortalidade de 40 a 50% e o TEV pode ser opção, principalmente em pacientes estáveis e em centros de referência.

Aneurismas da aorta torácica (AAT)

Considerações gerais

Os aneurismas da aorta torácica são bem menos frequentes que os AAA e são classificados em ascendentes (60% dos casos), aneurismas do arco (10%), descendentes (40%) e toracoabdominais (10%). A localização do aneurisma traduz importantes diferenças quanto a etiologia, história natural e modalidade de tratamento.

Aproximadamente 10,4 em cada 100.000 pessoas desenvolvem AAT anualmente nos EUA. Envelhecimento populacional e maior acesso aos métodos de imagem justificam o aumento observado em sua prevalência nas últimas 3 décadas.

Homens e mulheres são igualmente acometidos, estas porém recebem diagnóstico mais tardiamente (60 *vs*. 70 anos de idade, respectivamente). Aproximadamente 79% das roturas ocorrem em pacientes do sexo feminino por mecanismos ainda não elucidados. Fatores de risco bem estabelecidos são hipertensão arterial sistêmica, tabagismo e DPOC.

Etiopatogenia (Quadro 28.1)

Os aneurismas da aorta ascendente resultam predominantemente de degeneração cística da camada média (DCM), processo patológico caracterizado por fragmentação e degeneração das fibras elásticas, depleção de células musculares lisas e deposição de colágeno e proteoglicanos, com formação subsequente de cavidades císticas preenchidas por substância mucoide basofílica. Alterações ateroscleróticas superimpostas podem estar presentes, bem como infiltrado inflamatório celular.

Completa elucidação das vias bioquímicas que desencadeiam a degeneração da média é desconhecida, porém a participação do aumento de atividade das metaloproteinases tem sido comprovada. O enfraquecimento progressivo da parede da aorta leva a dilatação e formação de aneurisma.

Vasta evidência associa importante influência genética à origem dos aneurismas de aorta torácicos, de forma isolada ou como parte de síndromes específicas.

A *síndrome familiar dos aneurismas torácicos* representa doença autossômica dominante de penetrância reduzida e expressão fenotípica variável, que se apresenta como aneurismas ou dissecções da aorta, na ausência de outros aspectos sindrômicos. Heterogeneidade genética, representada por variedade de mutações em diferentes *loci*, caracteriza esta condição.

A ocorrência de DMC em pacientes mais jovens encontra-se classicamente vinculada à doença de Marfan e, menos frequentemente, a outras doenças do tecido conectivo, como as síndromes de Ehlers-Danlos e Loeys-Dietz (Quadro 28.1).

Quadro 28.1 – Fatores etiológicos dos aneurismas torácicos

- Fibrilinopatias (Marfan, Ehlers-Danlos)
- Familiares
- Degenerativos (aterosclerose, hipertensão)
- Infecciosos (aneurismas micóticos)
- Inflamatórios (aortoarterites)
- Dissecção crônica
- Valva aórtica bicúspide
- Pós-estenóticos (Eao, Coa)
- Artéria subclávia direita aberrante
- Arco aórtico direito
- Idiopáticos
- Trauma

Eao: estenose valvar aórtica; Coa: coarctação da aorta.

Diagnóstico

Quadro clínico

A maioria (95%) dos pacientes com AAT mantém-se assintomática durante a sua evolução, com diagnóstico incidental durante avaliação radiológica ou quando da ocorrência de complicações agudas, notadamente disseção e rotura de suas paredes. Em 5-10% dos pacientes a presença de sintomas possibilita diagnóstico e intervenção precoces. Sintomas álgicos são oriundos de distensão das paredes do aneurisma ou compressão/erosão de estruturas circunvizinhas. Dor retroesternal contínua, sem relação com a mobilização torácica ou palpação local, sugere envolvimento da aorta ascendente. Aneurismas da aorta descendente manifestam-se mais frequentemente em dorso, ombro esquerdo e região interescapular. Envolvimento do arco pode desencadear dor em região cervical ou ângulo mandibular. Dor em parede lateral e dorso pode eventualmente resultar de erosão de arcos costais ou corpos vertebrais.

Compressão de estruturas adjacentes pode manifestar-se também como rouquidão (nervo recorrente laríngeo), tosse, dispneia, sibilância, estridor laríngeo ou pneumonite de repetição (traqueia, brônquios-fonte e parênquima pulmonar), disfagia progressiva (esôfago) e edema/pletora em face e membros superiores (veia cava superior).

Isquemia renal, visceral ou mais comumente em membros inferiores pode decorrer de atero ou tromboembolia. Dor abdominal difusa desproporcional ao exame físico sugere isquemia mesentérica. Sinais e sintomas clássicos de insuficiência cardíaca podem ocorrer na vigência de regurgitação valvar aórtica secundária ou *shunt* esquerda-direita (proveniente de rotura do seio de Valsalva em átrio/ventrículo direitos).

Rotura do aneurisma apresenta-se com dor súbita e intensa associada a colapso circulatório, hemotórax (cavidade pleural esquerda), tamponamento cardíaco e fístulas aortoesofágicas (hematêmese) e aortobrônquicas (hemoptise).

História natural

Os AAT apresentam crescimento indolente, em média 0,1 cm a cada ano. Os aneurismas localizados na aorta descendente apresentam crescimento mais acelerado que aqueles no segmento ascendente (0,29 cm/ano). Aneurismas com maiores diâmetros apresentam maior velocidade de expansão. Outros fatores influenciam a velocidade de crescimento, com destaque para a causa subjacente: portadores de aneurismas familiares, dissecções de aorta, síndrome de Marfan e notadamente aqueles com síndrome de Loyes-Dietz apresentam elevadas taxas de expansão, nestes pode-se observar crescimento anual superior a 1,0 cm.

O diâmetro do AAT é o principal preditor de complicações: dissecções, rotura e morte (Tabela 28.3), sendo diretamente proporcional à tensão em suas paredes (Lei de Laplace). Outros fatores relacionados a maiores taxas de crescimento e rotura são: idade avançada, sexo feminino, superfície corpórea, hipertensão diastólica e DPOC. Pacientes tabagistas apresentam velocidade de expansão duplicada. Morfologia sacular, apesar de menos frequente, também determina maiores taxas de rotura. A rotura constitui a principal causa de morte nestes pacientes, com mortalidade pré-hospitalar estimada em 41% (Tabela 28.2).

Métodos de imagem

A presença de alargamento das estruturas mediastinais, abaulamento do arco aórtico ou deslocamento de traqueia/brônquio-fonte à radiografia simples de tórax sugere diagnóstico de AAT.

Ecocardiograma transtorácico permite excelente visualização das porções mais proximais da aorta, imediatamente acima da junção sinotubular, em pacientes com janela acústica adequada. Por mensurar o diâmetro interno do vaso (em contrapartida à TC e RNM, que utilizam o diâmetro externo), pode fornecer medidas subestimadas, principalmente na presença de trombo mural, processo inflamatório ou dissecção. A via transesofágica acrescenta acurácia na mensuração da raiz da aorta, embora também apresente limita-

Tabela 28.2 – Risco anual de dissecção e rotura nos AAT

Diâmetro	Rotura (%)	Dissecção (%)
> 3,5 cm	0,0	2,2
> 4,0 cm	0,3	1,5
> 5,0 cm	1,7	2,5
> 6,0 cm	3,7	3,7

Adaptado de: Natural History of Thoracic Aortic Aneurysms: Size Matters, Plus Moving Beyond Size. Progress in Cardiovascular Diseases. 2013.

ções na avaliação da porção tubular e do arco.

A tomografia computadorizada contrastada (TC) e a ressonância nuclear magnética (RNM) são as modalidades de eleição na definição anatômica de todos os segmentos da aorta, possibilitando maior detalhamento da parede arterial e avaliação das estruturas periaórticas, variações anatômicas e envolvimento de ramos vasculares. A seleção entre os métodos envolve fatores relacionados ao paciente (função renal, alergia a contraste iodado, claustrofobia, instabilidade hemodinâmica, próteses metálicas) e institucionais (disponibilidade, capacitação técnica e custo).

Tratamento

O tratamento clínico nos AAT obedece aos mesmos princípios previamente descritos para os aneurismas abdominais, através de controle pressórico estrito, otimização do perfil lipídico, cessação do tabagismo e modificações no estilo de vida. O diâmetro aórtico é o principal critério utilizado na recomendação de intervenção profilática em pacientes assintomáticos. Recomenda-se correção cirúrgica em aneurismas da aorta ascendente com diâmetro equivalente ou superior a 5,5 cm, onde o risco de eventos adversos sobrepuja os riscos da intervenção eletiva (mortalidade referida entre 3 e 5%).

A presença de sintomas sugestivos de expansão ou a evidência de crescimento acelerado (superior a 0,5 cm/ano) também indicam intervenção precoce. Pacientes com doença de Marfan ou outras formas geneticamente mediadas devem submeter-se a reparo cirúrgico mais precocemente, com diâmetros entre 4,0 e 5,0 cm, a depender da etiologia de base (ver seção a seguir).

A correção cirúrgica no segmento ascendente requer circulação extracorpórea e consiste na ressecção do aneurisma e interposição de tubo de Dacron. Envolvimento da raiz aórtica associado a regurgitação valvar significativa indica reparo composto (procedimentos de Bentall ou cirurgia de Cabrol), valendo-se de tubo valvulado. Não há evidências até o momento que suportem a indicação rotineira de tratamento percutâneo nos AA ascendente.

Nos aneurismas da aorta descendente as complicações perioperatórias são mais frequentes (com taxas de mortalidade/paraplegia próximas a 10%) e o diâmetro médio associado à dissecção/rotura é habitualmente maior. Neste grupo também se recomenda intervenção preventiva a partir de 5,5 cm de diâmetro. Atualmente não há estudos randomizados que comparem as modalidades de tratamento cirúrgica e endovascular (TEV). Entretanto, a consistência dos dados mostrando redução de morbimortalidade com o tratamento endovascular já provoca uma inversão na frequência de indicações, sendo o TEV o método preferido para pacientes com anatomia adequada e, especialmente, pacientes de alto risco cirúrgico. A presença de doenças do tecido conectivo, de modo geral, contraindica a aplicação de TEV, exceto em situações de complementação após cirurgia (pseudoaneurismas, redissecções).

Pacientes com aneurisma isolado do arco aórtico devem ser submetidos a reparo cirúrgico profilático com diâmetro maior ou igual a 5,5 cm.

Doenças genéticas associadas aos aneurismas da aorta

Síndrome de Marfan

A síndrome de Marfan é uma doença sistêmica do tecido conectivo com herança autossômica dominante e graus variáveis de penetrância. Caracteriza-se por mutações no gene que codifica a fibrilina-1 (glicoproteína estrutural, principal componente das microfibrilas da túnica média), localizado no braço longo do cromossomo 15. A doença de Marfan é o protótipo das fibrilinopatias e manifesta-se principalmente nos sistemas cardiovascular, musculoesquelético e ocular.

Dilatação da aorta ascendente, caracteristicamente envolvendo os seios de Valsalva e a porção tubular inicial (ectasia anuloaórtica), dissecção da aorta, prolapso valvar mitral e regurgitação valvar aórtica são as manifestações cardiovasculares mais frequentes, e têm sua prevalência variável com a idade do paciente. Aproximadamente metade dos pacientes com menos de 40 anos e sem diagnóstico morrem por dissecção aórtica. Nestes pacientes, devido à maior incidência de complicações com diâmetros menores, a intervenção profilática encontra-se indicada em aneurismas com diâmetro superior a 5,0 cm, devendo ser considerada a partir dos 4,0 cm em mulheres jovens que desejem engravidar.

Valva aórtica bicúspide

A valva aórtica bicúspide (VAB) representa a cardiopatia congênita mais comum, afetando 1 a 2% da população, com predominância pelo sexo masculino (relação 2:1). É doença autossômica dominante com penetrância reduzida e aproximadamente 9% dos pacientes apresentam ao menos um parente de primeiro grau acometido.

A VAB apresenta-se como umas das principais causas de AAT. Outras condições associadas incluem estenose e regurgitação valvares, coarctação e dissecções da aorta. Estudos de autópsia sugerem aumento em nove vezes no risco de dissecção e aproximadamente 15% dos pacientes com dissecção aórtica apresentam VAB (incidência superior àquela observada na síndrome de Marfan).

Síndrome de Ehlers-Danlos (forma vascular ou tipo IV)

Trata-se de rara doença autossômica dominante, secundária a mutações no gene *COL3A1* que codifica a síntese do pró-colágeno tipo III. Caracteriza-se por manifestações cutâneas, fácies típica e fragilidade arterial, intestinal e uterina. A maioria das complicações fatais é determinada por rotura arterial envolvendo tórax e abdome (50%), cabeça e pescoço (25%) e extremidades (25%). Acometem principalmente aorta descendente e abdominal, sendo raro o envolvimento da raiz aórtica. Tais roturas ocorrem de forma isolada ou podem ser precedidas por formação de aneurisma, fístula arteriovenosa ou dissecções.

O benefício da intervenção cirúrgica profilática nestes pacientes é questionável e a presença de fragilidade tecidual e cicatrização deficitária determina maior incidência de fístulas e deiscências no pós-operatório. Habitualmente, está contraindicada a realização de cateterismo ou intervenção por cateter.

Várias outras patologias raras, de base genética, também têm sido associadas ao comprometimento da aorta e seus ramos principais (síndromes de Turner, de Loyes-Dietz, de Noonan, doença renal policística, coarctação da aorta, dentre outras). Deve-se salientar a necessidade de acompanhamento regular, com indicação periódica de avaliação por imagem e intervenção cirúrgica precoce na maioria dos casos.

Rastreio familiar através de avaliação por imagem da aorta e de seus ramos principais em todos os parentes de primeiro grau de pacientes com aneurismas, independentemente de sua localização ou associação à síndrome específica, encontra-se fortemente recomendado.

Aortoaortites

São doenças que cursam com envolvimento inflamatório da aorta e de seus ramos principais. Apresentam etiologia desconhecida, porém tem sido descrita importante correlação com doenças inflamatórias sistêmicas.

Os aneurismas inflamatórios respondem por 5 a 10% dos aneurismas da aorta abdominal (acometimento da aorta torácica é incomum) e caracterizam-se por espessamento das paredes da aorta, fibrose periaórtica e adesão às estruturas adjacentes, como duodeno e ureteres. A presença da tríade: dor abdominal/dorso, perda ponderal e elevação dos marcadores de atividade inflamatória sistêmica é altamente sugestiva de etiologia inflamatória.

Aortites não infecciosas

Arterite de Takayatsu

É uma poliarterite rara, idiopática, que compromete preferencialmente a aorta e seus ramos principais, resultando em estenoses segmentares, aneurismas e oclusões. Ocorre predominantemente em mulheres (proporção 9:1) com menos de 40 anos e de origem asiática. As estenoses são três a quatro vezes mais frequentes que os aneurismas e os locais mais afetados são: artérias subclávias, aorta descendente torácica, artérias renais, carótidas e mesentéricas. Vasculites coronárias, de localização preferencial ostial, incidem em < 5% dos pacientes. Quando presentes (15% dos casos), os aneurismas são mais comuns na aorta descendente, seguidos da aorta abdominal e ascendente. A indicação de intervenção profilática, percutânea ou cirúrgica obedece aos mesmos critérios previamente descritos para as doenças não inflamatórias e deve idealmente ser realizada fora dos períodos de atividade de doença.

Arterite de células gigantes

É uma pan-arterite sistêmica, idiopática, que acomete vasos de médio e grande calibres em pacientes acima dos 50 anos de idade (pico de incidência na oitava década) e mais frequentemente do sexo feminino (3:2). Manifesta-se comumente como cefaleia de início recente, sensibilidade em artéria temporal, distúrbios visuais, polimialgia reumática e claudicação de mandíbula. Aortite clinicamente manifesta ocorre em aproximadamente 15% dos pacientes, frequentemente associada a extensão para artérias subclávias e axilares. Pacientes com arterite de células gigantes apresentam incidência 17 vezes maior de aneurismas da aorta torácica e 2,5 vezes maior em localização abdominal. As recomendações para correção seguem as mesmas indicações para as doenças não inflamatórias. Outras doenças inflamatórias que acometem a aorta e seus ramos principais estão descritas na Tabela 28.3.

Tabela 28.3 – Outras causas de aortites não infecciosas

- Lúpus eritematoso sistêmico
- Aortite idiopática
- Doença de Behçet
- Doença de Kawasaki
- Artrite reumatoide
- Sarcoidose
- Púrpura de Henoch-Schönlein
- Crioglobulinemia
- Poliarterite nodosa
- Espondiloatropatias soronegativas
- Síndrome de Cogan
- Policondrite relapsante

Aortites infecciosas (aneurismas micóticos)

Etiologia infecciosa responde por aproximadamente 2,6% dos aneurismas da aorta, sendo geralmente secundários a infecções bacterianas à distância (disseminação hematogênica ou linfática), colonizando lesões ateroscleróticas preexistentes. Infecção primária da aorta representa mecanismo menos frequente.

Os microrganismos mais frequentemente isolados são bactérias gram-positivas como *Staphylococcus, Enterococcus* e *Streptococcus pneumoniae,* presentes em 60% dos casos. Quando da associação com endocardite, *Enterococcus* e *Streptococcus pneumoniae* são os agentes mais comuns. Bacilos gram-negativos como *Salmonella* são mais prevalentes em AAA. Etiologia sifilítica, outrora a principal causa de AAT, é condição bastante rara atualmente. Caracteristicamente a aortite sifilítica ocorre no estágio terciário da doença, com período de latência prolongado (5 a 40 anos) e envolvimento preferencial da aorta ascendente e do arco. Outros agentes bacterianos e eventualmente agentes não bacterianos, como fungos e herpesvírus, são extremamente raros, mas devem ser considerados em pacientes imunodeprimidos com evolução atípica.

Manifestam-se por febre, queda do estado geral, dor lombar e massa pulsátil dolorosa, de evolução habitualmente insidiosa. Leucocitose com neutrofilia, elevação das provas inflamatórias inespecíficas e hemoculturas positivas (em 50 a 85% dos casos), na ausência de endocardite, corroboram com o diagnóstico.

Dentre os métodos complementares de imagem, a tomografia computadorizada é o método de eleição e pode evidenciar: alterações inflamatórias em torno do saco aneurismático, espessamento da parede com realce de contraste, formação de gás/líquido perivascular, linfadenomegalia e osteomielite adjacentes. Excisão cirúrgica do segmento afetado e antibioticoterapia de amplo espectro por período prolongado (6 a 12 semanas) são a terapia de escolha. TEV tem sido utilizado em casos selecionados, como ponte para o tratamento cirúrgico.

Bibliografia consultada

1. Erbel R, Aboyans V, Boileau C, et al.; The Task Force for the Diagnosis and Treatment of Aortic Diseases of the European Society of Cardiology (ESC). 2014 ESC Guidelines on the diagnosis and treatment of aortic diseases. European Heart Journal. 2014;35:2873-2926.
2. Hiratzka LF, Bakris GL, Beckman JA, et al. 2010 ACCF/AHA/AATS/ACR/ASA/SCA/SCAI/SIR/STS/SVM guidelines for the diagnosis and management of patients with thoracic aortic disease: executive summary: a report of the American College of Cardiology Foundation/American Heart Association Task Force on Practice Guidelines, American Association for Thoracic Surgery, American College of Radiology, American Stroke Association, Society of Cardiovascular Anesthesiologists, Society for Cardiovascular Angiography and Interventions, Society of Interventional Radiology, Society of Thoracic Surgeons, and Society for Vascular Medicine (developed in collaboration with the American College of Emergency Physicians). J Am Coll Cardiol. 2010;55:1509-44.

29 Câncer e Doença Cardiovascular

■ Lafayete William Ferreira Ramos
■ Lívia da Mata Lara

Introdução

A quimioterapia representa importante avanço no tratamento de tumores sólidos e hematológicos, no entanto, possui diversos efeitos colaterais, incluindo toxicidade cardíaca[1].

Classificação

A cardiotoxicidade é classificada em:

- *aguda/subaguda*: do início até 14 dias após o término do tratamento;
- *crônica*: após 1 ano ou mais do término do tratamento[1-3].

Pode, ainda, ser classificada conforme apresentado na Tabela 29.1.

Quadro clínico

A cardiotoxicidade induzida pelo tratamento quimioterápico manifesta-se de diferentes formas: 1. dano direto aos cardiomiócitos com disfunção ventricular e insuficiência cardíaca (IC); 2. ação sobre o sistema de coagulação provocando sangramentos ou predispondo a eventos tromboembólicos; 3. efeitos vasculares periféricos; 4. hipertensão arterial sistêmica (HAS); 5. arritmias ventriculares e supraventriculares; 6. efeitos sobre o sistema de condução; 7. fibrose miocárdica, e 8. edema e tromboembolismo pulmonar[1,4].

Disfunção miocárdica

A disfunção miocárdica com a subsequente insuficiência cardíaca (IC) é uma das principais e mais temidas complicações do tratamento quimioterápico, especialmente após esquemas envolvendo antraciclinas e trastuzumabe[1].

Tabela 29.1 – Classificação proposta para a cardiomiopatia relacionada à quimioterapia

Cardiotoxicidade	Protótipo	Relação com dose cumulativa	Achados	Reversibilidade
Tipo I	Doxorrubicina Ciclofosfamida	Sim	Morte celular devida a necrose e apoptose	Não
Tipo II	Trastuzumabe Sunitinibe Sorafenibe	Não	Disfunção dos cardiomiócitos sem morte celular	Sim (na maioria dos casos)

Fonte: Adaptado de Kalil et al., 2011.

Antraciclinas

Introdução

As antraciclinas (ANT) formam um grupo de potentes agentes antineoplásicos (doxorrubicina, epirrubicina, idarrubicina e adriamicina) empregados no tratamento de diversos tumores sólidos e hematológicos, incluindo leucemia, linfoma, mieloma múltiplo, sarcoma, câncer de mama e pulmão. No entanto, o tratamento pode estar associado a efeitos colaterais no sistema cardiovascular, com destaque para a disfunção miocárdica e insuficiência cardíaca (IC). A cardiotoxicidade por ANT é considerada do tipo I (irreversível), sendo observada em 5-25% dos casos[1-3].

Mecanismo de lesão

O dano direto aos cardiomiócitos ocorre por múltiplos mecanismos. Os principais são: 1. disfunção mitocondrial com inibição da produção de energia na célula cardíaca; 2. necrose e apoptose dos cardiomiócitos com disfunção e hipertrofia das células remanescentes e consequente remodelamento ventricular; 3. geração de espécies reativas do oxigênio (ERO), configurando o processo de estresse oxidativo que funciona como gatilho para os demais mecanismos de lesão; 4. danos ao DNA, RNA e fatores de transcrição; 5. desregulação da homeostase do cálcio; 6 citotoxicidade direta por anticorpos; 7. bloqueio de ATP; e 8 bloqueio da sinalização de sobrevivência celular[1,2,4,5].

Classificação

A lesão aos cardiomiócitos manifesta-se por disfunção sistólica ou diastólica. A disfunção sistólica é observada usualmente com doses cumulativas acima de 400 mg/m^2 e pode ser graduada com base na fração de ejeção do ventrículo esquerdo (FEVE)[1,2]. A Tabela 29.2 apresenta a graduação da disfunção sistólica com base na FEVE.

A disfunção diastólica pode ser observada com doses cumulativas de 200 mg/m^2 e é avaliada pela medida do fluxo de enchimento do ventrículo esquerdo (VE) através da valva mitral no eco-Doppler ou por técnicas de eco-Doppler tecidual (ECO TDI)[6,7].

Fatores de risco

O risco de cardiotoxicidade aumenta de acordo com alguns fatores associados: extremos de idade (< 4 anos ou > 65 anos), sexo feminino, disfunção ventricular prévia, HAS, diabetes *mellitus* (DM), insuficiência hepática e renal, história familiar de doença arterial coronariana (DAC) ou IC, suscetibilidade genética, radiação mediastinal, dose cumulativa > 350 mg/m^2, uso associado de quimioterápicos (trastuzumabe, paclitaxel ou ciclofosfamida), velocidade rápida de infusão e estrutura molecular da ANT[1,2,4].

Manejo

O manejo da cardiotoxicidade induzida por ANT baseia-se em três pilares: prevenção, monitoramento

Tabela 29.2 – Graduação da disfunção sistólica com base na FEVE

Grau	Parâmetros
I	Pacientes assintomáticos com redução da FEVE entre 10-20%
II	Redução da FEVE abaixo de 20% ou abaixo do nível inferior da normalidade
III	IC sintomática, independente da queda da FEVE

Fonte: Kalil et al., 2011; Volkova et al., 2011.

e tratamento[5]. O tratamento da IC secundária à quimioterapia assemelha-se ao tratamento da IC por outras etiologias. Baseia-se em inibidores da enzima conversora da angiotensina (IECA), bloqueadores dos receptores de angiotensina II (BRA), betabloqueadores e antagonistas da aldosterona[1,6].

O monitoramento cardíaco é realizado pela dosagem de biomarcadores, como troponinas e peptídeo natriurético tipo B (BNP), e em exames complementares, incluindo eletrocardiograma (ECG), ecocardiograma (ECO), novas técnicas de ECO como o eco-Doppler tecidual (ECO TDI) e *strain rate*, ventriculografia radioisotópica e ressonância magnética cardíaca (RMC). Pode-se, ainda, realizar biópsia endomiocárdica[4,5].

O ECO é o exame mais utilizado e deve ser realizado em intervalos regulares. Recomenda-se a avaliação da FEVE: 1. antes do início da quimioterapia; 2. depois da administração de metade da dose total cumulativa ou após doses específicas (após 200, 300, 350 e 400 mg/m^2); e 3. após a finalização do tratamento, em intervalos variáveis, de acordo com o risco basal de cardiotoxicidade e o medicamento utilizado[1].

A prevenção da cardiotoxicidade inicia-se com a seleção do paciente de acordo com idade, risco cardiovascular e FEVE antes do início da quimioterapia, permitindo a identificação de pacientes sob risco elevado de cardiotoxicidade. Adaptações na quimioterapia podem ser realizadas visando a redução da toxicidade associada ao tratamento: 1. limitação da dose cumulativa; 2. administração de ANT modificadas estruturalmente e, assim, menos tóxicas (epirrubicina, idarrubicina); 3. uso de formulações lisossomais de ANT; 4. aumento do tempo de infusão (limitando o pico de concentração sérica de ANT); 5. administração sequencial, em vez de simultânea, de ANT e trastuzumabe; e 6. uso de regimes de quimioterapia não baseados em ANT. O uso de medicações potencialmente cardioprotetoras, incluindo dexrazoxane, inibidor da enzima conversora da angiotensina (IECA), bloqueador do receptor de angiotensina II (BRA), betabloqueador e estatina, também tem sido considerado, embora ainda em estudo[1,2,5].

Trastuzumabe

Introdução

O trastuzumabe é um anticorpo monoclonal utilizado no tratamento de inúmeras neoplasias, especialmente aquelas que possuem superexpressão do receptor HER2. Age especificamente nos domínios extracelulares da proteína HER2, comprometendo as funções normais de regulação do HER2 no crescimento, na diferenciação e sobrevida celular. No entanto, seu emprego relaciona-se com a disfunção ventricular em até 28% dos pacientes[1,8].

A cardiotoxicidade associada ao trastuzumabe é considerada do tipo II, sendo reversível na maioria dos casos e, deste modo, apresentando um melhor prognóstico. Quando associado a outros quimioterápicos, como antraciclina, ciclofosfamida ou paclitaxel, a incidência de disfunção cardíaca aumenta[1,8].

Mecanismo de lesão

O mecanismo de toxicidade do trastuzumabe não é bem estabelecido, mas sabe-se que está relacionado ao bloqueio dos receptores HER2 nos cardiomiócitos, onde possuem função cardioprotetora (hipertrofia e aumento da sobrevida celular, proteção contra apoptose, resposta celular ao estresse e à inflamação), assim como a efeitos sobre a função de resistência das células-tronco cardíacas. Na ausência das funções atribuídas ao HER2, os cardiomiócitos são incapazes de ativar suas vias de sobrevivência, a integridade mitocondrial altera-se com depleção de ATP e há acúmulo de espécies reativas de oxigênio (ERO), resultando em disfunção cardíaca. As células-tronco cardíacas perdem sua capacidade de diferenciação e formação de redes microvasculares. Outro mecanismo proposto é a destruição celular imunologicamente mediada[1,8,9].

Fatores de risco

O risco de cardiotoxicidade aumenta de acordo com alguns fatores associados: idade avançada (> 50 anos), administração sequencial de ANT e trastuzumabe, dose cumulativa elevada de ANT (> 300 mg/m^2), consumo excessivo de álcool durante o tratamento, DM, história de doença cardíaca (disfunção ventricular prévia, HAS, valvopatias, DAC), obesidade (IMC > 30), irradiação torácica, queda da FEVE após uso de ANT, polimorfismo do HER2 (Ile655Val)[1,8].

Quadro clínico

Na maioria das vezes observa-se queda significativa na FEVE em pacientes assintomáticos ou com sintomas inespecíficos, como taquicardias, palpitações e dispneia. Em menor proporção há insuficiência cardíaca sintomática. Tais manifestações clínicas parecem não estar relacionadas com a dose ou a duração do tratamento[1,8].

Manejo

O monitoramento cardíaco após o início do tratamento é realizado com acompanhamento clínico, ECG e uso de métodos de imagem, como ECO, ECO tridimensional e RNM cardíaca. O ECO é o mais utilizado e deve ser realizado em intervalos regulares: antes do início do tratamento, a cada 3 meses ou em qualquer momento se houver suspeita clínica de IC ou modificação do quadro prévio[1].

A maioria dos pacientes é assintomática e apresenta redução da FEVE, revertida após suspenção do fármaco e início do tratamento convencional da disfunção de VE (incluindo betabloqueadores e IECA). Após o início do tratamento específico da IC recomenda-se avaliação seriada da função ventricular pelo ECO até estabilização e recuperação da função ventricular. Com recuperação parcial ou total da FEVE, pode-se reiniciar o trastuzumabe. Se o paciente apresentar novo episódio de descompensação cardiovascular o fármaco deve ser suspenso definitivamente[1,8].

A prevenção pode ser realizada com: 1. seleção de esquemas quimioterápicos sem associação com outros agentes cardiotóxicos, incluindo ANT; 2. redução da duração da administração do trastuzumabe (máximo de 1 ano); 3. a dose cumulativa de ANT, quando associada ao trastuzumabe, deve ser menor que a dose recomendada na terapia isolada; 4. uso de medicações potencialmente cardioprotetoras para prevenção de IC, como IECA, BRA e betabloqueadores, porém ainda em estudo[1,8].

Isquemia coronária

Introdução

Diversos tratamentos para o câncer, incluindo drogas citotóxicas, radioterapia e terapias-alvo, estão associados a risco aumentado de doença arterial coronariana, com ou sem síndrome coronariana. Além disso, atualmente, os pacientes com câncer possuem uma maior sobrevida e, consequentemente, um período maior de exposição a fatores de risco para doenças ateroscleróticas[1,10].

Mecanismo de lesão

A doença coronariana envolve uma interação entre metabolismo lipídico, inflamação e trombose. O câncer induz um estado pró-trombótico por vários mecanismos, incluindo ativação e agregação plaquetária e aumento de fatores pró-coagulantes. Nesta população há, ainda, uma série de fatores adicionais que aumentam a gravidade e a incidência de coronariopatia, dentre eles quimioterápicos cardiotóxicos e radioterapia[1].

Principais agentes quimioterápicos

Dentre os quimioterápicos mais associados à isquemia miocárdica, destacam-se: antimetabólicos (capecitabina, fluorouracil), antimicrotúbulos (paclitaxel, docetaxel), anticorpos monoclonais (bevacizumabe), inibidores de tirosina-quinase (sorafenibe, sunitinibe) e alcaloides da vinca (vincristina, vinorelbina)[1].

Fluorouracil

A incidência de cardiotoxicidade com 5-fluorouracil varia de 1-68%, iniciando-se principalmente após 72 h de sua administração. Supõe-se que o fármaco promova vasoespasmo coronariano (principal), toxicidade direta sobre o miocárdio, trombose de artéria coronária, ativação do sistema de coagulação ou resposta autoimune. Muitos pacientes possuem, ainda, doença arterial coronária prévia, o que aumenta o potencial isquêmico do fluorouracil. O principal sintoma é a dor retroesternal anginosa, mas alguns casos desenvolvem IAM, arritmia, IC, choque cardiogênico e morte súbita. Os fatores de risco associados incluem história prévia de doença arterial coronariana, radioterapia mediastinal prévia e terapia concomitante com cisplatina. A toxicidade é descrita como de duração dose-dependente (> 800 mg/m^2)[1,10,11].

Bevacizumabe

É um anticorpo monoclonal contra o fator de crescimento vascular endotelial (VEGF). Seu uso está associado a eventos trombóticos arteriais, incluindo IAM. Seus mecanismos de ação ainda não estão completamente descritos. Os fatores de risco propostos incluem idade > 65 anos e história prévia de evento arterial trombótico. Os eventos podem ocorrer em qualquer momento do tratamento, mas geralmente ocorrem por volta de 3 meses. A toxicidade não parece dose-dependente[1,10,11].

Radioterapia

A radioterapia direcionada ao mediastino pode causar dano às artérias coronárias e aumentar o risco de doença cardíaca isquêmica, provavelmente por irradiação acidental do coração[1,12]. A incidência é maior com altas doses de irradiação, no entanto, a magnitude do risco de doença arterial coronariana (DAC) após qualquer dose de radiação sobre o coração ainda é incerta. Pacientes com DAC preexistente são mais vulneráveis, mas tal complicação cardíaca também é relatada em pacientes sem os fatores de risco tradicionais.

As lesões coronarianas são mais comuns em mulheres e tendem a ter localização ostial, geralmente envolvendo o óstio coronariano direito. O risco começa a aumentar nos primeiros 5 anos após a exposição e continua aumentando por pelo menos 20 anos. O tempo médio entre a irradiação mediastinal e o diagnóstico de DAC é de 82 meses[1,12,13].

O processo fisiopatológico da estenose coronariana induzido por radiação mediastinal parece ser diferente daquele associado à formação da placa aterosclerótica. Citocinas e fatores de crescimento, como TGF-beta$_1$ e IL-1, induzidos pela radiação, podem estimular a proliferação endotelial, proliferação de fibroblastos, deposição de colágeno e fibrose, levando a lesões obstrutivas[13].

O manejo dessas alterações é semelhante ao tratamento da doença aterosclerótica[1].

Manejo

O manejo da doença coronária em pacientes com câncer considera: 1. incidência elevada de cirurgias não cardíacas nestes pacientes; 2. potencial aumento da incidência de plaquetopenia durante a evolução; 3. predisposição à trombose; 4. possível interação medicamentosa entre os fármacos utilizados no manejo da doença coronária e de quimioterápicos[1].

Nos pacientes com câncer ativo recomenda-se o uso de *stents* convencionais em vez de farmacológicos, que possuem maior risco de trombose. Associado a sua implantação deve-se realizar dupla agregação plaquetária com AAS e clopidogrel até que o *stent* esteja incorporado ao endotélio, porém tal intervenção está contraindicada nos pacientes com plaquetopenia devido ao risco aumentado de sangramento[1].

A indicação de cirurgia de revascularização miocárdica nos pacientes com câncer e doença coronária segue as recomendações internacionais gerais. Entretanto, a irradiação torácica prévia pode comprometer os resultados cirúrgicos, impondo dificuldade técnica e comprometendo a cicatrização. Além disso, nos pacientes com câncer há maior risco de trombose venosa profunda perioperatória, sendo necessárias medidas profiláticas especiais[1].

Arritmias

Introdução

A incidência de arritmias no paciente oncológico ainda não está bem estabelecida e varia de acordo com o quimioterápico utilizado. Podem ocorrer em diversas situações clínicas, como infecções, distúrbios hidroeletrolíticos, pós-operatório e durante o tratamento quimioterápico[1].

Mecanismo de lesão

O câncer gera um ambiente pró-arritmogênico, relacionado a fibrose, inflamação crônica e efeitos diversos das drogas sobre o sistema de condução, independentemente de outros fatores de risco do paciente[1].

Fatores de risco adicionais

Os fatores de risco adicionais para o desenvolvimento de arritmias no paciente com câncer incluem idade avançada, uso de irradiação cardíaca, ocorrência de infiltrações amiloides e anormalidades subjacentes ao sistema de condução[11].

Quadro clínico

Dentre as arritmias do paciente oncológico, a fibrilação atrial é a mais frequente, com incidência de até 12,6%. Taquicardia ventricular e fibrilação ventricular são raras. Casos de *torsades de pointes* foram descritos em pacientes com hipocalemia ou hipomagnesemia[1].

Principais agentes

Os principais quimioterápicos relacionados ao desenvolvimento de arritmias são: antraciclinas (doxorrubicina, epirrubicina), agentes antimicrotúbulos (paclitaxel, docetaxel), antimetabólicos (5-fluorouracil, capecitabina, gencitabina), agentes alquilantes (cisplatina, ciclofosfamida), inibidores da tirosina-quinase (trastuzumabe, cetuximabe), trióxido de arsênico, talidomida, interleucina-2[1].

1. **Antraciclinas**: Alterações eletrocardiográficas, como no segmento ST, extrassístoles supraventriculares e ventriculares e prolongamento do intervalo QT foram registradas em até 38,6% dos casos[1].
2. **Paclitaxel**: Pode ser considerado a droga citotóxica pró-arritmogênica típica. Possui efeito cronotrópico direto sobre o sistema de Purkinje ou indireto através da histamina, culminando em bradicardia. Foram observados bradicardia sinusal em 29% e bloqueio atrioventricular de primeiro grau em 25% dos casos[1,10].
3. **Antimetabólicos (5-FU)**: Podem causar prolongamento do intervalo QT e extrassístoles supraventriculares e ventriculares, porém o mais frequente é o aparecimento de arritmias diversas após isquemia miocárdica[1].
4. **Cisplatina**: Associada à fibrilação atrial e à ocorrência de taquicardias supraventriculares, com incidência de 12-32%[1].
5. **Ciclofosfamida**: Pode causar taquicardia supraventricular paroxística, fibrilação atrial, *flutter* atrial e bradicardia sinusal, sendo a maior parte das arritmias associadas à cardiomiopatia pela droga[1].
6. **Inibidores da tirosina-quinase**: Podem causar taquicardia sinusal, fibrilação atrial, porém em uma incidência menor[1].
7. **Interleucina-2**: Relacionada a bradicardia, fibrilação atrial, taquicardia supraventricular e ventricular[1].
8. **Trióxido de arsênio**: Relacionado ao prolongamento do intervalo QT e arritmias ventriculares em mais de 50% dos pacientes[1].

Tratamento

Uma vez feito o diagnóstico das arritmias, deve-se considerar a possibilidade de tratamento específico e, dependendo da gravidade do caso, redução ou interrupção do tratamento quimioterápico. É fundamental excluir ou tratar, quando presentes, hipovolemia, infecção, distúrbios hidroeletrolíticos e tireoidopatias[1].

Referências bibliográficas

1. Kalil Filho R, Hajjar LA, Bacal F, et al. I Diretriz Brasileira de Cárdio-Oncologia da Sociedade Brasileira de Cardiologia. Arq Bras Cardiol. 2011;96(2 supl. 1):1-52.
2. Volkova M, Russell R. Antracycline Cardiotoxicity: Prevalence, Pathogenesis and Treatment. Current Cardiology Review. 2011;7(4):214-220.
3. Kalay N, Basar E, Ozdogru I, et al. Protective Effects of Carvedilol Against Anthracycline-Induced Cardiomyophaty. J Am Coll Cardiol. 2006;48(11):2258-2262.
4. Albini A, Pennesi G, Donatelli F, et al. Cardiotoxicity of Anticancer Drugs: The Need for Cardio-Oncology and Cardio-Oncological Prevention. J Natl Cancer Inst. 2010;102:14-25.
5. Nohria A. B-Adrenergic Blockade for Anthracycline- and Trastuzumab-Induced Cardiotoxicity: Is Prevention Better Than Cure? Circ Hert Failure. 2013;6:358-361.

6. Bocchi EA, et al. Insuficiência Cardíaca. In: Martins MA, et al. Volume 2: Doenças Cardiovasculares, Doenças Respiratórias, Emergências e Terapia Intensiva. Barueri: Manole; 2009. Cap. 19. p. 240-259. (Clínica Médica HC-FMUSP).
7. Simões MV, Rossi Neto JM. Insuficiência Cardíaca. In: Serrano Junior CV, Timerman A, Stefanini E. Tratado de Cardiologia SOCESP. 2ª ed. Barueri: Manole; 2009. Seção 9. p. 1017-1128.
8. Onitilo AA, Engel JM, Stankowski RV, et al. Cardiovascular toxicity associated with adjuvant trastuzumab therapy: prevalence, patient characteristics, and risk factors. Ther Adv Drug Saf. 2014;5(4):154-166.
9. Albani, et al. 2009.
10. Brana I, Tabernero J. Cardiotoxicity. Annals of Oncology. 2010;21(supl. 7):vii173-vii179.
11. Adão R, Keulenaerb G, Leite-Moreira A, et al. Cardiotoxicidade associada à terapêutica oncológica: mecanismos fisiopatológicos e estratégias de prevenção. Revista Portuguesa de Cardiologia.
12. Darby SC, Ewertz M, McGale P, et al. Risk of Ischemic Heart Disease in Women after Radiotherapy for Breast Cancer. The New England Journal of Medicine. 2013;368(11):987-998.
13. Dragomanovits SI, Lazopoulos GL, Tzinieris IN, et al. Coronary Artery Disease Following Mediastinal Irradiation. Hellenic J Cardiol. 2007;48:181-183.

30 Transplante Cardíaco
Indicações e Manejo Pré-Operatório

■ Alexandre de Mattos Galvão Santos

■ Introdução

O primeiro transplante cardíaco ocorreu em 3 de dezembro de 1967, realizado por Cristiaan Barnard, na África do Sul. Desde então muito mudou, começando pela a técnica cirúrgica, passando pelo surgimento dos imunossupressores até o cuidado no pré e pós-transplante.

No entanto, mesmo com toda essa evolução ainda esbarramos em inúmeros problemas e variáveis que necessitam ser sanadas durante a evolução dos pacientes. O primeiro e talvez mais importante obstáculo que enfrentamos é a seleção do doador, um passo extremamente vital para bons resultados em curto e longo prazos.

■ Classificações

Antes de indicarmos um transplante cardíaco (TxC), precisamos definir quem é a população que pode se beneficiar dele. Uma das primeiras classificações que surgiram na tentativa de estratificar o paciente com insuficiência cardíaca foi a da *New York Heart Association* (NYHA), como podemos ver na Tabela 30.1.

Com o tempo, algumas falhas foram evidenciadas nessa classificação, e as principais que podemos citar são a mutabilidade, ou seja, um paciente que esteja atualmente em NYHA IV após altas doses de diurético pode facilmente chegar à NYHA I ou II, sendo assim não me permite graduar a evolução da doença. Outro ponto é que o paciente, com o passar do tempo, pode se habituar à dispneia e limitar suas atividades, referindo uma NYHA melhor do que realmente se encontra o paciente.

Foi criada então uma segunda classificação, a da *American Heart Association* (AHA), que classificava o paciente em estágios como uma neoplasia (Tabela 30.2). A grande vantagem dessa classificação é exatamente que um paciente em estágio B nunca mais volta a ser A, e assim por diante, facilitando o entendimento de algo evolutivo da doença.

No entanto, o que se observou foi que os pacientes com insuficiência cardíaca (IC) dita avançada, ou seja,

Tabela 30.1 – Primeira classificação da insuficiência cardíaca, pela New York Heart Association (NYHA)

NYHA I	Dispneia aos grandes esforços
NYHA II	Dispneia aos moderados esforços
NYHA III	Dispneia aos pequenos esforços
NYHA IV	Dispneia em repouso

Tabela 30.2 – Segunda classificação da insuficiência cardíaca, pela New York Heart Association (NYHA)

Estágio A	Fatores de risco sem doença estrutural
Estágio B	Doença estrutural sem sintomas
Estágio C	Assintomático porém em uso de medicação
Estágio D	Sintomático mesmo em uso de medicação

estágio D, ainda eram um grupo extremamente heterogêneo. Visando subdividir ainda mais esse grupo de pacientes e facilitar a indicação de transplante e dispositivos de assistência ventricular um registro internacional, o INTERMACS criou uma classificação com esse propósito (Tabela 30.3).

Indicação e contraindicação

Para indicarmos o transplante precisamos ter certeza de que nosso paciente é portador de IC refratária, definida pela II Diretriz Brasileira de Transplante Cardíaco como NYHA III ou IV aderente ao tratamento, estando o mesmo otimizado, sem outras alternativas de tratamento (p. ex., revascularização miocárdica, troca valvar) e excluídos fatores reversíveis (distúrbios da tireoide, uso de medicações, dentre outros).

Tomando ainda como base a nossa diretriz de transplante, podemos delimitar, de acordo com o nível de evidência, as seguintes indicações de transplante cardíaco, descritas na Tabela 30.4.

Porém, mais importante do que indicar é saber quando contraindicar. O objetivo do transplante é melhorar a morbimortalidade do paciente, no entanto em alguns cenários o transplante pode se tornar catastrófico, como podemos exemplificar no diabético (DM), pois todos os imunossupressores pioram o perfil glicêmico, sendo assim, um paciente diabético de difícil controle submetido a transplante poderá sofrer sérias lesões em órgãos-alvo decorrentes do DM; ou no paciente com doença pulmonar grave no qual, mesmo após o transplante, sua qualidade de vida não será melhorada, haja vista que a dispneia se manterá devido ao problema pulmonar. A seguir, na Tabela 30.5 estão enumeradas as contraindicações absolutas e relativas.

Tabela 30.3 – Classificação da insuficiência cardíaca pelo INTERMACS

INTERMACS 1	Franco choque cardiogênico. Morte nas próximas 24 horas
INTERMACS 2	Piora progressiva com incrementos dos inotrópicos
INTERMACS 3	Estável em uso de baixas doses de inotrópicos
INTERMACS 4	Paciente ambulatorial que necessita eventualmente de medicações venosas, como por exemplo diuréticos, para permanecer sem internação
INTERMACS 5	Paciente completamente limitado mas consegue se manter apenas com medicações orais
INTERMACS 6	Paciente realiza pequenas tarefas no seu dia a dia com dificuldade
INTERMACS 7	Paciente realiza atividades habituais, até mesmo laborais, com limitações

Tabela 30.4 – Indicações para transplante cardíaco

Classe de recomendação	Indicação	Nível de evidência
Classe I	IC refratária dependente de inotrópico, ventilação mecânica ou suporte circulatório	C
	VO_2 pico ≤ 10 mL/kg/min	C
	Angina refratária sem possibilidade de revascularização	C
	Arritmia ventricular refratária	C
	NYHA III ou IV persistente	C
Classe IIa	Teste de caminhada de 6 minutos < 300 metros	C
	VO_2 pico ≤ 12 mL/kg/min em uso de betabloqueador	C
	VO_2 pico ≤ 14 mL/kg/min sem uso de betabloqueador	C
	Teste cardiopulmonar com VE/VCO_2 > 35 e VO_2 pico ≥ 14 mL/kg/min	C
Classe III	Disfunção ventricular isolada	C
	NYHA III ou IV sem tratamento otimizado	C

Tabela 30.5 – Contraindicações absolutas e relativas ao transplante cardíaco

Absolutas	Resistência vascular pulmonar fixa > 5 Wood	Relativas	Idade > 70 anos
			DM com lesão em órgão-alvo
			Baixa expectativa de vida
	Doença vascular e/ou cerebrovascular grave		Obesidade mórbida
			Úlcera péptica em atividade
	Doença pulmonar grave		TEP há menos de 3 semanas
			Neoplasia liberada pelo oncologista
	Doença psiquiátrica		DM de difícil controle
			Clearance de creatinina < 30 mL/min/1,73 m²
			Amiloidose, sarcoidose e hemocromatose
	Insuficiência hepática irreversível		Hepatite B ou C
			SIDA
	Incompatibilidade ABO		Painel linfocitácio > 10%

Avaliação pré-transplante

No momento em que identificamos um paciente com IC classificada como refratária, há indicação ao transplante. Se o paciente não apresentar nenhuma contraindicação ao mesmo, podemos iniciar nossa avaliação. Os objetivoa de toda investigação pré-transplante são avaliar se nosso paciente realmente não apresenta nenhuma contraindicação ao mesmo, identificar doenças às vezes desconhecidas pelo paciente e realizar os exames necessários para inseri-lo na fila de transplante.

Inicialmente uma boa anamnese e exame físico para que possamos identificar a etiologia da miocardiopatia, o estado volêmico do nosso paciente, as medicações que o mesmo faz uso, seus sinais vitais e peso. Estes dados são de grande importância. A etiologia define os cuidados que vamos ter com ele no pós-transplante; por exemplo, caso seja chagásico, a vigilância quanto à reativação da doença, ou se isquêmico, o controle adequado dos níveis lipídicos, se houver displasia arritmogênica de ventrículo direito (DAVD) ou miocardiopatia hipertrófica (MCH), indicar o implante de cardiodesfibrilador implantável (CDI) para aguardar o TxC, e assim por diante. O estado volêmico, os sinais vitais e as medicações em uso são essenciais para avaliarmos se nosso paciente está otimizado, condição básica para se pensar em transplante ou se há condição para aumentar as doses, tentando melhorar mais ainda estado do paciente.

Após essa avaliação inicial, exames laboratoriais amplos devem ser solicitados ao paciente, dentre eles: hemograma, função renal, função hepática, função tireoidiana, BNP ou Nt-Pró-BNP, perfil lipídico, coagulograma, urina I, glicemia, hemoglobina glicada, sorologias para hepatite B e C, HIV, toxoplasmose, citomegalovírus, HTLV I e II, Epstein-Barr, VDRL, Chagas se for de região endêmica, tipagem sanguínea, sangue oculto nas fezes e, caso sexo masculino, PSA total e livre. Exames de imagem como ecocardiograma atualizado, radiografia de tórax e eletrocardiograma (ECG) também devem ser solicitados na consulta inicial, assim como uma ultrassonografia (US) de abdome total, colonoscopia para paciente acima de 40 anos ou com casos de câncer na família e prova isquêmica ou cineangiocoronariografia, a depender do caso, se houver suspeita de doença arterial coronariana ou em homens acima de 50 e mulheres acima de 60 anos. Outros exames de imagem que sejam necessários para o diagnóstico, como RNM do coração para suspeita de MCH ou DAVD, e assim por diante, também podem ser solicitados. Outro ponto de grande importância, esquecido pela maioria dos médicos, é a atualização do calendário vacinal, haja vista que após o transplante o paciente poderá apenas receber vacinas de vírus morto.

Populações especiais necessitam de exames específicos. Nos pacientes diabéticos, Doppler colorido de carótidas e arterial de membros inferiores, fundo de olho e microalbuminúria devem ser solicitados. Nos pacientes com disfunção renal, caso haja dúvida se doença renal ou síndrome cardiorrenal, realização de US de rins e vias urinárias para avaliar relação corticomedular, proteinúria de 24 horas e *clearance* de creatinina são essenciais. No paciente tabagista uma espirometria para avaliar a função pulmonar se faz imperativa. Mamografia, ultrassonografia de mamas e citologia cervicovaginal para as mulheres.

Após essa avaliação inicial, caso não haja alterações que contraindiquem o transplante, precisamos mensurar a dispneia do nosso paciente. Nesse momento os testes de caminhada ou cardiopulmonar se fazem de grande utilidade. O primeiro é de fácil aplicação e caso o paciente não alcance os 300 metros preconizados, podemos inferir que ele apresenta VO_2 pico inferior a 10 mL/kg/min, colocando ele como classe I de indicação ao transplante cardíaco. No caso do teste cardiopulmonar, inúmeras são as variáveis analisadas. Simplificando ao mais básico possível, três devem ser levadas em consideração: o RER, que traduz se esse teste foi máximo caso seja superior a

1,05 – e somente assim podemos levar em conta o valor do VO_2 – e por último a inclinação da curva ventilação/liberação de CO_2, conhecida como *slope* VE/VCO_2, que quando acima de 35 implica em pior prognóstico para o paciente. Podemos também inferir que em um paciente com menos de 50 anos, um valor de VO_2 pico inferior a 50% do predito, mesmo quando superior a 14 mL/kg/min, indicaria um TxC, pois esse paciente consegue manter um VO_2 pico elevado à custa ainda da idade, mas apresenta uma limitação cardíaca importante.

Outro exame de suma importância na avaliação pré-transplante é o painel linfocitário. Todos nós temos nossos antígenos próprios e anticorpos contra proteínas com as quais entramos em contato ao longo da vida. Normalmente, transfusões sanguíneas, parto, cirurgias, próteses dentre uma série de outros fatores, estimulam a formação desses anticorpos. Nos primórdios do transplante, além de compatibilidade ABO, a única forma que existia para avaliar esses anticorpos era o chamado *crossmatch real*, no qual um linfonodo do doador era colocado para reagir com o soro do receptor. Essa reação demorava quase 6 horas, o que dificultava o TxC devido ao tempo de isquemia. Com o passar dos anos, novos métodos foram surgindo, dentre eles o CDC. Este media a quantidade de anticorpos do receptor dentre um *pool* dos mais comuns naquela população. Por isso um painel acima de 10% seria proibitivo ao transplante, pela alta probabilidade de reação cruzada. Mais recentemente um novo método foi implementado, o Luminex, no qual identificamos não somente o anticorpo, mas também a quantidade do mesmo no soro do doador, facilitando a identificação de qual teria quantidade suficiente para causar uma rejeição hiperaguda no receptor. O ponto de corte varia de cada serviço, mas oscila de 1.500 a 3.000 MFI.

Após essas etapas, o próximo passo é a avaliação das pressões pulmonares através da manometria ou Swan-Ganz. Como vimos na Tabela 30.5, hipertensão pulmonar é uma contraindicação absoluta ao transplante. Isso se deve ao fato de que, se colocarmos um coração saudável, habituado a trabalhar com regimes de pressão normais, em um receptor com hipertensão pulmonar, essa resistência aumentada sobrecarregará o ventrículo direito resultando em falência do mesmo e aumentando em muito a morbimortalidade do paciente. Três são a variáveis utilizadas: 1) pressão de artéria pulmonar, aferida de forma direta e inferior a 50 mmHg; 2) gradiente transpulmonar, em que a diferença do capilar pulmonar pela média da pulmonar deve ser inferior a 15 mmHg; e 3) resistência pulmonar, que é o resultado da divisão do gradiente pelo débito cardíaco, idealmente inferior a 3 Woods e necessariamente inferior a 5 Woods. Quando não conseguirmos a capilar, podemos usar a diastólica da pulmonar em seu lugar. Porém, identificar quais pacientes apresentam remodelamento vascular pulmonar com hipertensão fixa e quais apresentariam melhora dos níveis pressóricos após o TxC se torna indispensável. O teste de responsividade pulmonar nada mais é do que utilizar uma série de medicações e avaliar o comportamento daquelas variáveis. As mais comuns são óxido nítrico inalatório, nitroglicerina e nitroprussiato de sódio venosos. Caso o paciente apresente melhora das pressões pulmonares sem uma queda importante da pressão sistêmica (sistólica $\geq$ 85 mmHg), denota um componente de reversibilidade após o transplante da hipertensão pulmonar.

Em conjunto a todos esses exames, uma equipe multidisciplinar deve avaliar esse paciente, o que inclui enfermagem para avaliar o autocuidado, orientação ao cuidador do paciente e adesão ao tratamento, psicologia para avaliar o comportamento do paciente, nutrição orientando sobre restrições e aderência às recomendações, serviço social sobre as condições do domicílio do paciente, principalmente quanto à salubridade, e dentista para avaliar a saúde bucal do mesmo.

Prioridades

Após essa extensa avaliação e a anuência do paciente, finalmente ele pode ser colocado em fila de transplante. A fila, no entanto, não segue uma ordem apenas cronológica, mas também de gravidade. Quatro são os níveis de prioridade: 1) paciente ambulatorial; 2) choque cardiogênico; 3) balão intra-aórtico, ventilação mecânica ou dispositivos de assistência ventricular; e 4) retransplante agudo.

Quanto mais grave o paciente se encontra, maior a prioridade do mesmo para o órgão, por razões óbvias. Ao surgir um doador os passos a serem seguidos automaticamente pelo sistema informatizado são: ABO, peso do receptor e grau de priorização.

Follow up

Os pacientes que não se encontram internados devem ser avaliados de forma frequente. A rotina em nosso serviço são avaliações a cada 2 semanas com exame físico, anamnese e peso, acompanhadas de exames laboratoriais e de urina. Uma vez por mês é solicitada uma radiografia de tórax. Todas essas medidas têm como objetivo identificar precocemente qual paciente apresenta piora clínica, síndrome cardiorrenal, processo infeccioso, avaliar a adesão às medicações e vislumbrar o surgimento de novas comorbidades ou efeitos colaterais de alguma medicação.

A disfunção renal é uma das intercorrências mais habituais no acompanhamento ambulatorial desses pacientes. O mais importante nesse momento é definir se essa piora da função renal se devea hipervolemia, hipovolemia ou baixo débito cardíaco secundário à evolução natural da doença. No primeiro cenário o edema de néfrons é a principal causa e o tratamento deve ser aumento do diurético e, caso seja possível, da vasodilatação. No segundo caso ocorre pelo uso exagerado de diuréticos e sua redução frequentemente resulta em melhora. O último cenário é o mais preocupante. A síndrome cardiorrenal é resultado de um baixo débito renal secundário à piora da função cardíaca. Academicamente, podemos dividir em cinco subtipos (Tabela 30.6). Os principais objetivos do tratamento são ajustar o estado volêmico, seja através de diurético ou ultrafiltração com hemodiálise, caso seja necessário, e melhorar a perfusão miocárdica através do uso de inotrópicos, como a dobutamina, por exemplo.

O acompanhamento nutricional é muito importante para essa população, pois tanto a desnutrição quanto a obesidade são fatores de risco para resultados negativos. Avaliações periódicas com nutricionista para medidas de pregas, bioimpedância e acompanhamento da alimentação se fazem necessárias. A mensuração de albumina e o perfil lipídico também devem ser solicitados periodicamente.

Outro ponto que merece grande atenção durante as consultas é a adesão, tanto às medidas farmacológicas quanto às não farmacológicas. Questionar se o paciente está fazen-

Tabela 30.6 – Classificação da síndrome cardiorrenal

Tipos	Descrição
Tipo 1	Piora importante da função ventricular levando à IRA
Tipo 2	Disfunção ventricular crônica levando à IRC
Tipo 3	Disfunção renal aguda levando à disfunção ventricular
Tipo 4	Disfunção renal crônica levando a disfunção ventricular e fatores de risco para doenças cardiovasculares
Tipo 5	Disfunção cardiorrenal secundária a doenças sistêmicas

do uso das medicações de forma correta, explicar em todas as consultas a receita e perguntar se o paciente tem alguma dúvida da mesma, já que na maioria das vezes esses pacientes fazem uso de polifarmácia. Quanto às medidas não farmacológicas, indagar o paciente quanto à ingestão de líquidos durante o dia, orientá-lo da melhor forma possível sobre formas de controle da ingestão de líquidos.

Porém, mesmo mantendo adesão ao tratamento e as medicações otimizadas, este pode piorar clinicamente pela evolução da própria doença, sendo uma indicação de internação e início de inotrópicos, com provável priorização para o transplante.

Bibliografia consultada

1. Alraies MC, Eckman P. Adult heart transplant: indications and outcomes. J Thorac Dis. 2014;6(8):1120-8.
2. Bacal FSNJ, Fiorelli AI, Mejia J, et al. II Diretriz Brasileira de Transplante Cardíaco. Arq Bras Cardiol. 2009;94(1 supl. 1):e16-e73.
3. Bocchi EA, Fiorelli A. The paradox of survival results after heart transplantation for cardiomyopathy caused by Trypanosoma cruzi. First Guidelines Group for Heart Transplantation of the Brazilian Society of Cardiology. Ann Thorac Surg. 2001;71(6):1833-8.
4. Bryant BM, Libby AM, Metz KR, et al. Evaluating Patient-Level Medication Regimen Complexity Over Time in Heart Transplant Recipients. Ann Pharmacother. 2016.
5. Cahalin LP, Mathier MA, Semigran MJ, et al. The six-minute walk test predicts peak oxygen uptake and survival in patients with advanced heart failure. Chest. 1996;110(2):325-32.
6. Damman K, Testani JM. The kidney in heart failure: an update. Eur Heart J. 2015;36(23):1437-44.
7. Dickstein K, Cohen-Solal A, Filippatos G, et al. ESC guidelines for the diagnosis and treatment of acute and chronic heart failure 2008: the Task Force for the diagnosis and treatment of acute and chronic heart failure 2008 of the European Society of Cardiology. Developed in collaboration with the Heart Failure Association of the ESC (HFA) and endorsed by the European Society of Intensive Care Medicine (ESICM). Eur J Heart Fail. 2008;10(10):933-89.
8. Kanwar M, Raina A, Aponte MP, et al. Pulmonary hypertension in potential heart transplant recipients: current treatment strategies. Curr Opin Organ Transplant. 2015;20(5):570-6.
9. Luckraz H, Sharples LD, Charman SC, et al. Does heart transplantation confer survival benefit in all risk groups? J Heart Lung Transplant. 2005;24(9):1231-4.

10. Mancini DM, Eisen H, Kussmaul W, et al. Value of peak exercise oxygen consumption for optimal timing of cardiac transplantation in ambulatory patients with heart failure. Circulation. 1991;83(3):778-86.
11. Mehra MR, Kobashigawa J, Starling R, et al. Listing criteria for heart transplantation: International Society for Heart and Lung Transplantation guidelines for the care of cardiac transplant candidates – 2006. J Heart Lung Transplant. 2006;25(9):1024-42.
12. Myers J, Arena R, Dewey F, et al. A cardiopulmonary exercise testing score for predicting outcomes in patients with heart failure. Am Heart J. 2008;156(6):1177-83.
13. Nunez J, Miñana G, Santas E, et al. Cardiorenal Syndrome in Acute Heart Failure: Revisiting Paradigms. Rev Esp Cardiol (Engl Ed). 2015;68(5):426-35.

31 Transplante Cardíaco
Manejo Pós-Operatório e Complicações

■ Alexandre de Mattos Galvão Santos

Introdução

O transplante cardíaco ainda é considerado o tratamento padrão ouro para insuficiência cardíaca e responsável por uma melhora importante, tanto na qualidade de vida quanto na mortalidade do paciente. No entanto, para obter estes bons resultados o cuidado, tanto no pós-operatório imediato quanto no tardio, se faz importante.

Perioperatório

Após a oferta do coração ao serviço de transplante pela Secretaria de Saúde, em sendo um coração adequado, uma equipe de cirurgiões é acionada e dirige-se até o local onde está programada a captação, para melhor avaliação do órgão. Caso o coração seja viável e o *crossmatch* virtual não seja positivo, o tempo de isquemia não deve ultrapassar 4 horas, iniciando-se assim uma luta contra o relógio. A partir do início da captação o receptor deve ser encaminhado ao centro cirúrgico e iniciado o processo de anestesia. Quando o coração for captado e iniciar o seu transporte, a equipe cirúrgica responsável pelo implante deve iniciar a abertura do tórax, pulso de metilprednisolona na dose de 10 mg/kg e preparar o paciente para circulação extracorpórea. Profilaxia cirúrgica também deve ser administrada de acordo com a CCIH de cada serviço.

Após o implante o paciente deve ser monitorado com Swan-Ganz, cujos controles tanto do débito cardíaco quanto das pressões pulmonares se tornam de grande valor no manejo do pós-operatório. Idealmente esse paciente deve iniciar inibidor de calcineurina no máximo 48 horas após o transplante e MMF assim que for extubado. A metilprednisolona deve ser mantida na dose de 10 mg/kg até o terceiro dia, quando se deve iniciar o desmame de 100 mg/dia até a dose de 100 mg momento em que deve ser trocada para prednisona via oral na dose de 1 mg/kg. O desmame deve continuar em 10 mg/dia até a dose de 20 mg, permanecendo nesta dose até o quarto mês, quando novo desmame se inicia até a completa suspensão no sexto mês. As profilaxias devem ser iniciadas o quanto antes, de acordo com o tipo, por exemplo, no momento que o paciente for extubado o sulfametoxazol/trimetoprim e a nistatina podem ser prescritos, e nas primeiras 24 horas, no caso do ganciclovir.

Acompanhamento de rotina

Após a alta o paciente deve ser acompanhado no ambulatório, sendo os retornos nos primeiros 3 meses, quinzenais, com exames laboratoriais que incluem função renal, hepática, hematimétricos e PCR quantitativo de citomegalovírus (CMV). Uma vez por mês o paciente deve realizar um ecocardiograma e dosagem de nível sérico dos imunossupressores. Biópsias devem ser realizadas também quinzenalmente.

Após os 3 meses e até completar 1 ano os retornos podem passar para mensais, mantendo a rotina dos exames citados anteriormente. Biópsias são espaçadas para mensais até o sexto mês e a partir de então uma última biópsia deve ser realizada quando paciente completar 1 ano. Outras biópsias podem ser realizadas apenas na suspeita de rejeição.

Após o primeiro ano os retornos e ecocardiogramas podem ser espaçados para a cada 2 meses. Não há mais necessidade do PCR para CMV a cada consulta, exceto na suspeita de reativação. A monitoração de rejeição pode ser feita através da cintilografia com gálio-67, testes séricos de expressão gênica ou como relatado em alguns trabalhos mais recentes, por ressonância cardíaca. Caso qualquer método sugira rejeição, uma biópsia endomiocárdica (BEM) deve ser realizada para confirmar ou afastar tal suspeita. Em conjunto, uma investigação para doença vascular do enxerto (DVE) deve ser realizada utilizando ecoestresse com dobutamina, angiotomografia de coronárias ou cineangiocoronariografia (CATE), preferencialmente associada ao ultrassom intracoronário e repetida anualmente.

Imunossupressão

A imunossupressão pode ser dividida em indução, manutenção e resgate, com objetivos distintos.

A terapia de indução é feita no momento do transplante, objetivando imunodeprimir o paciente de forma acentuada e rapidamente. Essa terapia pode ser utilizada quando o paciente é muito sensibilizado, utilizou dispositivos de assistência ventricular no pré-transplante ou apresenta disfunção renal, o que impossibilitaria o início precoce do inibidor de calcineurina no pós-transplante. As medicações mais utilizadas na prática clínica são o basiliximabe e a timoglobulina (ATS). O primeiro se trata de um anticorpo monoclonal antagonista dos receptores da interleucina-2 (IL-2). O segundo é um anticorpo policlonal citolítico. Os dois grandes obstáculos do uso dessas medicações são o aumento importante do risco de infecção no pós-transplante imediato e de neoplasia no tardio.

O esquema de imunossupressão de manutenção no transplante cardíaco deve ser triplo pelo menos até o sexto mês, podendo manter-se duplo a partir de então. A associação de um inibidor de calcineurina, um antiproliferativo e corticoide é o esquema mais utilizado, sendo ciclosporina, micofenolato mofetil ou sódico (MMF) e prednisona o esquema básico inicial. Idealmente a prednisona deve ter seu desmame iniciado no quarto mês e concluído no sexto, porém em alguns pacientes isso não é possível, sendo a principal causa de episódios de rejeição após a retirada da prednisona, resultando em manutenção da mesma para sempre na menor dose necessária. Caso haja rejeição esse esquema pode ser modificado, como por exemplo a troca da ciclosporina pelo tacrolimus ou o aumento da dose dos mesmos.

Outra situação em que o esquema deve ser repensado é no paciente chagásico, em que o MMF pode ser substituído por azatioprina visando uma menor imunossupressão e, por consequência, uma menor chance de reativação da doença de Chagas no coração transplantado. Os inibidores de calcineurina são nefrotóxicos e têm seus efeitos colaterais como dose cumulativa, por isso uma porcentagem dos transplantados pode cursar com disfunção renal e, caso isso ocorra, a troca pelos inibidores do sinal de profilferação (mTOR) se faz necessária, sendo o everolimus e o sirolimus seus representantes. Outra situação em que os mTOR se fazem úteis é na doença vascular do enxerto, diminuindo a progressão da mesma. Em pacientes com rejeição celular persistente o esquema quádruplo com a associação de metotrexato também é possível. Em resumo, toda vez que virmos um paciente transplantado que não esteja usando o esquema básico de imunossupressão, alguma intercorrência ocorreu com esse paciente que necessita de um maior cuidado.

Por fim o esquema de resgate, que é utilizado quando nosso paciente apresenta algum episódio de rejeição (Tabelas 31.1 e 31.2). No caso de uma rejeição celular, corticoide em altas doses é o pilar central do tratamento. Metilprednisolona, 10 mg/kg/dia por 3 a 5 dias, seguida por desmame progressivo associado a uma troca ou incremento dos outros imunossupressores normalmente tende a ser suficiente. A associação de metotrexato em casos refratários também é uma possibilidade. O tratamento da rejeição humoral é mais complexo e um tripé é de extrema importância: 1) imunoglobulina na dose de 100 mg/kg até completar 2 g/kg não tem seu mecanismo ainda muito bem explicado, mas age em inúmeros pontos do sistema imunológico como redução de citocinas, bloqueio dos receptores Fc, inibição do complemento, dentre outros; 2) plasmaférese eliminando os anticorpos já formados; e 3) rituximabe, um anticorpo anti-CD20. A timoglobulina também pode ser associada ao esquema no lugar da imunoglobulina.

Tabela 31.1 – Esquema de resgate utilizado no episódio de rejeição

Droga	Via	Dose inicial	Manutenção	Nivel sérico
Prednisona	Oral	1 mg/kg	Suspensão até o 6º mês	Não se aplica
Metilprednisolona	Venosa	10 mg/kg	Não se aplica	Não se aplica
Ciclosporina	Oral Venosa	3-8 mg/kg/dia 1-2 mg/kg/dia	Guiada pelo nível sérico ou rejeição	0–6 m: 250-350 6-12 m: 200-300 > 12 m: 100-200
Tacrolimus	Oral Venosa	0,05-1 mg/kg/dia 0,01-0,02 mg/kg/dia	Guiada pelo nível sérico ou rejeição	0–6 m: 10-15 ng/mL > 6 m: 5-10 ng/mL
Azatioprina	Oral Venosa	1,5-2,5 mg/kg/dia	1,5-2,5 mg/kg/dia + Leucócitos > 4.000	Leucócitos > 4.000
Micofenolato Mofetil	Oral Venosa	1 g de 12/12 h	500 mg-1,5 g de 12/12 h	Não realizado rotineiramente
Micofenolato sódico	Oral	720 mg de 12/12 h	180-1.080 mg de 12/12 h	Não realizado rotineiramente
Sirolimus	Oral	Ataque 6 mg + 2 mg/dia 1x/ dia	Guiada pelo nível sérico ou rejeição	5-15 ng/mL
Everolimus	Oral	0,5-1,5 mg/dia de 12/12 h	Guiada pelo nível sérico ou rejeição	3-8 ng/mL

Tabela 31.2 – Efeitos colaterais dos imunossupressores

Corticoide	Ciclosporina	Tacrolimus	Azatioprina	Micofenolato Mofetil e sódico	Sirolimus	Everolimus
Cushing, hiperglicemia e hipertensão	Hiperplasia gengival, hipertricose, diabetes, dislipidemia, tremor, convulsão e insuficiência renal	Iguais aos da ciclosporina em menor incidência exceto diabetes	Aplasia de medula	Gastrointestinais	Nerose asséptica de ferida operatória e serosites	Necrose asséptica de ferida operatória e serosites

Rejeição

O rastreio da rejeição é feito no primeiro ano através das biópsias endomiocárdicas (BEM). O esquema básico deve ser semanal no primeiro mês, quinzenal até o terceiro mês, mensal até o sexto mês e uma ao final de 1 ano. A partir de então a vigilância deve ocorrer por métodos não invasivos, como já citado anteriormente. Caso haja suspeita de rejeição, novas BEM podem ser realizadas. A rejeição pode ser hiperaguda, aguda ou crônica, sendo esta última mais bem caracterizada como doença vascular do enxerto (DVE), abordada posteriormente.

A rejeição hiperaguda ocorre em segundos e é mediada por anticorpos pré-formados normalmente dirigidos contra ABO ou HLA do doador, reforçando a necessidade da realização do painel de reatividade a antígenos (PRA) e do *crossmatch* virtual na avaliação pré-transplante. O resultado é a formação de trombos na microvasculatura, com necrose e infiltrado inflamatório. Normalmente é quadro dramático que cursa com o óbito do receptor em questão de minutos.

A rejeição aguda pode ser subdividida em celular e humoral. A primeira ocorre pela ação citolítica sobre o coração do doador. Pode ser classificada em 4 graus pela nova classificação. Já a humoral é mediada por anticorpos formados contra o HLA do doador pelos linfócitos. Ela é classificada em cinco graus. O diagnóstico da rejeição humoral também pode ocorrer quando o paciente apresenta positivação do PRA contra antígenos que eram negativos no pré-transplante, sugerindo a formação de novos anticorpos contra as proteínas do coração doado.

Infecção

O paciente no pós-transplante está exposto não apenas às infecções da comunidade, como urinária, respiratória e de pele, mas também a todas as infecções oportunistas de qualquer imunodeprimido, como por exemplo pneumocistose, criptococose e tuberculose, inclusive manifestações atípicas como as neurológicas.

No entanto, três infecções necessitam de mais atenção com relação ao transplante cardíaco. A primeira seria a toxoplasmose, que apesar de rara pode ser devastadora, pois pode desencadear um quadro de miocardite com disfunção ventricular importante. A profilaxia pode ser feita com o sulfametoxazol/trimetoprim 800/160 mg uma vez ao dia. O diagnóstico pode ocorrer tanto pelo surgimento de IgM em pacientes não imunes, pelo aumento de três vezes o valor do título de IgG nos que já tiveram contato e até mesmo pela BEM, com identificação do protozoário. O tratamento pode ser feito com sulfadiazina 1,5 g de 6/6 horas associada à pirimetamina, 75 a 100 mg por 3 dias, reduzindo para 50 mg com ácido folínico 15 mg por 6 semanas. Outra opção é o sulfametoxazol/trimetoprim 15 mg/kg divididos em três a quatro doses.

A segunda infecção que merece cuidados especiais é a reativação de Chagas. Nos pacientes com miocardiopatia chagásica sua reativação deve ser monitorada. Ainda não existem protocolos bem delimitados, mas o mais adotado é a quantificação de PCR com 1, 3, 6 e 12 meses após o transplante. O significado clínico dessa positivação ainda é questionável, no entanto, caso venha positivo o tratamento deve ser instituído. Não existe profilaxia eficaz comprovada. O diagnóstico pode ser feito de inúmeras formas, seja por PCR, hemocultura, identificação do parasita no sangue periférico ou na BEM e até mesmo por xenodiagnóstico. O quadro clínico no transplantado, que deve chamar atenção para reativação, é a manifestação de paniculite com nódulos subcutâneos. O tratamento deve ser feito com benzonidazol na dose de 5 a 7 mg/kg divididos em duas tomadas por 30 a 60 dias. Outra opção não disponível no Brasil é o nifurtimox, por não ser tão efetivo para nossas cepas.

A terceira infecção que merece grande atenção é o citomegalovírus (CMV). Esta pode ser responsável por rejeição, miocardite, aumentar a progressão para doença vascular do enxerto, aplasia de medula, hemorragia digestiva alta (HDA), pneumonite, dentre outras manifestações. Inicialmente precisamos diferenciar as apresentações clínicas. Infecção acontece quando o paciente apresenta o vírus, porém sem manifestação clínica. A doença acontece principalmente nos pacientes sucetíveis, ou seja, IgG negativos para CMV, que se apresentam mais comumente com febre, dor articular e hepatoesplenomegalia. A terceira forma seria a doença invasiva, que pode cursar com HDA, pneumonite e até mesmo sepse. A profilaxia deve ser administrada nos pacientes de alto risco, que incluem todos com IgG negativo, principalmente se o doador for IgG positivo, e pode ser feita com ganciclovir 5 mg/kg dose única ou valganciclovir 900 mg/dia por 3 a 6 meses. O diagnóstico pode ser feito através de PCR quantitativo de CMV ou antigenemia, sendo o primeiro mais sensível e mais acurado principalmente nas infecções do trato gastrointestinal e nos pacientes leucopênicos (neutrófilo inferior a 1.000/mm^3).

As indicações de tratamento são qualquer valor em grupos de alto risco (pacientes que fizeram terapia de indução, utilizaram dispositivos de assistência ventricular ou se fizeram tratamento de rejeição recente), valores ascendentes ou carga viral acima de 2.000 cópias no caso de PCR ou dez células/400.000 leucócitos para antigenemia. Para os pacientes IgG positivos e após a profilaxia no caso dos pacientes IgG negativos para CMV, a monitoração de PCR ou antigenemia deve ser feita em toda consulta no primeiro ano, iniciando o tratamento nas situações citadas. Este esquema de monitoração é chamado de tratamento preemptivo. O tratamento do CMV deve ser feito sempre com ganciclovir, na dose de 5 mg/kg/dose, corrigidos pela função renal até que o paciente apresente duas antigenemias negativas ou um a dois PCR negativos para CMV.

Neoplasia

Os dois principais focos de neoplasia no paciente pós-transplante são pele e hematopoiético (DLPT – doença linfoproliferativa pós-transplante). Tumores sólidos também ocorrem em uma incidência menor, como próstata, pulmão e mama. Os principais fatores de risco para o surgimento das neoplasias são idade, retransplante, terapia de indução e infecções, como por exemplo CMV e Epstein-Barr (EBV). Os cuidados que devem ser tomados são uso na menor dose possível dos imunossupressores, uso de protetor solar, avaliações rotineiras seguindo o protocolo de outras especialidades, como avaliação anual com ginecologista e urologista, dentre outras medidas. Os mTOR apresentam melhor perfil de segurança nos pacientes com neoplasia. O tratamento deve seguir as recomendações de cada especialidade, sendo possível em casos extremos a suspensão da imunossupressão.

Doença vascular do enxerto

Uma das grandes preocupações no acompanhamento ambulatorial do paciente transplantado e responsável por grande parte dos retransplantes é a doença vascular do enxerto (DVE). Essa entidade é resultado de um processo imunológico de receptor *versus* hospedeiro, sendo caracterizada como uma "rejeição crônica". Ocorre após o primeiro ano, com maior incidência ao redor dos 5 anos pós-transplante.

A fisiopatologia é a proliferação média e intimal dos vasos coronarianos e, como consequência, a obstrução dos mesmos iniciando nos vasos de menor calibre e evoluindo para os maiores. Diferencia-se da doença arterial coronariana, pois esta ocorre devido ao acúmulo de lipídios nas paredes dos vasos, com formação de placas obstruindo os vasos.

O diagnóstico da doença vascular do enxerto pode ser feito clinicamente através do surgimento de sintomas da insuficiência cardíaca, haja vista que, devido à desnervação do coração transplantado, pode ocorrer obstrução coronariana sem dor. Outro sinal que deve chamar a atenção para a possibilidade de DVE é a perda da função ventricular em transplantados tardios nos ecocardiogramas de rotina. No entanto, para a confirmação do diagnóstico deve ser realizado um exame anatômico , uma angiotomografia de coronárias ou uma cineangiocoronariografia, de preferência com ultrassonografia intracoronária. O achado de ambas são as "artérias carecas", ou seja, vasos finos e sem ramos com proliferação mediointimal importante.

A prevenção primária da doença vascular do enxerto ainda é controversa, no entanto, à luz das evidências atuais, o uso de bloqueadores dos canais da cálcio, além de servir como poupador dos inibidores de calcineurina, ainda atuaria prevenindo a DVE. Outras medicações, como AAS e estatinas, também podem ser usadas. Hábitos saudáveis de vida também parecem proteger o enxerto contra a DVE.

Após a manifestação, o tratamento da doença vascular do enxerto deve ser instituído o mais precocemente possível. Além de todas as medidas citadas, o uso dos inibidores de sinais de proliferação (mTOR) é imperativo, por diminuir a progressão da DVE. Menos comumente se pode tentar revascularização cirúrgica ou percutânea, apesar de dificilmente serem possíveis, haja vista a fisiopatoligia da doença não apresentar ponto de obstrução importante, inviabilizando na maioria das vezes esses tratamentos. O tratamento padrão da insuficiência cardíaca deve ser iniciado para o paciente com DVE caso apresente disfunção ventricular. Por último, caso paciente se mantenha sintomático e não apresente nenhuma contraindicação, o retransplante torna-se uma opção viável.

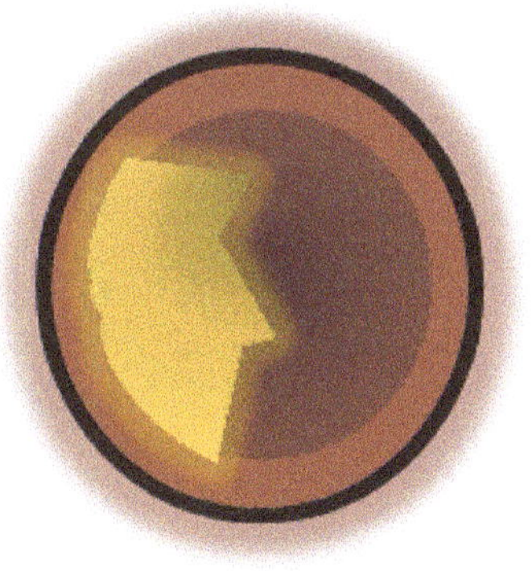

Figura 31.1 – Vaso com aterosclerose.

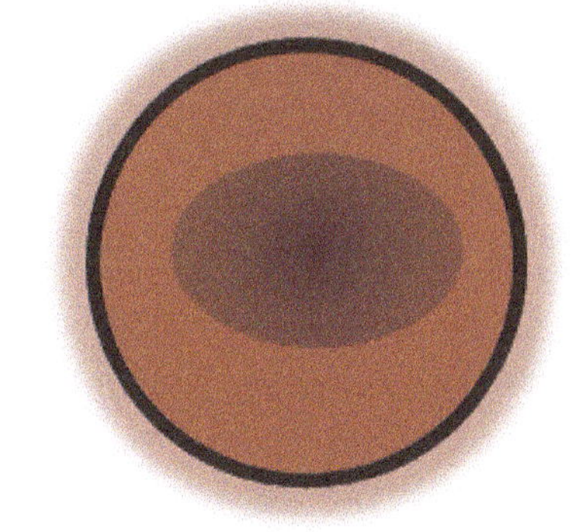

Figura 31.2 – Vaso com doença vascular do enxerto.

Bibliografia consultada

1. Bacal F, Silva CP, Bocchi EA, et al. Mychophenolate mofetil increased Chagas disease reactivation in heart transplanted patients: Comparison between two different protocols. American Journal of Transplantation. 2005;5(8):2017-2021.
2. Costanzo M, et al. The International Society of Heart and Lung Transplantation Guidelines for the care of heart transplant recipients. Healun. 2012;29(8):914-956. Disponível em: <http://dx.doi.org/10.1016/j.healun.2010.05.034\npapers://133b2da2-5c27-45c9-8290-6952d86f249c/Paper/p5461> . Acessado em:
3. Crespo-Leiro MG, Alonso-Pulpón L, Vázquez de Prada JA, et al. Malignancy after heart transplantation: Incidence, prognosis and risk factors. American Journal of Transplantation. 2008;8(5):1031-1039.
4. Mancini D, Pinney S, Burkhoff D, et al. Use of rapamycin slows progression of cardiac transplantation vasculopathy. Circulation. 2003;108(1):48-53.
5. Potena L, Valantine HA. Cytomegalovirus-associated allograft rejection in heart transplant patients. Current Opinion in Infectious Diseases. 2007;4:425-431.
6. Radovancevic B, McGiffin DC, Kobashigawa JA, et al. Retransplantation in 7,290 primary transplant patients: A 10-year multi-institutional study. Journal of Heart and Lung Transplantation. 2003;22(8):862-868.
7. Rubin RH. Prevention and treatment of cytomegalovirus disease in heart transplant patients. J Heart Lung Transplant. 2000;19(8):731-735. Disponível em: <http://www.ncbi.nlm.nih.gov/entrez/query.fcgi?cmd=Retrieve&db=PubMed&dopt=Citation&list_uids=10967265>. Acessado em:
8. Taylor DO, Barr ML, Radovancevic B, et al. A randomized, multicenter comparison of tacrolimus and cyclosporine immunosuppressive regimens in cardiac transplantation: Decreased hyperlipidemia and hypertension with tacrolimus. Journal of Heart and Lung Transplantation. 1999;18(4):336-345.

Parte 3

ARRITMIAS

32 Taquiarritmias Supraventriculares (TSV)

■ Roberto Chaim Berber

Taquiarritmias supraventriculares (TSV) são arritmias que se originam ou cuja manutenção se faz em regiões do coração acima do feixe de His. Podem ser divididas em dois grupos: aquelas que necessitam apenas do tecido atrial para sua indução e manutenção (taquicardia sinusal, taquicardia atrial, *flutter* e a fibrilação atrial) e as que necessitam da junção atrioventricular para indução e manutenção (taquicardia por reentrada nodal, taquicardia por reentrada atrioventricular, taquicardia juncional). A reentrada é o principal mecanismo responsável pela origem das arritmias supraventriculares, embora tanto o automatismo anormal quanto a atividade deflagrada possam ocorrer. Taquicardia supraventricular paroxística (TPSV) é termo geralmente aplicado para TSV intermitentes, excluindo a fibrilação atrial e o *flutter* atrial (que não serão abordadas nesse capítulo). A causa mais frequente de TPSV é taquicardia por reentrada nodal (TRNAV) (aproximadamente 50 a 60% dos casos), seguida pela taquicardia por reentrada atrioventricular (TRAV) (aproximadamente 30% dos casos) e pela taquicardia atrial (TA) (aproximadamente 10% dos casos). A TPSV é patologia relativamente frequente, com prevalência estimada na população normal de 2,25/1.000 e incidência de 36/100.000 pessoas-ano.

Avaliação das arritmias supraventriculares

Uma história clínica detalhada com os sintomas relacionados à arritmia pode fornecer pistas importantes sobre o tipo de arritmia. Os sintomas incluem: palpitação, fadiga, desconforto torácico, dispneia, pré-síncope ou síncope. O clínico deve distinguir se a arritmia é regular ou irregular.

Pacientes sem arritmia documentada

- Arritmia irregular pode ser decorrente de batimento prematuro, fibrilação atrial (FA) ou taquicardia atrial multifocal (TAM).
- Palpitações regulares e recorrentes, de início e término súbitos, são definidas como TPSV. O término após manobra vagal sugere taquicardia por reentrada envolvendo o sistema nodal, também chamada de taquicardia por reentrada AV nodal ou taquicardia por reentrada em via acessória (TRAV).
- Taquicardia sinusal geralmente apresenta início e término graduais.
- Pausas ou bradicardia seguidas de sensação de batimento

forte sugerem batimento prematuro.

Os sintomas variam de acordo com a frequência ventricular, doença cardíaca de base e a duração da taquiarritmia.

A investigação diagnóstica baseia-se em:

- ECG →. objetiva avaliar anormalidades no ritmo, pré-excitação, intervalo QT longo, evidência de doença cardíaca (IAM prévio, hipertrofia ventricular esquerda, bloqueio de ramo);
- Holter de 24 horas → busca identificar episódios frequentes e intermitentes de taquicardia;
- *looper* → utilizado nos casos de sintomatologia menos frequente;
- teste ergométrico → esclarece arritmias induzidas pelo exercício;
- estimulação atrial transesofágica → tentativa de induzir episódio de taquiarritmia através da estimulação atrial, quando outras manobras ou exames falharam;
- estudo eletrofisiológico (EEF) →. estuda o funcionamento do sistema elétrico do coração, permitindo desencadear arritmias e correlacioná-las com os sintomas referidos pelo paciente. Possibilita ainda identificar o mecanismo e a origem da arritmia, podendo ser seguido, no mesmo procedimento, pelo próprio tratamento, através da ablação por radiofrequência. É indicado em:
  - pacientes com palpitações recorrentes, de início e término súbitos, não esclarecidas por avaliação não invasiva;
  - pacientes com palpitações associadas à síncope, não esclarecidas por avaliação não invasiva;
  - pacientes com palpitações, sem documentação eletrocardiográfica.

Pacientes com arritmia documentada

Nos casos em que o paciente já sabe ser portador de arritmia cardíaca, os esforços devem se concentrar na diferenciação entre taquicardia com QRS estreito x largo.

Diagnóstico diferencial das taquicardias com QRS estreito (QRS < 120 ms)

Em geral, significa que o ventrículo está sendo ativado pelo sistema normal de condução e, portanto, que se está diante de uma taquicardia supraventricular. A relação das ondas P com o complexo QRS fornece pistas para o diagnóstico (Figura 32.1). Se a onda P não for visualizada e o intervalo RR for regular, o mecanismo mais comum é a taquicardia por reentrada atrioventricular nodal. A atividade da onda P pode estar dentro do QRS e deformar o complexo, levando ao surgimento de pseudo-R em V1 e/ou pseudo-S nas derivações inferiores (Figura 32.2). Caso a onda P esteja presente no segmento ST e separada do QRS acima de 90 ms, isto sugere taquicardia por reentrada nodal atrioventricular. Nas taquicardias com RP > PR o diagnóstico é de TRNAV atípica ou taquicardia atrial.

A resposta à adenosina ou à massagem do seio carotídeo também auxilia no diagnóstico diferencial (Figura 32.3).

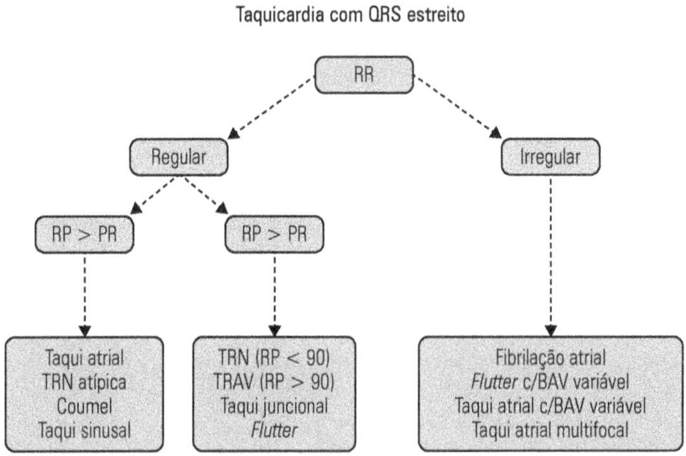

Figura 32.1 – Algoritmo para o diagnóstico de taquicardia com QRS estreito.

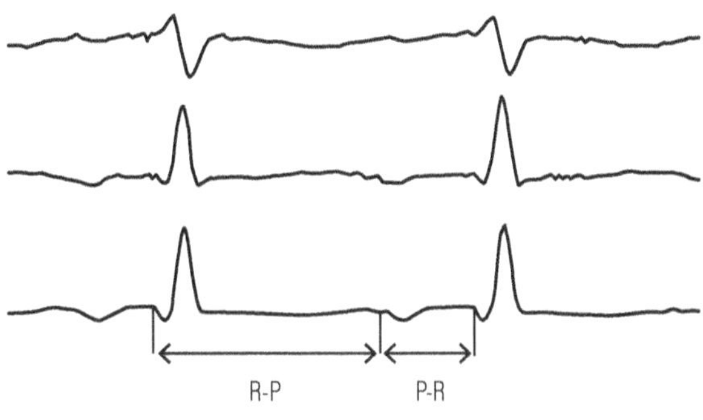

Figura 32.2 – ECG de derivações DII, DIII e AVF mostrando um intervalo RP > PR.

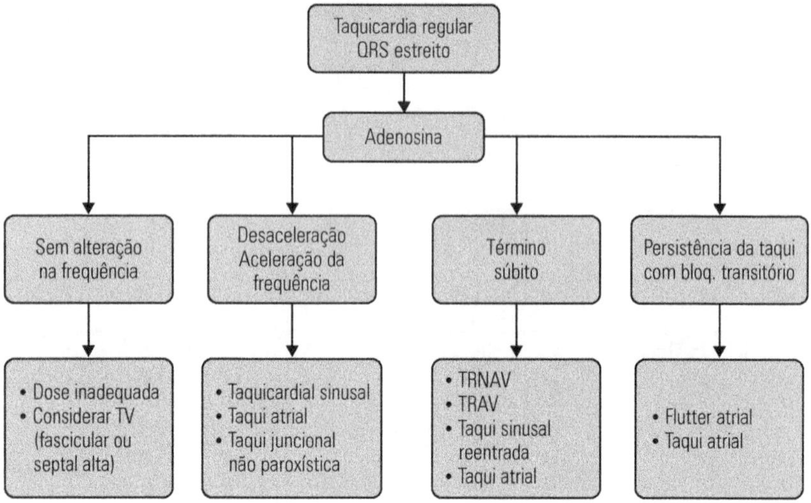

Figura 32.3 – Resposta da taquiarritmia após infusão de adenosina intravenosa.

Diagnóstico diferencial das taquicardias com QRS largo (QRS ≥ 120 ms) (Figuras 32.4 a 32.6)

Neste subgrupo estão incluídas a taquicardia ventricular (TV), a taquicardia supraventricular com aberrância ou bloqueio de ramo e a taquicardia com condução anterógrada por via acessória. Alguns detalhes devem ser observados, a fim de que se faça o diagnóstico diferencial:

- QRS idêntico ao do ritmo sinusal sugere TSV com bloqueio de ramo ou taquicardia por reentrada AV antidrômica;
- história prévia de IAM ou doença cardíaca estrutural sugere TV;
- eixo QRS de −90° a 180° sugere TV;
- morfologia de BRD com eixo desviado para a esquerda além de −30° sugere TV;
- morfologia de BRE com eixo desviado para a direita além +90° sugere TV;
- morfologia de BRD com duração do QRS maior que 140 ms sugere TV;
- morfologia de BRE com duração do QRS maior que 160 ms sugere TV;
- presença de concordância na morfologia do QRS de V1 a V6 sugere TV;
- batimentos ventriculares de fusão indicam origem ventricular da taquicardia;
- dissociação AV com ritmo ventricular mais rápido que o atrial sugere a possibilidade de TV, mas está presente em apenas 30% dos casos.

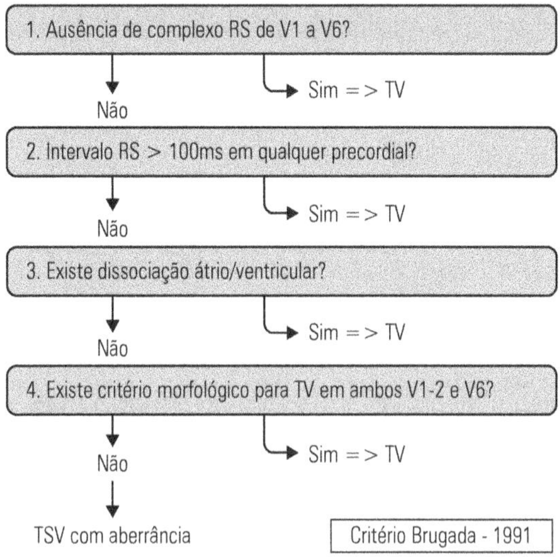

Figura 32.4 – Critério de Brugada (critério para diferenciar taquicardia QRS largo).

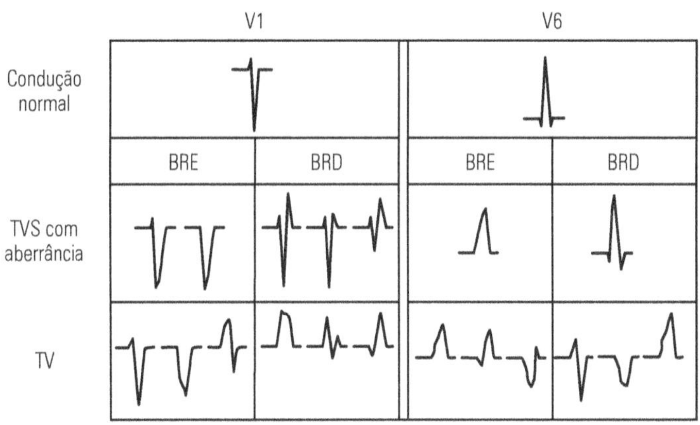

Figura 32.5 – Critério morfológico.

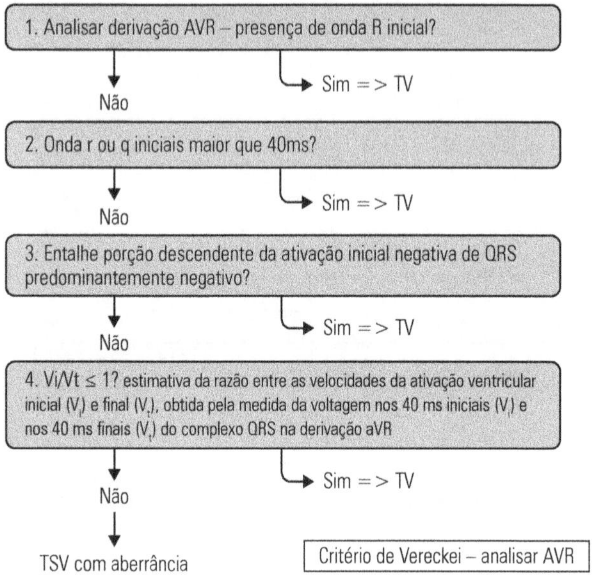

Figura 32.6 – Critério de Vereckei (critério para diferenciar taquicardia QRS largo).

Indicações para referir o paciente a um especialista

Em alguns casos específicos deve-se encaminhar o paciente para avaliação com arritmologista:

- síndrome de *Wolff-Parkinson-White* (com pré-excitação ou arritmias);
- taquicardia de QRS largo de origem desconhecida;
- taquicardia com QRS estreito de difícil controle medicamentoso;
- desejo do paciente na ablação da arritmia.

Manejo clínico geral das taquicardias com QRS estreito (Figura 32.7)

- Se não for possível diferenciar TV de TSV, devemos tratar a arritmia como uma TV. As medicações para TSV (verapamil

Tabela 32.1 – Dosagem sedativos para CVE

Sedativos	Doses
Propofol	100 a 150 mcg/kg/min
Midazolan	0,1 mg/kg (máx 5 mg por administração)
Etomidato	0,3 mg/kg

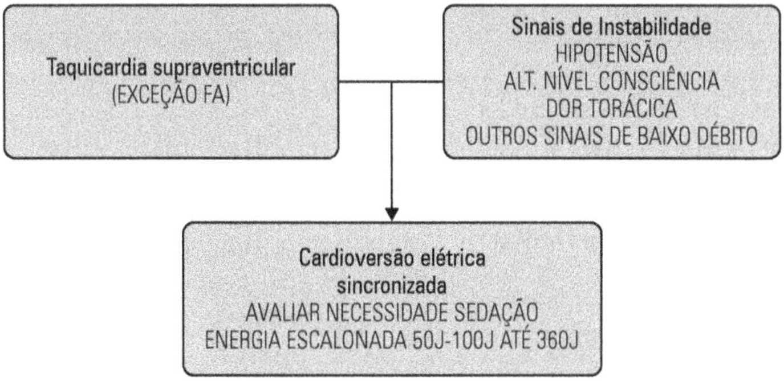

Figura 32.7 – Fluxograma da taquicardia com QRS estreito.

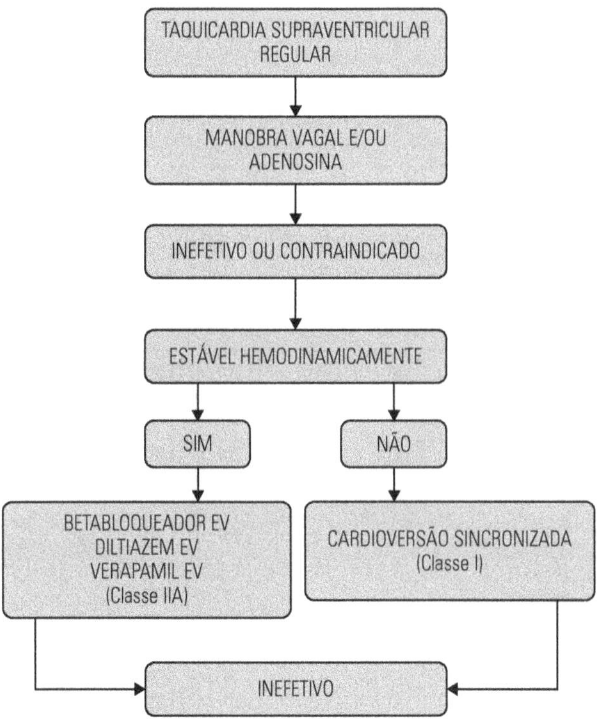

Figura 32.8 – Tratamento fase aguda da taquicardia supraventricular.

ou diltiazem) podem levar o paciente com TV à instabilidade hemodinâmica.

- Manobra vagal (Valsalva, massagem de seio carotídeo, provocação do reflexo de vômito, imersão da face em água gelada, deglutição de grande gole de água gelada) deve ser tentada, a fim de modificar a condução AV ou reverter a arritmia. Recentemente foi publicada (REVERT Trial) uma manobra de Valsalva modificada que consiste na elevação passiva dos membros após o término da fase de expiração forçada, em que os pacientes tinham seus membros inferiores elevados a 45 graus por 15 segundos. Com a manobra de Valsalva modificada, 43% dos pacientes retornaram para ritmo sinusal, contra apenas 17% dos pacientes com a manobra de Valsalva "tradicional".
- Se as manobras falharem, antiarrítmicos intravenosos devem ser administrados em pacientes hemodinamicamente estáveis (Tabela 32.2). Adenosina, betabloqueadores e antagonistas de canal de cálcio não di-hidropiridínicos são as drogas de escolha. A vantagem da adenosina é o rápido início de ação e a meia-vida curta.

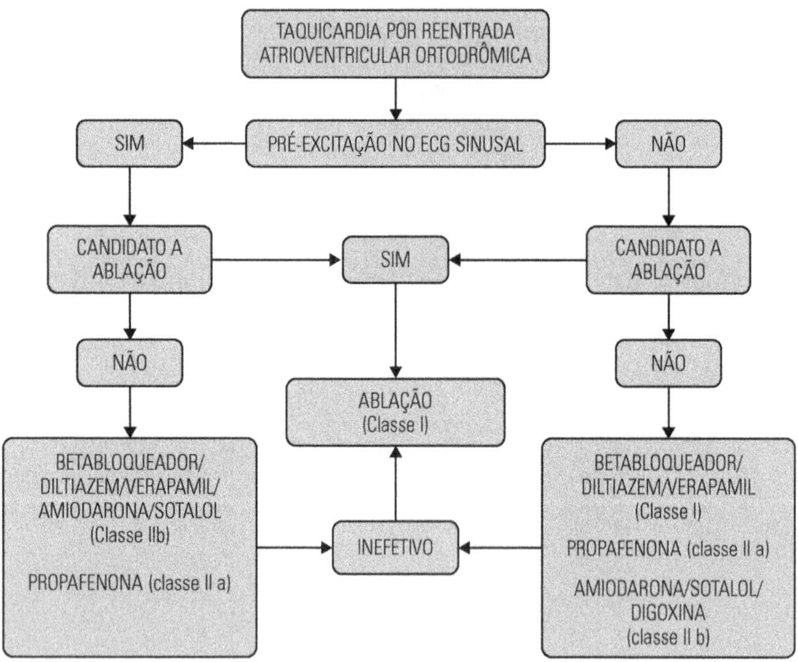

Figura 32.9 – Tratamento de manutenção das taquicardias supraventriculares regulares.

Tabela 32.2 – Drogas antiarrítmicas

Drogas	Ataque (IV)	Manutenção (IV)	Dose máxima	Manutenção (VO)	Efeitos adversos	Cuidado e contraindicação
Adenosina	6 a 12 mg em *bolus*		50 mg		BAV transitório, *flush*, dispneia, hipotensão, broncoespasmo, FA e extrassistosia. Efeitos fugazes	BAV superior ao de primeiro grau, disfunção sinusal, asma, WPW, uso concomitante de Verapamil ou digoxina
Amiodarona	150 mg em 10 min	1 mg/min por 6h (360 mg) seguido 0,5 mg/min por 18h (540 mg)	2,2 g/24h	200 a 600 mg/dia	Hipotensão, bradicardia, flebite, prolongamento do QT	Doença sinusal ou da condução AV Doença inflamatória pulmonar Disfunção hepática, aumento do intervalo QT
Atenolol	5 mg em 5 min Repetir 5 mg após 5 min		200 mg/dia	50 a 10 mg 1 a 2×/dia	Hipotensão Braquicardia Broncoespasmo	BAV superior ao de primeiro grau, disfunção sinusal, ICC descompensada, broncoespasmo
Digoxina	0,5 a 1,0 mg	0,125 a 0,25 mg/dia		0,125 a 0,25 mg/dia	BAV, bradicardia, anorexia, vômitos	BAV superior ao de primeiro grau, disfunção sinusal, disfunção renal
Diltiazem	0,25 a 0,35 mg/kg	5 a 10 mg/h		180 a 240 mg/dia	Hipotensão, bradicardia	BAV superior ao de primeiro grau, disfunção sinusal, ICC descompensada
Metoprolol	5 mg em 2 min Repetir após 5 min		15 mg	50 a 200 mg/dia	Hipotensão Bradicardia Broncoespasmo	BAV superior ao de primeiro grau, disfunção sinusal, ICC descompensada, broncoespasmo
Procainamida	20 mg/min	2 a 6 mg/min	17 mg/kg		Hipotensão, bradicardia, prolongamento do QT	Doença sinusal ou da condução AV, hipotensão, doença cardíaca estrutural, aumento do intervalo QT
Propafenona	1 a 2 mg/kg			300 a 900 mg/dia	*Flutter* com condução AV 1:1, aumento do QT, bradicardia e broncoespasmo	Doença sinusal ou da condução AV, hipotensão, broncoespasmo, doença cardíaca estrutural
Propranolol	1 a 3 mg em 2 min Repetir após 2 min		0,1 mg/kg	120 a 320 mg/dia	Hipotensão Bradicardia Broncoespasmo	BAV superior ao de primeiro grau, disfunção sinusal, ICC descompensada, broncoespasmo
Sotalol	10 mg em 2 min			160 a 640 mg/dia	Aumento QT, Hipotensão, Bradicardia Broncoespasmo	BAV superior ao de primeiro grau, disfunção sinusal, aumento do QT, hipocalemia
Verapamil	5 a 10 mg em 2 min	0,005 mg/kg/min	30 mg	240 a 480 mg/dia	Hipotensão, bradicardia	BAV superior ao de primeiro grau, disfunção sinusal, ICC descompensada

Arritmias específicas

Extrassístoles supraventriculares (Figura 32.10)

- Pode ocorrer em indivíduos normais e tem curso benigno.
- ECG: onda P prematura de morfologia e eixo diferentes das ondas P de origem sinusal e que habitualmente apresentam pausa compensatória.
- Como a maioria é assintomática, não é necessário tratar.

Taquicardia sinusal

- Arritmia benigna em que o impulso elétrico tem origem no nó sinusal.
- FC > 100 bpm.
- Representa uma resposta fisiológica do organismo a fatores como: febre, anemia, infecções, ICC, isquemia miocárdica, uso de álcool ou cafeína, etc.
- Início e término gradual.
- ECG: onda P positiva em DI, DII e AVF e negativa em AVR.
- Deve-se identificar a causa de base e tratá-la.

Taquicardia sinusal inapropriada

- Taquicardia não paroxística.
- Aumento persistente da FC sinusal de repouso não relacionada ou desproporcional ao esforço físico, estado emocional ou estado patológico.
- ECG: onda P de origem sinusal, eixo e morfologia da onda P em taquicardia similar ou idêntica ao ritmo sinusal.
- Frequência de repouso maior ou igual a 100 bpm. O Holter de 24 h demonstra frequência sinusal média > 90 bpm, próxima do normal durante o sono e uma resposta > 100 bpm durante a vigília.
- Diagnóstico de exclusão: descartar causas de taquicardia sinusal como insuficiência cardíaca, hipertireoidismo, hipovolemia, anemia, infecção, disfunção autonômica, feocromocitoma, hipotensão ortostática e efeito de drogas.
- Tratamento: betabloqueadores e bloqueadores canal de cálcio são frequentemente ineficazes ou mal tolerados por efeitos adversos, como hipotensão. A ibravadina, que é um bloqueador dos canais If responsáveis pelo automatismo do nó sinusal, promove uma queda da frequência cardíaca sem maiores efeitos hemodinâmicos. Em casos refratários, o tratamento abla-

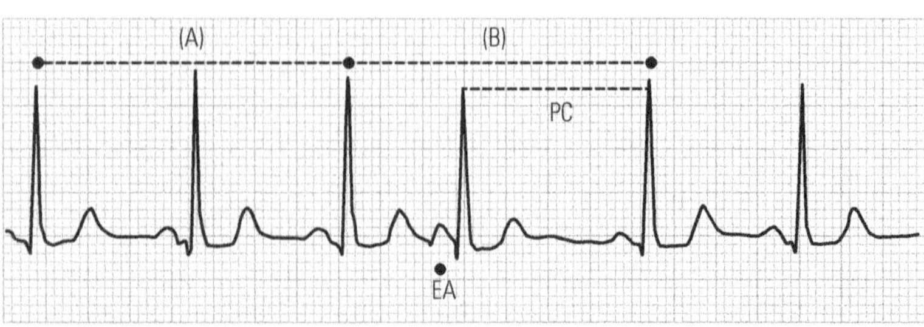

Figura 32.10 – Extrassístole supraventricular.

tivo por cateter, que consiste na modificação do nó sinusal, é necessário (Tabela 32.3).

Taquicardia atrial (TA)

- São classificadas em focais, multifocais e macrorreentrantes (*flutter* atrial).
- As taquicardias atrais focais podem ser por hiperautomatismo ou microrreentrada (Tabelas 32.4 e 32.5).
- A origem da arritmia é pontual e pode ser mapeada e eliminada por ablação.
- Arritmia mais prevalente em crianças e associada a anomalias congênitas. Em adultos, ocorre em geral em coração sem doença estrutural conhecida.
- Apresenta prognóstico benigno, com exceção da forma incessante, que é associada a cardiomiopatia.
- ECG: RP > PR com onda P diferente da sinusal. Existe uma linha isoelétrica entre as ondas P durante a taquicardia (diferencia do *flutter* atrial). Pode apresentar bloqueio AV durante taquicardia, que exclui a possibilidade de TRAV e torna pouco provável TRNAV.
- Taquicardia atrial multifocal é caracterizada por três ou mais morfologias de ondas P. Habitualmente é irregular e frequentemente confundida com FA.
- Pode ocorrer em indivíduos normais, porém geralmente está associada à doença cardíaca estrutural.
- Lembrar das patologias associadas, como DPOC, IAM, broncopneumonia, intoxicação por álcool ou digital.
- A terapia é direcionada à patologia de base, como correção da hipoxemia, hipercapnia e distúrbio metabólico ou eletrolítico. O uso de antiarrítmicos em geral não é eficaz para reverter a arritmia e o uso de drogas para controle da frequência (diminuição na velocidade de condução no nó AV) se mostrou mais eficaz.

Tabela 32.3 – Tratamentos da taquicardia sinusal inapropriada

Tratamento taquicardia sinusal inapropriada		Grau de recomendação
	Ivabradina	IIa
Medicamentoso	Betabloqueador	IIb
	Ivabradina + betabloqueador	IIb
Intervencionista	Ablação radiofrequência	IIb

Tabela 32.4 – Taquicardia atrial focal – tratamento da fase aguda

Apresentação clínica	Tratamento	Grau de recomendação
Instável hemodinamicamente	Cardioversão elétrica	I
	Betabloq/Verapamil/Diltiazem	I
Estável hemodinamicamente	Adenosina	IIa
	Amiodarona	IIb
Controle da frequência	Betabloq/Verapramil/Diltiazem	I
	Digoxina	IIb

Tabela 32.5 – Taquicardia atrial focal – tratamento da recorrência

Apresentação clínica	Tratamento	Grau de recomendação
TA sintomática	Ablação por cateter	I
	Betabloq/Verapamil/Diltiazem	IIa
	Propafenona	IIa
	Amiodarona/Sotalol	IIb
TA incessante	Ablação por cateter	I
Não sustentada assintomática	Nada	I
	Ablação por cateter	III

Taquicardia por reentrada nodal atrioventricular (TRNAV)

- É a taquicardia supraventricular mais comum e ocorre mais no sexo feminino.
- O nó AV apresenta dupla fisiologia nodal, representada por duas vias de condução com características eletrofisiológicas diferentes. Feixe beta de condução rápida com período refratário longo e feixe alfa de condução lenta, com período refratário curto.
- Comumente a taquicardia se inicia devido uma extrassístole atrial, cujo estímulo é bloqueado na via rápida e conduzido pela via lenta. No mecanismo mais comum, a via lenta é o componente anterógrado (condução para os ventrículos) e a via rápida, o retrógrado (condução para os átrios).
- ECG: ausência de onda P aparente ou com pseudo-S (DII, DIII e AVF) ou pseudo-R (V1), intervalo RP' < 90 ms (despolarização simultânea de átrios e ventrículos).
- A reversão da arritmia estável hemodinamicamente é feita com manobra vagal ou drogas que bloqueiem o NAV (Tabela 32.6).
- A terapia crônica com betabloqueadores ou bloqueador do canal de cálcio (verapamil ou diltiazem) está indicada quando a arritmia é frequente e sintomática.
- A profilaxia das crises pode ser eficaz com digoxina, verapamil, diltiazem ou betabloqueadores, isolados ou em associação. Nos pacientes com episódios prolongados, infrequentes e bem tolerados hemodinamicamente de TRNAV, pode-se utilizar a terapia oral com dose única durante a taquicardia *(pill-in-the-pocket)* com diltiazem ou betabloqueadores (Figura 32.11).
- A terapia definitiva é realizada por ablação com radiofrequência.

Tabela 32.6 – Fármacos para tratamento da TRNAV

Fármaco	Doses	Efeitos adversos
Adenosina	6 a 12 mg IV em *bolus*	Dispneia, rubor, desconforto torácico
Verapamil	5 a 10 mg IV em 2 min	Hipotensão, bradicardia
Diltiazem	0,25 a 0,35 mg/kg IV em 2 min	Hipotensão, bradicardia

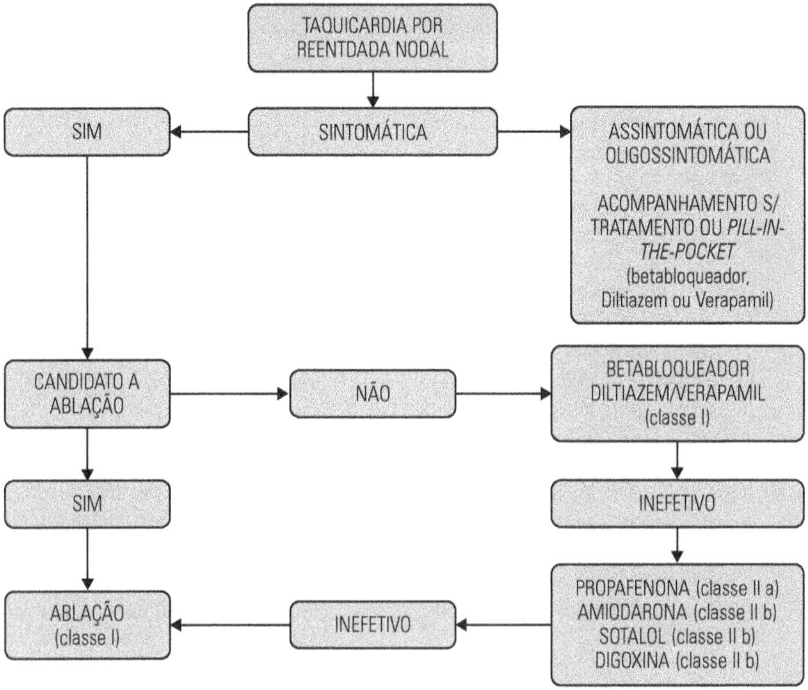

Figura 32.11 – Terapia por ablação com radiofrequência da taquicardia por reentrada nodal.

Taquicardia por reentrada em via acessória (TRAV)

- A via acessória é um tecido de condução rápida que conecta o tecido atrial e o ventricular.
- As vias acessórias podem ter propriedade de condução retrógrada (do ventrículo para o átrio) e/ou condução anterógrada (do átrio para o ventrículo).
- As vias que têm apenas propriedade de condução retrógrada são chamadas de ocultas e as que possuem condução anterógrada são ditas manifestas e apresentam pré-excitação ventricular no ECG (onda delta).
- A síndrome de *Wolf-Parkinson-White* (SWPW) é caracterizada por alterações no ECG (PR curto, onda delta e QRS largo) associadas a sintomas de arritmia.
- Na SWPW a taquicardia mais comum é a TRAV, podendo ser dividida em forma ortodrômica e forma antidrômica.
- A forma ortodrômica se dá quando o circuito de reentrada da TRAV utiliza o sistema normal de condução anterogradamente, ou seja, conduzindo impulso dos átrios para os ventrículos e a via acessória retrogradamente, do ventrículo para os átrios (QRS estreito).

Na forma antidrômica o sistema normal de condução é ativado retrogradamente e a via acessória, anterogradamente (QRS alargado) (Figura 32.12).

- A FA é potencialmente perigosa para pacientes com via acessória de condução anterógrada, pois os estímulos atriais com frequência muito elevada pela fibrilação dos átrios podem ser conduzidos sem bloqueio do nó AV diretamente ao ventrículo, podendo degenerar para fibrilação ventricular.
- O tratamento da TRAV ortodrômica com estabilidade hemodinâmica é igual ao descrito para TRNAV. Como o circuito utiliza o nó AV, manobras e drogas que bloqueiam ou lentificam a condução dessa estrutura interrompem a arritmia (Tabela 32.7).
- Nas taquicardias antidrômicas com estabilidade hemodinâmica, o uso de manobras e drogas que atuam tanto no nó AV como na via acessória é efetivo. Porém, uma porcentagem não desprezível dos pacientes apresenta mais de uma via acessória e o nó AV pode não fazer parte do circuito. Nessas situações, levando-se em conta o risco de indução de FA pela adenosina e de hipotensão dos bloqueadores dos canais de cálcio, prefere-se drogas que atuem tanto no sistema de condução normal como na via acessória, sendo disponível em nosso meio a procainamida e a amiodarona injetáveis.
- Para prevenção de recorrências no paciente com via acessória sem capacidade de

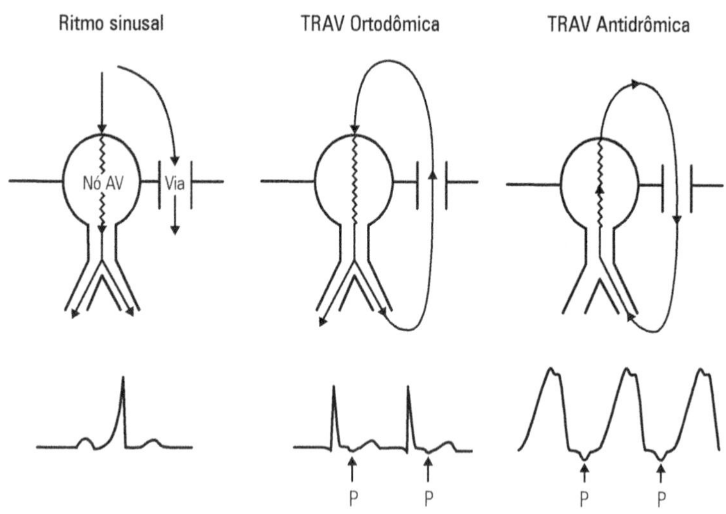

Figura 32.12 – Taquicardia por reentrada AV.

Tabela 32.7 – Fármacos para tratamento da TRAV

Fármaco	Doses	Efeitos adversos
Adenosina	6 a 12 mg IV em *bolus*	Dispneia, rubor, desconforto torácico
Verapamil	5 a 10 mg IV em 2 min	Hipotensão, bradicardia
Diltiazem	0,25 a 0,35 mg/kg IV em 2 min	Hipotensão, bradicardia

condução anterógrada (via oculta) e com TRAV podem ser utilizadas as mesmas drogas descritas para TRN. Já os pacientes com pré-excitação ventricular e TRAV são candidatos a ablação por radiofrequência da via acessória. Para os pacientes com pré-excitação em que o tratamento ablativo não é possível ou não é desejado pelo paciente, pode-se utilizar drogas com ação depressora na condução da via acessória, sendo disponíveis em nosso meio a propafenona, a amiodarona e o sotalol.

- A taquicardia de Coumel é uma forma particular de TRAV que envolve uma via acessória de condução lenta exclusivamente no sentido retrógrado (ventriculoatrial). Manifesta-se geralmente de maneira incessante e, embora rara, tem importância como diagnóstico diferencial das taquicardias de RP longo.

Taquicardia juncional

- Taquicardia originada na região juncional (nó AV; feixe de HIS).
- Geralmente por hiperautomaticidade ou atividade deflagrada.
- ECG: taquicardia de QRS estreito, frequentemente com dissociação AV, porém pode apresentar ondas P antes, dentro ou após o QRS.
- Pode ser classificada em taquicardia juncional focal e taquicardia juncional não paroxística.
- A taquicardia juncional focal é uma arritmia rara, tanto em população pediátrica como em adultos.
- Algumas formas de taquicardia juncional, como taquicardia juncional congênita e taquicardia juncional no pós-operatório, são exclusivas da população pediátrica. A eficácia da amiodarona foi avaliada apenas em população pediátrica.
- A taquicardia juncional não paroxística também é provocada por hiperautomatismo ou atividade deflagrada.
- Tipicamente, inicia-se com aceleração gradual e termina com desaceleração gradual. Não termina com manobras de estimulação.
- A característica mais importante dessa arritmia é sua relação com condições clinicas graves, como intoxicação digitálica, pós-operatório de cirurgia cardíaca, hipocalemia, isquemia miocárdica, DPOC com hipoxemia e miocardite.
- O tratamento é baseado na condição clínica desencadeante (Tabela 32.8).

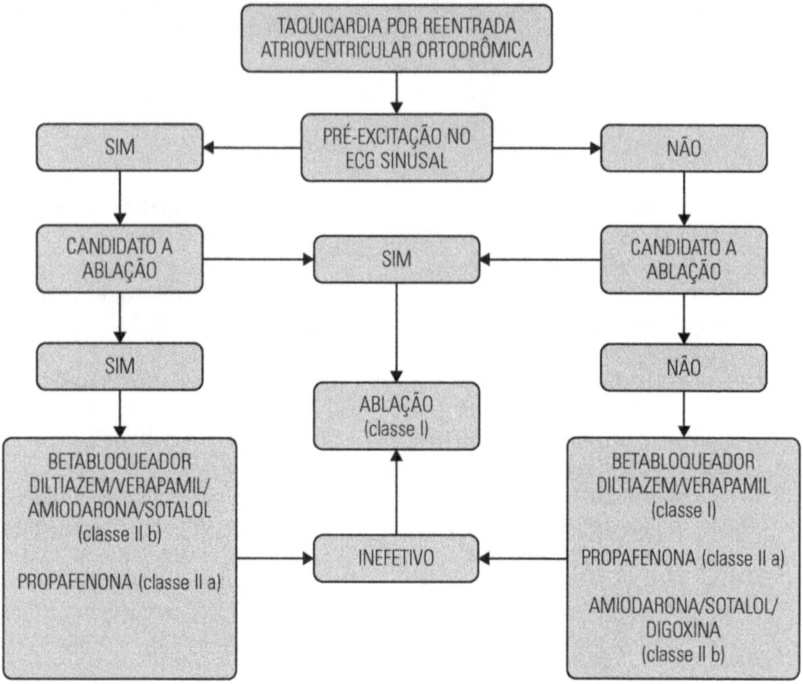

Figura 32.13 – Taquicardia por reentrada atrioventricular ortodrômica.

Tabela 32.8 – Taquicardia juncional – tratamento

Taquicardia juncional	Tratamento	Grau de recomendação
Focal	Betabloqueador/Diltiazem/ Verapamil	IIa
	Propafenona/Ablação	IIb
Não paroxística	Reverter intoxicação digitálica/ corrigir hipocalemia/tratar isquemia	I
	Betabloqueador/Verapamil/ Diltiazem	IIa

Bibliografia consultada

1. 2015 ACC/AHA/HRS Guideline for the Management of Adult Patients With Supraventricular Tachycardia: A Report of the American College of Cardiology/ American Heart Association Task Force on Clinical Practice Guidelines and the Heart Rhythm Society. Disponível em: <http://www.ncbi.nlm.nih.gov/pubmed/26409259>. Acessado em:
2. Appelboam A, Reuben A, Mann C, et al. Postural modification to the standard Valsalva manoeuvre for emergency treatment of supraventricular tachycardias (REVERT): a randomised controlled trial. Lancet. 2015 Oct 31;386(10005):1747-53.
3. Blomström-Lundqvist C, Scheinman MM, Aliot EM, Alpert JS, Calkins H, Camm AJ, et al. ACC/AHA/ESC guidelines for the management of patients with supraventricular arrhythmias--executive summary: a report of the American College of Cardiology/American Heart Association Task Force on Practice Guidelines and the European Society of Cardiology Committee for Practice Guidelines. Circulation. 2003;108(15):1871-909.
4. Diretrizes brasileiras para avaliação e tratamento de pacientes com arritmias cardíacas. Arq Bras Cardiol. 2002:79;(5):1-50.
5. Kerber RE, Martins JB, Kienzle MG, Constantin L, Olshansky B, Hopson R, et al. Energy, current, and success in defibrillation and cardioversion: clinical studies using an automated impedance-based method of energy adjustment. Circulation. 1988;77:1038-1046.
6. Milller JM, Zipes DP. Diagnóstico de arritmias cardíacas. In: Braunwald, E Heart Disease. Philadelphia: WB Saunders Company; 2010. Chapter 32, p. 763-772.
7. Milller JM, Zipes DP. Terapia para as arritmias cardíacas. In Braunwald's Heart Disease. A Textbook of Cardiovascular Medicine. Zipes DP, Libby P, Bonow RO, Braunwald E, eds. 7ª ed. Vol. 2. Philadelphia: Elsevier/ Saunders; 2005.p. 2129-44.
8. Reisinger J, Gstrein C, Winter T, Zeindlhofer E, Hollinger K, Mori M, et al. Optimization of initial energy for cardioversion of atrial tachyarrhythmias with biphasic shocks. Am J Emerg Med. 2010;28:159-165.
9. Sarkozy A, Dorian P. Advances in the acute pharmacologic management of cardiac arrhythmias. Curr Cardiol Rep. 2003;5:387.
10. Zipes DP, Miles WM. Assesment of the patient with a cardiac arrhythmia. In Zipes DP, Jalife J, eds. Cardiac Electrophysiology from cell to bed side. 4th ed. Philadelphia: WB Saunders; 2004. p. 759-764.

33 Fibrilação Atrial
Apresentação Clínica e Diagnóstico

- Lucas Hollanda Oliveira
- Mariana Oliveira Leão

Introdução

A fibrilação atrial (FA) é a arritmia sustentada mais comum na prática clínica, ocorrendo em 1 a 2% da população geral. Possui maior prevalência com a idade avançada, sendo que aproximadamente 1% possui < 60 anos de idade, ao passo que até 12% dos pacientes com FA são de 75 a 84 anos de idade. Encontra-se associada a maior risco de AVC, demência, IC e mortalidade por todas as causas, especialmente em mulheres. Os eventos tromboembólicos em portadores de FA possuem um risco cinco vezes maior que na população em geral, e estão associados à maior recorrência e gravidade nesta população.

Os mecanismos que causam e sustentam a FA são multifatoriais, podendo ser causada por doenças cardíacas ou não cardíacas (Tabela 33.1). A fase aguda do infarto do miocárdio pode ser acompanhada de FA em 6-10% dos casos (possivelmente por estiramento e isquemia atriais). Processos inflamatórios como a pericardite e a miocardite podem induzir ritmo fibrilatório nos átrios. Algumas doenças pulmonares agudas, como a embolia pulmonar e a DPOC descompensada também aumentam a incidência desta arritmia. A ingesta aumentada de álcool, assim como o hipertireoidismo, uso ou abuso de drogas estimulantes (anfetaminas, cocaína), distúrbios eletrolíticos (hipomagnesemia e hipopotassemia), hipoxemia e acidose podem atuar como gatilhos. Além disso, pacientes portadores de obesidade, apneia obstrutiva do sono, diabetes e síndrome metabólica possuem maior risco de desenvolvimento de FA.

A FA pode ocorrer no pós-operatório de 30% das cirurgias de revascularização miocárdica, em 40% no pós-operatório de cirurgias de troca valvar e em 24% em pacientes após transplante cardíaco. Geralmente surge por volta do segundo ou terceiro dia de pós-operatório e sua incidência é maior quando a revascularização e a troca valvular ocorrem no mesmo tempo cirúrgico (50% dos casos).

Apesar de mais frequente em indivíduos portadores de doenças cardíacas estruturais, em cerca de 1,6 a 11,4% dos casos não se consegue identificar doença cardíaca estrutural (*lone atrial fibrillation*), caracterizando um subgrupo de menor risco de complicações embólicas.

A fibrilação atrial pode ser dividida em cinco tipos. Pacientes que manifestam o primeiro episódio da vida, independentemente da duração, presença ou gravidade dos sintomas, têm a sua arritmia classificada como "primeiro episódio de FA". A partir do segundo episódio a arritmia é deno-

Tabela 33.1 – Causas de fibrilação atrial

Causas cardíacas	1. Cardiopatia hipertensiva 2. Valvulopatia reumática (especialmente mitral) 3. Isquemia miocárdica aguda 4. Cardiomiopatia dilatada 5. Cardiopatias congênitas (especialmente CIA e anomalia de Ebstein) 6. Processos inflamatórios como miocardite e pericardite 7. Pós-operatório de cirurgias cardíacas 8. Síndrome de Wolff-Parkinson-White
Causas não cardíacas	1. Embolia pulmonar 2. DPOC exacerbada 3. Abuso de substâncias - Álcool - Cocaína 4. Uso de medicações - Anfetamina - Levotiroxina - Digital - Teofilina 5. Distúrbios eletrolíticos e ácido-básicos - Hipocalemia - Hipomagnesemia - Acidose - Hipoxemia
Causa indefinida	1. *Lone atrial fibrillation*

minada recorrente e, desde que apresente duração superior a 30 segundos, ela pode ser classificada como:

- paroxística: caracterizada pelo término espontâneo da arritmia. Apesar de sua duração poder ultrapassar 7 dias, geralmente os episódios não duram mais que 48 h;
- persistente: em geral apresenta duração superior a 7 dias. Também se enquadram nesta definição os casos de FA com cardioversão (elétrica ou química) antes deste período;
- persistente prolongada: classificada desta forma quando sua duração for igual ou superior a 1 ano;
- permanente: assim designada quando o paciente e o seu médico desistem de reverter o ritmo para sinusal. Caso, em algum momento, seja optado por cardioverter o ritmo, a FA é redefinida como persistente prolongada (se duração superior a 1 ano).

Diagnóstico

O surgimento de sintomas associados à FA encontra-se na dependência da resposta ventricular, capacidade funcional, presença de doença cardíaca estrutural (e sua magnitude), além da percepção individual de cada paciente. Cerca de 21% dos pacientes com diagnóstico novo de FA são assintomáticos e até 40% das queixas supostamente associadas a FA não têm correlação com esta arritmia.

Os pacientes podem apresentar-se assintomáticos ou referir palpitações, dispneia, fadiga, redução da capacidade de exercício, aumento da frequência urinária ou tonturas. Os sintomas mais graves incluem dispneia em repouso, angina, pré-sincope ou raramente síncope. A síncope é um achado pouco comum que pode ocorrer apos a reversão para ritmo sinusal em pacientes que apresentam disfunção do nódulo sinusal (NS). Cabe lembrar que um NS doente pode não reassumir o ritmo de imediato por conta de inibição crônica pelos estímulos fibrilatórios, levando a pausa sinusal prolongada (manifestando-se clinicamente por síncope).

Altas respostas ventriculares em portadores de miocardiopatia hipertrófica, estenose aórtica importante ou vias acessórias com períodos refratários curtos também podem acarretar sincope. A primeira manifestação da arritmia, entretanto, pode ser uma complicação tromboembólica, como o AVC.

Ao exame físico pode-se detectar:

- ausência de onda a no pulso venoso jugular (que se encontra irregular);
- irregularidade do pulso arterial;
- variação na intensidade da B1 à ausculta cardíaca.

O diagnóstico da arritmia é firmado pelo ECG de superfície (Figura 33.1), que deve apresentar algumas características:

- ausência de ondas P;
- atividade atrial irregular e rápida (ondas fibrilatórias), com ciclo entre 200 e 300 bpm (medida entre duas ondas);
- presença de intervalos R-R "irregularmente irregulares", isto é, intervalos que não apresentam qualquer padrão de repetição.

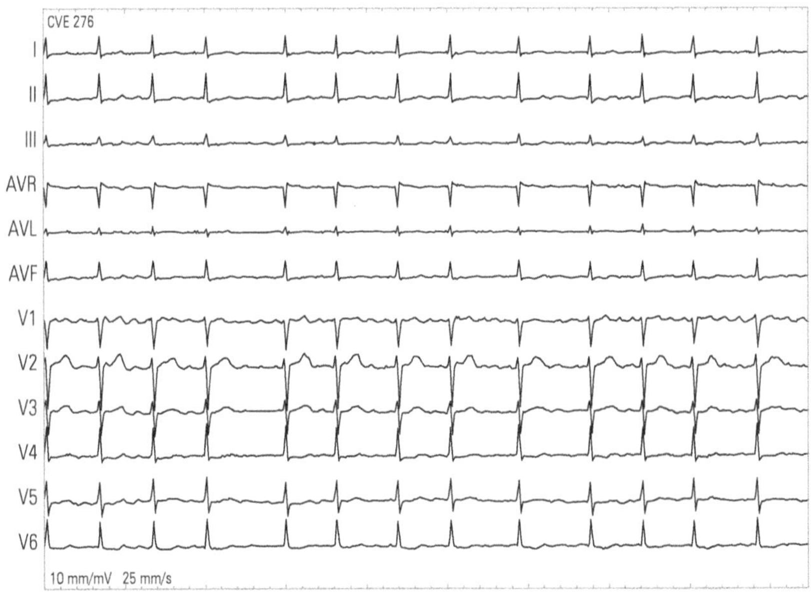

Figura 33.1 – ECG em ritmo de FA. Atentar para as ondas fibrilatórias de pequena amplitude e elevada frequência entre os complexos QRS que se apresentam em intervalos irregulares.

O diagnóstico diferencial deve ser feito com as extrassístoles (tanto supra quanto ventriculares, já que ambas podem gerar pulso irregular) e com outras arritmias atriais. Cabe lembrar que a taquicardia atrial multifocal, o *flutter* atrial e/ou taquicardia atrial com condução AV variável, bem como o duplo passo nodal, também podem gerar irregularidade no pulso.

Ao se diagnosticar FA em qualquer paciente, deve-se realizar anamnese minuciosa e exame físico cuidadoso em busca de sinais e sintomas de doença cardíaca estrutural. Causas secundárias devem sempre ser procuradas e tratadas apropriadamente.

Após o controle na fase aguda um ecocardiograma transtorácico deve ser realizado visando detectar doenças valvulares, atriais e congênitas. Testes para avaliação da função tireoidiana (TSH) da função renal (dosagem sérica de creatinina) e hepática (ALT, AST, bilirrubinas, TP); hemograma completo, glicemia de jejum e urina I fornecem dados que auxiliam nas decisões terapêuticas (Tabela 33.2). Provas que induzem isquemia miocárdica devem ser realizadas nos pacientes que apresentem indícios clínicos e/ou epidemiológicos de coronariopatias.

Tabela 33.2. Investigação laboratorial da fibrilação atrial

Investigação da causa	1. Dosagem de TSH e T_4L 2. Ecocardiograma transtorácico 3. Hemograma
Estratificação de evento tromboembólico	1. Considerar Doppler arterial de membros inferiores e de carótidas 2. Glicemia de jejum
Estratificação de sangramento	1. ALT, AST, bilirrubinas, TP, fosfatase alcalina 2. Glicemia de jejum 3. Creatinina sérica

Bibliografia consultada

1. Blomström-Lundqvist C, Scheinman MM, Aliot EM, Alpert JS, Calkins H, Camm J, et al. ACC/AHA/ESC Guidelines for the Management of Patients with Supraventricular Arrhythmias – Executive Summary: A report of the American College of Cardiology/American Heart Association Task Force on Practice Guidelines and the European Society of Cardiology Committee for Practice Guidelines (Writing Committee to Develop Guidelines for the Management of Patients with Supraventricular Arrhythmias). Circulation. 2003;108:1871-1909.
2. Camm AJ, Kirchhof P, Lip GYH, Schotten U, Saveliera I, Ernst S, et al. Guidelines for the management of atrial fibrillation. The Task Force for the Management of Atrial Fibrillation of the European Society of Cardiology (ESC). Eur Heart J. 2010;19:2369-429.
3. Estes NAM, Halperin JL, Calkins H, Ezekowitz MD, Gitman P, Go AS, et al. ACC/AHA/Physician Consortium 2008 Clinical Performance Measures for Adults With Nonvalvular Atrial Fibrillation or Atrial Flutter: A report of the American College of Cardiology/American Heart Association Task Force on Performance Measures and the Physician Consortium for Performance Improvement (Writing Committee to Develop Clinical Performance Measures for Atrial Fibrillation). Circulation. 2008;117:1101-1120.

4. Khoo CW, Lip GYH. Acute Management of Atrial Fibrillation. CHEST. 2009;135:849-859.
5. Risk factors for stroke and efficacy of antithrombotic therapy in atrial fibrillation. Analysis of pooled data from five randomized controlled trials. Arch Int Med. 1994;154:1449-57.
6. Wann LS, Curtis AB, January CT, Ellenbogen KA, Lowe JE, Estes M, et al. 2011 ACCF/AHA/HRS Focused Update on the Management of Patients with Atrial Fibrillation (Updating the 2006 Guideline). A Report of the American College of Cardiology Foundation/American Heart Association Task Force on Practice Guidelines. Circulation. 2011;123:104-123.

34 Fibrilação Atrial
Tratamento Emergencial

- Robson Alves dos Anjos Neto
- Lucas Hollanda Oliveira

O manejo dos pacientes portadores de FA deve ser focado em dois pilares básicos: a prevenção de eventos tromboembólicos e o controle de ritmo/frequência. Para fins didáticos, a abordagem do tratamento da FA será dividida em dois cenários distintos, porém complementares: emergencial e ambulatorial.

Neste capítulo abordaremos o tratamento emergencial da FA. No capítulo seguinte, o tratamento ambulatorial será detalhado.

Prevenção de tromboembolismo (Figura 34.1)

Pacientes estáveis hemodinamicamente com menos de 48 h em ritmo de FA apresentam risco aceitável de eventos tromboembólicos, em torno de 0,8%, à realização de cardioversão, seja esta elétrica ou química. Deve-se administrar heparina de baixo peso molecular (HBPM) ou heparina não fracionada (HNF) antes da tentativa de reversão do ritmo. O mesmo deve ser aplicado aos pacientes hemodinamicamente instáveis, os quais necessitam ser prontamente cardiovertidos.

O protocolo de heparinização não tem sido descrito nas diretrizes, entretanto sugerimos ataque de 80 UI/kg de peso de HNF (em *bolus*, máximo de 5.000 UI), seguido por administração contínua em bomba de infusão a 18 UI/kg/h (máximo de 1.000 UI/h). A avaliação do TTPa deve ser realizada a cada 6 h e a dose ajustada de modo a se obter valores entre 1,5-2,0 vezes o valor normal. Caso se opte pela administração de HBPM, sugerimos enoxaparina 1 mg/kg/dose a cada 12 h. Em pacientes com ClCr < 30 mL/min pode ser utilizada enoxaparina 1 mg/kg uma vez ao dia, porém deve ser dada preferência à HNF.

Pacientes hemodinamicamente estáveis que se encontram com a arritmia por mais de 48 h ou quando o início da arritmia não se pode ser estabelecido pela história clínica, devem ser anticoagulados por 3 semanas antes da cardioversão (elétrica ou química). Para tal, deve-se utilizar a varfarina com o objetivo de manter o INR entre 2,0 e 3,0 durante este período, porém é razoável a utilização de algum dos novos anticoagulantes orais (dabigatrana, rivaroxabana ou apixabana), respeitando-se suas contraindicações.

Alternativamente, um ecocardiograma transesofágico (ETE) pode ser realizado. A facilidade em se realizar o exame, a alta probabilidade de se ter um trombo no átrio e/ou auriculeta esquerdos e a opção do paciente são fatores que devem ser levados em conta no momento da escolha da estratégia a ser utilizada. Caso um trombo seja detectado ao ETE, o paciente deve ser anticoagulado por 3 semanas e um novo ETE repetido após este período.

Após reversão para ritmo sinusal o átrio permanece "atordoado" e pode não contrair adequadamente por vários dias que se seguem à cardioversão, a despeito da presença de ondas P no ECG. Um período adicional de 4 semanas de anticoagulação deve ser instituído a todos os pacientes cardiovertidos após 48 h do início da arritmia. A heparina somente deverá ser suspensa após se atingir o INR-alvo. Apenas os pacientes com fatores de risco para eventos tromboembólicos (CHA_2DS_2-VASc ≥ 2, prótese valvar, estenose mitral reumática) deverão receber anticoagulação oral por tempo indeterminado (Tabela 34.1).

Pacientes sem fatores de risco que se apresentam em unidade de emergência com menos de 48 h de história de FA não necessitam de anticoagulação oral após reversão do ritmo.

Controle de ritmo

A cardioversão para ritmo sinusal pode ser feita por meio elétrico (CVE) ou farmacológico. Se optado pela CVE o paciente deve estar, quando possível, em jejum por 6 horas, monitorado e deve receber sedação e analgesia com agentes de curta duração. A energia necessária para realizar a reversão ao ritmo sinusal é de 100-200 joules em modo bifásico ou de 200 joules em modo monofásico, podendo ser necessários choques com cargas maiores. Apesar de as taxas de reversão com CVE serem maiores que aquelas conseguidas com drogas, o primeiro método envolve riscos inerentes ao processo de sedação/analgesia.

Caso seja optado pela cardioversão química, a escolha da droga deve ser baseada em critérios clínicos e nos seus efeitos adversos. Discorreremos a respeito de algumas das drogas mais utilizadas na prática clínica:

- Amiodarona: pode ser administrada uma dose de ataque de 5 mg/kg em 1 h. Outros esquemas de ataque podem ser utilizados, tais como 150 mg em 15 min ou ainda 300 mg em 30 min. Uma dose de manutenção de 50 mg/h pode ser considerada. Deve sempre ser administrada em bomba de infusão contínua, atentando-se para efeitos adversos como bradicardia, hipotensão e flebite. Trata-se da droga de escolha para uso em pacientes com doença coronariana e por-

Tabela 34.1 – CHA_2DS_2-VASc: escore para estratificação de risco de acidente vascular cerebral em pacientes com fibrilação atrial não valvar

CHA_2DS_2-VASc	Descrição	Pontos
C	Insuficiência cardíaca	1
H	Hipertensão	1
A	Idade (≥ 75 anos)	2
D	Diabetes *mellitus*	1
S	AVC/AIT/tromboembolismo	2
V	Doença vascular	1
A	Idade (65 a 74 anos)	1
Sc	Sexo feminino	1

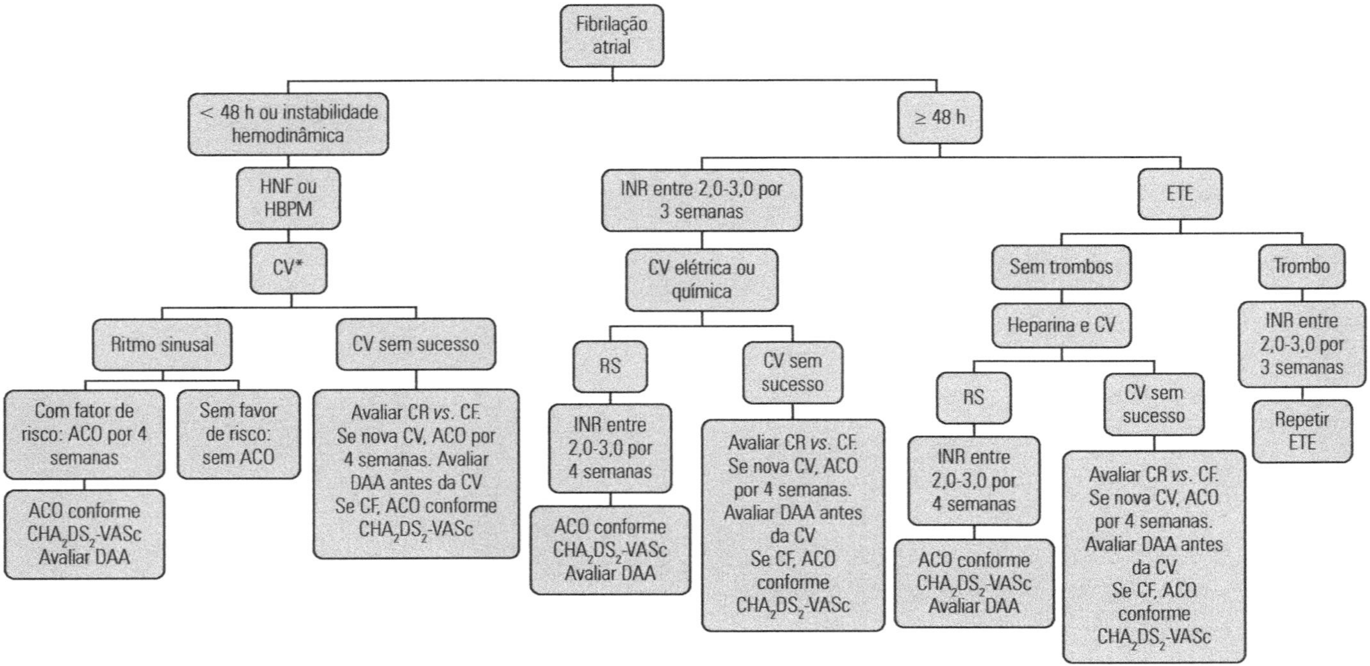

Figura 34.1 – Manejo agudo de pacientes com FA. CV: Cardioversão; CR: controle de ritmo; CF: controle de frequência; DAA: drogas antiarrítmicas; ACO: anticoagulação oral. *Pacientes que apresentam instabilidade hemodinâmica devem receber cardioversão elétrica sincronizada. Naqueles estáveis do ponto de vista hemodinâmico a cardioversão química pode ser uma opção.

tadores de disfunção ventricular. Não deve ser utilizada em pacientes portadores de hipertireoidismo.

- Propafenona: pode ser usada por via intravenosa na dose de 2 mg/kg em 2 min. Quando optado pela via oral, deve-se administrar 600 mg a indivíduos com mais de 70 kg e 400 mg àqueles com peso inferior. A taxa de sucesso de cardioversão para ritmo sinusal gira em torno de 84% numa janela de tempo aproximada de 2 h. Como seu uso se relaciona com risco de organização da FA em *flutter* atrial e condução AV lentificada, paradoxalmente um *flutter* atrial com alta resposta ventricular pode ocorrer. Por conta disto, e a despeito da fraca atividade betabloqueadora da propafenona, recomenda-se bloqueio farmacológico do nódulo AV. Esta droga não deve ser utilizada em portadores de cardiopatia isquêmica, DPOC avançado, disfunção ventricular, renal ou hepática, HVE acentuada, BAV de 2° ou 3° graus ou intraventriculares importantes.
- Sotalol: pode ser administrado por via oral na dose de 80 a 160 mg de 12/12 h. A taxa de reversão para ritmo sinusal pode variar de 14 a 24%, dependendo do tempo considerado na análise. Possui a propriedade de prolongar o intervalo QT e pode provocar *torsades de pointes* em 2 a 4% dos pacientes. Deve ser evitado em portadores de HVE importante, bradicardia, intervalo QT de base prolongada, raça negra, indivíduos do sexo feminino, portadores de doença isquêmica coronariana, disfunção renal e pacientes com propensão a desenvolver hipocalemia ou hipomagnesemia. Mais empregado na terapia de manutenção do ritmo.

A Tabela 34.2 apresenta as drogas utilizadas na cardioversão e na manutenção do ritmo sinusal

Controle de frequência

O controle dos sintomas, inicialmente, deve envolver o controle da resposta ventricular com o uso de drogas dromotrópicas negativas (Tabela 34.3). Os betabloqueadores são uma boa opção para esta finalidade em pacientes que apresentem elevado tônus simpático (estado inflamatório, *tempestade tireoidiana*, pós-operatório, isquemia miocárdica). Os antagonistas de canais de cálcio são drogas potentes que viabilizam um rápido controle de frequência ventricular, geralmente subaproveitados na prática clínica. Diltiazem é menos inotrópico negativo que o verapamil, com menos efeitos nos vasos periféricos, e pode ser o agente intravenoso de escolha em situações agudas. Nenhuma das drogas deve ser utilizada em pacientes com disfunção sistólica que se encontrem descompensados.

Nos pacientes portadores de IC com disfunção ventricular, o digital pode ser empregado no controle sintomático da resposta ventricular. Nos casos refratários, a amiodarona pode ser utilizada. Digitálicos, bloqueadores do canal de cálcio e betabloqueadores estão contraindicados na FA pré-excitada (como na síndrome de Wolff-Parkinson-White), sendo preferidas a flecainida, procainamida ou amiodarona.

A melhora dos sintomas geralmente ocorre quando se consegue uma resposta ventricular em torno de 80-100 bpm.

Tabela 34.2 – Drogas utilizadas na cardioversão e manutenção do ritmo sinusal

Droga	Dose de ataque	Manutenção	Efeitos adversos
Amiodarona	5 mg/kg EV em 1 h ou 150 mg EV em 15 min	100-400 mg/dia	Hipotensão, bradicardia, flebite. Deve ser administrada em bomba de infusão contínua. Atentar para efeitos extracardíacos em longo prazo
Propafenona	2 mg/kg EV em 10 min ou 600 mg VO para pacientes com mais de 70 kg ou 400 mg VO para aqueles com menos de 70 kg	450-900 mg/dia	Não deve ser administrada a pacientes portadores de cardiopatia isquêmica, disfunção ventricular, DPOC/asma avançados, HVE importante, BAV de 2º grau ou distúrbios de condução intraventricular. Deve ser sempre associada a bloqueio farmacológico do NAV para se evitar *flutter* com condução 1:1
Flecainida	2 mg/kg EV em 10 min ou 300 mg VO para pacientes com mais de 70 kg ou 200 mg VO para aqueles com menos de 70 kg	200-300 mg/dia	Deve-se atentar para os mesmos efeitos adversos e cuidados que a propafenona
Vernakalant	3 mg/kg EV em 10 min	Segunda infusão EV de 2 mg/kg em 10 min deve ser realizada 15 min após primeira infusão	Não deve ser utilizada em pacientes com PAS < 100 mmHg, portadores de estenose aórtica importante, insuficiência cardíaca em CF NYHA III ou IV, QT prolongado ou história de isquemia miocárdica nos 30 dias que antecedem a sua administração
Sotalol	Recomenda-se não utilizar esta droga para reversão do ritmo	160-320 mg/dia	Deve ser evitado em pacientes com QT prolongado, DPOC/asma graves, isquemia miocárdica, história prévia de *torsades de pointes*, propensão a desenvolver hipocalemia ou hipomagnesemia, pacientes negros ou do sexo feminino

Tabela 34.3 – Drogas mais utilizadas para controle da resposta ventricular

Droga	Dose de ataque	Dose manutenção	Considerações
Atenolol	Não recomendado	25-100 mg 1 x/dia	Vide considerações do metoprolol
Metoprolol	2,5-5 mg EV em 2 min. Máximo de 3 doses	100-200 mg 1 x/dia	Droga de boa aplicabilidade nos quadros de FA causados por exacerbação do sistema simpático: tempestade tireoidiana (inibindo inclusive a transformação periférica do T_4 em T_3), uso de anfetaminas, episódio de isquemia miocárdica. Não deve ser administrado em pacientes com história de broncoespasmo. Apresenta funcionalidade dupla em pacientes com FA e disfunção ventricular (metoprolol, bisoprolol, carvedilol e nebivolol) ou coronariopatia, por atuar no remodelamento ventricular e na redução do consumo miocárdico, respectivamente
Esmolol	500 μg/kg em 1 min	Não disponível	Vide considerações do metoprolol
Propranolol	0,15 mg/kg EV	10-40 mg 3 x/dia	Vide considerações do metoprolol
Bisoprolol	Não recomendado	2,5-10 mg 1 x/dia	Vide considerações do metoprolol
Carvedilol	Não recomendado	3,125-25 mg 2 x/dia	Vide considerações do metoprolol
Amiodarona	150 mg EV em 10 min	1 mg/min EV em bomba de infusão ou 100-200 mg 1 x/dia VO	Deve ser utilizada para controle da resposta ventricular nos portadores de disfunção do VE.
Deslanosídeo	0,4-0,8 mg	Não recomendável	Deve ser considerada para uso em portadores de disfunção ventricular. Deve-se ter cuidado em portadores de insuficiência renal
Verapamil	5 mg EV em 5 min (ou alternativamente 0,075-0,15 mg/kg EV em 5 min)	40 mg VO 2 x/dia a 360 mg 1 x/dia (dose única de liberação prolongada)	Não deve ser administrado em pacientes com disfunção ventricular ou IC descompensada devido ao seu efeito inotrópico negativo
Diltiazem	0,25 mg/kg EV em 2 min. Uma segunda dose de 0,35 mg/kg EV pode ser administrada se necessário	60 mg VO 3 x/dia a 360 mg 1 x/dia (dose única de liberação prolongada)	Apesar de apresentar menor efeito inotrópico negativo que o verapamil, também deve ser evitado nos pacientes com IC descompensada. Muito cuidado deve ser tomado na administração em pacientes com disfunção ventricular compensada
Dronedarona	Não recomendado	400 mg VO 2 x/dia	Deve ser evitado em pacientes com disfunção ventricular

Bibliografia consultada

1. Bajpai A, Savelieva I, Camm AJ. Treatment of atrial fibrillation. British Medical Bulletin. 2008;88;75-94.
2. Blomström-Lundqvist C, Scheinman MM, Aliot EM, Alpert JS, Calkins H, Camm J, et al. ACC/AHA/ESC Guidelines for the Management of Patients with Supraventricular Arrhythmias- Executive Summary: A report of the American College of Cardiology/ American Heart Association Task Force on Practice Guidelines and the European Society of Cardiology Committee for Practice Guidelines (Writing Committee to Develop Guidelines for the Management of Patients with Supraventricular Arrhythmias). Circulation. 2003;108:1871-1909.
3. Camm AJ, Kirchhof P, Lip GYH, Schotten U, Saveliera I, Ernst S, et al. Guidelines for the management of atrial fibrillation. The Task Force for the Management of Atrial Fibrillation of the European Society of Cardiology (ESC). Eur Heart J. 2010;19:2369-429.
4. Dietrich CO, Cirenza C, Costa GDF, Paola AAV. Abordagem da fibrilação atrial na emergência: controle do ritmo ou da frequência?. Relampa. 2013;26(2):107-15.
5. Estes NAM, Halperin JL, Calkins H, Ezekowitz MD, Gitman P, Go AS, et al. ACC/AHA/Physician Consortium 2008 Clinical Performance Measures for Adults With Nonvalvular Atrial Fibrillation or Atrial Flutter: A report of the American College of Cardiology/ American Heart Association Task Force on Performance Measures and the Physician Consortium for Performance Improvement (Writing Committee to Develop Clinical Performance Measures for Atrial Fibrillation). Circulation. 2008;117:1101-1120.
6. January CT, Wann LS, Alpert JS, Calkins H, Cigarroa JE, Cleveland JC, et al. 2014 AHA/ACC/HRS guideline for the management of patients with atrial fibrillation: a report of the American College of Cardiology/American Heart Association Task Force on Practice Guidelines and the Heart Rhythm Society. J Am Coll Cardiol. 2014;64:e1–76.
7. Khoo CW, Lip GYH. Acute Management of Atrial Fibrillation. CHEST. 2009;135:849-859.
8. Link MS, Atkins DL, Passman RS, Halperin HR, Samson RA, White RD, et al. Part 6: Electrical Therapies Automated External Defibrillators, Defibrillation, Cardioversion, and Pacing 2010 American Heart Association Guidelines for Cardiopulmonary Resuscitation and Emergency Cardiovascular Care. Circulation. 2010;122(18 suppl 3):S706-S719.
9. Risk factors for stroke and efficacy of antithrombotic therapy in atrial fibrillation. Analysis of pooled data from five randomized controlled trials. Arch Int Med. 1994;154:1449-57.
10. Zimerman LI, Fenelon G, Martinelli Filho M, Grupi C, Atié J, Lorga Filho A, et al. Sociedade Brasileira de Cardiologia. Diretrizes Brasileiras de Fibrilação Atrial. Arq Bras Cardiol. 2009;92(6 supl.1):1-39.

35 Fibrilação Atrial
Tratamento Ambulatorial

■ Vivian Masutti Jonke

A fibrilação atrial (FA) é a arritmia supraventricular mais frequente na prática clínica, e está associada ao aumento do risco de acidente vascular cerebral (AVC) e insuficiência cardíaca (IC). Seus principais fatores de risco são: idade avançada, hipertensão arterial, diabetes, insuficiência valvar mitral, obesidade e síndrome da apneia obstrutiva do sono.

Na prática ambulatorial dessa arritmia o cuidado abrange controle de ritmo, controle de frequência cardíaca (FC) e prevenção de eventos tromboembólicos.

A FA recebe uma classificação, quanto ao tempo de duração, para facilitar seu manejo na prática clínica (ver Tabela 35.1).

Para possibilidade de cardioversão (elétrica ou química) utiliza-se outra classificação útil quanto à duração da FA e seu registro (conforme especificado na Tabela 35.2).

Essa classificação é extremamente importante, pois até 48 horas do início de um episódio de FA o risco de tromboembolismo relacionado à reversão é significativamente menor do que após 48 horas.

A terapia farmacológica empregada deve ser ajustada periodicamente levando-se em conta a melhora dos sintomas, tolerância a exercícios e

Tabela 35.1 – Classificação da fibrilação atrial pelo tempo de duração

Inicial/ Novo diagnóstico	Primeira vez em que é feito o diagnóstico
Paroxística	Episódio que dura menos que 7 dias
Persistente	Episódio que dura mais que 7 dias. Necessita de fármacos ou cardioversão elétrica *FA persistente de longa duração: superior a 1 ano
Permanente	As tentativas de reversão falharam ou se fez a opção por não mais tentar a reversão da arritmia

Fonte: Elaborada pela autora, com base nas II Diretrizes Brasileiras de Fibrilação Atrial 2016.

Tabela 35.2 – Classificação da fibrilação atrial, de acordo com o início da mesma

FA com duração menor que 48 horas	O início pode ser estabelecido por meio de registro eletrocardiográfico ou história clínica clara
FA com duração maior que 48 horas	Não se pode definir precisamente o início do episódio de FA

Fonte: Elaborada pela autora, com base nas II Diretrizes Brasileiras de Fibrilação Atrial 2016.

função sistólica do ventrículo esquerdo.

Durante o seguimento ambulatorial, deve-se realizar periodicamente ecodopplercardiograma transtorácico (visando análise de fração de ejeção e dimensões do ventrículo esquerdo e tamanho do átrio esquerdo) e Holter de 24 horas (para avaliação da FC média e FC máxima).

Para a escolha das drogas antiarrítmicas ou para controle de FC a serem empregadas, deve-se levar em conta fatores cardíacos (disfunção ventricular presente ou não) e extracardíacos.

Tratamento farmacológico

O objetivo principal do tratamento é reduzir sintomas relacionados à FA.

Controle do ritmo

Para o controle do ritmo em pacientes com FA há algumas opções de drogas antiarrítmicas que devem ser selecionadas de acordo com o perfil de cada paciente (vide Tabela 35.3).

Em alguns pacientes com perfil adequado (paciente sem cardiopatia estrutural e FA aguda com duração menor que 48 horas) pode-se tentar a estratégia *pill in the pocket*. Esta consiste na administração de dose de ataque de propafenona (600 mg dose única, ou 450 mg se peso menor que 70 kg), inicialmente em ambiente hospitalar (pelo risco de transformação da FA em *flutter* atrial com resposta ventricular rápida, que pode ser mal tolerada hemodinamicamente). O paciente deve permanecer em repouso por 4 horas, e deve-se realizar um novo eletrocardiograma.

Vale ressaltar alguns aspectos sobre a toxicidade da amiodarona, que devem ser levados em conta na prática clínica (conforme especificado na Tabela 35.4).

Tabela 35.3 – Drogas utilizadas para controle do ritmo na fibrilação atrial

Droga	Indicação	Considerações	Posologia
Propafenona	Previne a recorrência de FA Pacientes sem cardiopatia estrutural importante	Leve ação betabloqueadora adrenérgica Não usar em pacientes com disfunção sistólica do ventrículo esquerdo	150 mg VO 8/8 h, até a dose máxima de 300 mg 8/8 h
Amiodarona	Previne a recorrência de FA de maneira mais eficaz Reservada para pacientes em que o primeiro tratamento falhou Pode ser usada em pacientes com cardiopatia estrutural	Pode ser usada inclusive em pacientes com insuficiência cardíaca Atenção à toxicidade	600-800 mg/dia VO (12/12 h ou 8/8 h) até a dose total de 10 g (impregnação). Após, manter 200-400 mg/dia
Sotalol	Previne a recorrência de FA Pacientes sem cardiopatia estrutural importante Pode ser usado em pacientes com coronariopatia	Pode prolongar o intervalo QT. Deve-se monitorar o aumento do intervalo QT e anormalidades das ondas T e U	80 mg VO 12/12 h, até 120-160 mg 12/12 h
Betabloqueadores	Melhor efeito na FA na presença de tireotoxicose ou induzida por exercício físico (adrenérgica)	Controle da frequência cardíaca	Propranolol 10-40 mg 3 x ao dia

Fonte: Elaborada pela autora, com base nas II Diretrizes Brasileiras de Fibrilação Atrial 2016.

Tabela 35.4 – Efeitos colaterais da amiodarona

Efeito adverso	Considerações
Tireoidopatia	Hipo ou hipertireoidismo Monitorar TSH e T_4 livre rotineiramente
Fotossensibilidade	Uso de bloqueador solar
Ocular	Fotofobia associada a borramento visual (decorrente de microdepósitos na córnea). Neurite óptica Avaliação oftalmológica periódica (fundo de olho)
Toxicidade hepática	Monitorar transaminases rotineiramente
Fibrose pulmonar	Monitoração radiológica e funcional rotineira Suspender amiodarona e considerar corticoide nos casos mais graves

Fonte: Elaborada pela autora.

Controle da frequência cardíaca

Uma vez que no contexto clínico se optou por manter o paciente em ritmo de fibrilação atrial, deve-se otimizar o controle da FC. O controle adequado pode reduzir sintomas (como palpitações, dispneia e cansaço) e manter estabilidade hemodinâmica, prevenindo a disfunção ventricular e o desenvolvimento de taquicardiomiopatia.

Com relação ao controle de FC e ritmo, os principais estudos da literatura concluíram que as estratégias de controle da FC e controle de ritmo têm resultados equivalentes. Os pacientes mais jovens, com menos tempo de fibrilação atrial e menor volume do átrio esquerdo (provável menor remodelamento atrial), têm maior probabilidade de sucesso no controle do ritmo.

Quanto ao controle da frequência cardíaca, as diretrizes atuais recomendam controle rigoroso da frequência cardíaca, apesar de poucos estudos sobre o assunto (estudos descritos na Tabela 35.5).

As drogas mais eficazes para o controle da frequência cardíaca são as que prolongam o período refratário do nó atrioventricular: digitálicos, betabloqueadores, bloqueadores dos canais de cálcio não di-hidropiridínicos e amiodarona (considerações e posologia sobre cada droga na Tabela 35.6).

Tabela 35.5 – Estratégias de controle da frequência cardíaca na fibrilação atrial

Estudos	Orientação	Observação
AFFIRM, RACE E AF-CHF	Estratégia de controle da FC com resultados equivalentes aos do controle do ritmo	
Controle brando *vs.* controle rigoroso da frequência cardíaca (RACE II)	Controle brando da FC (FC < 110 bpm) é não inferior ao controle mais rigoroso (FC < 80 bpm em repouso e FC < 110 bpm durante exercício moderado) da mesma, em pacientes com FA permanente	As diretrizes atuais recomendam controle rigoroso da FC

Fonte: Elaborada pela autora, baseado no artigo: *Lenient versus Strict Rate Control in Patients with Atrial Fibrillation* e no livro: Fibrilação Atrial. Séries Clínicas Brasileiras de Arritmias Cardíacas.

Tabela 35.6 – Drogas utilizadas para controle da frequência cardíaca na fibrilação atrial

Droga	Considerações	Posologia
Betabloqueadores	São as drogas mais utilizadas para o controle da FC. Situações de tônus adrenérgico elevado ou na associação de FA com isquemia miocárdica. Uso seguro e efetivo.	Propranolol: 10-40 mg 3× ao dia Carvedilol: 3,125-25 mg 2× ao dia Atenolol: 25-100 mg 1× ao dia Metoprolol: 100-200 mg 1× ao dia Bisoprolol: 2,5-10 mg 1× ao dia
Antagonistas dos canais de cálcio não di-hidropiridínicos	Eficientes para controle agudo e crônico da FC. Devem ser evitados em pacientes com IC com fração de ejeção reduzida. Uso preferencial em pacientes com doença pulmonar obstrutiva.	Verapamil: 40 mg 2× ao dia, até 360 mg/dia Diltiazem: 60 mg 2× ao dia, até 360 mg/dia
Digitálicos	Eficiente para o controle da FC em repouso, mas não em exercício. Isolados ou em associação com betabloqueadores. Atenção à função renal e intoxicação digitálica.	Digoxina: 0,125-0,5 mg 1× ao dia
Amiodarona	Também pode ser utilizada para controle de FC, por sua ação no nó atrioventricular. Atenção aos efeitos adversos.	100-200 mg 1× ao dia

Fonte: Elaborada pela autora, com base nas II Diretrizes Brasileiras de Fibrilação Atrial 2016.

Anticoagulação oral

Na presença de fatores de risco, a prevenção de eventos tromboembólicos é um dos pilares no tratamento da FA. É uma das principais causas de AVC, sendo que um em cada cinco AVC têm como causa a FA, com diversos impactos socioeconômicos.

É importante salientar que as formas de FA paroxística e permanente têm o mesmo risco de AVC.

No sentido de prevenir o AVC, utilizam-se estratificações de risco para eventos tromboembólicos e para definir a necessidade de anticoagulação, assim como estratificações de risco para definir o risco de sangramento.

Os escores de risco para eventos tromboembólicos mais utilizados atualmente são o CHADS2 e CHA2DS2-VASc (conforme descrito na Tabela 35.7). O objetivo do CHA2DS2-VASc é refinar a classificação do primeiro escore, principalmente em casos com classificação baixa ou intermediária (pontuação 0 ou 1).

Outros fatores de risco não contemplados nesses escores também podem ser considerados, como: insuficiência renal crônica com filtração glomerular ≤ 45 mL/min, e informações obtidas pelo ecocardiograma transesofágico (aumento de átrio esquerdo, presença de trombo, contraste espontâneo moderado ou intenso, ambos em átrio esquerdo e apêndice atrial esquerdo, e baixas velocidades de fluxo em apêndice atrial esquerdo – < 20 m/s).

Pacientes de baixo risco (escore CHA2DS2-VASc = zero) não têm indicação de terapia antitrombótica. Em pacientes com escore = 1, a terapia antitrombótica pode ser instituída, levando-se em conta o risco de sangramento e as preferências do paciente.

Tabela 35.7 – Escore CHA2S2-VASc

Escore	Fator de risco	Pontuação
C	Insuficiência cardíaca (CHF)	1
H	Hipertensão arterial sistêmica	1
A2	Idade (*age*) ≥ 75 anos	2
D	Diabetes *mellitus*	1
S2	AVC (*stroke*) ou acidente isquêmico transitório (AIT) prévio	2
V	Doença vascular	1
A	Idade (*age*) entre 65-74 anos	1
Sc	Sexo feminino (*sex category*)	1

Fonte: 2014 AHA/ACC/HRS Guideline for the Management of Patients with Atrial Fibrillation.

Com uma pontuação no escore de CHA2SD2-VASc ≥ 2, a terapia antitrombótica está indicada. Porém, pelo risco de complicações hemorrágicas com o uso da estratégia de anticoagulação oral, é recomendável utilizar um escore de risco para sangramento. Um dos escores mais usados é o HAS-BLED (descrito na Tabela 35.8).

Quanto às opções farmacológicas para a anticoagulação, devemos considerar ácido acetilsalicílico, varfarina e os novos anticoagulantes orais.

Ácido acetilsalicílico (AAS)

O AAS já foi muito utilizado para a prevenção de AVC tromboembólico, pelo seu efeito antiplaquetário, principalmente em pacientes com contraindicação para anticoagulação. Porém, estudos recentes demonstraram que o AAS não protege contra tromboembolismo e ainda apresenta risco de sangramento gastrointestinal, principalmente com o aumento da idade.

Varfarina

A varfarina tem ação anticoagulante através da inibição dos fatores de coagulação dependentes de vitamina K (II, VII, IX e X) e as proteínas C e S. Sua ação tem início em 24 a 72 horas, o que depende de uma série de fatores (trânsito intestinal, dose administrada, idade, sensibilidade genética, etnia) e sua meia-vida de

Tabela 35.8 – Escore HAS-BLED

Escore	Fator de risco	Pontuação
H	Hipertensão	1
A	Anormalidade renal/hepática	1 ou 2
S	*Stroke* (AVC)	1
B	*Bleeding* (sangramento = história ou predisposição)	1
L	Labilidade de INR	1
E	*Elderly* (idade > 65 anos)	1
D	Drogas/álcool	1 ou 2

INR: Índice Internacional Normalizado, dosado pelo tempo de protrombina sérico.
Caso a pontuação seja ≥ 3, deve-se ponderar a anticoagulação pelo alto risco de sangramento.
Fonte: 2014 AHA/ACC/HRS Guideline for the Management of Patients with Atrial Fibrillation.

eliminação é de 20 a 60 horas. A duração do efeito é de 2 a 5 dias após a interrupção da varfarina. Sua ação é medida pela dosagem do INR, cuja faixa terapêutica deve permanecer entre 2,0 e 3,0.

Com todas essas variáveis, ocorre uma grande variação das doses individuais, e uma maior dificuldade no controle da janela terapêutica estreita. Soma-se a esses fatores a interação com outros medicamentos, o nível de compreensão da variação da dose diária da medicação, o esquecimento da medicação e a ingestão variável de alimentos ricos em vitamina K (folhas verdes). Desta maneira, torna-se um pouco difícil para alguns pacientes manter o INR estável por pelo menos 6 meses consecutivos.

Para os pacientes em que se optar pela varfarina pode-se ajustar a dose de acordo com o INR (vide Tabela 35.9).

Novos Anticoagulantes Orais

Foram desenvolvidos novos anticoagulantes orais, que não dependem da interação com a vitamina K. São bloqueadores da trombina ou do fator Xa. Permitem algumas vantagens em relação à varfarina (antagonista da vitamina K), como: dose fixa, não obrigatoriedade de realizar exame laboratorial para ajuste de dose, muito baixa interação com outros medicamentos ou alimentos, segurança e maior aderência ao tratamento.

Atualmente, existem quatro novos anticoagulantes orais: dabigatrana, rivaroxabana, apixabana e edoxabana, sendo que este último ainda não está disponível no mercado brasileiro (descrição dos novos anticoagulantes orais na Tabela 35.10).

Em caso de sangramento de pequena importância, somente suspender a medicação e observar por 12 a

Tabela 35.9 – Ajuste de dose da varfarina de acordo com o INR

INR	Orientação
≤ 1,5	Aumentar a dose semanal em 15% e repetir o INR em 7-14 dias
1,51-1,99	Se o INR estiver decrescendo ou estiver baixo em duas ou mais ocasiões, aumentar a dose semanal em 10% e repetir o INR em 7-14 dias
2,0-3,0	Nenhuma mudança. Faixa terapêutica
3,01-3,99	A princípio, não suspender a varfarina. Se estiver em elevação ou se estiver em duas ou mais ocasiões, diminuir a dose semanal em 10% e repetir o INR em 7-14 dias
4,0-4,99	Suspender a varfarina por 1 dia. Diminuir a dose semanal em 10% e repetir o INR em 7-14 dias
5,0-8,99	Suspender a varfarina. Verificar sangramento. Considerar vitamina K oral 2-4 mg se houver risco aumentado de sangramento. Se o INR persistir elevado após 24 horas, administrar mais 2 mg de vitamina K oral e repetir o INR. Quando o INR estiver terapêutico, diminuir a dose semanal em 15%. Checar o INR semanalmente até que esteja estável
≥ 9,0	Suspender a varfarina, verificar sangramentos e considerar administrar vitamina K oral 5-20 mg. Encaminhar ao pronto-atendimento
Sangramento severo, independente do INR	Suspender varfarina e encaminhar ao pronto-atendimento (vitamina K endovenosa, plasma fresco congelado, fator VIIa recombinante ou concentrado de complexo protrombínico, dependendo da urgência)

Fonte: Elaborada pela autora, com base no *British Committee for Standards in Haematology – Guidelines on oral anticoagulation with warfarin.*

Tabela 35.10 – Novos anticoagulantes orais

Novo Anticoagulante Oral	Considerações
Dabigatrana	FA não valvar Inibidor competitivo direto da trombina Dose: 150 mg 2 × ao dia (baixo risco de sangramento) Em pacientes com maior risco de sangramento, utilizar 110 mg 2 × ao dia (idade ≥ 75 anos, depuração de creatinina 30-50 mL/min, história de sangramento gastrointestinal ou intracraniano prévio, uso concomitante de AAS, clopidogrel, amiodarona, uso crônico de anti-inflamatórios não hormonais, índice de massa corpórea < 18 kg/m^2)
Rivaroxabana	FA não valvar Bloqueador do fator Xa Dose: 20 mg 1 × ao dia (baixo risco de sangramento) Em pacientes com depuração de creatinina entre 30-49 mL/min, a dose preferencial deve ser de 15 mg 1 × ao dia
Apixabana	FA não valvar Bloqueador do fator Xa Dose: 5 mg 2 × ao dia Utilizar correção da dose para 2,5 mg 2 × ao dia se presentes dois dos seguintes fatores de risco: idade > 80 anos, peso < 60 kg, creatinina ≥ 1,5 mg/dL
Edoxabana	FA não valvar Bloqueador do fator Xa Dose: 60 mg 1 × ao dia Utilizar correção da dose para 30 mg 1 × ao dia, se: depuração de cretinina < 50 mL/min, peso < 60 kg, uso concomitante de inibidores potentes da glicoproteína P (verapamil)

Fonte: Elaborada pela autora, com base nas II Diretrizes Brasileiras de Fibrilação Atrial 2016, e no livro: Fibrilação Atrial. Séries Clínicas Brasileiras de Arritmias Cardíacas.

24 horas. Porém, se sangramento importante há opções, como: hemodiálise (no caso da dabigatrana), administração de carvão ativado (1 g por kg de peso corporal) se até 2 horas do evento (no caso da rivaroxabana, apixabana e edoxabana), administração de plasma fresco congelado (para suplementação dos fatores de coagulação, aplicável para todos) e concentrado de complexo protrombínico (para todos os novos anticoagulantes orais).

Cardioversão

Para a realização de cardioversão programada em ambulatório, pode-se utilizar a varfarina ou os novos anticoagulantes orais (descrição das condutas na Tabela 35.11).

Tabela 35.11 – Ajuste dos anticoagulantes orais para cardioversão elétrica ambulatorial

Varfarina	Anticoagulação adequada (3 INRs semanais na faixa terapêutica – entre 2,0 e 3,0) por 3 semanas, e após a cardioversão, manter a anticoagulação por pelo menos 4 semanas.
Novos anticoagulantes Orais	Anticoagulação por 3 semanas (rivaroxabana, dabigatrana ou apixabana), e após a cardioversão, manter a anticoagulação por pelo menos 4 semanas.

Fonte: Elaborada pela autora, com base nas II Diretrizes Brasileiras de Fibrilação Atrial, 2016.

Procedimentos invasivos

A terapia invasiva da FA por meio de ablação por cateter é a primeira escolha em pacientes com falência do uso de antiarrítmicos e naqueles selecionados com FA paroxística sem doença estrutural. A ablação do nó atrioventricular com implante de marca-passo unicameral deve ser a última estratégia a ser empregada nos pacientes sintomáticos, em que já foram despendidas diversas tentativas de controle de FC e/ou ritmo.

Com as limitações terapêuticas e a gravidade dos eventos embólicos relacionados à FA, surgiram novas estratégias visando a redução dos fenômenos tromboembólicos. A oclusão do apêndice atrial esquerdo através de dispositivos percutâneos surgiu como uma alternativa terapêutica em casos selecionados.

Considerações finais

A FA é umas das principais causas de fenômenos tromboembólicos, principalmente o AVC, e deve-se tratar os pacientes com base em três pilares: controle de ritmo, controle de FC e anticoagulação oral. Deve-se utilizar os escores de risco para anticoagulação (CHA2DS2-VASc) e sangramento (HASBLED) a fim de considerar a anticoagulação de forma individual. De acordo com cada paciente, avaliar o uso da varfarina ou dos novos anticoagulantes orais E, em casos selecionados, considerar ablação por cateter da FA ou mesmo oclusão do apêndice atrial.

Bibliografia consultada

1. 2014 AHA/ ACC/ HRS Guideline for the Management of Patients with Atrial Fibrillation. JACC. 2014;64(21):2246-80.
2. British Committee for Standards in Haematology. Guidelines on oral anticoagulation with warfarin. 4th ed. 2011.
3. Diretrizes Brasileiras de Fibrilação Atrial. Arq Bras Cardiol. 2009;92(6 supl. 1):1-39.
4. II Diretrizes Brasileiras de Fibrilação Atrial. Arq Bras Cardiol. 2016;106(4 supl. 2):1-22.
5. Lorga Filho AM. Fibrilação Atrial. Séries Clínicas Brasileiras de Arritmias Cardíacas.. São Paulo: Ed. Atheneu; 2012.
6. Van Gelder CI, et al. For the RACE II Investigators. Lenient versus strict rate control in patients with atrial fibrillation. N Engl J Med. 2010;362:1363-1373.

36 *Flutter* Atrial

Acácio Fernandes Cardoso

Introdução

O *flutter* atrial (FLA) é uma taquiarritmia comum, com características peculiares, passíveis de identificação pelo eletrocardiograma. O circuito do FLA é formado por barreiras anatômicas e funcionais nos átrios, principalmente o direito. A associação com a fibrilação atrial (FA) é frequente e seu tratamento clínico deriva, em grande parte, dos resultados dos estudos envolvendo essa arritmia. Apesar disso, a distinção com a FA é fundamental, principalmente na escolha da melhor opção terapêutica, seja na fase aguda ou na prevenção de recorrências.

Neste capítulo abordaremos os principais aspectos relacionados ao reconhecimento, mecanismos, características clínicas e tratamento do FLA.

Epidemiologia

Estima-se que cerca de 10% dos pacientes com taquicardia supraventricular apresentam FLA[1]. Estudos epidemiológicos indicam que a incidência do FLA é cerca de 88/100.000 pessoas por ano[2]. Acomete duas a cinco vezes mais homens do que mulheres[2]. Assim como na FA, a incidência aumenta exponencialmente com a idade (de 5/100.000 pessoas/ano abaixo dos 50 anos para 587/100.000 pessoas/ano para idade acima de 80 anos)[2]. Estudos já demonstraram que o FLA está associado a elevada mortalidade, embora não tão alta como na FA ou quando ambas as arritmias estão associadas[3,4].

Definição de macrorreentrada

O termo macrorreentrada descreve uma ativação circular que gira ao redor de obstáculos anatômicos com mais de 2 cm de área[5].

Mecanismo do *flutter* atrial

O conhecimento da anatomia e das características eletrofisiológicas do átrio direito (AD) é fundamental para o entendimento dos mecanismos evolvidos na gênese do FLA. Em 90% dos casos, o circuito arritmogênico responsável pelo FLA envolve barreiras anatômicas e funcionais localizadas no AD[5]. Essas estruturas são formadas principalmente pelo septo interatrial, pela crista terminal (localizada na parede lateral do AD), pelas veias cavas e por uma zona de condução lenta denominada istmo cavotricuspídeo (ICT). Este é delimitado anteriormente pela válvula tricúspide e posteriormente pela veia cava inferior. O ICT permite uma revolução da condução atrial nos sentidos horário e anti-horário. No FLA anti-horário, a condução atrial se processa no sentido caudal-cranial pela crista terminal, segue em direção ao septo atrial direito, move-se no sentido cranial-caudal, atravessa a região do ICT e alcança novamente a porção baixa da crista terminal completando o circuito de macrorreentrada (Figura 36.1). No FLA horário, o circuito é idêntico, apenas o sentido da ativação atrial se inverte e por isso é reconhecido como FLA reverso (Figura 36.2). Outras barreiras anatômicas ocasionadas por lesões de atriotomia após cirurgias cardíacas e, mais recentemente, lesões incompletas após a ablação da FA, podem criar condições para o desencadeamento de macrorreentradas nos átrios.

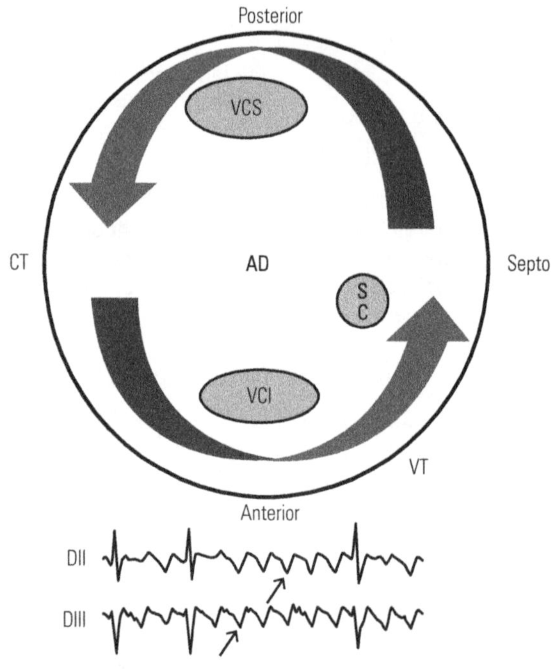

Figura 36.1 – *Flutter* atrial típico (sentido anti-horário). A condução atrial se processa pelo septo interatrial no sentido caudal-cranial e retorna pela crista terminalis no sentido cranial-caudal, passa pelo ICT e alcança novamente o septo interatrial, completando o circuito de macroreentrada. As derivações DII e DIII demonstram o padrão morfológico do FLA dependente do ICT no sentido anti-horário. As ondas F (setas) são negativas e com aspecto serrilhado. VCS = Veia cava superior. AD = Átrio direito. VCI = Veia cava inferior. SC = Seio coronario. VT = Válvula tricúspide.

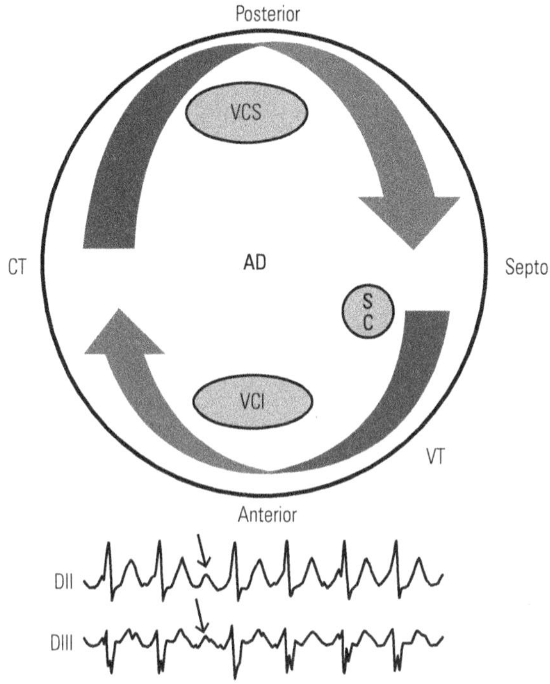

Figura 36.2 – *Flutter* atrial típico (sentido horário). A condução atrial se processa no sentido inverso ao FLA anti-horário, utilizando o mesmo circuito. Nas derivações inferiores, as ondas F tornam-se positivas. AD = Átrio direito. SC = Seio coronário. VCS = Veia cava superior. VCI = Veia cava inferior. VT = Válvula tricúspide.

Classificação do *flutter* atrial

O FLA pode ser classificado segundo as caraterísticas anatômicas e eletrofisiológicas do circuito macrorreentrante[5]. Chamamos de FLA típico o circuito que envolve o ICT, seja no sentido anti-horário ou horário (*flutter* típico reverso). Circuitos menos comuns envolvendo as veias cavas e a crista terminal, por utilizarem estruturas anatômicas envolvidas no circuito do FLA istmo-dependente, podem ser classificados como variantes do FLA típico. Os circuitos macrorreentrantes nos átrios que não utilizam o ICT são classificados como FLA atípicos e estão relacionados com incisões cicatriciais nos átrios, *paths* após correções cirúrgicas e lesões incompletas após a ablação por cateter da FA. Ocasionalmente, o FLA atípico pode ocorrer sem relação com intervenções ou cirurgias, através da utilização de barreiras anatômicas e áreas de condução lenta, principalmente no átrio esquerdo (Figura 36.3).

	Taquicardias atriais macrorreentrantes
AD	*Flutter* atrial típico • Anti-horário dependente do ITC • Horário dependente do ICT MRA após atriotomia ou *path* MRA não dependente do ICT e sem atriotomia
AE	MRA sem atriotomia MRA após atriotomia MRA após ablação por cateter

AD = Átrio direito, AE = Átrio esquerdo, MRA = Macrorreentrada atrial.

Figura 36.3 – Classificação do *flutter* atrial.

Etiologia e fatores de risco

O FLA isoladamente, na ausência de cardiopatias e fatores desencadeantes, é incomum. As principais condições associadas ao FLA são hipertireoidismo, cardiopatia valvar, doenças do pericárdio, cardiopatias congênitas, pós-operatório de cirurgia cardíaca e especialmente após correções de defeitos cardíacos congênitos. Além do sexo e da idade avançada, os fatores de risco estão associados à presença de insuficiência cardíaca, doença pulmonar crônica, acidente vascular prévio e infarto do miocárdio[6]. O uso de antiarrítmicos para o controle do ritmo na FA também pode desencadear FLA. A predisposição genética é ainda incerta. Estudos preliminares sugerem que uma causa genética pode existir, embora o FLA possa ser apenas uma manifestação de anormalidades cardíacas genéticas associadas a cardiomiopatias e doenças do sistema de condução[6].

Apresentação clínica

O FLA se apresenta usualmente de forma paroxística. Menos comumente exibe um ritmo persistente e estável. Os sintomas são mais prevalentes na forma paroxística e quando a resposta ventricular é rápida. As palpitações são o sintoma mais comum. Dispneia, desconforto torácico, fadiga, pré-síncopes e síncopes podem ocorrer. Ocasionalmente, é uma causa de precipitação de insuficiência cardíaca em pacientes com disfunção ventricular. A coexistência de FA e FLA torna os pacientes mais sintomáticos, uma vez que a resposta ventricular tende a ser bem mais alta na presença do FLA. A persistência do FLA associada a resposta ventricular elevada pode causar taquicardiomiopatia[7] (dilatação ventricular secundária a taquicardia). O reconhecimento desta alteração é muito importante, uma vez que a eliminação da arritmia pode restaurar a função ventricular.

Eletrocardiograma do FLA típico

O FLA típico ou dependente do ICT apresenta características eletrocardiográficas que facilitam sua identificação. O padrão morfológico mais observado (90% dos casos) demonstra ondas F negativas, com aspecto serrilhado, nas derivações inferiores e positivas no V1, com frequência atrial que varia entre 250 e 350 bpm/min (Figura 36.4), correspondendo ao FLA típico no sentido anti-horário. Já no FLA típico horário ou reverso, as ondas F se apresentam positivas nas derivações inferiores e negativas em V1.

Mais comumente a condução para os ventrículos ocorre numa frequência de 2:1, o que confere uma frequência ventricular em torno de 150 bpm. A visualização das ondas F nestes casos pode ser difícil, podendo ser reveladas pelo aumento do grau de bloqueio no nó AV através da manobra vagal ou pelo uso de medicamentos (p. ex., adenosina IV). Drogas antiarrítmicas, bem como a recorrência após a ablação por cateter, podem tornar o circuito mais lentificado e diminuir a frequência do FLA, dificultando o diagnóstico diferencial com a taquicardia atrial. Raramente a condução AV 1:1 pode resultar em eventos fatais[8]. A presença de pré-excitação ventricular, o uso de medicamentos que alteram a velocidade de condução pelo nó AV, pacientes com condução AV acelerada e estados hiperadrenérgicos, podem precipitar uma condução 1:1. O ritmo também pode ser irregular, quando a reposta ventricular é variável. Já em pacientes idosos, é comum observarmos o FLA com baixa resposta ventricular.

Os outros tipos de taquicardias atriais macrorreentrantes (FLA atípicos), por estarem envolvidos em circuitos complexos, não apresentam padrões eletrocardiográficos definidos que permitem sua identificação anatômica pelo ECG.

Tratamento do FLA

As indicações de tratamento no FLA são baseadas na forma de apresentação na fase aguda, na resposta ao tratamento com drogas antiarrítmicas e a possibilidade de eliminação do circuito da arritmia através da ablação por cateter[9]. Estudos comparando o controle da resposta ventricular *versus* o controle do ritmo[10] não são aplicáveis no FLA, em função da pobre tolerância ao controle da resposta ventricular e devido à alta eficácia da ablação.

Tratamento da fase aguda

Na presença de instabilidade hemodinâmica ou sintomas significativos (p. ex., hipotensão arterial, insuficiência cardíaca congestiva), a cardioversão elétrica sincronizada deve ser realizada de imediato. A taxa de reversão é superior a 90% e choques monofásicos com baixa energia (em torno de 50 joules) costumam ser efetivos. O insucesso da cardioversão elétrica está relacionado a tempo prolongado de taquicardia, disfunção ventricular esquerda e aumento do átrio esquerdo[11]. Outra forma efetiva de reversão pode ser conseguida através da estimulação atrial rápida com eletrodos de marca-passo temporário ou definitivo[12]. Essa é uma boa opção para portadores de marca-passo definitivo, no pós-operatório de cirurgia cardíaca, quando a cardioversão elétrica é contraindicada e para pacientes com disfunção do nó sinusal, em que o risco de bradicardia significativa ou assistolia após a reversão é considerável.

As drogas antiarrítmicas são pouco utilizadas durante a cardioversão química do FLA. A droga mais efetiva é o ibutilide[13] (não disponível no Brasil). Os antiarrítmicos das classes I e III (propafenona e amiodarona) apresentam baixa taxa de reversão química no FLA (em torno de 20 a 40%) e por isso devem ser preteridas[14]. Devido à alta taxa de reversão com a cardioversão elétrica, essa continua sendo a melhor opção para restabelecer o ritmo sinusal no FLA (Figura 36.5).

Quando a escolha for pelo controle da resposta ventricular, os betabloqueadores, bloqueadores dos

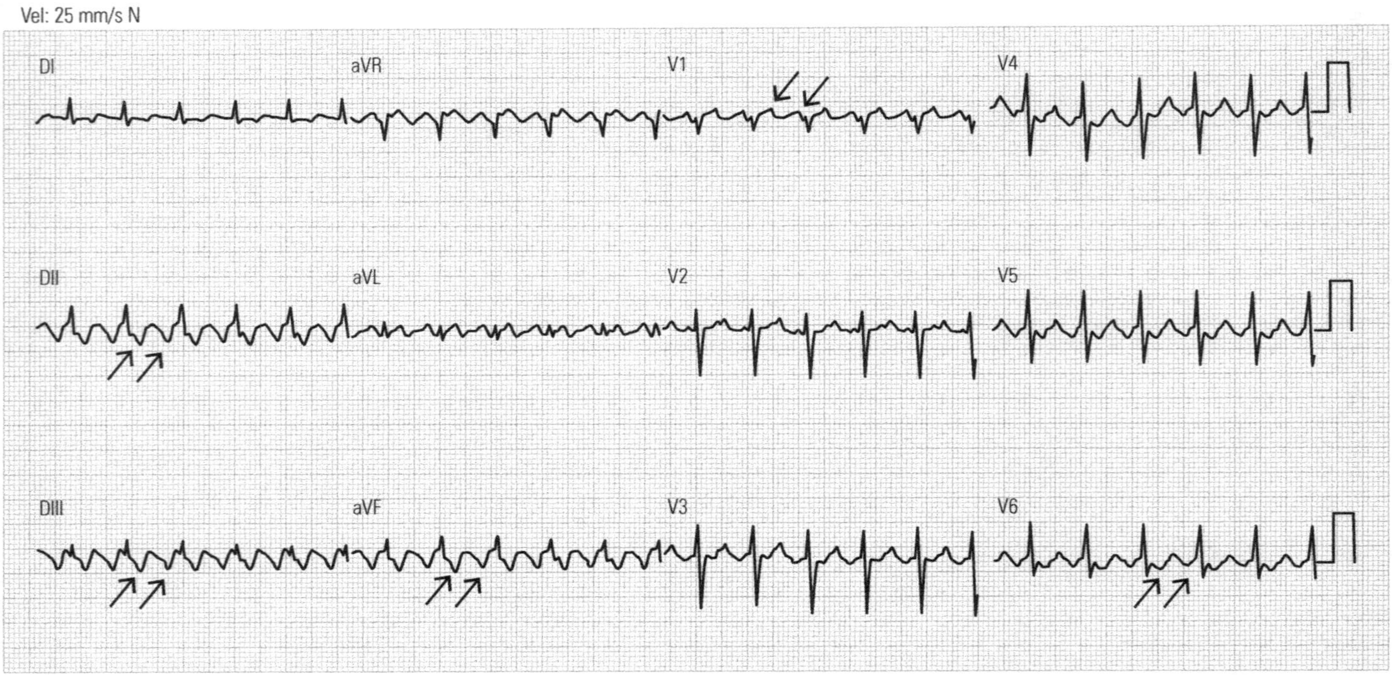

Figura 36.4 – *Flutter* atrial típico (ICT dependente) no sentido anti-horário. Ondas F (setas) negativas nas derivações inferiores, positivas em V1 e negativas em V6. A condução AV ocorre numa frequência de 2:1 (FC atrial = 300bpm e a ventricular = 150bpm)

canais de cálcio (p. ex., diltiazem e verapamil), o digital e amiodarona podem ser utilizados[13]. Ao contrário do observado na FA, o controle da resposta ventricular no FLA pode ser mais difícil. Comparados com os antagonistas de canais de cálcio, os B bloqueadores apresentam a mesma efetividade no controle da resposta ventricular[14].

Quando comparado com o verapamil, o diatiazem também apresenta a mesma efetividade, porém com menor taxa de eventos adversos, principalmente para pacientes com disfunção ventricular[15]. Em pacientes com disfunção ventricular importante ou com sinais de insuficiência cardíaca, o digital ou a amiodarona são as opções mais indicadas. A amiodarona apresenta um bom desempenho em pacientes criticamente enfermos com taquiarritmias[16] atriais e pode ser utilizada nesse cenário.

Prevenção de recorrências

Após um primeiro episódio bem tolerado, uma estratégia conservadora pode ser adotada, sem a necessidade de drogas antiarrítmicas. Por outro lado, se recorrências ocorrem ou se o primeiro episódio é mal tole-

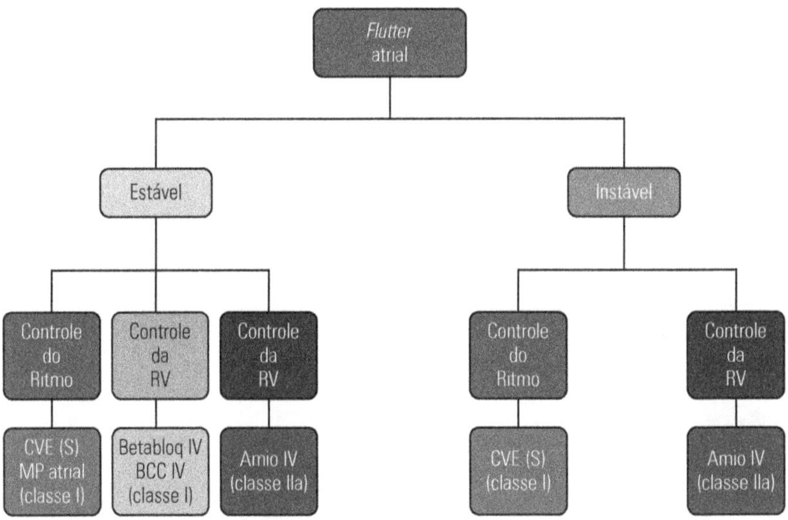

Figura 36.5 – Abordagem do tratamento da fase aguda do FLA (Recomendações baseadas nas diretrizes da ACC/AHA/HRS 2015). RV = Resposta ventricular. B. Bloq = Betabloqueador. BCC = Bloqueadores de canais de cálcio. Amio = Amiodarona. CVE (S) = Cardioversão elétrica sincronizada. MP = Marca-passo.

rado, o tratamento deve ser através da ablação por cateter, o qual previne a recorrência em mais de 90% dos casos no longo prazo[17].

O tratamento com drogas antiarrítmicas para manutenção do ritmo sinusal costuma ser pouco efetivo, com alta taxa de recorrências. Caso esta seja a opção de tratamento, atenção deve ser dada aos possíveis efeitos adversos. A propafenona, indicada na prevenção de recorrências em pacientes sem disfunção ventricular, pode produzir um alentecimento do circuito do FLA e promover uma melhora da condução AV, propiciando a ocorrência do FLA 1:1 com rápidas respostas ventriculares e maiores chances de instabilidade hemodinâmica[18]. Por isso, deve ser evitada no tratamento do FLA. Uma vez utilizada, sempre deve ser prescrita associada a uma droga que diminui a condução pelo nó AV, como os betabloqueadores, por exemplo. O cloridrato de sotalol pode ser utilizado em pacientes com função ventricular preservada e a amiodarona é a única opção para pacientes com disfunção ventricular. Por serem drogas que podem aumentar o intervalo QT e ocasionar episódios de *torsades de pointes*, a monitoração do ECG ao longo do tratamento é fundamental (Figura 36.6).

Controle da resposta ventricular no FLA

O controle da resposta ventricular com agentes farmacológicos que atuam no nó AV costuma ser pouco

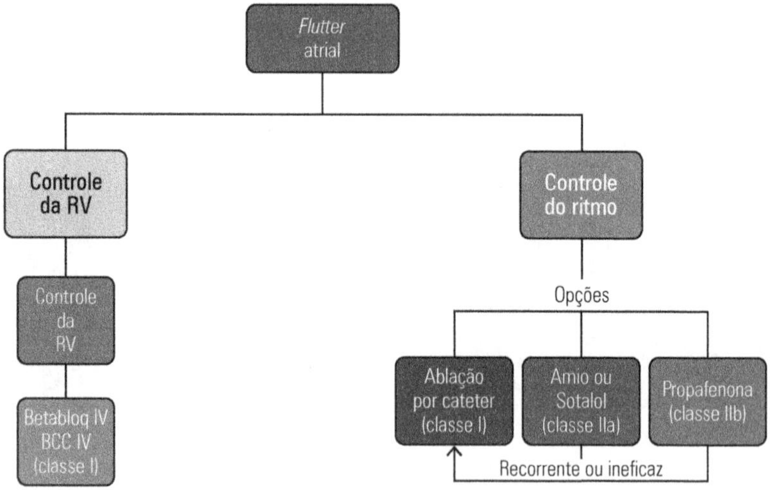

Figura 36.6 – Abordagem do tratamento para prevenção de recorrências no FLA (Recomendações baseadas nas diretrizes da ACC/AHA/HRS 2015). RV = Resposta ventricular. Betabloqueador. BCC = Bloqueadores de canais de cálcio. Amio = Amiodarona.

efetivo no FLA. Essa pode ser uma boa alternativa para pacientes idosos, assintomáticos, com resposta ventricular adequada. Para as outras situações, em função de sua efetividade e segurança, a ablação por cateter é a opção de escolha.

Ablação por cateter do FLA típico

A ablação por cateter do FLA típico tem como alvo o ICT. Através de um cateter com ponta de 8 mm ou irrigado cria-se uma linha de bloqueio no ICT que impede a passagem do impulso atrial durante a iniciação do FLA (Figura 36.7). O procedimento é muito efetivo, com taxa de sucesso acima de 90% e a incidência de complicações é rara. Sua indicação é consensual no FLA mal tolerado, no FLA recorrente e bem tolerado e naqueles que desenvolvem o FLA durante o tratamento da FA com drogas do grupo IC (propafenona) ou amiodarona[19].

Ablação por cateter do FLA atípico

O FLA atípico (não dependente do ICT) é incomum e envolve situações específicas. A comparação entre a ablação por cateter e o tratamento clínico ainda não foi avaliada por estudos clínicos randomizados nesse cenário. Em geral, a ablação por cateter no FLA atípico é bem mais difícil, uma vez que envolve circuitos complexos, sem definição anatômica predefinida e de difícil localização pelas técnicas de mapeamento eletrofisio-

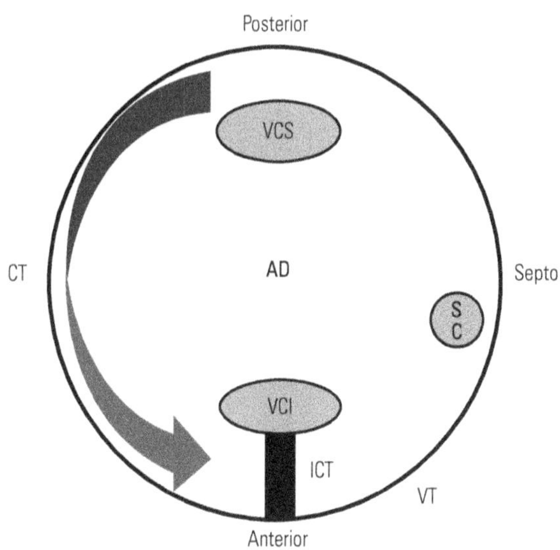

Figura 36.7 – Tratamento do FLA típico através da ablação por cateter. Realiza-se uma linha de bloqueio entre a VCI e a válvula tricúspide que impede a passagem da condução atrial e a iniciação do FLA dependente do ICT. AD = Átrio direito. ICT = Istmo-cavotricuspídeo. SC = Seio coronário. VCI = Veia cava inferior. VCS = Veia cava superior.

lógico. Sua indicação deve ser orientada para pacientes refratários ao tratamento clínico com pelo menos uma droga antiarrítmica[13-19]. Muitos episódios de FLA que ocorrem nos primeiros 3 meses após a ablação por cateter ou após cirurgia cardíaca não requerem tratamento após esse período e devem ser controlados preferencialmente com medicamentos.

Anticoagulação no FLA

As recomendações para anticoagulação no FLA seguem as mesmas indicações daquelas para prevenção de eventos tromboembólicos na FA[20]. No FLA com mais de 48 horas de evolução a cardioversão ou a ablação poderão ser realizadas mediante anticoagulação prévia por 3 semanas ou após a exclusão de trombos atriais pelo ecocardiograma transesofágico. Da mesma forma, a anticoagulação deverá ser mantida por pelo menos 4 semanas após a restauração do ritmo sinusal.

Associação entre FA e FLA

FLA e FA são arritmias que podem coexistir no mesmo paciente. O controle do ritmo na FA com drogas antiarrítmicas dos grupos IC (propafenona) e III (amiodarona) pode elevar o risco para o desenvolvimento de FLA em 15-20%[21,22]. Neste caso, a eliminação do FLA através da ablação por cateter e a manutenção da droga antiarrítmica podem levar ao controle satisfatório do ritmo sinusal, estratégia conhecida como tratamento hibrido[23]. Por outro lado, cerca de 25-30% dos pacientes submetidos a ablação de FLA podem evoluir com FA ao longo do tempo[24,25]. A presença de disfunção ventricular, uma história prévia de FA, o aumento do átrio esquerdo e a presença de insuficiência mitral importante são fatores que predispõem ao surgimento precoce de FA após a eliminação do FLA[26]. Em pacientes com ambas as arritmias, quando o FLA predomina, sua eliminação através da ablação pode levar a uma redução dos episódios de FA. No entanto, isso não é observado quando a predominância é da FA.

Conclusões

O FLA é uma arritmia comum, com características próprias e algumas similaridades com a FA. O reconhecimento do padrão morfológico do FLA pelo ECG é fundamental e constitui a base para o entendimento do substrato eletrofisiológico dessa arritmia. Uma vez definido como FLA ICT-dependente, o tratamento definitivo pela ablação se impõe na maioria das vezes. As opções farmacológicas, apesar de menos efetivas, podem ser utilizadas tanto na fase aguda quanto no manejo crônico e o controle das situações clínicas que promovem alterações estruturais nos átrios não deve ser desprezado. Assim como na FA, o risco tromboembólico existe e deve ser considerado durante o tratamento.

Por fim, o desenvolvimento da eletrofisiologia cardíaca e das técnicas de mapeamento das arritmias, atualmente, permite o entendimento de circuitos macrorreentrantes nos átrios que não envolvem a participação no ICT (FLA atípicos), proporcionando melhores resultados através da ablação por cateter.

Referências bibliográficas

1. Wellens HJ. Contemporary management of atrial flutter. Circulation 2002. Aug 6;106(6):649-52.
2. Granada J, Uribe W, Chyou PH, et al. Incidence and predictors of atrial flutter in the general population. J Am Coll Cardiol. 2000;36:2242-6.
3. Vidaillet H, Granada JF, Chyou PH, et al. A population-based study of mortallity among patients with atrial fibrillation or flutter. Am J Med. 2002;113:365-70.
4. Halligan SC, Gersh BJ, Brown RD Jr, et al. The natural history of lone atrial flutter. Ann Inter Med. 2004;140:265-8.
5. Saoudi N Cosio F, Waldo A, et al. A classification of atrial flutter and regular atrial tachycardia according to electrophysiological mechanisms and anatomical bases; A Statement From a Joint Expert Group From the Working Group of Arrhythmias of the European society of Cardiology and the North American Society of Pacing and Electrophysiology. European Heart Journal. 2001 Jul;22(14):1162-82.

37 Diagnóstico Diferencial das Taquicardias de QRS Largo

- Luís Gustavo Ramos
- Fernanda Boni Bilia

Introdução

Taquicardias de QRS largo são ritmos cardíacos com resposta ventricular acima de 100 bpm e complexos QRS com duração maior que 120 milissegundos. Ocorrem devido ao retardo na ativação ventricular, ou seja, os ventrículos são ativados total ou parcialmente através da condução célula a célula.

Dentre as causas dessas taquicardias, podemos destacar:

- taquicardia ventricular – TV;
- taquicardia supraventricular com aberrância – TSV (bloqueios de ramos preexistentes ou funcionais);
- taquicardias supraventriculares pré-excitadas (taquicardia por reentrada atrioventricular antidrômica, taquicardia atrial ou por reentrada nodal com via acessória *bystander*);
- taquicardia secundária aos efeitos pró-arrítmicos das drogas antiarrítmicas;
- anormalidades eletrolíticas e metabólicas (hipercalemia);
- taquicardias mediadas por marca-passo.

Apesar do desenvolvimento da cardiologia em diferentes aspectos, o diagnóstico correto, bem como o manejo das taquicardias com QRS largo, ainda é um grande desafio. Na maioria dos casos, os dados clínicos podem não ser suficientes.

Desse modo, a análise cuidadosa e criteriosa do eletrocardiograma torna-se decisiva, uma vez que o manejo equivocado de uma taquicardia ventricular pode ser extremamente desastroso.

Dados clínicos relevantes

As TV respondem por 80% das taquicardias com QRS largo, enquanto as TSV com aberrância de condução, por apenas 15%. A presença de doença cardíaca estrutural, em especial angina, IAM prévio ou ICC, sugere fortemente o diagnóstico de TV, com uma acurácia de até 95%. Entretanto, algumas formas de TV podem ocorrer em corações estruturalmente normais, como as TV fasciculares ou as TV associadas a doenças genéticas (TV catecolaminérgica, síndrome de Brugada, etc.).

A idade do paciente também pode sugerir a causa da taquicardia com QRS largo. Em pacientes com mais de 35 anos, o valor preditivo positivo (VPP) para TV é de 85%. Já para os pacientes mais jovens, o VPP para TSV com aberrância é de 75%.

A presença de dispositivos implantáveis (MP e, em especial, ressincronizador e CDI) também sugere doenças cardíacas, favorecendo, portanto, a hipótese de taquicardia ventricular. Além disso, os próprios dispositivos podem estar implicados na formação da arritmia com QRS largo, como nas taquicardias induzidas ou mediadas pelo MP.

Algumas medicações, inclusive alguns antiarrítmicos (sotalol, amiodarona ou quinidina), possuem efeitos pró-arrítmicos. A arritmia geralmente induzida por atividade deflagrada é a *torsades de pointes*. Outro exemplo bastante comum é o uso de diuréticos, levando à hipocalemia e hipomagnesemia, e favorecendo, portanto, a ocorrência de TV. Daí a importância da análise laboratorial logo na abordagem inicial.

Durante as taquicardias, os sintomas podem ser muito variáveis. Alguns pacientes se apresentam assintomáticos ou oligossintomáticos, referindo apenas tonturas ou palpitações. Outros podem apresentar sintomas graves, como dor ou desconforto torácico intenso, diaforese, convulsões e até colapso hemodinâmico.

A intensidade dos sintomas e o comprometimento hemodinâmico, no entanto, não nos permitem diferenciar as causas da taquicardia com QRS largo. Muitos pacientes podem apresentar TV bem toleradas sob o aspecto hemodinâmico. Da mesma forma, as TSV podem causar graves alterações hemodinâmicas levando, em alguns casos, à perda da consciência e do tônus postural.

Os dados do exame físico, em especial nível de consciência, PA, FC e perfusão periférica nos auxiliam a avaliar o grau de acometimento hemodinâmico e, portanto, quão urgente a terapia deve ser realizada, independentemente do tipo de arritmia.

Alguns dados no exame físico podem direcionar o diagnóstico diferencial das taquicardias de QRS largo. Dignas de nota são as ondas A "em canhão" intermitentes. Este achado clínico é a pulsação jugular irregular no pescoço, resultado da contração atrial direita que, dissociada da contração ventricular, encontra a valva tricúspide fechada, levando ao aumento da pressão na câmara atrial direita, que se transmite para as veias jugulares. Quando presente, favorece de maneira substancial o diagnóstico de TV, pois é característico da dissociação AV.

Avaliação eletrocardiográfica

Alguns dados eletrocardiográficos, quando presentes, favorecem o diagnóstico de TV (Figura 37.1). Dentre eles, destacam-se:

1. Relação atrioventricular:
   - ondas P dissociadas dos complexos QRS;
   - batimentos de fusão;
   - batimentos de captura;
   - relação A/V < 1;
2. Duração do QRS:
   - QRS com padrão de BRD e duração maior que 140 ms;
   - QRS com padrão de BRE e duração maior que 160 ms;
   - A duração do complexo QRS da TV é menor que a duração do QRS no ritmo sinusal.
3. Eixo de QRS:
   - mudança do eixo elétrico de QRS maior que 40° quando comparado ao ritmo sinusal;
   - eixo de QRS em quadrante superior direito;
   - desvio do eixo de QRS para a esquerda na presença BRD;
   - desvio do eixo de QRS para a direita na presença de BRE.
4. Concordância precordial do QRS:
   - concordância negativa (QRS negativo de V1 a V6);
   - concordância positiva (QRS positivo de V1 a V6);

5. Morfologia do QRS quando a taquicardia apresenta padrão de BRD:
   - onda R monofásica, complexo bifásico qR ou onda R alargada (> 40 ms) na derivação V1;
   - sinal da orelha de coelho (entalhe com duplo pico de onda R na derivação V1 com o pico esquerdo mais alto que o pico direito);
   - complexo rS na derivação V6;
   - ritmo sinusal com bloqueio de ramo contralateral;
6. Morfologia do QRS quando a taquicardia apresenta padrão de BRE:
   - alargamento da fase inicial (> 40 ms) da onda R na derivação V1 ou V2;
   - onda R, na derivação V1, mais alta durante a taquicardia do que em ritmo sinusal;
   - fase descendente lenta ao nadir da onda S ou entalhe no pico descendente da onda S na derivação V1;
   - intervalo RS > 70 ms na derivação V1 ou V2;
   - ondas Q ou QS na derivação V6.

Algoritmos

Com a finalidade de integrar os dados eletrocardiográficos e de facilitar o diagnóstico das taquicardias com QRS largo, foram criados alguns algoritmos. De maneira prática, com três ou quatro passos, podemos chegar ao diagnóstico correto contando com elevada acurácia e especificidade.

Os critérios ou algoritmo de Brugada, bem como o algoritmo de Vereckei, são os mais conhecidos e utilizados na prática clínica.

De acordo com o algoritmo de Brugada (Figura 37.2), o primeiro critério a ser analisado é a ausência de RS em todas as derivações precordiais.

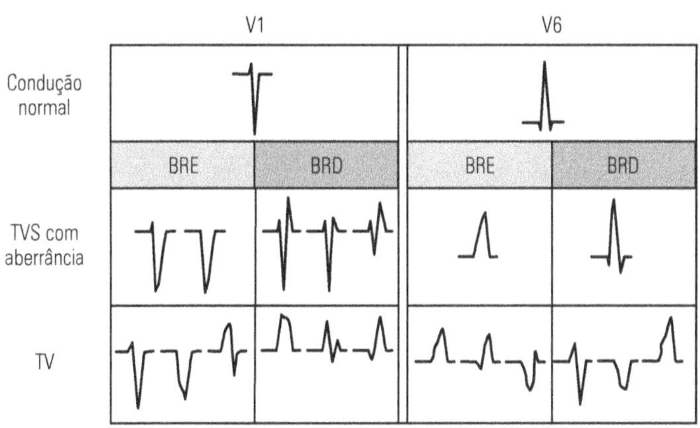

Figura 37.1 – Representação das morfologias do QRS mais comumente encontradas nas TV, TSV com aberrância de condução nas derivações de V1 a V6 com os padrões de BRD e de BRE. (Adaptado de: Miller JM, Das MK, Arora R, Alberte-Lista C. Differential diagnosis of wide QRS complex tachycardia. In Zipes DP, Jalife J, eds. Cardiac Electrophysiology: From Cell to Bedside. 4th ed. Philadelphia: WB Saunders; 2004. p. 747-757.)

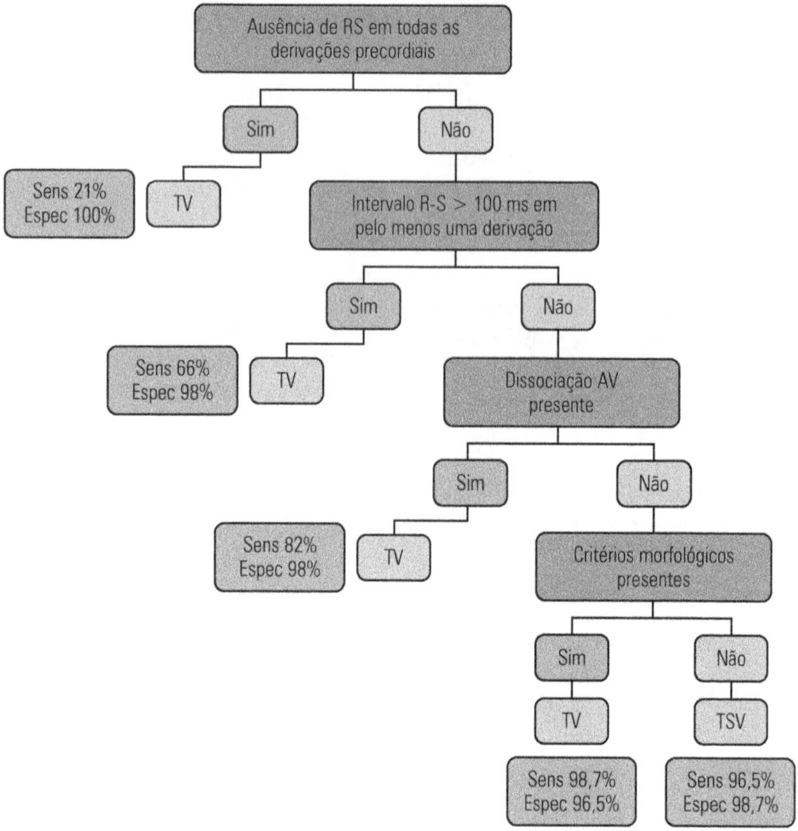

(Adaptado de Brugada P, Brugada J, Mont L, et al: A new approach to the differential diagnosis of a regular tachycardia with a wide QRS complex. Circulation 1991;83:1649.)

Figura 37.2 – Algoritmo de Brugada.

Se o complexo RS não estiver presente em pelo menos uma derivação precordial, o diagnóstico de taquicardia ventricular já está feito, não havendo necessidade de continuar o algoritmo.

Caso contrário, o próximo passo é analisar o intervalo mais longo entre o início da onda R até o nadir da onda S, dentre todas as derivações precordiais. Caso ele seja maior que 100 ms, novamente o diagnóstico de taquicardia ventricular está firmado e a análise pode ser interrompida. Se não, analisa-se a dissociação ventricular que, como já foi dita, é favorável à TV. Depois os critérios morfológicos do complexo QRS, que devem estar presentes concomitantemente nas derivações V1 e V6, tanto para bloqueio de ramo direito quanto para bloqueio de ramo esquerdo, conforme os exemplos da Figura 37.1. Nos casos em que, para todos os critérios, a resposta tenha sido negativa, é feito o diagnóstico de taquicardia supraventricular com aberrância de condução por exclusão de TV.

O algoritmo de Vereckei (Figura 37.3) surgiu na intenção de facilitar e/ou aumentar a acurácia para o diagnóstico de TV, uma vez que alguns casos de pacientes com TSV com aberrância, na vigência de uso de antiarrítmicos, apresentaram intervalo RS > 100 ms, fechando diagnóstico de TV incorretamente, além de outras particularidades. Neste algoritmo não são analisados os padrões morfológicos dos bloqueios, facilitando a inter-

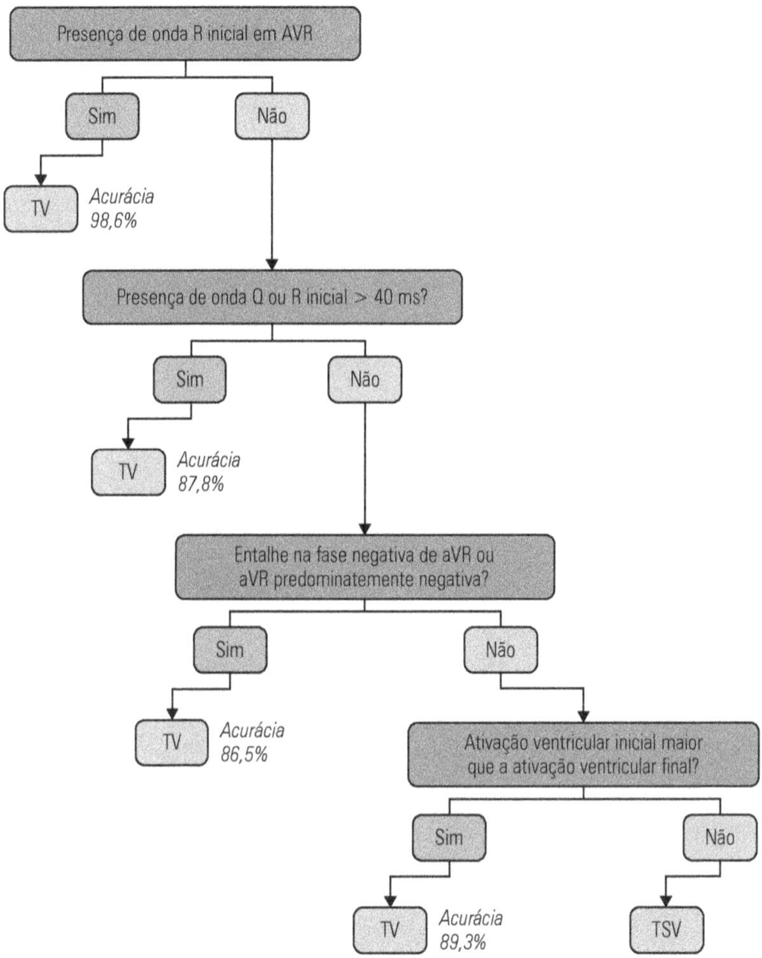

Adaptado de: Vereckei A, Duray G, Szénási G, et al. New algorithm using only lead aVR for differential diagnosis of wide QRS complex tachycardia. Heart Rhythm. 2008;5:89.

Figura 37.3 – Novo algoritmo de Vereckei.

pretação do traçado eletrocardiográfico, uma vez que a interpretação dos bloqueios de ramo pode não ser tão facilmente realizada.

Além disso, este algoritmo analisa a relação da amplitude da ativação ventricular nos primeiros 40 milissegundos com a amplitude da ativação ventricular dos 40 milissegundos finais (Vi/Vt).

Este critério baseia-se no raciocínio de que a ativação ventricular inicial na TSV é mais rápida, por ser transmitida através do septo interventricular, e em sua fase final é alentecida devido à aberrância de condução. Isso resulta em uma relação de Vi/Vt > 1. No caso das TV, a ativação ventricular inicial ocorre mais lentamente, músculo a músculo, do que a ativação ventricular final, gerando uma relação Vi/Vt < 1 (Figura 37.4). Deve ser analisada a derivação em que a ativação ventricular inicial seja a mais rápida (ou seja, a de maior amplitude). Entretanto, nem sempre é possível avaliar corretamente tais medidas, o que pode ser uma limitação deste algoritmo.

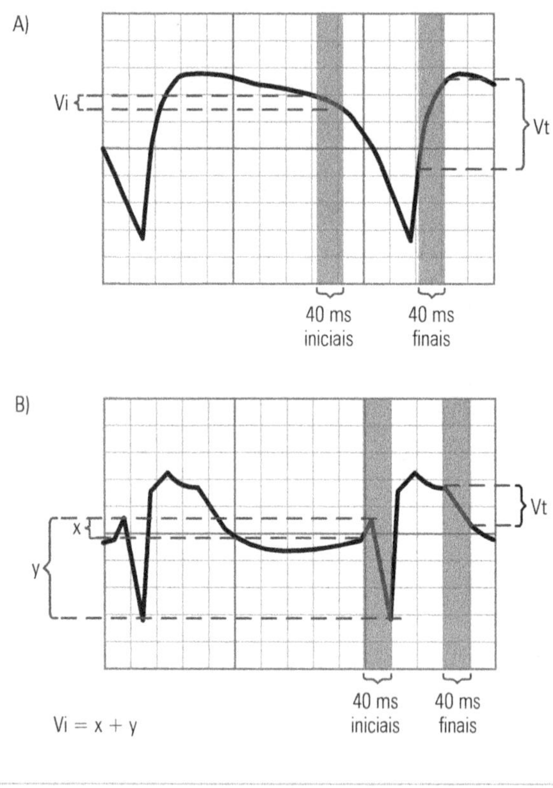

Figura 37.4 – Relação Vi/Vt – quarto critério de Vereckei. A) Vi/Vt < 1, fechando diagnóstico para taquicardia ventricular. B) Vi/Vt > 1, fechando diagnóstico para taquicardia supraventricular. Atentar para a somatória das voltagens, tanto na porção ascendente quanto na descendente.

Todos os algoritmos, no entanto, são passíveis de críticas e apresentam falhas, devendo ser interpretados juntamente com a história clínica do paciente. Um estudo brasileiro recentemente observou maior agilidade e presteza para o diagnóstico de TV no primeiro passo quando se utilizou o algoritmo de Vereckei, sugerindo que este seja utilizado inicialmente. Caso encontre dificuldade nos próximos passos, a opção de outros algoritmos fica a critério do examinador.

Abordagem das taquicardias com QRS largo

De modo geral, o tratamento das taquicardias com QRS largo segue as mesmas recomendações do ACLS. Inicialmente, prioriza-se a obtenção de um acesso venoso periférico, que nos servirá tanto para a administração de medicamentos quanto para a coleta de exames.

O ECG de 12 derivações deverá ser realizado assim que possível. No entanto, a análise detalhada do ECG não deverá atrasar os demais cuidados destinados ao paciente.

Nesse momento, a segurança e a estabilidade hemodinâmica são os objetivos principais. O diagnóstico correto poderá ser realizado posteriormente, visando condutas de longo prazo. Sempre que houver dúvidas quanto à etiologia das taquicardias com QRS largo, recomenda-se que o tratamento realizado seja o mesmo tratamento aplicado para as taquicardias ventriculares.

Nas situações em que o paciente se encontra estável e não existam contraindicações para o uso de adenosina, esta pode ser utilizada na tentativa de diferenciar entre arritmia supraventricular ou ventricular.

Bibliografia consultada

1. Brugada P, Brugada J, Mont L, et al. A new approach to the differential diagnosis of a regular tachycardia with a wide QRS complex. Circulation. 1991;83:1649-1659.
2. Gupta AK, Thakur RK: Wide QRS complex tachycardias. Med Clin North Am. 2001;85:245.
3. Issa Z, Miller JM, Zipes DP. Approach to Wide QRS Complex Tachycardias. In: Clinical Arrythmology ans Eletrophysiology. 1st ed. Philadelphia, PA, USA: Saunders Elsevier; 2009. p. 393-403.
4. Kaiser E, Darrieux F, Barbosa SA, et al. Differential diagnosis of wide QRS tachycardias: comparison of two electrocardiographic algorithms. Europace. 2015;17(9):1422-7. doi: 10.1093/europace/euu354.
5. Vereckei A, Duray G, Szénási G, et al. Application of a new algorithm in the differential diagnosis of wide QRS complex tachycardia. European Heart Journal. 2007;28:589-600.
6. Vereckei A, Duray G, Szénási G, et al. New algorithm using only lead aVR for differential diagnosis of wide QRS complex tachycardia. Heart Rhythm. 2008;5:89.

38 Arritmias Ventriculares

■ Juliana Filgueiras Medeiros
■ Daniel Queiroz Esper

■ Introdução

As arritmias ventriculares variam desde extrassístoles ventriculares únicas até arritmias complexas, como taquicardias ventriculares polimórficas e fibrilação ventricular.

O mecanismo, a abordagem clínica e o prognóstico são variáveis e dependem principalmente de fatores como presença ou ausência de cardiopatia estrutural, função ventricular, apresentação clínica, comorbidades associadas, entre outros.

■ Mecanismos e substratos

As arritmias podem ser causadas por uma conjugação de mecanismos. Para que ocorram são necessários três elementos essenciais: **substrato** (infarto, fibrose, hipertrofia, etc.), **gatilho** (extrassístoles) e **fatores moduladores** (eletrólitos, isquemia, sistema nervoso autônomo, etc.).

A reentrada é o mecanismo eletrofisiológico responsável pela grande maioria das arritmias ventriculares. Outros dois mecanismos podem ocorrer: automatismo e atividade deflagrada.

O substrato para morte súbita cardíaca varia dependendo da presença ou não de cardiopatia estrutural. Vários estudos demonstraram que 75% dos pacientes com morte súbita por arritmia ventricular têm doença coronária. Outras patologias podem predispor a morte súbita, tais como: miocardiopatia hipertrófica, cardiomiopatia dilatada, anormalidades congênitas, espasmos coronarianos e cardiomiopatia do VD. Cinco a 10% dos casos de morte súbita ocorrem na ausência de cardiopatia estrutural ou cardiomiopatia, como exemplo: síndrome do QT longo, síndrome do QT curto, síndrome de Brugada, taquicardia ventricular catecolaminérgica, entre outras.

■ Extrassístoles ventriculares

Correspondem à manifestação mais comum dos distúrbios do ritmo cardíaco, surgindo frequentemente em pessoas sadias. Podem se manifestar de forma isolada, acoplada (duas extrassístoles seguidas) ou bigeminada. A ocorrência de três ou mais extrassístoles ventriculares seguidas é considerada taquicardia ventricular.

Na avaliação inicial de um paciente com extrassístoles ventriculares (EV) o eletrocardiograma, além de detectar sua presença, pode fornecer informações valiosas quanto a sinais sugestivos de doença cardíaca estrutural (p. ex., cicatrizes, hipertrofia, alteração do intervalo QT). O Holter também é importante para avaliar a frequência da EV, bem como a presença de sintomas atribuíveis à arritmia. O ecocardiograma transtorácico é recomendado em pacientes sintomáticos, com alta carga de EV ou na suspeita de alguma cardiopatia como etiologia, uma vez que traz informações sobre função e estrutura dos ventrículos, bem como avalição das valvas e estimativa da pressão da artéria pulmonar. Na suspeita de correlação com esforço, um teste ergométrico pode ser solicitado, e nos casos em que houver persistência de dúvida quanto à presença ou não de cardiopatia estrutural, a ressonância magnética cardíaca com contraste pode acrescentar informações diagnósticas e prognósticas.

No paciente com coração estruturalmente normal, o tratamento só será necessário quando forem causa de sintomas ou caso o paciente esteja evoluindo para disfunção ventricular sem outra causa aparente, o que ocorre eventualmente em pacientes com alta densidade de ectopias ventriculares (> 15-25% dos complexos QRS). Nestes casos, o tratamento deve ser feito com betabloqueadores e/ou bloqueadores dos canais de cálcio não di-hidropiridínicos (verapamil ou diltiazem). Outros antiarrítmicos podem ser utilizados em pacientes sintomáticos nos casos de refratariedade, embora a relação risco-benefício, não tenha sido ainda cuidadosamente avaliada nestes pacientes. Estudo eletrofisiológico com ablação do foco arritmogênico pode ser considerado em casos refratários ou quando se objetiva manter o paciente sem uso de medicações.

O tratamento específico das ectopias ventriculares não necessariamente melhora o prognóstico do paciente. Nestes casos, devemos direcionar o tratamento para a doença de base (tratamento da insuficiência coronariana, otimização do tratamento da insuficiência cardíaca, entre outros).

É importante frisar que EV infrequentes, pareadas, sem sinais de cardiopatia estrutural e de qualquer síndrome arrítmica que ocorram em pacientes assintomáticos devem ser consideradas como variantes do normal.

Taquicardias ventriculares

Define-se TV como a ocorrência de três ou mais batimentos de origem ventricular consecutivos, usualmente com frequência entre 160 e 250 batimentos por minuto.

Quando apresenta duração inferior a 30 segundos e não leva à instabilidade hemodinâmica é denominada **não sustentada (TVNS)**. TV com duração superior a 30 segundos ou que levem a instabilidade hemodinâmica são denominadas **sustentadas (TVS)**.

Também podemos classificar a TV de acordo com a sua morfologia em **monomórficas** (todos os complexos ventriculares apresentam a mesma morfologia) ou **polimórifcas** (complexos QRS com morfologias distintas durante a taquicardia ventricular).

Os sintomas podem variar desde a ausência de sintomas, passando por palpitações, tontura, lipotimia, síncope ou morte súbita (Quadro 38.1).

O tratamento apropriado no manejo da TV necessita de um entendimento de sua etiologia, do seu mecanismo, das condições clínicas associadas, do risco causado pela arritmia e da relação risco × benefício do tratamento medicamentoso. Devemos sempre considerar a correção de fatores causais (isquemia, distúrbios hidroeletrolíticos, medicamentos pró-arrítmicos, entre outros). É importante lembrar que independente da etiologia ou da doença de base associada, o tratamento de qualquer TV com instabilidade hemodinâmica deve ser a CVE imediata.

Quadro 38.1 – Apresentação clínica de pacientes com arritmias ventriculares e morte súbita cardíaca

- Assintomáticos com ou sem anormalidades eletrocardiográficas
- Prováveis sintomas atribuídos a arritmia ventricular:
  - Palpitação
  - Dispneia
  - Dor torácica
  - Síncope/pré-síncope
- TV com estabilidade hemodinâmica
- TV sem estabilidade hemodinâmica
- Parada cardíaca:
  - Assistolia (parada sinusal, BAV)
  - Fibrilação ventricular
  - Taquicardia ventricular
  - Atividade elétrica sem pulso

Taquicardias ventriculares não sustentadas

É um achado relativamente comum em pacientes com corações estruturalmente normais e nos cardiopatas. São encontradas em até 6% dos pacientes com queixas de palpitações e devem funcionar como gatilho para uma avaliação do paciente em busca de alterações que sugiram sua etiologia.

Inicialmente uma anamnese com perguntas para avaliar a ocorrência de palpitações, sintomas de baixo débito, relação com exercício, além de história de doença cardiovascular prévia ou familiar e medicamentos em uso é importante. Exame físico a procura de achados que sugiram cardiopatia, bem como um ECG de 12 derivações, devem ser obtidos. Exames laboratoriais para avaliação de função renal e distúrbios hidroeletrolíticos e um ecocardiograma transtorácico são interessantes.

Outros exames como teste ergométrico, cineangiocoronariografia, ressonância cardíaca, testes genéticos e estudo eletrofisiológico devem ser solicitados conforme as suspeitas.

Em corações estruturalmente normais, a maioria das taquicardias ventriculares não sustentadas se origina na via de saída do ventrículo direito ou esquerdo. Geralmente o tratamento será necessário apenas se causarem sintomas, forem incessantes ou se levarem a disfunção ventricular. Deve ser feito com betabloqueadores, bloqueadores do canal de cálcio (não di-hidropiridínicos) e antiarrítmicos da classe IC. Em alguns casos pode ser necessária ablação. A morte súbita nestes casos é muito rara.

Dentre os pacientes com alguma cardiopatia, os portadores de cardiopatia isquêmica apresentam TVNS com relativa frequência, geralmente assintomática e, nestes casos, não há diminuição na mortalidade quando se opta por supressão com antiarrítmicos ou ablação. Nos pacientes que apresentaram síndrome coronariana aguda, a TVNS nas primeiras 48 horas após o evento não têm implicação prognóstica, porém os que apresentam esta mesma arritmia após esse período têm maior morbidade e mortalidade, mesmo que os episódios sejam assintomáticos. Nos portadores de CDI a presença de TVNS está associada a maior frequência de disparo dos choques e maior mortalidade por todas as causas. Naqueles com cardiopatia dilatada ela tem significado incerto.

Caso haja registro de TVNS polimórfica, deve-se proceder investigação de isquemia coronariana que, quando presente, deve ser o alvo primário do tratamento. Lembrar que uma das causas dessa arritmia também é a taquicardia ventricular polimórfica catecolaminérgica, em que o tratamento com betabloqueadores e até mesmo CDI pode ser necessário, devido ao risco de morte súbita.

Taquicardia ventricular em coração estruturalmente normal (TV idiopática)

A TV idiopática é o termo usado para denominar a taquicardia ventricular que ocorre no coração estruturalmente normal. Seu curso geralmente é benigno e a ocorrência de morte súbita é rara. Pode ser classificada de acordo com o local de origem, a resposta a agentes farmacológicos, a dependência de catecolaminas e achados morfológicos da arritmia. Destacaremos a TV sensível a adenosina e a TV fascicular.

Uma investigação básica com anamnese, exame físico, ECG, ecocardiograma e exames laboratoriais para avaliar possíveis etiologias, confirmar ou afastar cardiopatias é necessária. Os demais exames devem ser solicitados conforme as necessidades de investigação adicionais.

É importante lembrar que algumas TV de péssimo prognóstico se desenvolvem em corações aparentemente normais, cujos miócitos apresentam alterações significativas em seus canais iônicos, predispondo a tais arritmias. Entre elas, destacamos algumas nos capítulos subsequentes: TV polimórfica catecolaminérgica, síndrome do QT longo e síndrome de Brugada.

TV sensível à adenosina

Corresponde à forma mais comum de TV idiopática. Está associada a um bom prognóstico na ausência de doença cardíaca estrutural. Na grande maioria das vezes sua origem ocorre na via de saída do ventrículo direito (VSVD), podendo ocorrer na via de saída do ventrículo esquerdo (VSVE) na minoria dos casos.

Sua apresentação clínica pode ser dividida em dois grupos: TV sustentada induzida pelo exercício e TV não sustentada monomórfica repetitiva. A TV de VSVD ocorre mais frequentemente no sexo feminino, entre 30 e 50 anos, e apresenta história natural benigna, sem deterioração da função ventricular. A TV de VSVE é mais frequente no sexo masculino, entre 30 e 50 anos, podendo se apresentar de forma incessante ou provocada pelo exercício.

Nos casos com origem em VSVD, costuma se apresentarcom padrão de BRE e morfologia axial inferior (QRS positivo nas derivações inferiores: DII, DIII e aVF). Nos casos com origem na VSVE, costuma se apresentar com padrão de BRD e eixo axial inferior. O ECG durante o ritmo sinusal, o ecocardiograma, o teste ergométrico e o ECG de alta resolução (ECGAR) costumam ser normais.

Seu tratamento depende da sintomatologia clínica. Em pacientes com sintomas leves ou assintomáticos não há necessidade de tratamento. Se sintomatologia clínica, a droga de escolha é o betabloqueador e bloqueadores dos canais de cálcio. Podem-se tentar manobras vagais e, se ineficazes, adenosina no tratamento da crise aguda. Verapamil é a droga alternativa.

Nos pacientes sintomáticos ou na falha da terapia medicamentosa, a terapia de ablação é indicada, com alta taxa de sucesso.

Taquicardia ventricular fascicular (sensível a verapamil)

Corresponde à TV idiopática mais comum de VE. Sua origem ocorre na VSVE ou nos fascículos do sistema de condução. A origem mais frequente da TV fascicular ocorre no fascículo posteroinferior do ramo esquerdo, sendo o padrão do ECG de BRD com eixo elétrico desviado para a esquerda.

Seu quadro clínico é variável, podendo ocorrer no repouso e também em situações de estresse emocional. O coração é estruturalmente normal, sendo o ECG de repouso, o ECGAR e o ecocardiograma normais na maioria das vezes.

O tratamento agudo com verapamil endovenoso está bem estabelecido. Em casos de dúvida quanto à possibilidade da TV ser ou não fascicular, recomenda-se o tratamento agudo com amiodarona. Betabloqueadores e bloqueadores dos canais de cálcio geralmente apresentam boa resposta na prevenção de novos episódios. Entretanto, pela alta taxa de sucesso e baixo risco de complicações, o tratamento de escolha é a ablação.

Taquicardias ventriculares em coração estruturalmente alterado

A maior parte dos pacientes que necessitam de atendimento por taquicardia ventricular tem cardiopatia estrutural, dentre as quais a mais frequente é a cardiopatia isquêmica. A TV sustentada, em pacientes com disfunção ventricular sistólica, está associada ao aumento de mortalidade.

Mais uma vez, uma investigação básica inicial é necessária. A seguir abordaremos uma rápida revisão sobre as principais arritmias ventriculares em pacientes com cardiopatia estrutural.

Displasia arritmogênica do ventrículo direito (DAVD)

Ver capítulo específico sobre DAVD.

Cardiomiopatia dilatada idiopática (CMD)

As arritmias ventriculares, tanto sintomáticas quanto assintomáticas na CMD idiopática, são frequentes. Entretanto, a ocorrência de síncope ou morte súbita cardíaca como primeira manifestação da doença é incomum. A incidência de morte súbita cardíaca é mais comum nos pacientes com estádio mais avançado da doença. TV e FV são responsáveis pela grande maioria dos mecanismos de morte súbita, porém outras causas, tais como bradicardia, tromboembolismo e dissociação mecânica são responsáveis por mais de 50% de morte súbita em pacientes com CMD em estádio avançado.

Vários mecanismos estão envolvidos na gênese da TV sustentada na CMD, sendo a reentrada o principal mecanismo. O substrato anatômico é a cicatriz miocárdica e os desencadeantes são variações neuroendócrinas, alterações eletrolíticas, medicações com efeito pró-arrítmico e a ativação excessiva do sistema simpático ou renina-angiotensina-aldosterona.

O tratamento da insuficiência cardíaca com IECA, betabloqueadores e espironolactona demonstrou melhora na sobrevida dos pacientes com insuficiência cardíaca, reduzindo a progressão da disfunção ventricular e mortalidade. O tratamento medicamentoso mais utilizado da arritmia é a amiodarona, porém os resultados são controversos. Devem ser evitadas as drogas da classe I por seus efeitos pró-arrítmicos. O uso de CDI é recomendado na prevenção primária e secundária de pacientes com CMD não isquêmica com disfunção ventricular grave. A ablação por cateter pode ser alternativa para pacientes portadores de CDI que apresentam episódios recorrentes e refratários de TV sustentada.

Cardiomiopatia chagásica

A doença chagásica crônica é uma forma de cardiomiopatia causada pelo *Trypanosoma cruzi*, podendo levar a morte súbita. A ocorrência de arritmia é ampla, podendo se manifestar com TV sustentada, TV não sustentada e bradiarritmia grave (BAV avançado). A presença de extrassístoles ventriculares isoladas e o BRD não têm valor prognóstico.

O principal mecanismo eletrofisiológico da arritmia (TV sustentada) na doença de Chagas é a reentrada, sendo a cicatriz endocárdica ou epicárdica seu substrato.

O tratamento da arritmia ventricular é feito com amiodarona e é eficaz na maioria das vezes. Deve ser realizado o tratamento da insuficiência cardíaca. O CDI deve ser indicado em todos pacientes com TV sustentada e cardiopatia chagásica, devido ao risco elevado de morte súbita. A ablação por cateter está reservada nos casos de arritmias recorrentes ou incessantes e na falha do tratamento terapêutico.

Cardiomiopatia hipertrófica (CMH)

Ver capítulo específico sobre CMH.

Cardiopatia isquêmica

A doença arterial coronária é a doença mais frequentemente implicada na morte súbita cardíaca. As principais arritmias ventriculares implicadas na morte súbita são: TV e FV.

Taquicardia ventricular

A isquemia aguda frequentemente causa TV polimórfica e FV, ao passo que a TV monomórfica acontece na fase crônica, após infarto do miocárdio. Pelo menos 90% dos pacientes com TV monomórfica sustentada têm coronariopatia crônica.

O mecanismo eletrofisiológico mais comum da arritmia é o de reentrada, que ocorre em áreas de cicatriz ventricular ou aneurisma, entremeadas por tecido miocárdico preservado.

Seu tratamento envolve a reversão da arritmia e prevenção de recorrências. Nos casos de instabilidade elétrica deve-se realizar a CVE sincronizada. No caso de a TV apresentar-se como parada cardíaca, devemos realizar manobras de ressuscitação cardiopulmonar e desfibrilação. Se houver causas transitórias (p. ex., infarto) ou removíveis, deve-se tratar a causa. Para prevenção e tratamento da recorrência podem ser utilizadas drogas antiarrítmicas, ablação, cirurgia e implante de CDI.

Fibrilação ventricular

A FV é responsável pela maior parte dos óbitos na fase pré-hospitalar. Seu tratamento consiste em desfibrilação elétrica até restauração de ritmo cardíaco. O uso de drogas como amiodarona, lidocaína e procainamida deve ser considerado nos casos de FV recorrente, além das medidas de ressuscitação cardiopulmonar. O CDI é recomendado na prevenção secundária de morte súbita para pacientes que apresentaram FV não relacionada à fase aguda.

Tempestade elétrica

É definida pela ocorrência de três ou mais episódios de TV/FV em 24 horas, que requeiram intervenção médica (p. ex., cardioversão/desfibrilação ou *overdrive supression*).

Esses pacientes devem ser encaminhados para UTI, avaliados quanto à necessidade de intubação, sedação e suporte hemodinâmico farmacológico e mecânico.

Apesar de raramente ser encontrado algum fator desencadeante, os pacientes devem ser investigados para causas reversíveis, como distúrbios hidroeletrolíticos, isquemia, uso de drogas pró-arrítmicas e disfunções valvares agudas.

Em pacientes com CDI implantado, ele deve ser reprogramado a fim de se evitar choques inapropriados. Terapia farmacológica deve ser utilizada na fase aguda a fim de estabilizar o paciente. Betabloqueadores melhoram o prognóstico no curto prazo e devem ser utilizados, mesmo naqueles pacientes que se encontram em uso contínuo via oral. Quando usados por via endovenosa podem reduzir a chance de novos episódios. Nos casos mais graves o esmolol, betabloqueador de curta ação, é preferível a fim de minimizar o risco de hipotensão. A associação com amiodarona pode promover estabilidade elétrica adicional.

Na ausência de estabilização, se não houver mais fatores desencadeantes a serem corrigidos, a ablação por cateter deve ser considerada ainda nas primeiras 48 horas.

Bibliografia consultada

1. ACC/ AHA/ ESC 2006 Guidelines for management of patients with ventricular arrhythmias and the prevention of sudden cardiac death: a report of cardiology/ American Heart Association Task force and the European Society of Cardiology Committee for practice guidelines (Writing committee to develop guidelines for management of patients with ventricular arrhythmias and the prevention of sudden cardiac death): developed in collaboration with the European Heart Rhythm association and the Heart Rhythm Society. Circulation. 2006;114.
2. Diretrizes Brasileiras de Dispositivos Cardíacos Eletrônicos Implantáveis (DCEI). Arq Bras Cardiol. 2007;86.
3. Diretrizes para avaliação e tratamento de pacientes com arritmias cardíacas. Arq Bras Cardiol. 2002;79.
4. EHRA/HRS/APHRS Expert Consensus on Ventricular Arrhythmias. EP Europace. 2014 Europace. 2014;16:1257-1283.

39 Síndrome do QT Longo Congênita

■ Christian Moreno Luize
■ Christiane Henriques de Sá do Espírito Santo

Introdução

A síndrome do QT longo congênita (SQTLc) é relativamente incomum, no entanto apresenta importante relevância clínica, uma vez que está associada a maior risco de morte súbita. As descobertas no campo da genética realizadas nos últimos 15 anos permitiram avanços inestimáveis no entendimento desta desordem, levando à identificação de mutações em dez genes, sendo que sete deles são responsáveis por 60% dos indivíduos afetados.

A síndrome é, portanto, a descrição fenotípica de um grupo de desordens da repolarização miocárdica, caracterizada por intervalo QT prolongado em associação a um tipo característico de taquicardia ventricular polimórfica (*torsades de pointes*). As suas duas manifestações cardinais são síncope e anormalidades eletrocardiográficas.

As manifestações clínicas da doença podem ser bastante dramáticas, uma vez que envolvem episódios sincopais que podem resultar em morte súbita. Usualmente, ocorrem em condições de estresse físico ou emocional, em pacientes jovens e com o coração normal.

Epidemiologia

A precisa incidência e prevalência da SQTLc é desconhecida. No entanto, esta doença pode ser mais subdiagnosticada do que rara. As estatísticas americanas apontam para uma prevalência estimada em 1:7.000 pessoas, que responde por 3.000 a 4.000 mil mortes súbitas/ano em crianças e adolescentes.

Dois fenótipos foram descritos. Variam com o tipo de herança e a presença ou não de surdez congênita. A variante autossômica dominante é conhecida como Romano-Ward (RW) e é responsável pela maioria dos casos, com uma incidência estimada em 1/5.000 a 10.000 indivíduos. A forma autossômica recessiva, Jervell e Lange-Nielsen (JLN), muito mais rara, associa-se com perda auditiva e tem uma prevalência estimada entre 1,6 a 6/milhão de indivíduos.

A SQTLc é associada a uma alta taxa de mortalidade, que pode ser maior que 70% em 10 anos, em indivíduos não tratados. Afeta todas as raças e grupos étnicos, porém é desconhecido se a prevalência é a mesma em todos os grupos.

Bases eletrofisiológicas e genéticas da SQTL

A função eletromecânica do coração é demonstrada no ECG em parâmetros como o intervalo QT, que reflete a ativação de canais iônicos responsáveis pela propagação do potencial de ação da célula cardíaca. Defeitos genéticos nos canais de Na e Ca (INa e ICaL) ou nas correntes de K (IKs, IKr e IK1) podem prolongar o potencial de ação, aumentando o intervalo QT.

Tipos de SQTL congênitas

Pelo menos 13 tipos de SQTL congênitas foram identificados. As principais mutações associadas à síndrome ocorrem nos genes KCNQ1 (LQT1), KCNH2 (LQT2) e SCN5A (LQT3), responsáveis pela maioria dos casos.

SQTL tipo 1: a mutação no gene KCNQ1 responde por 30 a 35% dos casos de SQTL congênitas. Caracteriza-se por prolongamentos paroxísticos do intervalo QT que podem ser desmascarados por teste farmacológico com adrenalina. Estresse emocional ou físico são gatilhos reconhecidos para eventos súbitos.

SQTL tipo 2: é responsável por 25 a 40% dos casos. Ocorre por uma variedade de mutações no gene KCNH2 localizado no cromossomo 7.

SQTL tipo 3: é causada por uma mutação nos canais de sódio (gene SCN5A) e responde por 5 a 10% dos casos. Os eventos ocorrem caracteristicamente durante o repouso ou sono.

O demais tipos de SQTL congênita são identificados em menos de 5% dos pacientes.

Manifestações clínicas

Pacientes com SQTLc podem ser assintomáticos. Quando apresentam sintomas, estes podem começar em qualquer momento entre o nascimento e a quarta década de vida.

A apresentação clínica característica da SQTLc é a ocorrência, em pacientes jovens, de síncope ou morte súbita, precedida por estresse físico ou emocional, associada a intervalo QT prolongado no ECG.

Os episódios sincopais são devidos à *torsades de pointes* (TdP), uma arritmia ventricular polimórfica que pode degenerar para fibrilação ventricular. Mais frequentemente, a TdP é autolimitada. A sensação de palpitação é incomum, uma vez que a rápida frequência (300-350/min) não possibilita função mecânica cardíaca efetiva (Figura 39.1).

Aproximadamente 50% dos pacientes sintomáticos sofrem o primeiro evento até os 12 anos de idade e 90% até os 40 anos. Se estes pacientes não receberem tratamento adequado poderão apresentar recorrência dos episódios sincopais e eventualmente morte súbita.

História familiar de morte súbita e síncope recorrente associada a alterações características no ECG deve levar à suspeita clínica de SQTLc.

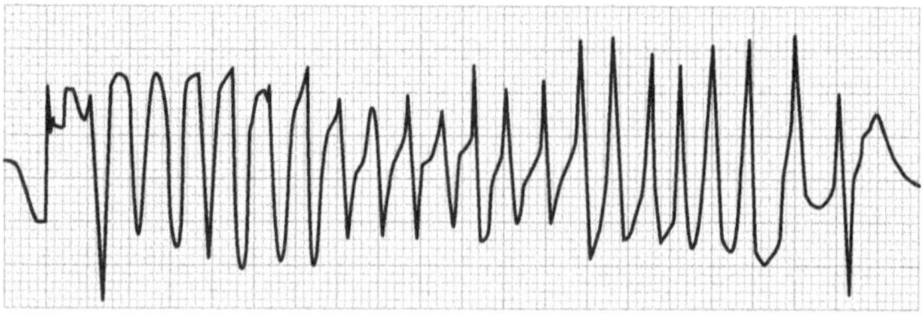

Figura 39.1 – *Torsades de pointes*. Esta é uma forma rápida e bizarra de taquicardia ventricular que se caracteriza por mudança contínua no eixo dos complexos QRS.

Porém, 1/3 à metade dos pacientes portadores da síndrome podem nunca ter apresentado sintomas, não sendo, portanto, incomum uma história familiar negativa no momento do diagnóstico.

Síndrome de Jervell e Lange-Nielsen

É provavelmente a variante associada ao fenótipo mais grave, com alto risco de morte súbita, tendo sido identificada apenas em pacientes com mutações nos genes KVLQT1 (LQT1) e KCNE1 (LQT5). Surdez congênita faz parte das manifestações clínicas. Em torno de 90% dos pacientes têm eventos cardíacos, com a maioria destes (50%) tornando-se sintomática até o terceiro ano de vida. Caracteristicamente o intervalo QT é muito prolongado (557 ± 65 ms).

Aspectos eletrocardiográficos

Os sinais eletrocardiográficos principais são o prolongamento do intervalo QT e anormalidades da onda T.

Intervalo QT

O intervalo QT reflete o tempo necessário para a despolarização (complexo QRS) e repolarização (onda T) dos ventrículos, sendo que a repolarização é um amplo componente deste intervalo e, portanto, a principal responsável pelo seu aumento.

Esse intervalo é inversamente proporcional à FC e deve ser ajustado para este parâmetro (QT corrigido – QTc). A medida do intervalo QT é realizada do início do complexo QRS até o final da onda T, devendo ser aferida por três a cinco batimentos consecutivos. Apesar de controversas, as derivações DII e V2 aparentam ser as melhores para a realização desta medida. No entanto, o ideal é utilizar a derivação em que o início do QRS e o final da onda T são mais bem definidos.

Devido à necessidade de adequar o intervalo QT à frequência cardíaca, fórmulas foram desenvolvidas com esta finalidade. A fórmula de Bazzet é a mais comumente utilizada (Figura 39.2).

O valor normal do intervalo QT é similar em homens e mulheres até a adolescência (0,37 a 0,44 s), sendo que na vida adulta as mulheres têm uma medida um pouco maior (Tabela 39.1).

Deve-se ter em mente que apenas 70% dos indivíduos acometidos têm QTc prolongado, enquanto 30% têm QTc limítrofe ou normal. Vale lembrar que, na população geral, 60% das pessoas têm QTc entre 410 e 460 ms, o que leva a uma significativa superposição. Portanto, neste cenário, se a suspeita de SQTLc for importante, outros testes (ECG seriados, Holter, teste ergométrico) devem ser realizados para firmar o diagnóstico.

$$QTc = QT / \sqrt{RR}$$

Figura 39.2. Fórmula de Bazzet.

Tabela 39.1 – Definição de QTc normal, limítrofe e prolongado de acordo com a idade e o sexo

	1-15 anos	Homem	Mulher
Normal	0,44 s	< 0,43 s	< 0,45 s
Limítrofe	0,44-0,46 s	0,43-0,45 s	0,45-0,47 s
Prolongado	> 0,46 s	> 0,45 s	> 0,47 s

Morfologia da onda T

A onda T frequentemente é anormal, bifásica ou entalhada. É habitualmente mais evidente nas derivações precordiais e contribui para o diagnóstico da SQTLc. A observação de onda T entalhada na fase de recuperação do teste ergométrico é altamente sugestiva de SQTL.

Alternância da onda T

A alternância na polaridade e amplitude da onda T, batimento a batimento, pode estar presente ao repouso e mais comumente durante estresse físico ou emocional. É um marcador de intensa instabilidade elétrica. A sua natureza transitória dificulta a sua observação, porém quando constatada deve ser encarada como marcador de alto risco.

Diagnóstico

Apesar dos avanços no entendimento dos mecanismos moleculares encontrados nos pacientes com SQTL, o diagnóstico permanece baseado nas características clínicas do paciente e dos seus familiares.

A suspeita clínica é essencial para o diagnóstico da SQTL. A apresentação típica é de uma criança ou adolescente com síncope de origem inexplicada ou morte súbita durante exercício físico e/ou agitação emocional. No entanto, casos limítrofes são mais complexos e necessitam de outros testes para avaliação.

Para superar estas dificuldades, critérios diagnósticos foram propostos e são frequentemente utilizados, embora nunca tenham sido validados quanto a sua sensibilidade e especificidade (Tabela 39.2). Obviamente, eles não conseguem identificar portadores com intervalo QT normal. Para estes indivíduos, o teste molecular é essencial. Porém, os testes de genética molecular permanecem primariamente como ferramenta de pesquisa, não sendo disponíveis na rotina clínica. Além disso, estes testes apresentam acurácia diagnóstica de apenas 60 a 70% nos pacientes afetados clinicamente.

Tabela 39.2. Critérios diagnósticos para SQTL

Critérios		Pontos
Achados eletrocardiográficos		
A. Intervalo QTc	≥ 480 ms	3
	460-479 ms	2
	450-459 ms (em homens)	1
B. *Torsades de pointes*		2
C. Alternância de onda T		1
D. Ondas T entalhadas em 3 derivações		1
E. Frequência cardíaca baixa para a idade°		0,5
História clínica		
A. Síncope	Com estresse	2
	Sem estresse	1
B. Surdez congênita		0,5
História familiar		
A. Membros familiares com SQTL definida		1
B. MSC inexplicada abaixo dos 30 anos em parentes do 1° grau		0,5

- QTc calculado pela fórmula de Bazzet.
- Frequência cardíaca abaixo do segundo percentil para a idade.
- Mutuamente exclusivos.
- O mesmo membro familiar não pode ser contado em ambos A e B

Escore:

- ≤ 1 ponto = baixa probabilidade de síndrome do QT longo.
- > 1 a 3 pontos = probabilidade intermediária de síndrome do QT longo.
- ≥ 3,5 pontos = alta probabilidade de síndrome do QT longo.

Estratificação de risco

O curso clínico da doença varia de acordo com a medida do intervalo QT, idade, sexo, genótipo e se o paciente está sendo ou não tratado.

Quanto maior o intervalo QT, maior é o risco, sendo que aqueles com QTc > 500 ms são categorizados como de alto risco. Pacientes sintomáticos, quando não tratados, apresentam uma alta taxa de mortalidade, estimada em 20% em 1 ano e 50% em 10 anos. Estes mesmos pacientes, quando recebem terapêutica adequada, reduzem significativamente a sua taxa de mortalidade para 3 a 5% em 5 anos.

Pacientes com síndrome de Jervell e Lange-Nielsen apresentam alto risco de eventos fatais (morte súbita > 25% dos casos), geralmente com manifestações presentes nos primeiros anos de vida.

Um esquema de estratificação de risco de acordo com o genótipo, sexo e intervalo QT foi proposto (Figura 39.3).

Tratamento

Todos os pacientes com o diagnóstico confirmado de SQTLc devem ser tratados, mesmo se assintomáticos. Como o gatilho da maioria dos episódios de síncope ou morte súbita é o aumento da atividade simpática, a abordagem terapêutica inicial é realizada com betabloqueadores em dose máxima tolerada. Muitas vezes é necessária a utilização de marca-passo para corrigir bradicardia espontânea ou induzida pelos betabloqueadores. Simpatectomia cirúrgica cervicotorácica esquerda é outro método para se reduzir a carga simpática miocárdica. Outras terapias incluem: desfibrilador implantável e modificação do estilo de vida.

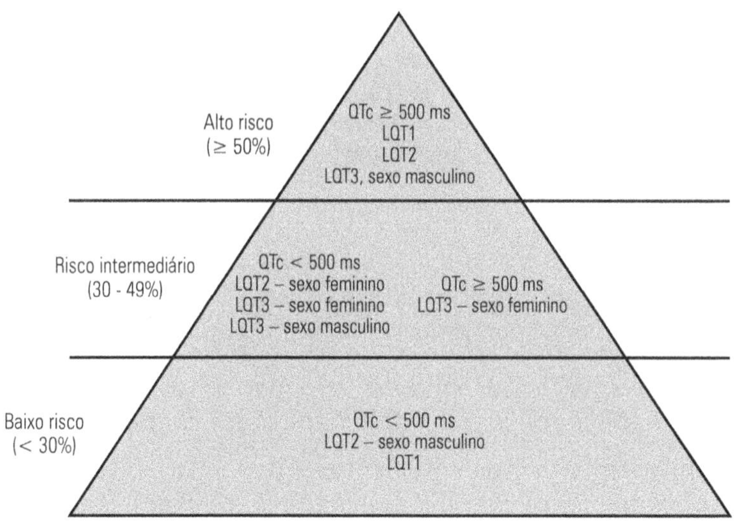

Figura 39.3 – Esquema para estratificação de risco de pacientes com síndrome do QT longo de acordo com sexo e genótipo. Os grupos de risco foram definidos com base na probabilidade de um primeiro evento cardíaco antes dos 40 anos e antes da terapia. N Engl J Med. 2003;348:1866-74.

Betabloqueadores

Os betabloqueadores representam a primeira linha de tratamento em pacientes sintomáticos e assintomáticos. Eles interrompem o gatilho para arritmias ventriculares e encurtam o intervalo QT através da redução da ativação simpática cardíaca pelo gânglio estrelado esquerdo.

A eficácia clínica dos betabloqueadores em relação ao genótipo foi examinada em vários estudos observacionais de pacientes com SQTL1, SQTL2 e SQTL3. Estes medicamentos mostraram-se mais efetivos no tipo 1, com um menor benefício no tipo 3. Apesar disto é sugerido o máximo betabloqueio para todos os pacientes com SQTL, independentemente da presença de sintomas.

Nadolol, devido a sua meia-vida longa, pode ser utilizado em duas doses diárias, facilitando a adesão ao tratamento (1 a 1,5 mg/kg/dia). Propranolol é o betabloqueador mais amplamente utilizado. Em crianças é iniciado com a dose de 0,5 a 1,0 mg/kg/dia, dividida em três a quatro doses e titulada a cada semana, até a dose de 2 a 4 mg/kg/dia.

Marca-passo cardíaco

O marca-passo cardíaco é terapia adjuvante em pacientes que apresentam bradicardia espontânea ou induzida, BAV ou TdP pausa-dependente.

Desfibrilador cardíaco implantável

O implante do CDI tem se tornado um importante componente na terapia de pacientes com SQTLc.

Deve-se ter em mente que o CDI não previne a ocorrência de arritmias malignas e o tratamento medicamentoso não deve ser descontinuado. As indicações do CDI para o tratamento da SQTLc encontram-se na Tabela 39.3.

Sua indicação deve ser criteriosa em decorrência de complicações como infecção, fratura ou deslocamento de cabo, terapias inapropriadas, tempestade elétrica, além do comprometimento psicológico.

Desnervação simpática esquerda

Em alguns casos de SQTL em que o uso de betabloqueadores foi ineficaz no controle de eventos, com terapias apropriadas frequentes do CDI a despeito de terapia medicamentosa otimizada, pode ser considerada a desnervação simpática cardíaca esquerda. Esse procedimento interrompe a principal fonte de norepinefrina liberada no coração via desnervação

Tabela 39.3 – Recomendações para implante de CDI em pacientes com SQTLc

Classe I	Pacientes com SQTLc, sobreviventes de parada cardíaca e expectativa de vida de pelo menos 1 ano	NE A
Classe IIa	Pacientes com SQTLc que evoluem com sincope ou TVS, apesar do uso de betabloqueadores em dose máxima tolerada e expectativa de vida de pelo menos 1 ano	NE B
	Pacientes com SQTLc que apresentem contraindicação para o uso de betabloqueador e expectativa de vida de pelo menos 1 ano	NE C
Classe IIb	Pacientes com SQTLc do tipo LQT2 ou LQT3 e expectativa de vida de pelo menos 1 ano	NE C
Classe III	Pacientes assintomáticos sem diagnóstico específico por análise genética	NE C

Fonte: Diretrizes Brasileiras de Dispositivos Cardíacos Eletrônicos Implantáveis da Sociedade Brasileira de Cardiologia – 2007 – Arquivos brasileiros de Cardiologia.

pré-ganglionar. Embora esta técnica produza significante redução no número de eventos cardíacos, observa-se 5% de incidência de morte súbita cardíaca em 5 anos.

Bibliografia consultada

1. Giudicessi JR, Ackerman MJ. Genotype and phenotype guided management of congenital long QT syndrome. Current problems in cardiology. 2013;38(10):417-455.
2. Kallergis EM, Goudis CA, Simantirakis EN, et al. Mechanisms, risk factors, and management of acquired long QT syndrome: a comprehensive review. The Scientific world journal. 2012; 212178.
3. Moss AJ, Zareba W, Hall WJ, et al. Effectiveness and limitations of beta-blocker therapy in congenital long-QT syndrome. Circulation 2000;101:616-623.
4. Priori SG, Schwartz PJ, Napolitano C, et al. Risk stratification in the long-QT syndrome. N Engl J Med. 2003;348:1866-1874.
5. Schwartz PJ, Moss AJ, Vincent GM, Crampton RS. Diagnostic criteria for the long QT syndrome: an update. Circulation. 1993;88:782-784.
6. Schwartz PJ, Priori SG, Spazzolini C, et al. Genotype-phenotype correlation in the long-QT syndrome: Gene-specific triggers for life-threatening arrhythmias. Circulation. 2001;103:89-95.
7. Schwartz PJ, Spazzolini C, Crotti L, et al. The Jervell and Lange-Nielsen syndrome. Natural history, molecular basis, and clinical outcome. Circulation. 2006;113:783-790.
8. Zipes DP, Jalife J. Cardiac electrophysiology: From Cell to Bedside. 5th ed. Philadelphia: Saunders; 2009. p. 731-743.

40 Síndrome do QT Longo Adquirida

- Christian Moreno Luize
- Christiane Henriques de Sá do Espírito Santo

Introdução

A síndrome do QT longo adquirida (SQTLa) é muito mais frequente do que a forma congênita, porém, é difícil estimar a sua real incidência. Caracteriza-se pelo prolongamento do intervalo QT e associa-se a uma forma específica de arritmia cardíaca conhecida como *torsades de pointes* (TdP). Pode ser causada por múltiplos fatores, como: desordens metabólicas (hipocalemia, hipomagnesemia, hipocalcemia), bradicardia, isquemia miocárdica, hipotermia, infecções (HIV), AVC e medicamentos, especialmente as drogas antiarrítmicas (Tabela 40.1).

Fisiopatologia da *torsades de pointes*

O principal mecanismo proposto para o TdP associado a SQTL adquirida é o desenvolvimento de pós-potenciais precoces e atividade trigada, resultantes do prolongamento da repolarização.

Enquanto os pós-potenciais precoces são oscilações simples ou múltiplas do potencial de membrana que ocorrem nas fases 2 e 3 do potencial de ação, a atividade trigada ou deflagrada é o início de um novo impulso na célula cardíaca, causado por um pós-potencial. Quando estas oscilações forem grandes o suficiente para atingirem o limiar de ativação de nova corrente iônica regenerativa, um novo potencial de ação será gerado. Este potencial é dito trigado. Assim sendo, a atividade deflagrada é desencadeada em resposta a um impulso prévio (deflagrador ou gatilho). A Figura 40.1 apresenta um desenho esquemático das fases do potencial de ação da célula miocárdica.

Tabela 40.1 – Causas mais frequentes da SQTLa

Desordens metabólicas	Bradiarritmias	Outros	Drogas
Hipocalemia	Disfunção do nó sinusal	Isquemia miocárdica	Antiarrítmicos
Hipomagnesemia	BAV – 2º e 3º grau	Hipotermia	Antibióticos
Hipocalemia		Infecções por HIV	Anti-histamínicos
Desnutrição grave		Doenças intracranianas	Psicotrópicos
Dieta com proteína líquida		Doenças do tecido conjuntivo	Outras drogas
Anorexia nervosa			
Hipotireoidismo			

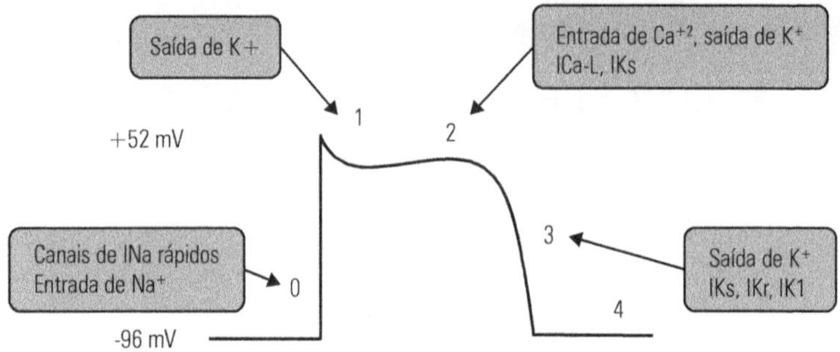

Figura 40.1 – Desenho esquemático das fases do potencial de ação da célula miocárdica.

Tipo de arritmia

A TdP é a arritmia mais característica. Apesar de geralmente ser autolimitada, com término espontâneo, a maioria dos pacientes apresenta múltiplos episódios e existe risco de degeneração para fibrilação ventricular e morte súbita cardíaca. É mais comumente precipitada pela sequência de intervalos curto-longo-curto (Figura 40.2). Esta variação no ciclo RR é causada por um batimento ectópico (ciclo curto) ao qual se segue uma pausa compensatória (ciclo longo) causando um prolongamento do intervalo QT do batimento seguinte. Se durante este prolongamento outro batimento ectópico ocorrer no período vulnerável da repolarização, a indução de TdP pode ocorrer. Arritmia ventricular polimórfica também pode ocorrer em associação a bradicardias ou pausas frequentes (pausa-dependente).

Fatores de risco

Embora a *torsades de pointes* induzida por drogas seja considerada um evento idiossincrático, um número de fatores de risco foi identificado (Tabela 40.2).

Recomendações

As seguintes recomendações são feitas para os pacientes em tratamento com drogas que estão associadas ao prolongamento do intervalo QT:

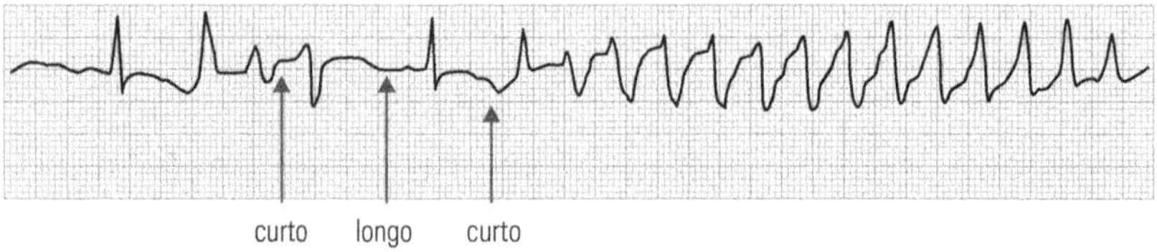

Figura 40.2 – Intervalo curto-longo-curto. Fonte: The Scientific World Journal. 2012;212178.

Tabela 40.2 – Fatores relacionados com o aumento do risco de *torsades de pointes*

Com relação ao regime de droga	Com relação às anormalidades eletrocardiográficas	Com relação aos fatores metabólicos	Outros
Droga em alta dose ou concentração (exceção: quinidina)	Intervalo QT prolongado ou labilidade da onda T	Distúrbios eletrolíticos, especialmente hipocalemia e hipomagnesemia e menos frequentemente hipocalcemia	Doença cardíaca, especialmente insuficiência cardíaca e hipertrofia ventricular esquerda
Infusão endovenosa rápida	Bradicardia	Funções renal e hepática reduzidas	Sexo feminino
Uso conjunto de drogas que prolongam o intervalo QT ou que reduzam o metabolismo por inibição do citocromo P450	Desenvolvimento de prolongamento acentuado do intervalo QT, labilidade da onda T ou mudança morfológica da onda T durante mudança terapêutica		Cardioversão recente de FA
	SQTLc ou portadores silenciosos de mutações nos genes da SQTLc		

1. Deve-se ter cautela para prescrever drogas que prolongam o intervalo QT em pacientes com um ou mais fatores de risco listados na Tabela 40.2. Agentes alternativos devem ser considerados, especialmente se o paciente já está tomando uma droga que prolonga o intervalo QT;
2. Um ECG basal deve ser obtido antes de iniciar a administração da droga. ECG seriados também devem ser realizados durante o curso do tratamento para monitorar o aumento do intervalo QT;
3. Pacientes tratados com drogas que prolongam o intervalo QT devem ser instruídos a informar imediatamente qualquer novo sintoma como palpitações, síncope ou pré-síncope. Além disso, eles também devem informar qualquer mudança clínica que possa levar à hipocalemia, como gastroenterite ou início de terapia diurética;
4. Uma lista atualizada de medicações específicas que prolongam o intervalo QT está disponível no *site* www.qtdrugs.org, mantido pelo Centro de Educação e Pesquisa da Universidade do Arizona.

Tratamento

O tratamento específico das arritmias ventriculares na forma adquirida da síndrome do QT longo difere daquele da forma congênita, em parte por diferenças fisiopatológicas. A TdP na forma adquirida é comumente deflagrada por bradicardia ou pausa (bradicardia-dependente), ao passo que na forma congênita é desencadeada por aumento do tônus adrenérgico. O principal objetivo deve ser a identificação das drogas causadoras e na correção de possíveis distúrbios metabólicos.

Manejo agudo

1. Instabilidade hemodinâmica é um cenário de urgência e o tratamento deve visar a recuperação imediata do ritmo. A desfibrilação elétrica não sincronizada deve ser prontamente realizada.
2. Sulfato de magnésio é a primeira linha de tratamento. É bastante efetivo tanto para tratamento como para prevenção de TdP relacionada com aumento do intervalo QT. O benefício se dá sem que ocorra o encurtamento do QT e é observado mesmo em pacientes com magnésio sérico normal.
   - *Dose de ataque:* 2 g $MgSO_4$ 50% EV em 2 minutos, podendo repetir se necessário após 15 minutos (25 a 50 mg/kg em crianças).
   - *Dose de manutenção:* 3 a 20 mg/min (sem dados publicados para manutenção intravenosa em crianças).
3. Marca-passo transvenoso geralmente é reservado para aqueles pacientes que não respondem à infusão intravenosa de sulfato de magnésio. Marca-passamento com frequência em torno de 100 bpm pode encurtar o intervalo QT, reduzindo a dispersão de refratariedade e o desenvolvimento de pós-potenciais precoces.
4. Isoproterenol também pode ser usado para aumentar a frequência sinusal e reduzir o intervalo QT. Embora o marca-passo transvenoso pareça ser mais eficaz, a infusão de isoproterenol pode ser usada como medida temporária até o implante do marca-passo temporário.
   - *Dose:* 2 μg/min (0,05 a 0,1 μg/kg/min em crianças). Titular até atingir FC de 100 bpm.
5. Drogas antiarrítmicas da classe IB (lidocaína e fenitoína) encurtam a duração do potencial de ação e podem ser úteis, porém parecem ser menos efetivas que o marca-passo e o isoproterenol.
   - *Dose lidocaína:* 1-2 mg/kg, EV em 2-3 minutos, podendo repetir após 5-10 minutos (0,5 a 0,75 mg/kg). Dose máxima: 3 mg/kg.
   - *Manutenção*: 2-4 mg/min.
   - *Dose fenitoína:* 10-15 mg/kg. Velocidade de infusão máxima: 50 mg/min.
   - *Manutenção:* 300 mg/dia divididos em três tomadas.
6. Alcalinização do plasma através da infusão de bicarbonato de sódio é útil quando a TdP é secundária ao uso de quinidina.
7. Infusão endovenosa de potássio pode ser benéfica mesmo se o

paciente tiver potássio sérico normal. O potássio plasmático deve sempre ser mantido acima de 4,0 mEq/L, idealmente, acima de 4,5 mEq/L.

Terapêutica de manutenção

1. O enfoque principal é tratar a causa básica, interrompendo-se qualquer droga precipitante e corrigindo as anormalidades metabólicas como hipocalemia ou hipomagnesemia.
2. Marca-passo definitivo pode ser necessário naqueles pacientes com bradicardia persistente (doença do nó sinusal ou bloqueios AV), que apresentem TdP bradicardia-dependente (Tabela 40.3).
3. Os pacientes com distúrbios dietéticos devem ser encaminhados para reabilitação nutricional.
4. Associado ao tratamento da causa subjacente e devido a possível associação ocasional com SQTLc, uma história minuciosa, bem como a triagem eletrocardiográfica dos membros da família, é recomendada.

Tabela 40.3 – Indicações para marca-passo temporário para prevenção de taquicardia

Classe I	Taquicardia ventricular sustentada pausa-dependente, com ou sem prolongamento do intervalo QT	NE C
Classe IIa	Pacientes de alto risco com síndrome do QT longo congênita	NE C
Classe IIb	Prevenção de FA recorrente sintomática refratária a droga em pacientes com DNS coexistente	NE B
Classe III	Extrassístoles ventriculares frequentes ou complexas sem TVS na ausência de síndrome do QT longo	NE C
	Torsades de pointes secundária a causas reversíveis	NE A

Algoritmo de tratamento

A Figura 40.3 apresenta algoritmo para manejo agudo de *torsades de pointes* e estratégias de manejo de manutenção em pacientes com SQTL congênita e adquirida.

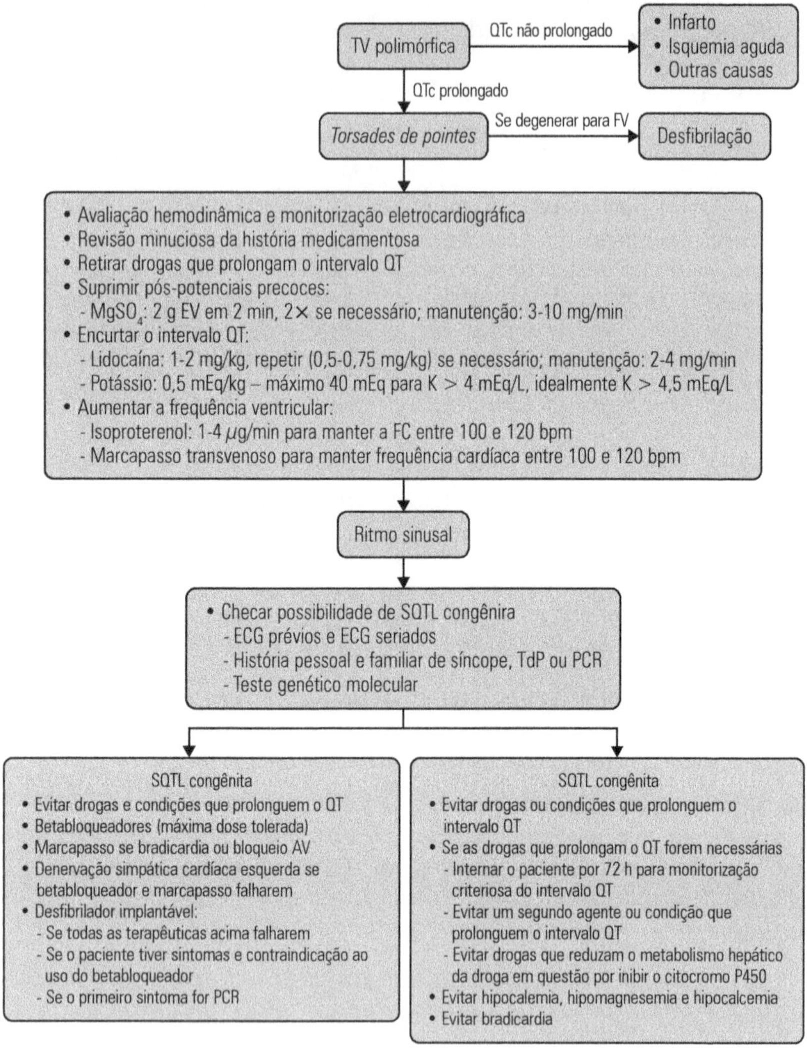

Figura 40.3 – Algoritmo para manejo agudo de *torsades de pointes* e estratégias de manejo de manutenção em pacientes com SQTL congênita e adquirida. Fonte: Cardiology in Review. 2004;12:222-234.

Bibliografia consultada

1. Drew BJ, Ackerman MJ, Funk M, et al. Prevention of torsades de pointes in hospital settings: a scientific statement from the American Heart Association and the American College of Cardiology Foundation. Circulation. 2010;121:1047.
2. Giudicessi JR, Ackerman MJ. Genotype and phenotype guided management of congenital long QT syndrome. Current problems in cardiology. 2013;38(10):417-455.
3. Kallergis EM, Goudis CA, Simantirakis EN, et al. Mechanisms, risk factors, and management of acquired long QT syndrome: a comprehensive review. The Scientific World Journal. 2012;212178.
4. Moss AJ, Zareba W, Hall WJ, et al. Effectiveness and limitations of beta-blocker therapy in congenital long-QT syndrome. Circulation. 2000;101:616-623.
5. Priori SG, Schwartz PJ, Napolitano C, et al. Risk stratification in the long-QT syndrome. N Engl J Med 2003;348:1866-1874.
6. Roden DM. Taking the "idio" out of "idiosyncratic": predicting torsades de pointes. Pacing Clin Electrophysiol. 1998;21:1029.
7. Schwartz PJ, Moss AJ, Vincent GM, Crampton RS. Diagnostic criteria for the long QT syndrome: an update. Circulation. 1993;88:782-784.
8. Schwartz PJ, Priori SG, Spazzolini C, et al. Genotype-phenotype correlation in the long-QT syndrome: Gene-specific triggers for life-threatening arrhythmias. Circulation. 2001;103:89-95.
9. Schwartz PJ, Spazzolini C, Crotti L, et al. The Jervell and Lange-Nielsen syndrome. Natural history, molecular basis, and clinical outcome. Circulation. 2006;113:783-790.
10. Zipes DP, Jalife J. Cardiac electrophysiology: From Cell to Bedside. 5th ed. Philadelphia: Saunders; 2009. p. 731-743.

41 Cardiomiopatia/Displasia Arritmogênica do Ventrículo Direito

- Fabrício Mallmann
- Rafael Thiesen Magliari

Introdução

A cardiomiopadia ou displasia arritmogênica do ventrículo direito (C/DAVD) é uma importante causa de morte súbita arrítmica, principalmente em jovens e atletas, na maioria dos casos possui padrão autossômico dominante com grande variabilidade de penetrância e expressividade. Estima-se que 4% das mortes súbitas em atletas profissionais jovens sejam atribuídos a C/DAVD. Outros estudos demonstram que até 3-10% das mortes súbitas cardíacas sem explicação ocorridas abaixo dos 65 anos são atribuídas à C/DAVD. A prevalência é de 1:5.000 indivíduos, manifestando-se geralmente na quinta década de vida, sendo raras as manifestações antes dos 12 anos de idade e após os 60 anos; estima-se que 80% são do sexo masculino.

A fisiopatologia desta doença não é completamente conhecida, porém acredita-se que se deva a uma disfunção dos desmossomos, resultando em inflamação, fibrose e adipocitose. O achado patológico mais característico é a substituição segmentar ou difusa do miocárdio do VD por tecido fibroso e adiposo, levando a morte de células miocárdicas. Observa-se também dilatação, aneurismas da região infundibular, apical e subtricuspídea e afilamento da parede ventricular do VD. O comprometimento do septo interventricular e do VE só ocorre nos estágios mais avançados da doença. Há descrição também que episódios de miocardite possam contribuir para a C/DAVD. Achados microscópicos incluem a presença de tecido fibrótico e adiposo ao redor ou entre o tecido miocárdico normal provendo, assim, o substrato para alteração da condução elétrica normal e o mecanismo de reentrada ventricular responsável pela taquicardia ventricular observada nestes pacientes. As artérias coronárias não costumam estar envolvidas na doença. A Figura 41.1A, apresenta a grande quantidade de gordura substituindo o epicárdio do VD, e a Figura 41.1B, apresenta a substituição total gordurosa da parede do VD, tornando-o translúcido. A Figura 30.1C apresenta imagem histológica demonstrando substituição gordurosa do epicárdio em direção ao endocárdio, e a Figura 41.1D, apresenta tecido fibroso intercalado com tecido gorduroso.

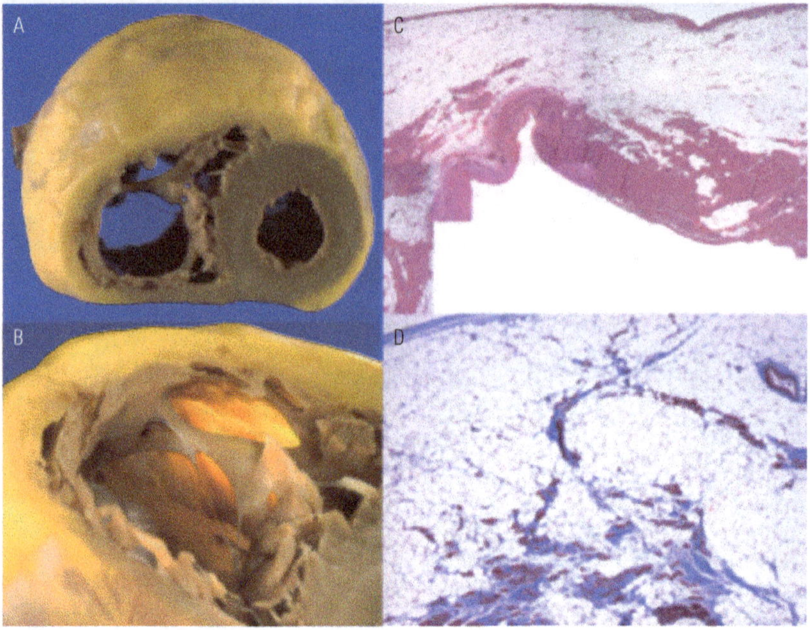

Figura 41.1 – A. Grande quantidade de gordura substituindo o epicárdio do VD. Ausência de gordura no VE e septo. B. Substituição total gordurosa da parede do VD, tornando-o translúcido. C. Imagem histológica demonstrando substituição gordurosa do epicárdio em direção ao endocárdio. D. Tecido fibroso intercalado com tecido gorduroso.

A prevenção da morte súbita é o principal objetivo terapêutico da C/DAVD. Tratamento farmacológico das arritmias, ablação das taquicardias ventriculares e implante de CDI são os pilares do tratamento da C/DAVD.

Manifestações clínicas

A manifestação clínica da C/DAVD varia desde pacientes assintomáticos, que manifestam morte súbita cardíaca como primeiro sintoma, até pacientes sintomáticos com palpitações taquicárdicas, síncope e insuficiência cardíaca. Os sintomas comuns são: síncope relacionada com esforço físico, tontura, dor torácica atípica e palpitações. Os sintomas geralmente iniciam na adolescência ou em adulto jovem, variando de 4 a 73 anos. Metade dos pacientes apresenta exame físico normal. Achados físicos são mais comuns em pacientes com dilatação de VD avançada: sopro de insuficiência tricúspide e presença de B3 e B4. As arritmias mais comuns associadas à C/DAVD são as ectopias ventriculares prematuras isoladas e a TV originada no VD, sustentada e não sustentada, presentes em até 50% dos pacientes. Arritmias supraventriculares, como ectopia atrial prematura, *flutter* e fibrilação, estão presentes em 25% dos indivíduos. Taquicardia supraventricular isolada é evento raro.

Entre os diagnósticos diferenciais inclui-se a síndrome de Brugada, TV idiopática de VD, miocardites, sarcoidose, cardiomiopatias que envolvem o VD e anomalia de Uhl. Deve-se sempre suspeitar de C/DAVD em pacientes com alteração do segmento ST-T e onda T nas derivações precordiais no ECG, na história familiar de morte súbita, TV de morfologia de BRE, sintomática ou não, na ausência de cardiopatia aparente, e na presença de múltiplas morfologias de QRS durante TV induzida no estudo eletrofisiológico (EEF). Pacientes com C/DAVD com alto risco para morte súbita são aqueles que apresentam história de taquicardia ventricular, síncope, início dos sintomas precocemente, doença progressiva severa do VD e comprometimento do VE. A presença de disfunção de VD ou VE parece ser o mais forte preditor independente de morte cardiovascular. A ausência de taquicardia ventricular discrimina os pacientes com melhor prognóstico.

Critérios diagnósticos para C/DAVD

Em 1994, foram padronizados critérios diagnósticos para a C/DAVD, sendo revisados em 2010 com modificação dos critérios de imagem com objetivo de melhorar a especificidade do diagnóstico. Para o diagnóstico devem estar presentes: dois critérios maiores, um maior e dois menores, ou quatro menores de diferentes categorias (Tabela 41.1).

Tabela 41.1 – Critérios diagnósticos de C/DAVD

Disfunção global ou regional e alterações estruturais	
Maior	
Critérios para ECO 2D	Acinesia regional do VD, discinesia ou aneurisma e uma das seguintes medidas ao final da diástole: • Corte paraesternal longitudinal da via de saída do VD ≥ 32 mm (corrigido para superfície corpórea ≥ 19 mm/m²) ou • Corte paraesternal longitudinal da via de saída do VD ≥ 36 mm (corrigido para superfície corpórea ≥ 21 mm/m²) • Variação da área do VD ≤ 33%
Critérios para RNM	Acinesia regional do VD, discinesia ou aneurisma e um dos seguintes: • Razão do volume diastólico final do VD pela superfície corporal > 100 < 110 mL/m² (homens) ou > 100 mL/m² • Fração de ejeção do VD > 40% ≤ 45%
Critérios angiográficos do VD	Acinesia regional, discinesia ou aneurisma
Menor	
Critérios para ECO 2D	Acinesia regional do VD, discinesia ou aneurisma e uma das seguintes medidas ao final da diástole: • Corte paraesternal longitudinal da via de saída do VD ≥ 29 mm < 32 mm (corrigido para superfície corpórea ≥ 19 mm/m²) ou • Corte paraesternal longitudinal da via de saída do VD ≥ 32 mm < 36 mm (corrigido para superfície corpórea ≥ 21 mm/m²) • Variação da área do VD > 33% ≤ 40%
Critérios para RNM	Acinesia regional do VD, discinesia ou aneurisma e um dos seguintes: • Razão do volume diastólico final do VD pela superfície corporal ≥ 110 mL/m² (homens) ou ≥ 110 mL/m² • Fração de ejeção do VD ≤ 40%

Continua >

Caracterização do tecido de parede	
Maior	Miócitos residuais < 60% por análise morfométrica (ou < 50% se estimada) com substituição por fibrose da parede livre do VD em mais de uma amostra, com ou sem substituição gordurosa do tecido na biópsia endomiocárdica
Menor	Miócitos residuais 60-75% por análise morfométrica (ou 50-65% se estimada) com substituição por fibrose da parede livre do VD em mais de uma amostra, com ou sem substituição gordurosa do tecido na biópsia endomiocárdica
Anormalidades na repolarização	
Maior	Inversão das ondas T nas derivações precordiais direitas (V1, V2 e V3) ou além em indivíduos com mais de 14 anos (na ausência de bloqueio completo de ramo direito)
Menor	Inversão das ondas T em V1 e V2 em indivíduos maiores de 14 anos (na ausência de BRD) ou em V4, V5 e V6 Inversão das ondas T em V1, V2, V3 e V4 em indivíduos maiores de 14 anos na presença de BRD
Anormalidades da despolarização/condução	
Maior	Onda épsilon (sinal de baixa amplitude no final do QRS e início da onda T) nas derivações precordiais direitas (V1-V3)
Menor	Potenciais tardios no ECGAR em ≥ um de três parâmetros na ausência de QRS ≥ 110 ms no ECG convencional QRS filtrado ≥ 114 ms Duração da parte terminal do QRS < 40 ms ≥ 38 ms Duração da ativação terminal ≥ 55 ms medidos do nadir do final do QRS incluindo R', em V1, V2 ou V3 na ausência de BRD
Arritmias	
Maior	TVNS ou TVS com morfologia de BRE com eixo superior
Menor	TVNS ou TVS com morfologia de via de saída de VD, morfologia de BRE com eixo inferior ou indeterminado > 500 EV em 24 h (Holter)
História familiar	
Maior	Doença familiar confirmada por necropsia ou cirurgia em parentes de primeiro grau Identificação de mutação patogênica associada a pacientes em investigação de C/DAVD
Menor	História familiar de morte súbita prematura (< 35 anos) na suspeita de C/DAVD em parentes de primeiro grau C/DAVD confirmada por biópsia ou por critérios diagnósticos em parentes de segundo grau

Investigação

ECG

- Normal em 50% dos casos iniciais.
- Anormal em 90% dos casos avançados.
- Achado mais comum: onda T invertida V1-V3.
- Não considerar em crianças e pacientes com BRD.
- Achado mais característico: onda épsilon (Figura 41.2), em até 30% dos pacientes, localizada no início do segmento ST ou no final do complexo QRS, nas derivações precordiais direitas. Representa a pós-excitação ventricular, conhecida como potencial tardio, substrato eletrofisiológico das taquicardias ventriculares.
- Pode existir, ainda, BRD completo ou incompleto, QRS com baixa voltagem, onda P maior que 2,5 mV e batimento ventricular prematuro.

A Figura 41.3 apresenta um eletrocardiograma de 12 derivações de um paciente com C/DAVD.

Ecocardiograma

Exame de imagem de triagem para avaliar C/DAVD e na triagem de familiares. A área do VD é critério maior para C/DAVD. A função do VD é critério menor. A mais comum anormalidade estrutural se localiza na região inferobasal do VD. Achados mais comuns da doença são: alterações da movimentação da parede (acinesia e discinesia) difusa ou regional com dilatação e trabeculações de VD associadas à disfunção sistólica. A Figura 41.4 apresenta via de saída do VD vista no corte paraesternal do eixo longo com evidente dilatação.

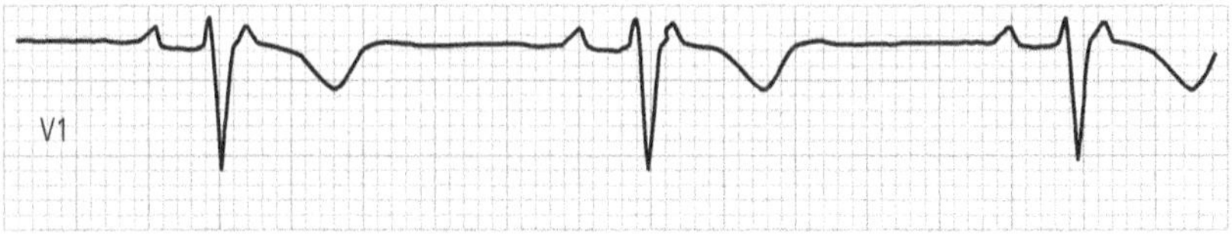

Figura 41.2 – Onda épsilon.

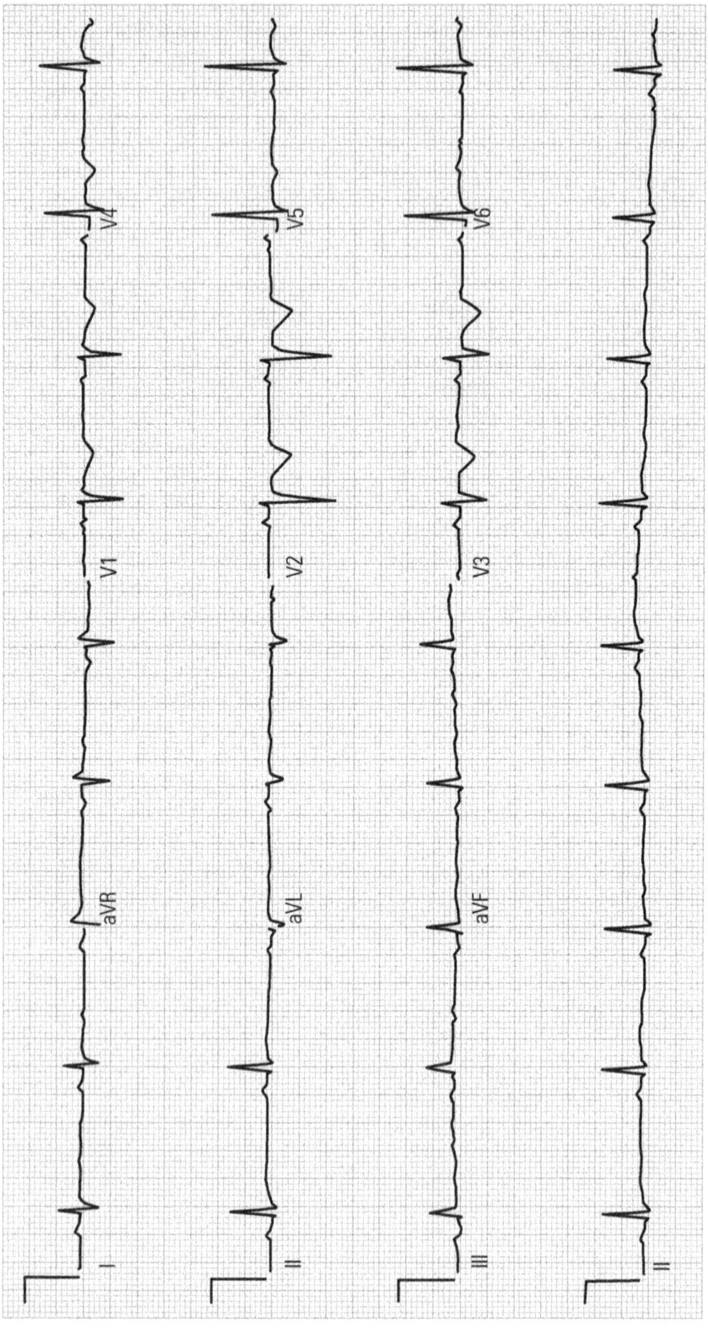

Figura 41.3 – ECG de 12 derivações de um paciente com C/DAVD. Inversão de onda T de V1 a V5 e atraso final da ativação.

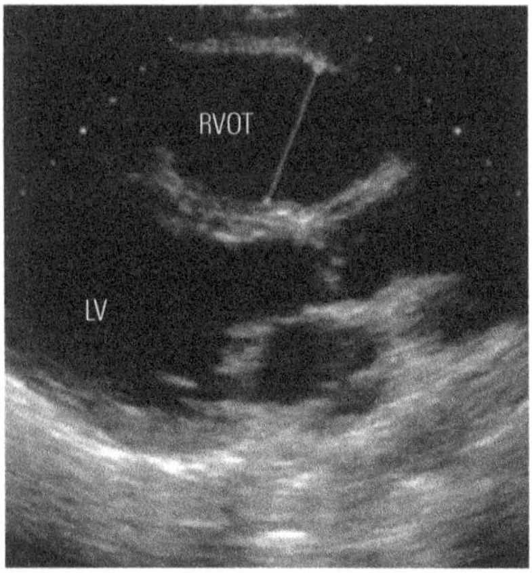

Figura 41.4 – Via de saída do VD vista no corte paraesternal do eixo longo com evidente dilatação.

Ressonância magnética (RM) e tomografia computadorizada (TC)

RM é o exame de imagem de eleição: demonstra o depósito de gordura visualizado como sinal intenso em relação ao miocárdio normal. TC também é útil. A Figura 41.5 apresenta RNM demonstrando anormalidades na parede livre do VD com microaneurismas.

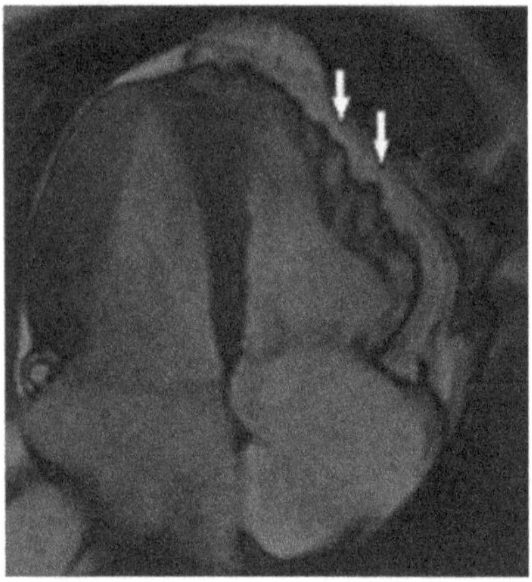

Figura 41.5 – RNM demonstrando (setas) anormalidades na parede livre do VD com microaneurismas.

Cineangiocoronariografia

Exame invasivo de eleição para C/DAVD. Achados de discinesia e acinesia em regiões infundibular, apical ou subtricuspídea têm especificidade superior a 90%. Valor preditivo positivo da cineangiografia do VD é superior a 85%. Valor preditivo negativo é superior a 95%. A Figura 41.6 apresenta arteriografia demonstrando alterações na contratilidade e trabeculações.

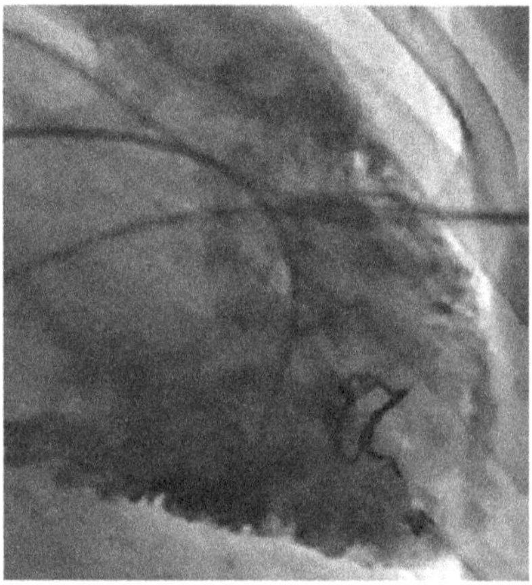

Figura 41.6 – Arteriografia demonstrando alterações na contratilidade e trabeculações.

Estudo eletrofisiológico

Não é exame de rotina para estratificação de risco, exceto em pacientes com episódio documentado de TV. Pode induzir TPSV, avaliar eficácia do tratamento com medicações e é útil, também, na indicação de CDI.

Biópsia endomiocárdica

Exame padrão ouro para confirmação diagnóstica. O resultado depende da localização da punção biópsia. O local ideal para biópsia é a parede livre do VD, porém esta é geralmente realizada no septo, local pouco acometido pela doença. Importante para excluir outras causas de miocardiopatias, como sarcoidose, miocardite e endomiocardiofibrose.

Testes genéticos

Mutações são identificadas apenas em 50% dos pacientes, porém vêm ganhando cada vez mais importância.

Tratamento

Os principais objetivos terapêuticos são a otimização do tratamento da insuficiência cardíaca e a prevenção de morte súbita cardíaca.

Todos os pacientes com diagnóstico ou suspeita de C/DAVD, mesmo assintomáticos, são considerados de alto risco para morte súbita cardíaca. Portanto, estes não devem participar de esportes competitivos e devem evitar atividades que predisponham palpitações, pré-síncope e síncope.

Drogas antiarrítmicas são o tratamento de escolha para pacientes com arritmias ventriculares toleradas e não ameaçadoras quando não há indicação para implante de CDI. Os objetivos do tratamento com antiarrítmicos são evitar episódios e a recorrência de TV, além dos choques pelo CDI. Sotalol é a medicação recomendada para prevenção primária em pacientes com C/DAVD, amiodarona sozinha ou em combinação com betabloqueadores também útil com este objetivo, principalmente em pacientes que falharam com o sotalol ou não desejam realizar ablação.

CDI é o tratamento mais eficaz para prevenção de morte súbita, tendo indicação precisa quando houver morte súbita abortada. Pacientes com C/DAVD confirmada, mesmo assintomáticos, mas com familiares de primeiro grau que apresentam morte súbita precoce, além de pacientes com TV sustentada ou história de síncope, mesmo sem TV induzida no EEF, também são candidatos ao implante de CDI. É também a terapêutica de eleição para prevenção secundária.

Ablação com radiofrequência é alternativa de tratamento nos pacientes com falha ou intolerância aos antiarrítmicos e da terapêutica com CDI. Diferentemente das TV idiopáticas, em que a ablação é curativa, na C/DAVD a ablação tem o objetivo de melhorar a qualidade de vida, por reduzir a frequência de TV, os sintomas nas TVNS e o número de ectopias ventriculares.

Transplante cardíaco é alternativa de tratamento para pacientes com insuficiência cardíaca direita intratável.

Avaliação genética é útil na pesquisa em familiares.

Bibliografia consultada

1. ACC/AHA/ESC 2006 Guidelines for Management of Patients with Ventricular Arrhythmias and the Prevention of Sudden Cardiac Death: a report of the American College of Cardiology/American Heart Association Task Force and the European Society of Cardiology Committee for Practice Guidelines (Writing Committee to Develop Guidelines for Management of Patients With Ventricular Arrhythmias and the Prevention of Sudden Cardiac Death). European Heart Rhythm Association, Heart Rhythm Society. J Am Coll Cardiol. 2006;48(5):e247-346.
2. Basso C, Corrado D, Marcus FI, et al. Arrhythmogenic right ventricular cardiomyopathy. Lancet. 2009;373:1289-300.

3. Corrado D, Fontaine G, Marcus FI, McKenna WJ, Nava A, Wichter TG. Arrhythmogenic right ventricular dysplasia/cardiomyopathy: need for an international registry. Study Group on Arrhythmogenic Right Ventricular Dysplasia/Cardiomyopathy of the Working Groups on Myocardial and Pericardial Disease and Arrhythmias of the European Society of Cardiology and of the Scientific Council on Cardiomyopathies of the World Heart Federation. Circulation. 2000;101(11):E101-6.
4. Frances RJ. Arrhythmogenic right ventricular dysplasia/cardiomyopathy. A review and update. International Journal of Cardiology. 2006;110(3):279-87.
5. Hulot JS, Jouven X, Empana JP, et al. Natural History and Risk Stratification of Arrhythmogenic Right Ventricular Dysplasia/Cardiomyopathy. Circulation. 2004;110:1879-1884.
6. Marcus FI, McKenna WJ, Sherrill D, et al. Diagnosis of arrhythmogenic right ventricular cardiomyopathy/dysplasia: proposed modification of the task force criteria. Circulation. 2010;121:1533-41.
7. Marcus FI, Zareba W, Calkins H, et al. Arrhythmogenic right ventricular cardiomyopathy/dysplasia clinical presentation and diagnostic evaluation: results from the North American multidisciplinary study. Heart Rhythm. 2009;6:984-9.
8. Marcus F. Update of Arrhytmogenic Right Ventricular Dysplasia. Cardiac Eletrophysiology Review. 2002;6:54-56.
9. Moric-Janiszewska E. Review on the genetics of arrhythmogenic right ventricular dysplasia. Europace. 2007;9(5):259-266.

42 Síndrome de Brugada

- Fábio Martins Nardo Botelho
- Rodrigo Novelli

Introdução

A síndrome de Brugada (SB) foi descrita em 1992 pelos irmãos Brugada. É definida como uma *canalicopatia* caracterizada pela presença de bloqueio completo ou incompleto do ramo direito associado a elevação do ponto J de 2 mm em duas das três derivações precordiais direitas (V1-V3), induzido ou espontâneo, sem relação com doença cardíaca estrutural ou alterações metabólicas, associado a um ou mais dos seguintes: FV documentada, TV polimórfica, história familiar de morte súbita em menores de 45 anos, familiar com padrão tipo 1 eletrocardiográfico, TV induzível no EEF, síncope inexplicada de origem arritmogênica e/ou respiração agônica noturna (2° Consenso para Síndrome de Brugada de 2005).

De caráter autossômico dominante, com penetrância variável, as mutações no cromossomo 3 e no principal gene em estudo, o SCN5A (15% a 25% dos casos), como também em outros genes, em sua maioria afetam a subunidade alfa do canal de sódio cardíaco, permitindo a indução de taquiarritmias ventriculares.

Epidemiologia

Sua prevalência pode variar de cinco a dez casos por 10.000 habitantes de acordo com o fenótipo, sendo de 0,7% (Ásia), 0,6% (Europa) e 0,4% (EUA). É mais comum em asiáticos e homens (relação de 9:1 em alguns estudos). Acredita-se que a SB seja responsável por 12% de todas as mortes súbitas (MS) e 20% destas naqueles com coração estruturalmente normal, com maior prevalência de eventos fatais por arritmia ao redor dos 30-40 anos. Em uma metanálise de 30 estudos demonstrou-se um risco de 10% de eventos em 2,5 anos naqueles com ECG com padrão de SB. Vale ressaltar que febre, fase de recuperação de exercícios, uso de cocaína ou drogas psicotrópicas, sono ou até repouso podem ser gatilhos para eventos na SB.

Manifestações clínicas

A maioria das manifestações clínicas da SB é relacionada com arritmias ventriculares fatais. A parada cardíaca súbita pode ser a apresentação inicial da SB em 1/3 dos casos. Os pacientes podem também apresentar quadros sincopais em até 28% dos casos. Arritmias, como a TV/FV, ocorrem geralmente entre as idades de 20-60 anos e são mais comuns à noite do que durante o dia, e mais durante o sono do que quando no estado de vigília. Palpitações relacionadas com TV não são comuns, sendo essas mais relacionados com episódios de fibrilação atrial (FA). A respiração agônica noturna é também descrita e faz parte dos critérios diagnósticos.

Diagnóstico

Até pouco tempo atrás, três padrões distintos de elevação do segmento ST foram inicialmente descritos e usados há anos na prática clínica, porém hoje é cada vez mais consensual que existam apenas dois padrões distintos de elevação do segmento ST (Tabela 42.1). No clássico SB tipo 1, o segmento ST elevado ($\geq$ 2 mm) desce com uma convexidade para cima, para uma onda T invertida, referida como padrão "tipo côncavo" de Brugada. Já no padrão tipo 2 (combinados a partir da designação original dos padrões tipos 2 e 3), o segmento ST tem uma forma de "sela", em que o segmento ST elevado desce para a linha de base, em seguida sobe novamente para uma onda T na posição vertical ou bifásica (Figura 42.1). Até o momento, apenas o padrão ECG tipo 1 é considerado diagnóstico; já os tipos 2 e 3 devem ser induzidos para tipo 1. Uma maneira que fortalece a suspeita de SB é elevar os eletrodos para 3 ou até 2 EIC, mostrando uma elevação do segmento ST.

No ECG, além das alterações já citadas, pode ser observado prolongamento da onda P, do segmento PR e do segmento ST, presença de despolarização inespecífica do segmento ST e distúrbio de condução sinoatrial. Cerca de 20% dos pacientes com SB apresentam taquicardias supraventriculares, como a FA.

O diagnóstico de SB é baseado em características clínicas e eletrocardiográficas. Assim, define-se o seu diagnóstico quando o paciente também apresenta, além do critério eletrocardiográfico (ECG tipo 1 espontâneo ou induzido), pelo menos um dos seguintes critérios: A. história familiar: morte súbita cardíaca (MSC) em um membro da família < 45 anos ou parentes com padrão de ECG do tipo 1; B. sintomas relacionados a arritmias: síncope, convulsões desconhecidas ou respiração agônica noturna; C. arritmias ventriculares: taquicardia ventricular polimórfica (TVP) ou fibrilação ventricular (FV) documentada.

Vale ressaltar que existem dois termos distintos descritos, a depender da presença ou ausência de sintomas: pacientes com características típicas do ECG que são assintomáticos e não têm outros critérios clínicos são ditos *padrão de Brugada;* já aqueles com características típicas no ECG que sofreram morte súbita cardíaca ou que têm um ou mais dos outros critérios clínicos (descritos anteriormente), são ditos com *síndrome de Brugada.*

Assim, testes adicionais podem ser considerados para ajudar a confirmar o diagnóstico da SB, como naqueles indivíduos com ECG do tipo 2 ou 3, e até fornecer uma estimativa do risco de arritmias ventriculares

Tabela 42.1 – Tipos eletrocardiográficos já descritos da síndrome de Brugada

Características	Tipo 1	Tipo 2	Tipo 3
Amplitude onda J	$\geq$ 2 mm	$\geq$ 2 mm	$\geq$ 2 mm
Onda T	Negativa	Positiva ou bifásica	Positiva
Formato ST	Corcova	Em sela	Em sela
Seg. terminal ST	Descendente gradual	Elevado $\geq$ 1 mm	Elevado < 1 mm

Fonte: Antzelevitch et al., 2005.

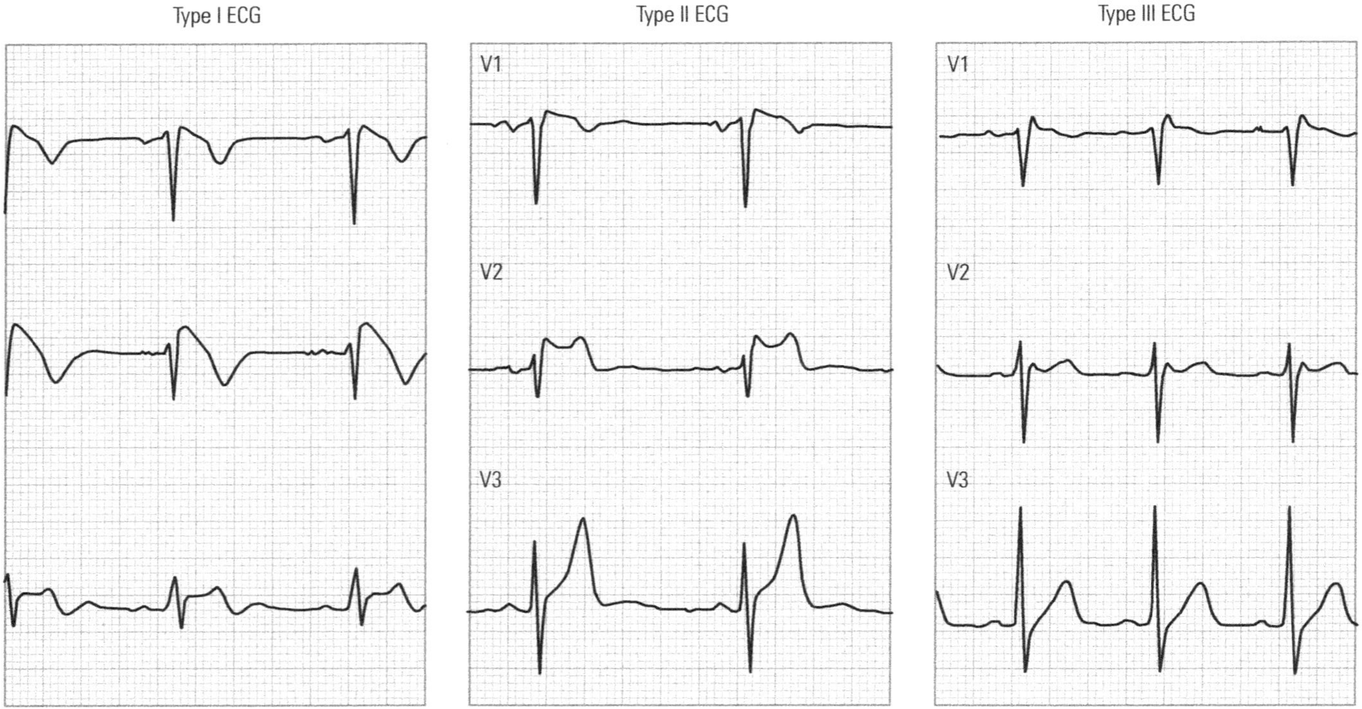

Fonte: Rev Esp Cardiol. 2009;62(11):1297-315.

Figura 42.1 – Os três tipos eletrocardiográficos da síndrome de Brugada.

e de MSC individualmente. Dentre essas, a ajmalina, procainamida, flecainida e a pilsicainida (Tabela 42.2) são drogas utilizadas em ambiente hospitalar na tentativa de se induzir tais mudanças.

Nos pacientes cujos ECG com padrão de Brugada ao repouso do tipo 2 ou 3 e que têm uma história familiar de morte súbita cardíaca com menos de 45 anos de idade e/ou história familiar com alterações no ECG do tipo 1 de Brugada deve-se proceder com o desafio de drogas, como as listadas a seguir e suas formas de administração (Tabela 42.2).

Algumas doenças e medicamentos muito frequentes na prática médica podem simular (como também desmascarar) alterações eletrocardiográficas semelhantes à SB, sendo um fator confundidor para os médicos e profissionais envolvidos (Tabela 42.3).

Estratificação de risco

Atualmente, a etiologia da SB é multifatorial, envolvendo componentes genéticos, ambientais e hormonais que contribuem para a manifestação fenotípica de cada indivíduo. Dessa forma, algumas características clínicas vêm sendo identificadas como marcadores de alto risco para MSC, como pacientes assintomáticos com história de síncope recorrente, respiração agônica durante o sono ou convulsões desconhecidas. Sabe-se que o risco de evento arrítmi-

Tabela 42.2 – Drogas antiarrítmicas

Medicação	Dose	Infusão
Ajmalina	1 mg/kg em 5 min	Intravenosa
Flecainida	2 mg/kg em 10 min	Intravenosa
Procainamida	10 mg/kg em 10 min	Intravenosa
Pilsicainida	1 mg/kg em 10 min	Intravenosa

Fonte: Antzelevitch C, et al. Brugada syndrome: report of the second consensus conference endorsed by the Heart Rhythm Society and the European Heart Rhythm Association. Circulation. 2005;111(5):659-670.

Tabela 42.3 – Doenças e medicamentos muito frequentes na prática médica que podem simular (como também desmascarar) alterações eletrocardiográficas semelhantes à SB

Infarto do miocárdio	Hipercalemia
Tromboembolismo pulmonar	Hipercalcemia
Pericardite aguda	Cocaína
Miocardite	Álcool
Aneurisma dissecante de aorta	Bloq. canal de cálcio
Distrofia de Duchenne	Bloq. canal de sódio (IA e IC)
Displasia arritmogênica de VD	Betabloqueadores
Tumor de mediastino	Nitratos
Hemopericárdio	Lítio
Pectus escavatum	Antidrepressivos tricíclicos e tetracíclicos
Ataxia de Friedreich	Fluoxetina
Pós-cardioversão elétrica	Fenotiazinas
Hipotermia	Bupivacaína
Repolarização precoce	Propofol
Desordens do sistema autônomo	Anti-histamínicos de 1ª geração

Fonte: Rev Esp Cardiol. 2009;62(11):1297-315.

co é 5,5 vezes maior em homens em relação às mulheres (uma das teorias seria o maior número de canais de sódio devido aos maiores níveis de testosterona) e 7,7 vezes maior em indivíduos tipo 1 espontâneo do que naqueles com o tipo 1 induzido por drogas.

Quanto às formas familiares da doença, estas não estão associadas a pior prognóstico em relação aos casos esporádicos. Já no campo da genética, estes não são úteis em estratificação de risco, tendo sua pesquisa somente recomendada como um arsenal diagnóstico a mais.

Mesmo com diversos estudos tentando demonstrar quais pacientes têm um maior risco de eventos, um debate ainda está em curso sobre o valor dos parâmetros de estratificação de risco, principalmente nos pacientes assintomáticos. Um exemplo disso é a indução eletrofisiológica (EFF) de TV/FV: nos assintomáticos, alguns irão argumentar que o EFF não tem valor, enquanto outros afirmam que ele permite a identificação de um subgrupo de pacientes assintomáticos com maior risco que serão beneficiados com a implantação de CDI.

Tratamento

Atualmente, a única estratégia eficaz para a prevenção comprovada de morte cardíaca súbita em pacientes com SB é a utilização de um cardiodesfibrilador implantável (CDI).

A terapia farmacológica inicial para a prevenção de arritmia foi tentada na SB com relativo pouco sucesso, por isso o implante do CDI deve ser a primeira linha terapêutica para quase todos os pacientes. Este autor somente orienta o uso inicial farmacológico em pacientes que se recusam ao implante de CDI ou sem indicações devido à expectativa de vida reduzida ou com comorbidades significativas. Aqueles que experimentam arritmias ventriculares recorrentes, resultando em choques de CDI, podem necessitar de terapia com uma droga antiarrítmica como reforço, para reduzir a frequência de choques do CDI.

A quinidina mostrou algum benefício em certos estudos, na dose de 1.483 ± 240 mg, na qual preveniu a indução de FV em 88% dos pacientes, porém a incidência de efeitos colaterais foi de 36%, em particular na presença de diarreia. Outra droga com possibilidade de uso são os inibidores de fosfodiesterase III. Há descrição do uso da amiodarona ou até mesmo de agonista beta-adrenérgico como o isoproterenol, indicado principalmente em casos de tempestades elétricas ou em taquiarritmias ventriculares de crianças. Porém, ainda vale ressaltar a importância da terapia farmacológica adjunta ao CDI.

Atualmente, há estudos mostrando que a ablação por radiofrequência de ectopias ventriculares possa contribuir como uma abordagem terapêutica a mais para a prevenção de FV nos pacientes com SB.

As recomendações ao implante de CDI em pacientes com SB, segundo as Diretrizes Brasileiras de 2007, estão descritas na Tabela 42.4.

Um ponto importante para aqueles pacientes com SB, pelo risco de morte súbita ou de eventos arrítmicos que possam gerar perda transitória da consciência, é a definição da capacidade de direção privada, já que a direção comercial ou profissional – denominação mais usada no Brasil – não deve ser liberada. Qualquer evento arrítmico com perda parcial ou total da consciência deve ser seguido de pelo menos 6 meses de observação antes de praticar a direção privada.

Tabela 42.4 – Recomendações para implante de CDI em pacientes com síndrome de Brugada

Pacientes com SB, sobreviventes de parada cardíaca e expectativa de vida de pelo menos 1 ano (NE C)	Classe I
Pacientes com SB e alterações eletrocardiográficas espontâneas, síncope e expectativa de vida de pelo menos 1 ano (NE C)	Classe IIa
Pacientes com SB e documentação de TSV espontânea que não provocou parada cardíaca e expectativa de vida de pelo menos 1 ano (NE C)	Classe IIa
Paciente com SB e alterações eletrocardiográficas induzidas por fármacos, síncope de origem indeterminada e expectativa de vida de pelo menos 1 ano (NE C)	Classe IIb
Pacientes com SB assintomáticos e sem fatores de risco documentados (N C)	Classe III

Fonte: Implantáveis, Cardíacos Eletrônicos. Diretrizes Brasileiras de Dispositivos. Arq Bras Cardiol. 2007;89(6):e210-e237.

A Tabela 42.5 apresenta as orientações para a liberação da direção em portadores de arritmias em situações especiais.

Como opção, colocamos também as recomendações da *European Heart Rhythm* 2013 para implante do CDI nos portadores de SB (Figura 42.2).

A terapêutica com CDI é uma estratégia eficaz em pacientes com SB. Em trabalho recente com 176 pacientes com ECG de padrão tipo 1 espontâneo ou induzido por drogas, houve tratamento de arritmias potencialmente letais em 17% dos pacientes durante o seguimento de longo prazo (83,8 ± 57,3 meses). Choques apropriados foram significativamente associados à presença de MSC abortada, mas eles também ocorreram em 13% dos pacientes assintomáticos.

Tabela 42.5 – Orientações para a liberação da direção em portadores de arritmias em situações especiais (síndrome de Brugada)

Doença/Procedimento	Restrição para direção privada (condutor que não exerce atividade remunerada ao veículo) ACC, A, B	Restrição profissional (condutor exerce atividade remunerada ao veículo) ACC, A, B, C, D, E
Síndrome de Brugada	Apto após investigação adequada e tratamento orientado por especialistas Após qualquer evento que comprometa o nível de consciência, aguardar 6 meses para dirigir	Desqualificado

Fonte: Fenelon G, et al. Diretrizes brasileiras para direção veicular em portadores de dispositivos cardíacos eletrônicos implantáveis e arritmias cardíacas. Arquivos Brasileiros de Cardiologia. 2012;99(4):01-10.

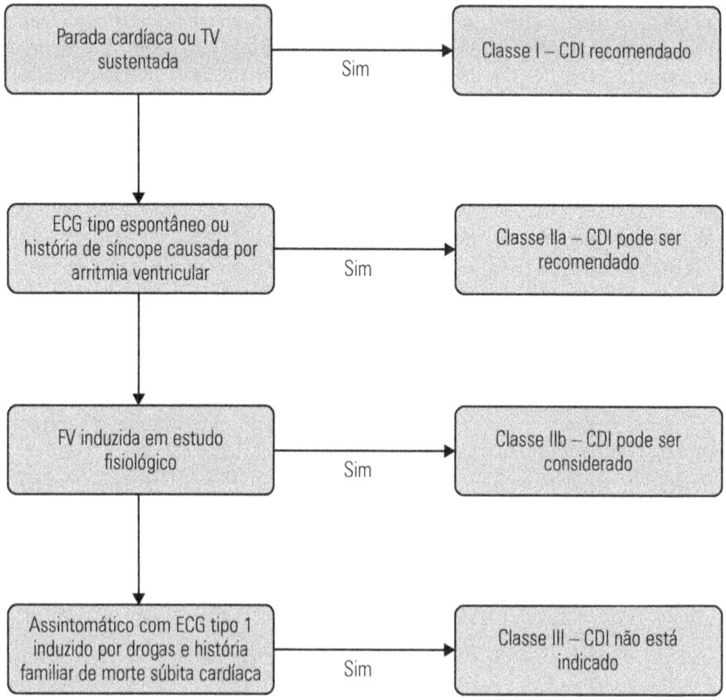

Fonte: Priori SG, et al. Executive summary: HRS/EHRA/APHRS expert consensus statement on the diagnosis and management of patients with inherited primary arrhythmia syndromes. Europace. 2013;15(10):1389-1406.

Figura 42.2 – Recomendações para implante de CDI em pacientes com diagnóstico de SB segundo recomendações da European Heart Rhythm Association, 2013.

Bibliografia consultada

1. Antzelevitch C, Brugada P, Borggrefe M, et al. Brugada syndrome: report of the second consensus conference endorsed by the Heart Rhythm Society and the European Heart Rhythm Association. Circulation. 2005;111(5):659-670.
2. Benito B, Brugada R, Brugada J, Brugada P. Brugada syndrome. Prog Cardiovasc Dis. 2008;51(1):1-22.
3. Bolek O, Marek D, Táborský M. What is new in Brugada syndrome? Cor et Vasa. 2013;55(6):e525-e532.
4. Brugada P, Brugada J. Right bundle branch block, persistent ST segment elevation and sudden cardiac death: a distinct clinical and electrocardiographic syndrome: a multicenter report. J Am Coll Cardiol. 1992;20:1391-6.

5. Brugada R, Campuzano O, Sarquella-Brugada G, Brugada J, Brugada P. Brugada syndrome. Methodist DeBakey Cardiovascular Journal. 2014;10(1):25.
6. Conte G, Sieira J, Ciconte G, Asmundis C, Chierchia GB, Baltogiannis G, et al. Implantable cardioverter-defibrillator therapy in Brugada syndrome: a 20-year single-center experience. Journal of the American College of Cardiology. 2015;65(9):879-888.
7. Di Diego JM, Cordeiro JM, Goodrow RJ, Fish JM, Zygmunt AC, Pérez GJ, et al. Ionic and cellular basis for the predominance of the Brugada syndrome phenotype in males. Circulation. 2002;106(15):2004-2011.
8. Fenelon G, Nishioka SAD, Lorga Filho A, et al. Diretrizes brasileiras para direção veicular em portadores de dispositivos cardíacos eletrônicos implantáveis e arritmias cardíacas. Arquivos Brasileiros de Cardiologia. 2012;99(4):01-10.
9. Priori SG, Wilde AA, Horie M, Cho Y, Behr ER, Berul C, et al. Executive summary: HRS/EHRA/APHRS expert consensus statement on the diagnosis and management of patients with inherited primary arrhythmia syndromes. Europace. 2013;15(10):1389-1406.
10. Sarkozy A, Paparella G, Boussy T, Casado-Arroyo R, Yazaki Y, Chierchia GB, et al. The usefulness of the consensus clinical diagnostic criteria in Brugada syndrome. International Journal of Cardiology. 2013;167(6):2700-2704.
11. Sociedade Brasileira de Arritmias Cardíacas - SOBRAC/SBC. Implantáveis, Cardíacos Eletrônicos. Diretrizes Brasileiras de Dispositivos. Arq Bras Cardiol. 2007;89(6):e210-e237.
12. Veerakul G, Nademanee K. What is the sudden death syndrome in Southeast Asian males? Cardiol Rev. 2000;8:90-95.

43 Taquicardia Ventricular Polimórfica Catecolaminérgica

■ Marcio Gianotto
■ Pedro Ivo de Marqui Moraes

Introdução

A taquicardia ventricular polimórfica catecolaminérgica (TVPC) é uma síndrome genética que predispõe a arritmias induzidas pelo estresse adrenérgico. Caracteriza-se por episódios de síncope ou morte súbita precipitados por esforço físico ou estresse emocional. Sintomas menores como tontura ou lipotimia também podem ocorrer.

O início dos sintomas geralmente ocorre na infância ou adolescência (entre 6 e 12 anos), mas foram relatados em indivíduos de até 40 anos. A prevalência é incerta, sendo estimada em 1:10.000 pessoas na Europa.

Manifestações clínicas

A principal manifestação clínica é síncope ou morte súbita precipitada por estresse físico ou emocional em pacientes jovens e com história familiar de casos semelhantes.

A taquicardia ventricular bidirecional (Figura 43.1) é o ritmo mais característico. Outras arritmias descritas incluem taquicardia ventricular polimórfica, fibrilação ventricular ou taquicardias supraventriculares, incluindo fibrilação atrial. No geral, o gatilho para início das arritmias são batimentos prematuros em uma frequência cardíaca de 100 a 120 batimentos por minuto.

TVPC é uma síndrome descrita na ausência de cardiopatia estrutural e com eletrocardiograma de repouso normal. Porém, alterações eletrocardiográficas mínimas foram relatadas, como bradicardia sinusal, presença de onda U proeminente e intervalo QT no limite superior da normalidade.

O diagnóstico é feito pela reprodução de taquicardia ventricular po-

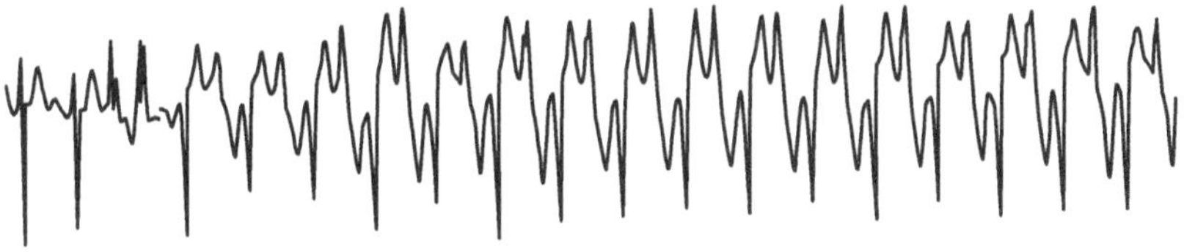

Figra 43.1 – Taquicardia ventricular bidirecional.

limórfica ou bidirecional frente ao esforço físico. Nestes casos, o método diagnóstico de escolha é o teste ergométrico, que deverá ser realizado em ambiente hospitalar pelo alto risco do paciente desenvolver taquiarritmia instável e parada cardiorrespiratória durante o exame. Nos casos em que a história clínica é muito sugestiva de TVPC, porém com teste ergométrico negativo, pode-se considerar o teste com epinefrina.

Os diagnósticos diferenciais incluem cardiopatia arritmogênica de ventrículo direito, anomalias de coronárias e canalopatias, como síndrome de QT longo e de Brugada.

Alterações genéticas

Mutações genéticas de caráter dominante são mais comuns e levam à alteração da homeostase do cálcio intracelular nos miócitos, como:

- RYR 2: caráter autossômico dominante, codifica o canal de liberação de cálcio do receptor de rianodina;
- CASQ 2: caráter autossômico recessivo, relacionado à calsequestrina (proteína do retículo sarcoplasmático que armazena cálcio);
- CALM 1: caráter autossômico dominante, relacionado à codificação de calmodulina.

Estratificação de risco

Devido ao baixo número de casos relatados, não existem estudos que permitam identificar com acurácia os fatores preditores prognóstico nos pacientes com TVPC.

Consideram-se pacientes com alto risco para morte súbita aqueles que apresentam taquicardia ventricular sustentada recorrente, síncope ou morte súbita abortada na vigência de terapia com betabloqueador em dose otimizada. Análise genética e alterações em estudo eletrofisiológico não foram determinadas como preditoras de risco para eventos futuros.

Tratamento

Os betabloqueadores, principalmente os não seletivos como o propranolol, constituem o tratamento farmacológico de escolha para TVPC. A dose deve ser titulada até o controle das arritmias ao teste ergométrico ou ao Holter. Recomenda-se também suspensão da atividade física e controle do estresse emocional.

A associação de betabloqueadores com bloqueadores dos canais de cálcio não di-hidropiridínicos pode ser considerada. Entretanto, desencorajamos tal associação pelo risco de bradicardia.

O cardiodesfibrilador implantável (CDI) para prevenção de morte súbita em pacientes com TVPC é classe de recomendação I quando há episódio prévio de fibrilação ventricular ou taquicardia ventricular sem pulso. Pacientes que em vigência de betabloqueador em dose otimizada apresentem episódios de síncope ou taquicardia ventricular sustentada têm classe de recomendação IIa (nível de evidência C) para implante de CDI.

Relatos de casos demonstraram que terapias como flecainida (preferencialmente associada aos betabloqueadores) e simpatectomia cervical esquerda podem ser eficazes em casos refratários.

Todos os parentes de primeiro grau devem ser avaliados para pesquisa de TVPC, pelo menos com ECG basal, Holter e teste ergométrico. O aconselhamento genético também deve ser encorajado aos portadores da síndrome.

Bibliografia consultada

1. Ackerman MJ, Priori SG, Willems S, Berul C, Brugada R, Calkins H, et al.; Heart Rhythm Society (HRS); European Heart Rhythm Association (EHRA). HRS/EHRA expert consensus statement on the state of genetic testing for the channelopathies and cardiomyopathies: this document was developed as a partnership between the Heart Rhythm Society (HRS) and the Eur Heart Rhythm Association (EHRA). Europace. 2011;13:1077-109.
2. Cerrone M, Colombi B, Santoro M, di Barletta MR, Scelsi M, Villani L, et al. Bidirectional ventricular tachycardia and fibrillation elicited in a knock-in mouse model carrier of a mutation in the cardiac ryanodine receptor. Circ Res. 2005;96:e77-82.
3. Collura CA, Johnson JN, Moir C, Ackerman MJ. Left cardiac sympathetic denervation for the treatment of long QT syndrome and catecholaminergic polymorphic ventricular tachycardia using video-assisted thoracic surgery. Heart Rhythm. 2009;6:752.
4. Napolitano C, Bloise R, Memmi M, Priori SG. Clinical utility gene card for: Catecholaminergic polymorphic ventricular tachycardia (CPVT). Eur J Hum Genet. 2014;22(1).
5. Priori SG, Wilde AA, Horie M, Cho Y, Behr ER, Berul C, et al.; Document Reviewers, Ackerman M, et al. Executive summary: HRS/EHRA/APHRS expert consensus statement on the diagnosis and management of patients with inherited primary arrhythmia syndromes. Heart Rhythm. 2013 Dec;10(12):e85-108. Disponível em: <https://www.ncbi.nlm.nih.gov/pubmed/23916535>. 2013b. Acessado em: 23 jun.2014. [PubMed].
6. Tan JH, Scheinman MM. Exercise-induced polymorphic ventricular tachycardia in adults without structural heart disease. Am J Cardiol. 2008;101:1142.

44 Bradicardias

■ Marco Akamine

Introdução

- Bradicardia é definida classicamente como uma frequência cardíaca (FC) menor que 60 batimentos por minuto (bpm), embora para alguns autores é aceita uma FC menor que 50 bpm, já que muitos indivíduos normais apresentam batimentos na faixa entre 50-60 bpm.
- Bradicardia relativa: condição na qual a FC não satisfaz as necessidades metabólicas do organismo, mesmo com FC considerada normal.
- As bradicardias podem ser fisiológicas (sono, repouso) ou patológicas (várias causas).
- Nem toda bradicardia é urgência, nem sempre dá sintomas e nem sempre precisa de tratamento.
- Bradicardia instável sempre deve ser tratada com urgência.
- O teste de atropina pode aumentar a FC nas bradicardias dependentes do nó atrioventricular (AV) e pode piorar as localizadas abaixo do nó A-V, enquanto a compressão do seio carotídeo tem uma ação inversa.

Fisiopatologia

- O sistema elétrico do coração é um aparelho especializado que tem como propriedade o automatismo, que é a capacidade de gerar um impulso elétrico espontaneamente. Quanto mais altas e próximas do nó sinusal estejam localizadas as células elétricas, maior a capacidade de automatismo das mesmas. Por esse motivo o nó sinusal, situado no átrio direito (AD), é o marca-passo principal do coração. Ele possui uma despolarização diastólica mais rápida que as células do nó AV e do que o sistema de Purkinje, os quais apresentam menor automatismo e, como consequência, menor FC de escape. Isto explica a maior gravidade quanto mais baixo for o bloqueio.

Classificação

- Intrínseca: acometimento nas próprias células do tecido elétrico.
- Extrínseca: causas externas, como a medicamentosa, lembrando que as drogas, rara

vez, provocam lesões graves ou permanentes em doses terapêuticas.

- Temporária: lesões reversíveis, por exemplo por ação de drogas antiarrítmicas ou como acontece no bloqueio atrioventricular total (BAVT) transitório, relacionado ao infarto agudo do miocárdio (IAM) da parede inferior.
- Permanente: lesões irreversíveis, por exemplo no BAVT devido à doença de Chagas.
- Eletrofisiológica: supra-hissiano (nodal), intra-hissiano e infra-hissiano.
- Eletrocardiográfica: é a classificação mais utilizada, devido à praticidade e disponibilidade do eletrocardiograma. Guarda uma boa correlação com a localização e gravidade do bloqueio. Utilizaremos, portanto, esta classificação neste capítulo.

Tipos de bradicardia

Bradicardia sinusal

Definida por uma FC menor que 60 bpm, pode ser patológica, como acontece na doença do nó sinusal (DNS); provocada por medicamentos antiarrítmicos com fins terapêuticos; fisiológica, durante o sono; desencadeada por vagotonismo, ou em atletas bem treinados. Só é tratada quando é extrema e sintomática, sempre tentando corrigir o fator causal. Se for irreversível, o implante de marca-passo definitivo está indicado (Figura 44.1).

Ritmo atrial ectópico bradicárdico

As características são uma FC menor que 60 bpm e ondas P presentes com morfologia diferente da do nó sinusal. O foco está fora do nó sinusal, em qualquer parte do tecido atrial. Pode ser causado por doença do nó sinusal ou apresentar-se em indivíduos com vagotonismo (Figura 44.2).

Ritmo juncional

FC menor que 60 bpm, ausência de ondas P ou presença de ondas P retrógradas. Ritmo proveniente da junção atrioventricular, mas frequentemente do nó AV. Pode estar dentro do contexto da DNS, uso de drogas antiarrítmicas, isquemia miocárdica, miocardite, ou estar relacionada com uma bradicardia sinusal importante (Figura 44.3).

Bloqueios sinoatriais – pausas sinusais

Os bloqueios sinoatriais (SA) se manifestam como ausência súbita de uma onda P. Igualmente aos bloqueios atrioventriculares, eles se dividem em bloqueio de 1° grau, 2° grau Mobitz I e Mobitz II, bloqueio sinoatrial total permanente ou intermitente (pausas sinusais prolongadas às vezes com ritmo de escape juncional ou dentro do contexto da síndrome braditáqui). O bloqueio sinoatrial de 1° grau não é visível ao ECG; os outros bloqueios podem ser reconhecidos num traçado eletrocardiográfico. O bloqueio SA de 2° grau Mobitz I se caracteriza por encurtamento progressivo do intervalo P-P até apresentar ausência de uma onda P, o ciclo que contém o bloqueio apresenta um intervalo P-P menor que o dobro do intervalo P-P precedente. O bloqueio SA de 2° grau Mobitz II apresenta ausência súbita de uma onda P sem encurtamento progressivo do intervalo P-P; o ciclo que contém o bloqueio é o dobro do intervalo P-P precedente. O bloqueio SA total pode se apre-

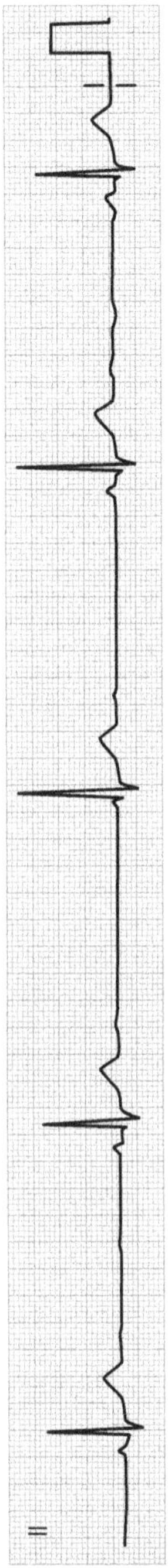

Figura 44.1

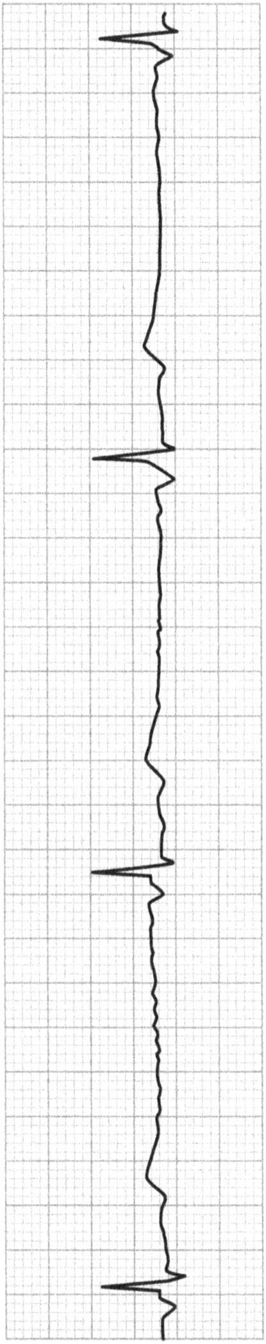

Figura 44.2

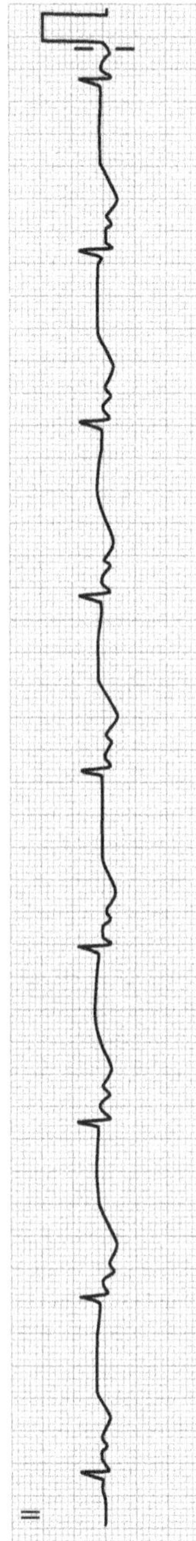

Figura 44.3

sentar como pausas sinusais ou ser substituído por um ritmo juncional ou atrial ectópico (Figura 44.4).

Bloqueio atrioventricular de 1º grau

Caracteriza-se por apresentar o intervalo P-R prolongado, maior que 0,20 segundo, com todas as ondas P conduzidas. Geralmente é de caráter benigno e de localização nodal (supra-hissiano) e rara vez provoca sintomas. Se o paciente apresentar sintomas deverá ser realizada uma maior investigação (Figura 44.5).

Bloqueio atrioventricular de 2º grau

Existem dois tipos: Mobitz I e Mobitz II.

Mobitz I

Apresenta um aumento progressivo do intervalo P-R ao ECG, até bloqueio de uma onda P; também conhecido como fenômeno de Wenckebach. A relação entre ondas P conduzidas e QRS pode ser 3:2, 4:3, 5:4 e assim sucessivamente, até aparecer o bloqueio. Em algumas situações, o incremento progressivo do P-R é tão pequeno e a relação, tão grande (por ex., 15:14), que é difícil distinguir de um bloqueio Mobitz II. Porém, uma característica que ajuda a diferenciá-lo é que o primeiro intervalo P-R conduzido após o bloqueio é bem mais curto que os intervalos anteriores. Geralmente o local de bloqueio é de localização nodal (supra-hissano) e menos frequente infra-hissiano. Se sintomático, também requer uma maior investigação (Figura 44.6).

Mobitz II

O ECG demonstra um P-R constante com bloqueio súbito de uma onda P. É um bloqueio maligno, devido à sua localização abaixo do nó A-V (intra-hissiana ou infra-hissiana). Não existe bloqueio Mobitz II de localização nodal. Por ser um bloqueio de localização infra-hissiana, quase sempre tem indicação de marca-passo (Figura 44.7).

Bloqueio atrioventricular avançado

Também chamado por alguns autores como bloqueio Mobitz III, caracteriza-se por bloqueio súbito de duas ondas P, e logo retorno da condução A-V. Geralmente a localização é infra-hissiana. É um bloqueio maligno (Figura 44.8).

Bloqueio atrioventricular de 3º grau ou total (BAVT)

Há uma dissociação entre ondas P e QRS no ECG, sendo sempre a frequência da onda P maior que a frequência do QRS. Pode estar localizado em qualquer nível do sistema de condução elétrico a partir do nó AV para baixo, porém sempre é considerado grave. A frequência de escape e a largura do QRS (Figuras 44.9 e 44.10) podem ajudar a inferir a localização do bloqueio (supra ou infra-hissiano) e, em conjunto com os sintomas do paciente, definem se há necessidade de marca-passo temporário de urgência e marca-passo definitivo posterior. Frequência de escape menor que 40 bpm e QRS largo ($>$ 0,12 s) sugerem localização infra-hissiana e maior gravidade.

Manifestações clínicas

Os pacientes podem se apresentar na consulta com sintomas de tontura, pré-síncope, síncope, dispneia, dor torácica, convulsões ou evoluir para choque cardiogênico. Outras vezes, os pacientes podem estar assintomáticos e a bradicardia não é o motivo principal da consulta, mas é um achado.

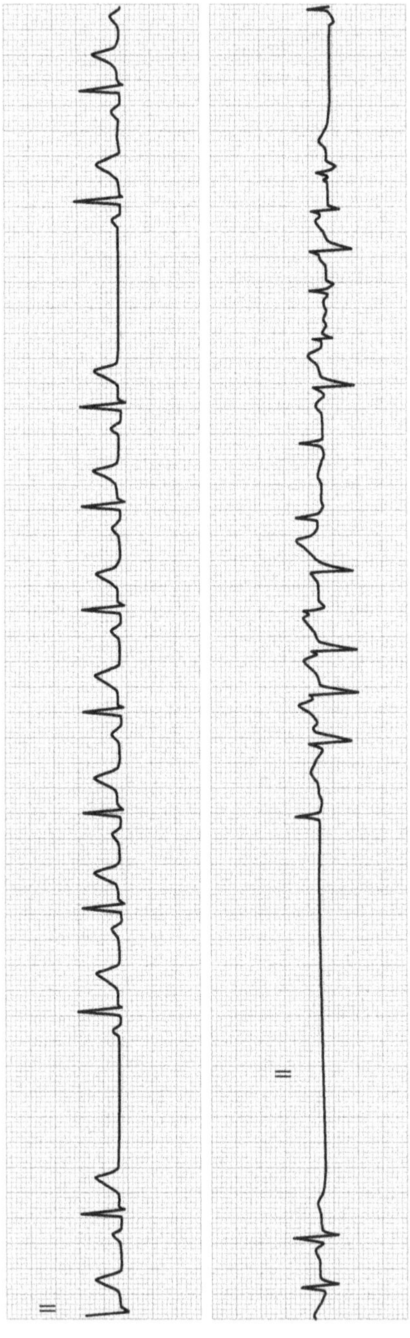

Figura 44.4

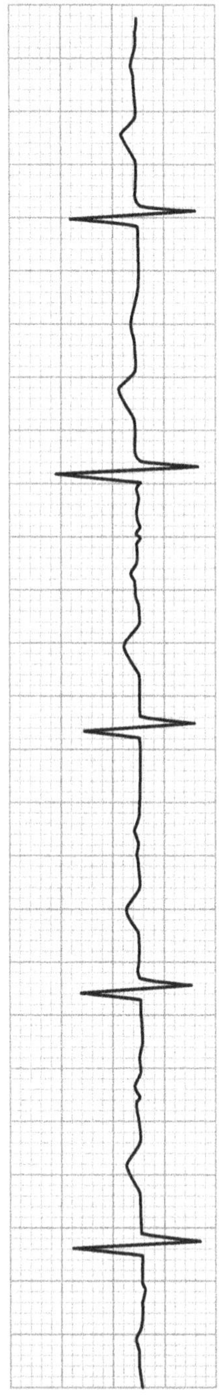

Figura 44.5

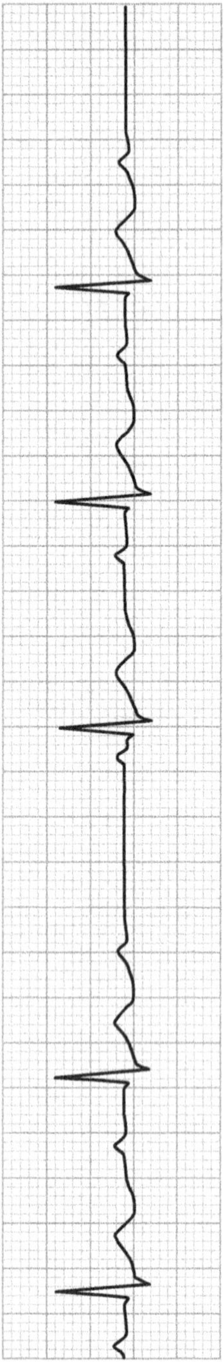

Figura 44.6

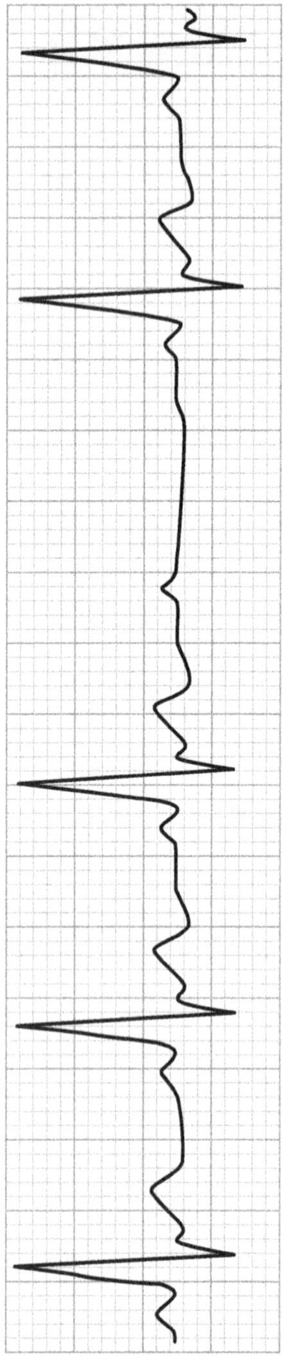

Figura 44.7

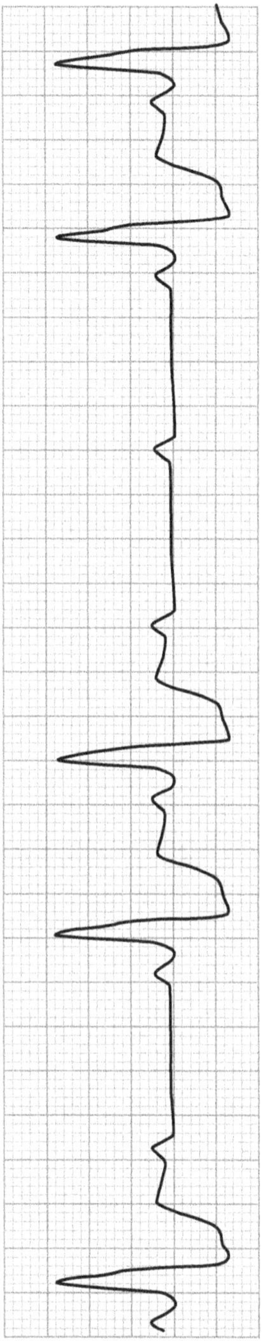

Figura 44.8

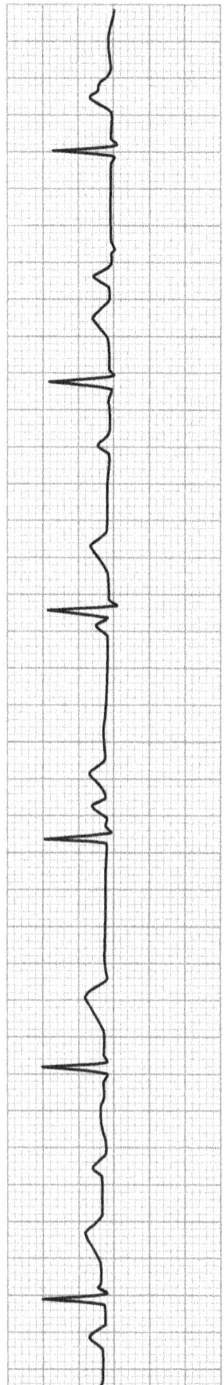

Figura 44.9 – BAVT de QRS estreito.

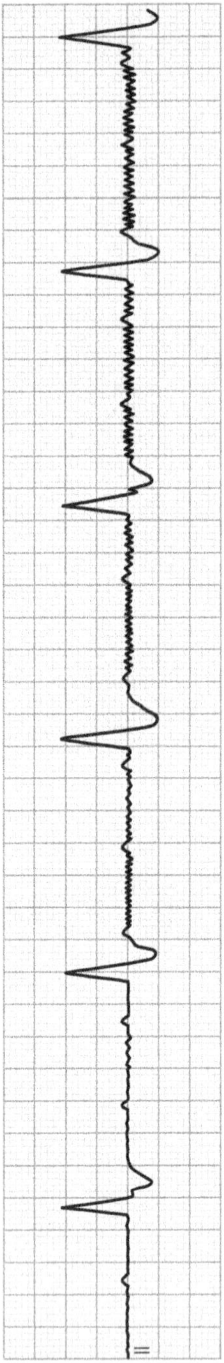

Figura 44.10 – BAVT de QRS largo.

O paciente pode estar estável ou ter sintomas e sinais de instabilidade clínica (**D**iminuição do nível de consciência, **D**or torácica anginosa, **D**ispneia importante, **D**iminuição da PA).

Exames de laboratório

Além do ECG e da radiografia de tórax, devem ser coletados exames de sangue como hemograma, eletrólitos, função renal, marcadores de necrose miocárdica e coagulograma. Em algumas ocasiões, gasometria arterial, digoxinemia e perfil toxicológico.

Causas

- Idiopáticas: doença de Lev e Lenegre.
- Doença arterial coronária (DAC): IAM, cardiomiopatia isquêmica.
- Cardiomiopatias (CMD) não isquêmicas: miocardite, CMD primárias e secundárias.
- Drogas: betabloqueadores, antagonistas do cálcio, digitálicos, amiodarona, quimioterápicos, antimaláricos (cloroquina), antidepressivos tricíclicos, fenotiazinas, lítio, donepezila.
- Infecções: endocardite, doença de Chagas, febre reumática, doença de Lyme.
- Cirurgias: valvar (aórtica, mitral e tricúspide), revascularização miocárdica, comunicação intraventricular (CIV), miectomia do septo interventricular, cirurgias congênitas.
- Ablação por radiofrequência: de dupla via nodal, de vias anômalas, ablação terapêutica do nó AV.
- Hipersensibilidade do seio carotídeo e síncope vasovagal (resposta cardioinibitória), hipervagotonia.

- Síndrome da apneia obstrutiva do sono (SAOS).
- Hipercalemia.
- Epilepsia do lobo temporal.
- Trauma.
- Doenças neuromusculares: distrofia miotônica de Steinert, ataxia de Friedreich, distrofia fascioescapuloumeral, síndrome de Kearns-Sayre, outras distrofias.
- Doenças infiltrativas: amiloidose, sarcoidose, hemocromatose, síndrome carcinoide.
- Neoplasias: pós-radioterapia, tumores ou metástases.
- Doenças do tecido conectivo: artrite reumatoide, lúpus eritematoso sistêmico, espondilite anquilosante.

Tratamento

Deverá ser estabelecido se o paciente está estável ou instável no momento da avaliação.

- Pacientes estáveis: Podem ser tratados com mais tranquilidade. Deverá ser analisado o tipo de bradicardia para instituir ou não o tratamento na unidade de emergência.
- Pacientes instáveis: dever ser tratados sempre em caráter de urgência. Monitorar o paciente na sala de emergência, analisar o ECG e instituir o tratamento conforme o tipo de bradicardia. Este tipo de paciente é de alto risco para morte súbita.

Pacientes com bradicardia sinusal importante, pausas sinusais longas ou bloqueio atrioventricular com suspeita de participação de antiarrítmicos podem responder a atropina, na dose única de 0,04 mg por kg em *bolus*. Se houver boa resposta à atropina pode ser utilizada dopamina para manutenção da FC até corrigir a causa (dose de 2-10 mcg/kg/min em bomba de infusão contínua); outras drogas que podem ser usadas são adrenalina e isoproterenol. Se não houver resposta à atropina, instalar prontamente o marca-passo transcutâneo como ponte para implante de marca-passo temporário transvenoso, guiado por escopia, ou na sua falta, à beira leito guiado por monitor cardíaco ou ecocardiograma transtorácico. É importante ressaltar que o marca-passo transcutâneo deve ser usado por curto período de tempo, já que causa dor e fadiga muscular. O marca-passo transcutâneo oferece energia de 30 a 200 mA e tem dois modos de operação: fixo e de demanda. Dever ser escolhido o modo fixo nos casos instáveis, com energia inicial de 50 mA até obter boa captura elétrica e mecânica, mantendo a energia de estimulação 20% acima do limiar de captura, para dar segurança à estimulação. Uma vez obtida a captura elétrica, deve ser checado se existe captura mecânica, palpando o pulso na artéria femoral e não nas carótidas, já que a estimulação muscular que provoca o marca-passo transcutâneo se estende até o pescoço e pode interferir na checagem do pulso carotídeo. A utilização de marca-passo transcutâneo requere uma boa analgesia ou uma sedação leve, para evitar a dor que provoca a estimulação. Recomendo o uso de fentanil (dose de 1-2 mcg/kg em *bolus* intermitente).

Em todos os casos, é muito importante estabelecer a causa da bradicardia para um tratamento correto. Algumas causas podem ser agudas, como por exemplo no BAVT relacionado ao infarto agudo do miocárdio de parede inferior ou ao infarto anterior extenso, nos quais o cateterismo de emergência está indicado; a bradicardia devida a hipercalemia é uma causa potencialmente reversível na emergência. Drogas antiarrítmicas, como betabloqueadores, amiodarona, antagonistas de cálcio, propafenona e sotalol, são frequentemente usadas na prática clínica; digitálicos são outra causa potencialmente reversível. Em outras situações a causa é irreversível e permanente, sendo indicado o implante de marca-passo definitivo durante a internação.

Conclusões

- A bradicardia é uma situação frequente na emergência.
- O eletrocardiograma de 12 derivações é fundamental para o diagnóstico do tipo de bradicardia.
- Nem toda bradicardia precisa de tratamento, mas deve ser tratada em caráter de emergência quando for instável.
- Sempre tentar estabelecer se a bradicardia é a causa dos sintomas ou consequência de outra situação clínica.
- Investigar a causa e tratar fatores reversíveis (Figura 44.11).

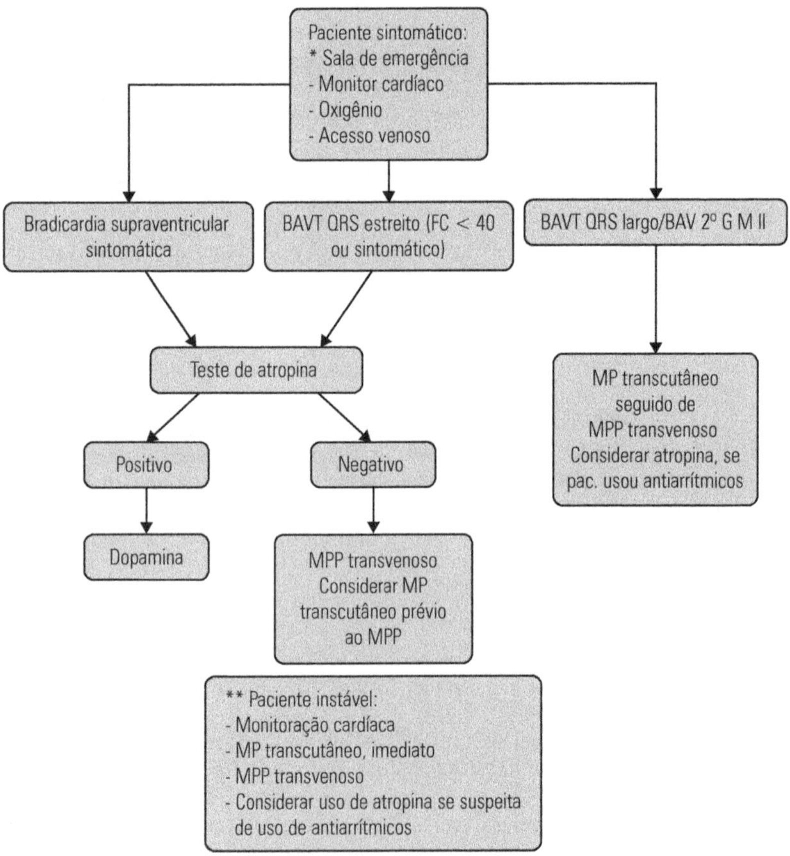

Figura 44.11 – Fluxograma da abordagem à bradicardia.

- O teste de atropina pode incrementar a FC e ajudar a inferir a localização nos bloqueios atrioventriculares.
- Se a resposta à atropina é positiva, devem ser consideradas outras drogas para manter a FC: dopamina, adrenalina, isoproterenol.
- Se a bradicardia é instável e não responde à atropina, instalar o mais breve possível o marca-passo transcutâneo seguido de marca-passo temporário transvenoso.

Bibliografia consultada

1. Kawabata VS, Martins HS, Scalabrini Neto A, Velasco I. Emergências Clínicas. Barueri: Manole; 2013. p. 593-606.
2. Kay GN, Shepard RB. Clinical Cardiac Pacing, Defibrillation and Resyncronization
3. Therapy. Philadelphia: Sauders Elsevier; 2007. p. 3-58.
4. Soeiro AM, Leal TCAT, Kalil Filho R. Manual de Condutas Práticas da Unidade de Emergência do Incor. Barueri: Manole; 2015. p. 361-372.
5. Zipes DP, Issa ZF, Miller JM. Clinical Arrhythmology and Electrophysiology. Indiana: Elsevier; 2009. p. 164-174.
6. Zipes DP, Issa ZF, Miller JM. Clinical Arrhythmology and Electrophysiology. Indiana: Elsevier; 2009. p. 174-193.

45 Estimulação Cardíaca Artificial (ECA)

- Claysa Kawanami
- Giovanni Henrique Pinto

Introdução

Muitos avanços foram obtidos no campo da estimulação cardíaca artificial desde a construção do primeiro marca-passo em 1932, por Albert Hyman, nos Estados Unidos; os sistemas de estimulação foram se tornando cada vez mais seguros, menores e duradouros.

O gerador de pulsos de um marca-passo é constituído pela bateria, que representa 25% do volume total do gerador e é feita de lítio-iodo, e pelo circuito híbrido, com seu microprocessador, resistores e vários outros componentes. Todos esses componentes são envolvidos por uma carcaça feita de titânio, hermeticamente selada.

Os cabos-eletrodos são compostos por um condutor metálico, geralmente feito de ligas de platina, prata ou irídio, e pelo revestimento isolante (silicone ou poliuretano). Podem ter fixação ativa através de um parafuso retrátil na ponta (mais utilizado atualmente), ou passiva, através de "barbatanas" que se "enroscam" nas trabéculas miocárdicas.

Conceitos básicos na ECA

- Amplitude de Estimulação ou Amplitude de Pulso: é a intensidade de energia ofertada pelo gerador para estimular o miocárdio. É, geralmente, medida em volts (V) ou miliampères (mA).
- Limiar de estimulação: é a mínima intensidade de energia capaz de despolarizar o miocárdio, medida em volts (V) ou miliampères (mA). Sofre influência de fibrose ou inflamação miocárdica, distúrbios eletrolíticos, isquemia e drogas – notavelmente os antiarrítmicos.
- Largura de pulso: é a duração do estímulo liberado pelo gerador, geralmente medida em milissegundos (ms).
- Impedância: é a soma das forças que oferecem resistência à passagem da corrente elétrica pelo cabo-eletrodo, medida em Ohms. Sua medida é importante na análise da integridade do eletrodo.
- Sensibilidade: é o limite de voltagem no qual um sinal cardíaco espontâneo é reconhecido como tal. É expressa em milivolts (mV). Lembrar que menores valores numéricos correspondem a uma maior sensibilidade, e vice-versa.

Modos de estimulação

A classificação atual dos modos de ECA segue um código de letras adotado pela *North American Society of Pacing and Electrophysiology* (NASPE) e pelo *British Pacing and Electrophysiology Group* (BPEG).

1. Primeira letra: representa a câmara estimulada.
   A = átrio;
   V = ventrículo;
   D = átrio e ventrículo;
   O = nenhuma (marca-passo não estimula o miocárdio).
2. Segunda letra: representa a câmara sentida.
   A = átrio;
   V = ventrículo;
   D = átrio e ventrículo;
   O = nenhuma (marca-passo opera em modo assíncrono, não reconhecendo sinais cardíacos espontâneos).
3. Terceira letra: representa a resposta do marca-passo a um sinal cardíaco intrínseco.
   I = inibição;
   T = deflagração (geralmente não é usado em estimulação de câmara única);
   D = deflagração e inibição;
   O = nenhuma resposta.
4. Quarta letra: modulação de frequência cardíaca.
   O = inativo;
   R = ativo.
5. Quinta letra: restrita aos sistemas com estimulação multissítio, onde A = átrio, V = ventrículo, D = átrio e ventrículo e O = ausência de estimulação multissítio.

Escolha do modo de estimulação cardíaca

Em linhas gerais, a escolha se baseia em dois parâmetros principais: presença de fibrilação atrial ou não, e o distúrbio predominante do sistema de condução – doença do nó sinusal ou bloqueio atrioventricular. Em pacientes com FA persistente, nos quais *não* se planeja a sua reversão (e, portanto, não haverá sincronia AV), está indicado o modo VVI. Nos demais pacientes é desejável a manutenção da sincronia AV ao mesmo tempo em que se dá preferência à condução AV intrínseca, minimizando a estimulação ventricular direita e os efeitos deletérios desta em longo prazo (dissincronia interventricular e piora da insuficiência cardíaca). Os marca-passos mais modernos dispõem de vários algoritmos para esta finalidade, que não serão abordados neste livro.

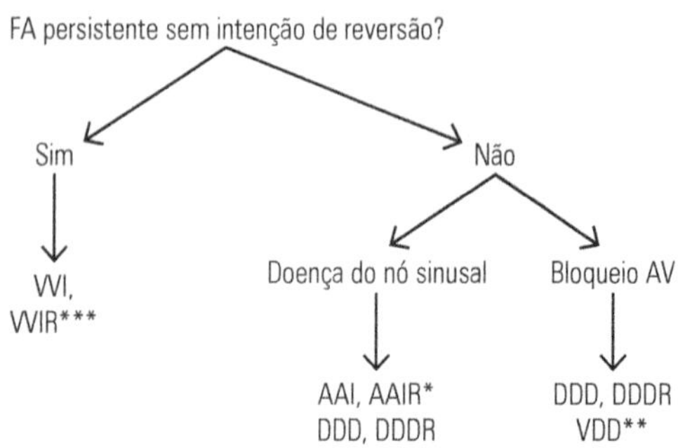

* Não indicado se houver bloqueio AV associado ou risco de progressão para BAV após implante.

** Não indicado se houver doença do nó sinusal associada, pois nesta situação o átrio não é estimulado e o VDD passa a se comportar como VVI, negando os benefícios da sincronia AV.

*** Em pacientes acamados, ou com expectativa de vida reduzida, pode ser considerada a estimulação de câmara única (VVI), mesmo que não tenham FA persistente.

Indicações de marca-passo temporário

Emergências: controle de bradicardia sintomática – sinusal ou por bloqueio AV

- Doença do nó sinusal.
- BAV de 2º grau.
- BAV de 3º grau.
- Bradiarritmias transitórias: infarto agudo do miocárdio (IAM), intoxicação farmacológica, miocardite, trauma torácico, distúrbios hidroeletrolíticos (hipercalemia).

Como profilaxia

- IAM com bradiarritmia ou infarto anterior com bloqueio de ramo recente.
- Cateterismo cardíaco direito em portador de bloqueio de ramo esquerdo.
- Pós-operatório de cirurgia cardíaca.
- Cirurgia em geral nos portadores de distúrbio do sistema de condução cardíaco.

Controle de arritmias ventriculares secundárias à bradicardia

- Desgaste de gerador ou falha de comando em pacientes portadores de marca-passo definitivo.
- BAVT secundário a endocardite.
- Ablação AV.
- Procedimentos diagnósticos (estudo eletrofisiológico invasivo).

Taquiarritmias

- *Overdrive* em taquicardias supraventriculares ou ventriculares.
- *Torsades de pointes* associada a intervalo QT longo.

Marca-passo provisório transcutâneo

Em bradicardias sintomáticas, quando não há tempo hábil para a passagem de um marca-passo provisório transvenoso, a estimulação transcutânea é extremamente valiosa, por sua rapidez e facilidade de instalação. Tem, no entanto, a desvantagem de exigir maiores energias de estimulação e ser às vezes dolorosa para o paciente, requerendo analgesia e sedação.

Sua instalação deve ser realizada da seguinte forma:

a) Limpar e secar a região onde vão ser posicionados os eletrodos; o catodo (polo negativo) deverá ser colocado no ápice cardíaco e o anodo (polo positivo) deverá ser colocado na porção posterior do tórax, ou, alternativamente, na região infraclavicular direita. Pode ser necessária tricotomia para obter boa adesividade dos eletrodos. A troca dos polos pode resultar em limiares de comando excessivamente elevados ou mesmo inatingíveis.
b) Conectar os eletrodos aos respectivos cabos condutores.
c) Programar uma frequência cardíaca ligeiramente maior que a do paciente e aumentar progressivamente a amplitude de estimulação até obter captura (determinação do limiar); programar a amplitude de estimulação em 10% acima do limiar de comando e ajustar a FC para manter um débito cardíaco adequado (geralmente 70-80 bpm).

d) Sempre que possível, programá-lo em demanda para evitar competição com o ritmo de base.
e) Quando não se consegue estimular o miocárdio, ou este é estimulado com limiares excessivamente altos, pensar em: mau posicionamento dos eletrodos, pneumotórax, derrame pericárdico, excesso de pelos entre o corpo e os eletrodos, falta de gel nos eletrodos, e aumento do limiar de comando por isquemia miocárdica, drogas e distúrbios metabólicos.

Marca-passo provisório transvenoso

Assim como o marca-passo provisório transcutâneo, tem indicação precisa nas bradicardias sintomáticas. Tem a vantagem de ser mais confortável para o paciente, poder permanecer por períodos mais prolongados e oferecer mais opções de programação, requerendo, no entanto, a passagem de um acesso venoso central, com suas potenciais complicações (sangramento, pneumotórax, infecções, etc.). Os passos para a passagem de um MP provisório transvenoso são os seguintes:

a) adequada antissepsia da pele, uso de instrumental estéril e anestesia local, para obtenção de acesso venoso central. A técnica de Seldinger é a mais comumente empregada. É desejável o uso de uma "camisinha" protetora para o cabo-eletrodo. Dá-se preferência à veia jugular interna direita, pela maior facilidade de passagem e posicionamento. Alternativamente, podem ser puncionadas as veias subclávias; a via de acesso femoral envolve maior potencial de contaminação e dificuldade para o posicionamento do eletrodo (quase sempre é necessária radioscopia), devendo ser reservada para os casos de impossibilidade de punção jugular ou subclávia;
b) colocar a "camisinha" por sobre o cabo-eletrodo e posicionar o eletrodo em posição subtricuspídea ou no ápice do ventrículo direito, guiado por radioscopia, quando possível;
c) ter ao alcance um desfibrilador na eventualidade de indução de taquiarritmias instáveis pela manipulação do eletrodo no interior das cavidades cardíacas;
d) quando a radioscopia não está prontamente disponível, o eletrodo deverá ser posicionado mediante monitoração eletrocardiográfica. Conecta-se o eletrodo distal (polo negativo) à derivação V1 do monitor e o eletrodo proximal (polo positivo) ao gerador de pulsos. Conforme a posição do eletrodo, são observadas as seguintes morfologias de complexos QRS (Figura 45.1);
e) desconectar o polo distal do monitor, assim que o eletrodo estiver na posição desejada e conectá-lo ao gerador de pulsos;
f) determinar o limiar de comando: programar a FC ligeiramente *acima da do paciente* e aumentar progressivamente a amplitude de estimulação até obter captura. Manter a amplitude de estimulação em duas a três vezes o limiar de comando;

g) determinar o limiar de sensibilidade: programar a FC *abaixo da do paciente* quando o estado clínico do paciente permitir; diminuir progressivamente a sensibilidade (isto é, valores numéricos progressivamente mais altos), até que haja competição de ritmo. Manter valores iguais ao dobro da sensibilidade (a metade do valor numérico encontrado);

h) manter uma FC adequada para manutenção do débito cardíaco, geralmente entre 70-80 bpm;

i) a falha de estimulação com espícula ausente pode ser causada por esgotamento total da bateria, fratura total do cabo-eletrodo, desconexão entre o cabo e o gerador, inibição inapropriada por sensibilidade muito alta e curto-circuito entre os fios. Já a falha de estimulação com espícula presente tem como causas aumento de limiar de comando, desgaste da bateria, fratura parcial do cabo, baixa amplitude de estimulação e deslocamento do cabo.

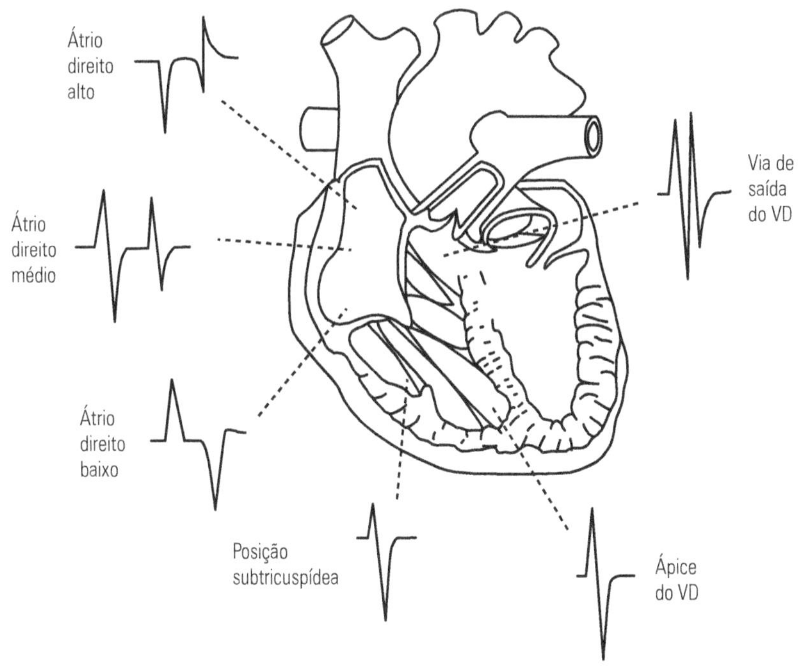

Figura 45.1 – Distintas morfologias de complexos QRS conforme a posição do eletrodo. Adaptado de: Temas de Marca-passo. 3ª ed. p. 217.

Complicações do marca-passo transvenoso

1. Relacionadas ao implante:
   a. sangramento;
   b. pneumotórax;
   c. perfuração miocárdica;
   d. tamponamento cardíaco;
   e. embolia pulmonar e gasosa;
   f. arritmias;
   g. indução inadvertida de FV;
   h. enovelamento do eletrodo;
   i. estimulação frênica ou diafragmática;
   j. infecção.
2. Relacionadas à falha de comando:
   a. deslocamento do eletrodo;
   b. aumento do limiar de amplitude ou sensibilidade;
   c. desgaste da bateria;
   d. erro de programação;
   e. fratura do eletrodo;
   f. perfuração;
   g. distúrbios hidroeletrolíticos;
   h. efeito de drogas antiarrítmicas;
   i. miocardiopatia grave.

Quando não implantar marca-passo temporário

1. Quando os riscos superam os benefícios.
2. Ausência de sintomas relacionados a bradicardia (p. ex., BAVT de longa data, pausa sinusal).
3. Presença de valva tricúspide protética metálica.
4. Pacientes com IAM que receberam trombolíticos, a não ser que seja indispensável, sendo optado por implante em veia passível de compressão (v. femoral).

Bibliografia consultada

1. Al-Ahmad A, Ellenbogen KA, Natale A Wang PJ. Pacemakers and Implantable Cardioverter Defibrillators: An Expert´s Manual. Minneapolis: Cardiotext Publishing; 2010.
2. Ellenbogen KA, Wood MA. Cardiac Pacing and ICDs. 5th ed. Oxford: Blackwell Publishing; 2008.
3. Epstein AE, DiMarco JP, Ellenbogen KA, et al. ACC/AHA/HRS 2008 Guidelines for Device-Based Therapy of Cardiac Rhythm Abnormalities: a report of the American College of Cardiology/American Heart Association Task Force on Practice Guidelines (Writing Committee to Revise the ACC/AHA/NASPE 2002 Guideline Update for Implantation of Cardiac Pacemakers and Antiarrhythmia Devices): developed in collaboration with the American Association for Thoracic Surgery and Society of Thoracic Surgeons. Circulation. 2008;117:e350.
4. Love CJ. Cardiac Pacemakers and Defibrillators. 2nd ed. Georgetown: Landes Biosciences; 2006.
5. Melo CS. Temas de Marca-passo. 3ª ed. São Paulo: Editora Casa Lemos Editorial; 2007.
6. Pachón Mateos JC, Marca-passos, Desfibriladores e Ressincronizadores cardíacos. 1ªed. São Paulo: Editora Atheneu; 2014.

46 Síncope
Investigação Clínica e Tratamento

■ Eraldo Ribeiro Ferreira Leão de Moraes
■ Marco Túlio de Souza

Definição

Síncope é uma condição clínica frequente, responsável por 1-3% dos atendimentos médicos nas unidades de emergência e internações nos EUA. Independente da causa, a síncope é definida pela perda súbita e transitória de consciência associada a perda do tônus postural, de curta duração, originada por hipoperfusão cerebral reversível com recuperação completa e espontânea (sem intervenções terapêuticas). Estima-se que a interrupção de 6 a 10 segundos na perfusão cerebral e/ ou a queda da PA sistólica inferior a 60 mmHg são suficientes para levar um paciente a síncope.

Etiologia

A causa mais comum de síncope é a neuromediada (ou por reflexo vasovagal), principalmente em adolescentes e adultos jovens. Em segundo lugar estão as causas cardiovasculares, de grande importância clínica e mais comuns em adultos. Nos idosos destacam-se a hipotensão ou a intolerância ortostática como gatilhos de síncope.

Do ponto de vista prático, é importante definir se a origem é cardíaca ou não cardíaca. As causas não cardíacas são responsáveis por 70% dos casos, têm melhor prognóstico e englobam um grupo heterogêneo de situações (neuromediada, situacional, disautonomia, entre outras). Já as causas cardíacas são classificadas em arritmogênicas (BAV ou taquicardia) ou cardiopulmonares (isquemia, tromboembolismo pulmonar, miocardiopatia hipertrófica, valvopatias) e correspondem a 10% dos casos de síncope que chegam ao PS. Outros 20-30% dos casos permanecem com etiologia indefinida após investigação inicial (Figura 46.1) .

Existem casos em que a perda de consciência não é bem caracterizada (pseudossíncope), cujas causas mais comuns são a psicogênica, a somatiforme, a cataplexia e o ataque isquêmico transitório. Ao passo que crises prolongadas de perda de consciência devem levantar a suspeita de intoxicação exógena, distúrbio metabólico, trauma cranioencefálico, ataque epiléptico ou hemorragia intracraniana.

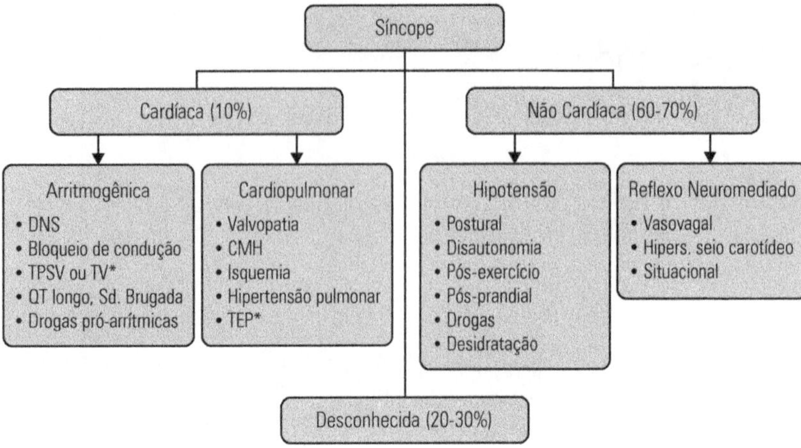

* TPSV – taquicardia paroxística supraventricular, TV – taquicardia ventricular, TEP – tromboembolismo pulmonar

Figura 46.1 – Distribuição do diagnóstico de síncope e as causas mais frequentes.

Avaliação clínica e diagnóstica

A investigação clínica inicial envolve:

1. Anamnese → Pacientes mais jovens são propensos a apresentar distúrbio vasovagal, entretanto, a arritmia deve ser pesquisada, especialmente se ocorrer ao esforço e/ou houver história familiar de morte súbita. Nos idosos são mais comuns a hipotensão e a intolerância ortostática. Com relação à história clínica, devem-se pesquisar fatores precipitantes da síncope, bem como a atividade física e a postura no momento da mesma, a presença de pródromos, a duração da crise, a recuperação (liberação esfincteriana, trauma oral, movimentos involuntários) e a associação das crises com sintomas cardiovasculares ou uso de medicações.

Os doentes que perdem a consciência em ortostase prolongada (ou seja, mínimo de 15 a 20 minutos) ou que apresentam pródromos pronunciados são mais propensos a ter síncope vasovagal. E vários estudos têm demonstrado baixo risco de eventos nesse contexto. Já nos casos em que a síncope ocorre quando o paciente está sentado, em decúbito dorsal ou sem pródromos pronunciados, sugere-se etiologia arrítmica. Um estudo observacional prospectivo de pacientes com síncope recorrente constatou que 64% dos pacientes sofreram uma arritmia no momento da sincope.

Um diagnóstico diferencial importante da síncope é a crise convulsiva. Em torno de 5 a 15% dos pacientes inicialmente diagnosticados com síncope, na verdade, apresentam crise convulsiva. São características que ajudam na diferenciação para convulsão: pródromos com aura, presença de fase tônica antes do início da fase clônica, mordida de língua, cianose, fase pós-ictal com desorientação, dor muscular e cefaleia.

Os depoimentos de testemunhas da síncope devem ser levados em consideração sempre que possível. E o paciente ainda deve ser questionado sobre o histórico de crises anteriores e antecedentes pessoais (e familiares) de doenças cardiovasculares ou correlatas e morte súbita. Por fim, causas de pseudossíncope, como a somatoforme, podem facilmente ser aventadas na anamnese.

2. Exame físico → No exame físico deve-se enfatizar, além dos sinais vitais (aferir a PA deitado e em pé, medir a frequência cardíaca e a temperatura axilar), a análise dos sistemas cardiovascular e neurológico de forma geral.
3. ECG → o ECG é de grande importância em todos os pacientes que apresentem síncope e obrigatório naqueles com histórico pessoal ou familiar de cardiopatia ou em adultos acima de 45 anos. Embora a taxa de ECG alterado seja de 2-7%, o exame é de fácil execução e caso apresente alterações no traçado, pode sugerir alguma alteração cardíaca prévia que mereça investigação. Caso apresente alterações arrítmicas ou isquêmicas, pode justificar a síncope. São consideradas de causa arrítmica as crises que apresentem correlação positiva com os seguintes achados:
   - disfunção do nó sinusal (síndrome bradi/taqui), bradicardia sinusal persistente em vigília, bloqueio sinoatrial repetitivo ou pausas maiores que 3 segundos;
   - distúrbio de condução AV: bloqueio de segundo grau tipo II ou dissociação atrioventricular;
   - bloqueio de ramo com padrão alternante;
   - taquicardia supraventricular rápida e paroxística ou taquicardia ventricular;
   - aumento do intervalo QT, *torsades de pointes* ou TV polimórfica;
   - marca-passo disfuncionante com pausas significantes.

Em 70% dos casos, não há necessidade de nenhum outro exame complementar. Nesse momento, é imperativo que se reconheça se houve realmente perda de consciência e se a mesma foi transitória (Figura 46.2).

Exames laboratoriais não devem ser solicitados para todos os pacientes com síncope, pois raramente auxiliam no diagnóstico e não há evidências que justifiquem tal conduta de rotina. A hipoglicemia raramente é causa de síncope, mas a glicemia deve ser dosada em todos os pacientes com estado mental alterado. Um teste de gravidez deve ser considerado nas mulheres em idade fértil.

Eletrólitos podem ser benéficos em pacientes criticamente doentes ou pacientes que possam ter distúrbios eletrolíticos (renais crônicos, desidratação, uso de diuréticos). Em doentes com hemorragia ou suspeita de anemia deve ser solicitado hematócrito, um valor inferior a 30 aumenta o risco de eventos adversos de curto prazo em pacientes com síncope.

Medições de BNP ou pró-BNP parecem ser preditivas do risco de eventos adversos em pacientes com síncope. Um estudo observacional prospectivo verificou que um nível de

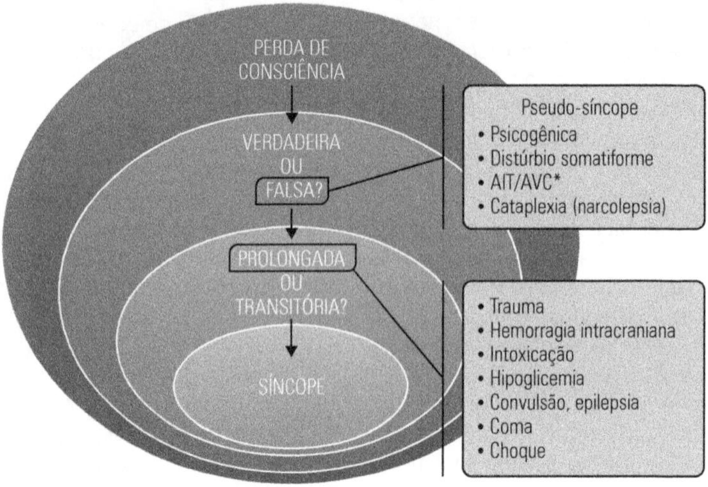

* AIT – ataque isquêmico transitório, AVC – acidente vascular cerebral

Figura 46.2 – Algoritmo de avaliação inicial de perda de consciência.

BNP > 300 pg/mL está associado a um risco aumentado de eventos adversos. Mas não há evidências que sugerem sua dosagem, especialmente em pacientes que podem apresentar valores elevados (insuficiência cardíaca, renais crônicos).

O ecocardiograma, apesar de não ser prontamente disponível em muitos departamentos de emergência, é útil para determinar a presença de doença cardíaca estrutural, alterações valvulares, anormalidades de movimento de parede, pressão pulmonar elevada (considerar hipótese de embolia pulmonar) e derrame pericárdico. É mais útil em pacientes com história de doença cardíaca prévia ou achados eletrocardiográficos anormais.

Em casos de grande suspeita de etiologia arritmogênica, alguns desses achados têm mais chance de serem flagrados quando o paciente é submetido a monitoração eletrocardiográfica dinâmica contínua, seja por monitoração à beira do leito ou com o sistema Holter, ou até com o registrador de eventos (*loop recorder*) externo ou implantável. Estudos recentes com o registrador de eventos implantável têm mostrado um rendimento diagnóstico superior aos outros métodos de registro eletrocardiográfico em longo prazo.

Outros métodos complementares, como estudo eletrofisiológico (EEF), teste ergométrico e teste de inclinação devem ser realizados de acordo com a suspeita clínica, após exclusão das principais causas.

A solicitação de avaliação do especialista não deve ser postergada nos casos de síncope de origem arritmogênica, cardiopulmonar, cerebrovascular ou de pseudossíncope (p. ex., psicogênica) para correto seguimento e tratamento específico do paciente.

O rendimento diagnóstico é proporcional ao grau de suspeição clínica. Os pacientes que apresentam síncopes frequentes, de origem não cardíaca ou inexplicada, são os que mais se beneficiam de exames para investigação de etiologia neuromediada (Figura 46.3), como o teste de inclinação e a massagem do seio carotídeo.

O teste de inclinação, ou *tilt table test*, deve ser solicitado nos casos de síncope inexplicada e recorrente, após toda a avaliação inicial. É um exame em que o paciente, após repouso em posição inicial supina por 5 minutos em maca móvel, é submetido à inclinação de 60 a 80 graus por 20 a 45 minutos (fase passiva) e, depois, por 15 a 20 minutos (fase ativa com isoproterenol IV ou nitrato SL), a depender do protocolo. O teste sugere etiologia neuromediada quando ocorre síncope com padrão de resposta dependente do reflexo vaso-

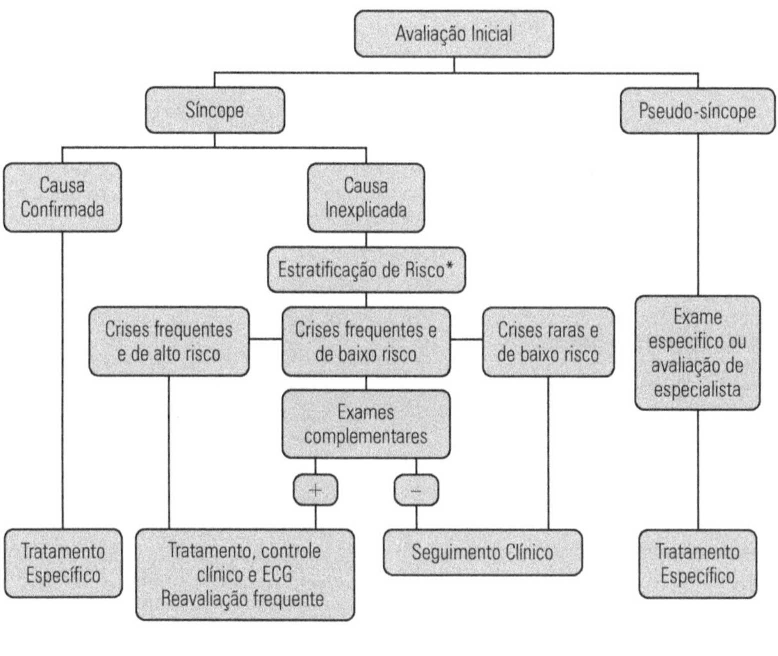

* Pode envolver exames complementares como eletrocardiograma (ECG) ou ecocardiograma.
Adaptado de The Task Force for the Diagnosis and Management of Syncope of the European Society of Cardiology. Guidelines for the Diagnosis and Management of Syncope. *Eur Heart J* 2009; doi 10.1093/eurheartj/ehp298.

Figura 46.3 – Algoritmo de diagnóstico e estratificação de risco de síncope.

vagal (vasodepressor, cardioinibitório ou misto). Pacientes que apresentaram um primeiro e único episódio conhecido de síncope inexplicada, sem trauma grave ou risco ocupacional, não devem ser submetidos ao teste de inclinação na avaliação inicial.

A massagem do seio carotídeo, em posição supina e ortostática, deve ser realizada nos pacientes acima de 40 anos com síncope inexplicada, desde que não apresentem história de AVC nos últimos 3 meses e não tenham sopro carotídeo. Quando o paciente, durante a massagem, desenvolve pausa acima de 3 segundos ou queda da PA sistólica acima de 50 mmHg, o teste é sugestivo de hipersensibilidade do seio carotídeo. Se o paciente apresentar síncope, o diagnóstico é de síndrome do seio carotídeo.

O EEF é útil para avaliar a doença do nó sinusal, confirmar suspeita de BAV avançado ou para esclarecer história de síncope recorrente precedida de palpitação e/ou necessitando do uso de antiarrítmicos para controle das crises (TV ou TPSV mal toleradas).

Conduta terapêutica

O desafio do tratamento adequado, de acordo com a suspeita ou a confirmação etiológica, é prevenir novos episódios, diminuir morbimortalidade e promover melhor qualidade de vida. Para tanto, o médico deve sempre considerar as implicações prognósticas, tais como: etiologia arritmogênica, probabilidade de recorrência, cardiopatia prévia, riscos de traumas durante síncope, trabalho (risco público), riscos e efeitos adversos da terapia a ser empregada.

Com relação ao prognóstico, os seguintes dados clínicos e eletrocardiográficos também são muito úteis: idade acima de 45 anos, insuficiência cardíaca congestiva, história de arritmia ventricular/morte súbita na família e ECG com alterações específicas; se o paciente apresenta três ou mais desses fatores, a morbimortalidade em 1 ano é de 60-80%. Contudo, se o paciente não apresenta nenhuma dessas variáveis, a mesma taxa é de 4-7%.

Outra ferramenta é o escore de EOSIL, o qual prediz mortalidade e avalia a necessidade de internação. Possui quatro critérios: ECG alterado, idade maior 65 anos, ausência de pródromos e história de doença cardiovascular. Se o paciente possuir dois ou mais desses critérios, o risco de mortalidade é de 14-53% em 1 ano e necessita de internação para investigação.

Portanto, naqueles com história recente de síncope é recomendada internação quando qualquer dos seguintes fatores está presente:

- cardiopatia conhecida ou suspeitada;
- ECG anormal sugerindo causa arrítmica;
- síncope durante esforço físico;
- trauma ou acidente grave;
- história familiar de morte súbita precoce.

Durante a internação, o paciente deve ser submetido a ecocardiograma, monitoração eletrocardiográfica dinâmica (Holter, *looper*, etc.), teste ergométrico e, por vezes, estudo eletrofisiológico ou testes provocativos de isquemia. O tratamento, como relatado, vai depender da etiologia (marca-passo para doenças do sistema de condução, ablação para taquicardias clinicamente instáveis ou de alto risco, revascularização para áreas de isquemia documentada, entre outros).

Para casos mais comuns e de melhor prognóstico (etiologia neuromediada), e mesmo aqueles de origem inexplicada após avaliação inicial, o tratamento comportamental é sempre indicado. No momento da alta hospitalar, orienta-se o paciente a:

- evitar fatores desencadeantes (calor excessivo, ortostatismo prolongado, crises de tosse, compressão cervical, desidratação e uso de vasodilatadores);
- reconhecer sintomas premonitórios e prontamente instituir manobras isométricas (*hand grip, leg crossing*) e decúbito dorsal com membros inferiores elevados;
- aumentar oferta líquida e salina, atividade física moderada, mudanças lentas de decúbito, proteção em situações de risco e *tilt training.*

Em casos de etiologia neuromediada refratários a essas medidas, o tratamento medicamentoso com corticoides (fludrocortisona: dose inicial 0,05 a 0,1 mg/dose máxima 0,2 mg) ou vasoconstritores alfa$_1$-adrenérgicos seletivos (midodrina: dose 2,5 a 10 mg) pode ser considerado, com maior benefício em pacientes jovens. Pacientes acima de 40 anos com síncope neuromediada com marcada resposta cardioinibitória (assistolia > 3 segundos) ao teste de inclinação ou ao registrador de eventos ainda podem se beneficiar de marca-passo definitivo dupla-câmara, quando refratários ao tratamento comportamental e/ou medicamentoso.

No que diz respeito às síncopes situacionais, existem recomendações específicas. Pode-se citar o uso de procinéticos (evacuacional), o controle da ingestão de bebidas alcoólicas (miccional) e alimentos gelados ou em grande volume (pós-prandial).

Outra causa considerável de síncope é a hipotensão ortostática, principalmente secundária ao uso de drogas (diuréticos e vasodilatadores) em pacientes idosos. Nesse caso, recomenda-se aumentar ingesta líquida e salina (se normotenso) e levantar a cabeceira da cama durante o sono (estímulo gravitacional). Deve-se pesquisar também história de diabetes, parkinsonismo ou etilismo crônico como causas de disautonomia merecedoras de tratamento específico.

A utilização de unidades dedicadas ao tratamento da síncope, com equipe multiprofissional preparada para o atendimento em curto e longo prazos, utilizando protocolos clínicos padronizados, tem mostrado excelentes resultados em alguns serviços.

O manejo correto das síncopes é de extrema importância social e econômica, pois diminui sensivelmente a morbimortalidade do paciente e de terceiros, além de desonerar o serviço de saúde com as despesas das crises evitadas. Por isso, o interesse multidisciplinar e o número de estudos clínicos nessa área tão intrigante da cardiologia crescem a cada dia.

Bibliografia consultada

1. Alboni P, Brignole M, Menozzi C, et al. Diagnostic value of history in patients with syncope with or without heart disease. J Am Coll Cardiol. 2001;37:1921-1928.
2. Blanc J-J, L'Her C, Touiza A, et al. Prospective evaluation and outcome of patients admitted for syncope over a 1 year period. Eur Heart J. 2002;23:815-820.
3. Brignole M, Disertori M, Menozzi C, et al. Management of syncope referred urgently to general hospitals with and without syncope units. Europace. 2003;5:293-298.
4. Brignole M, Menozzi C, Moya A, et al. International Study on Syncope of Uncertain Etiology 3 (ISSUE-3) Investigators. Pacemaker therapy in patients with

neurally mediated syncope and documented asystole: Third International Study on Syncope of Uncertain Etiology (ISSUE-3): a randomized trial. Circulation. 2012;125:2566–2571.
5. Brignole M, Hamdan MH. New Concepts in the Assessment of Syncope J Am Coll Cardiol. 2012;59(18):1583-1591.
6. Costantino G, Casazza G, Reed M, et al. Syncope risk stratification tools vs clinical judgment: an individual patient data meta-analysis. Am J Med. 2014;127:1126.e13.
7. Derose SF, Gabayan GZ, Chiu VY, Sun BC. Patterns and preexisting risk factors of 30-day mortality after a primary discharge diagnosis of syncope or near syncope. Acad Emerg Med. 2012;19:488.
8. Edvardsson N, Frykman V, van Mechelen R, et al. PICTURE Study Investigators. Use of an implantable loop recorder to increase the diagnostic yield in unexplained syncope: results from the PICTURE registry. Europace. 2011;13:262-269.
9. Kenny RA, O'Shea D, Parry SW. The Newcastle protocols for head-up tilt table testing in the diagnosis of vasovagal syncope, carotid sinus hypersensitivity, and related disorders. Heart. 2000;83:564-569.
10. Linzer M, Yang EH, Estes M, et al. Diagnosing Syncope: Part 1: Value of history, physical examination, and electrocardiography. Ann Intern Med. 1997;126(12):989-996.
11. Quinn J, McDermott D. Electrocardiogram findings in emergency department patients with syncope. Acad Emerg Med. 2011;18:714.
12. The Task Force for the Diagnosis and Management of Syncope of the European Society of Cardiology. Guidelines for the Diagnosis and Management of Syncope. Eur Heart J. 2009;doi 10.1093/eurheartj/ehp298.

47 Prevenção de Morte Súbita Cardíaca com Cardioversor Desfibrilador Implantável

- Ricardo Sobral
- Carolina Isabel Silva Lemes
- Frederico Homem da Silva

Introdução

Morte súbita cardíaca (MSC) é definida como morte natural e inesperada de causa cardíaca que ocorre em até 1 hora do início dos sintomas. Considerando-se o número total de óbitos, representa cerca de 13% dos casos.

Anteriormente ao advento dos dispositivos eletrônicos intracardíacos, a prevenção da MSC baseava-se na terapia com drogas antiarrítmicas. Entretanto, diversos estudos multicêntricos demonstraram a baixa eficácia das mesmas na diminuição de mortalidade, principalmente nos pacientes de maior risco.

Atualmente, o cardioversor desfibrilador implantável (CDI) tornou-se o padrão na terapia de prevenção de morte súbita.

Epidemiologia

A incidência de MSC varia de um a oito casos por mil indivíduos ao ano na população geral, podendo alcançar até 30 casos por mil indivíduos nos portadores de doença isquêmica miocárdica associada à presença de arritmia ventricular complexa.

MSC é responsável por cerca de 400.000 mortes por ano nos Estados Unidos e por aproximadamente 700 casos por dia no Brasil, de maneira que aproximadamente 60% dos casos ocorrem fora do ambiente hospitalar.

Fibrilação ventricular precedida por taquicardia ventricular sustentada é o principal mecanismo de MSC e a doença arterial coronariana (DAC) apresenta-se como o principal fator de risco (até 80% dos casos).

Estima-se que até 50% das mortes na população pós-infarto agudo do miocárdio (IAM) sejam súbitas. Em pacientes pós-infarto e com FEVE $\leq$ 30%, a taxa de MS em 24 meses é de 9,4%.

Na insuficiência cardíaca (IC), a proporção de mortalidade por causa arrítmica associa-se direta e proporcionalmente ao grau de disfunção ventricular, ou seja, quanto menor a fração de ejeção do ventrículo esquerdo, maior o risco de morte súbita.

Estratificação de risco

A MSC pode constituir a manifestação clínica inicial de uma doença cardíaca estrutural ou elétrica (geralmente apresentada em corações sem cardiopatia).

A identificação dos pacientes de maior risco para MSC é de suma importância para a instituição das medidas apropriadas.

Vista a importante associação entre DAC e MSC, faz-se necessária a avaliação de doença coronariana e de fatores relacionados à mesma (hipertensão arterial, diabetes *mellitus*, dislipidemias, tabagismo).

O eletrocardiograma (ECG) de 12 derivações deve ser realizado como exame inicial. Embora um ECG sem anormalidades possa não expressar de forma acurada o risco de MSC, a análise de parâmetros como morfologia e duração do QRS, prolongamento do intervalo QT, alterações do segmento ST/onda T e a presença de pré-excitação ventricular são extremamente relevantes na avaliação do risco de MSC.

A avaliação da função ventricular é de fundamental importância, uma vez que a fração de ejeção do ventrículo esquerdo (FEVE) < 35% ao ecocardiograma transtorácico representa o melhor preditor funcional de mortalidade, tanto na cardiopatia isquêmica quanto não isquêmica. Evidências atuais sugerem que outros métodos de imagem, como ressonância magnética cardíaca e ventriculografia radioisotópica, também podem ser úteis na estratificação.

Os sintomas de insuficiência cardíaca compreendem o melhor marcador clínico e relacionam-se intimamente ao prognóstico, de forma que quanto mais avançada a classe funcional, pior o prognóstico.

Holter de 24 horas apresenta-se como bom marcador de prognóstico desfavorável em pacientes isquêmicos e chagásicos que apresentam arritmias ventriculares frequentes e taquicardia ventricular (sustentada ou não sustentada).

O eletrocardiograma de alta resolução apresenta boa correlação para o diagnóstico de potenciais tardios, que representam áreas de condução lenta geradas por cicatrizes miocárdicas, substrato anatômico para reentrada e relacionadas à gênese das arritmias ventriculares. A análise da alternância de onda T infere-se como um bom marcador de instabilidade elétrica miocárdica e também é recurso que pode ser utilizado. Ambos os métodos apresentam alto valor preditivo negativo, no entanto, ainda carecem de melhor avaliação prospectiva.

O estudo eletrofisiológico invasivo apresenta hoje papel limitado e controverso na estratificação do risco de MSC. A análise de isquêmicos com FEVE entre 30 e 40% com TVNS no Holter apresenta interessante aplicabilidade clínica, por apresentar alto valor preditivo positivo. Nos portadores de doença de Chagas e síncope o EEF pode identificar os pacientes com pior prognóstico, que são aqueles nos quais ocorre indução de taquicardia ventricular sustentada com colapso hemodinâmico. No entanto, em outros grupos, como na miocardiopatia dilatada, o valor prognóstico do exame é controverso.

Monitores de eventos implantáveis têm sido cada vez mais utilizados para identificação de arritmias, no entanto seu custo elevado limita este recurso.

O desequilíbrio autonômico é importante preditor de eventos arritmogênicos e consequentemente de MSC. Métodos como a variabilidade da frequência cardíaca e a análise da sensibilidade barorreflexa podem ser utilizados, no entanto, a aplicabilidade clínica dos mesmos ainda é pequena e limitada, principalmente em usuários de betabloqueadores, hipertensos e diabéticos.

A avaliação genética na estratificação de MSC ainda é limitada, especialmente por questões financeiras, entretanto a tendência é que os testes genéticos ganhem mais espaço, dada sua grande importância neste contexto.

A Tabela 47.1 apresenta os métodos de estratificação do risco de MSC.

Tabela 47.1 – Métodos de estratificação do risco de MSC

Método	Sensibilidade (%)	Especificidade (%)	VPP (%)	VPN (%)
FEVE	59,1	77,8	20	2,4
Holter	42,8	81,2	13,4	4,68
Variabilidade FC	49,8	85,8	25,8	5,48
ECGAR	62,4	77,4	19,3	4,05
EEF	61,6	84,1	22,5	3,88

FEVE: Fração de ejeção do ventrículo esquerdo; FC: Frequência cardíaca; VPP: valor preditivo positivo; VPN: valor preditivo negativo; ECGAR: eletrocardiograma de alta resolução; EEF: estudo eletrofisiológico.

Principais indicações

Prevenção primária

Eventos arrítmicos em geral apresentam uma alta taxa de letalidade, com baixo número de sobreviventes e elevado número de sequelas. Desta forma, a profilaxia primária apresenta papel fundamental como a principal ferramenta de prevenção.

Diversos ensaios clínicos (MADIT I, MUSTT, MADIT II, DINAMIT, SCDHeFT) demonstraram resultados favoráveis ao CDI, independentemente da etiologia da disfunção cardíaca, e constituíram as bases para as principais indicações do dispositivo para prevenção primária.

Classe I:

- pacientes isquêmicos com FEVE ≤ 30%;
- pacientes isquêmicos e não isquêmicos com FEVE ≤ 35%, com sintomas de IC e classe funcional II e III (NYHA);
- pacientes com FEVE ≤ 40% com alto risco para MS (p. ex., TV monomórfica induzida por EEF ou TVNS espontânea);
- incluem-se também os pacientes com indicação de terapia de ressincronização cardíaca com FEVE < 35%.

Classe IIA:

- pacientes com cardiomiopatia dilatada não isquêmica, CF II-III, com FEVE ≤ 35% e expectativa de vida de pelo menos 1 ano;
- pacientes com cardiopatia isquêmica ou não isquêmica, CF III-IV, FEVE ≤ 35%, QRS ≥ 120 ms, para os quais tenha sido indicada TRC e expectativa de vida de pelo menos 1 ano.

Recomenda-se que os pacientes isquêmicos tenham pelo menos 40 dias pós-infarto e que todos os pacientes estejam com terapia medicamentosa otimizada, sem isquemia miocárdica passível de tratamento por revascularização cirúrgica ou percutânea e expectativa de vida de pelo menos 1 ano.

A Tabela 47.2 apresenta os principais estudos de prevenção primária na MSC.

Obs: o estudo CHAGASIC (*CHronic use of Amiodarone against ICD for Chagas Cardiomyopathy*) encontra-se em andamento e irá analisar, de forma randomizada, as terapias antiarrítmica *versus* CDI na prevenção primária de pacientes portadores de miocardiopatia chagásica crônica.

Prevenção secundária

Os sobreviventes de morte súbita apresentam alto risco para novos eventos, sobretudo os portadores

Tabela 47.2 – Principais estudos de prevenção primária na MSC

Trial	Ano	N	FEVE (%)	Inclusão	Conclusão
MADIT	1996	196	≤ 35	Isquêmicos + TVNS (Holter) e TVMS ao EEF	Grupo CDI apresentou redução da mortalidade em 54% (p = 0,009 e NNT = 4)
MADIT II	2002	1.232	≤ 30	Isquêmicos em classes funcionais I, II e III	Grupo CDI apresentou redução da mortalidade em 31% (p = 0,016 e NNT = 11)
DEFINITE	2004	485	≤ 35	MCP dilatada não isquêmica – CF I, II e III	Grupo CDI apresentou redução da mortalidade arrítmica em 80% e absoluta de 6,8% (não significativa)
SCD-HeFT	2005	2.521	≤ 35	MCP dilatada (isquêmica e não isquêmica) – CF II e III	Amiodarona não apresentou efetividade na prevenção primária Grupo CDI apresentou redução de mortalidade de 23% e o benefício foi indiferente à etiologia da MCP

MCP: Miocardiopatia; FEVE: fração de ejeção do ventrículo esquerdo; N: amostra; TVNS: taquicardia ventricular não sustentada; TVMS: taquicardia ventricular monomórfica sustentada; EEF: estudo eletrofisiológico.

de cardiopatia estrutural, cujo risco pode chegar a 50% em 1 ano.

A indicação de CDI nesta população é embasada principalmente em três grandes trabalhos randomizados – AVID (*Antiarrhythmics Versus Implantable Defibrillator*), CASH (*Cardiac Arrest Study Hamburg*) e CIDS (*Canadian Implantable Defibrillator Study*) – que compararam a terapia antiarrítmica (sobretudo amiodarona) ao tratamento com CDI. Metanálise destes estudos demonstrou redução significativa da mortalidade por causa arrítmica (50%) e mortalidade total (27%).

Com base nestes estudos, citam-se as indicações e recomendações de CDI como prevenção secundária de MSC.

Classe I:

- parada cardíaca por TV/FV de causa não reversível, com FE ≤ 35% e expectativa de vida de pelo menos 1 ano ;
- TVS espontânea com comprometimento hemodinâmico ou síncope, de causa não reversível com FE ≤ 35% e expectativa de vida de pelo menos 1 ano.

Classe IIA:

- sobreviventes de parada cardíaca, por TV/FV de causa não reversível, com FE ≥ 35% e expectativa de vida de pelo menos 1 ano;
- pacientes com TVS espontânea, de causa não reversível, com FE ≥ 35%, refratária a outras terapêuticas e expectativa de vida de pelo menos 1 ano;
- pacientes com síncope de origem indeterminada com indução ao EEF de TVS hemodinamicamente instável e expectativa de vida de pelo menos 1 ano.

A Tabela 47.3 apresenta os principais estudos de prevenção secundária da MSC.

Tabela 47.3 – Principais estudos de prevenção secundária na MSC

Trial	Ano	N	FEVE (%)	Inclusão	Conclusão
AVID	1997	1.016	≤ 40	Sobreviventes de PCR com FV/TV instável	Grupo CDI apresentou redução na mortalidade arrítmica em 31% e absoluta de 11% – interrompido com 18 meses devido à franca superioridade do grupo CDI
CID	2000	659	≤ 35	Ressuscitados de MSC	Grupo CDI apresentou redução na mortalidade arrítmica de 23% e absoluta de 8%
CASH	2000	288	≤ 45	FV abortada; TV sustentada instável espontânea ou induzida ao EEF	Grupo CDI apresentou redução na mortalidade arrítmica de 20% e absoluta de 2% (não significativa) Propafenona retirada do estudo devido ao incremento de mortalidade no grupo que a utilizava

PCR: Parada cardiorrespiratória; FV: fibrilação ventricular; TV: taquicardia ventricular; EEF: estudo eletrofisiológico.

Implante de CDI em situações especiais

Pacientes com desordens genéticas consideradas de alto risco para MSC que serão abordadas neste manual em seus capítulos específicos, como a síndrome do QT longo congênito, a displasia arritmogênica do ventrículo direito, a cardiomiopatia hipertrófica, a taquicardia ventricular polimórfica catecolaminérgica e a síndrome de Brugada.

Manejo de pacientes com choque

- **Choque único ou infrequente**: o paciente deve ser interrogado por um serviço especializado e o dispositivo implantado avaliado em 24-48 horas do evento. A eficácia e a adequação da terapia devem ser analisadas. O ajuste da programação do CDI e uso de antiarrítmicos devem ser considerados neste momento, se necessário.
- **Choque frequente ou repetitivo**: este quadro se caracteriza como uma emergência. Se a terapia for devida a taquiarritmia supraventricular ou falha na sensibilidade do dispositivo, a função de detecção deve ser desabilitada com o uso de um ímã sobre o gerador e posteriormente se deve reprogramar os parâmetros de detecção e tratamento de taquicardias. Quando ocorrem múltiplas terapias por taquicardia ventricular ou múltiplos choques ineficazes, deve-se avaliar a possível causa do quadro e se este for reversível, instituir o tratamento adequado. As principais causas são isquemia, uso de drogas pró-arrítmicas e

descompensação de IC. O uso de drogas antiarrítmicas deve ser instituído ou reajustado e a ablação do foco arritmogênico deve ser considerada em caso de refratariedade. Para pacientes em tempestade elétrica refratária e instabilidade hemodinâmica, o bloqueio simpático (simpatectomia, bloqueios ganglionares ou desnervação simpática renal) apresenta-se como terapia alternativa complementar.

Complicações e riscos

- **Implante**: em avaliação de 23 mil casos de implante de CDI no sistema de saúde americano (MEDICARE), o número total de complicações foi de aproximadamente 11%. Deslocamento de eletrodos (4,8%), hematoma/hemorragia (2,5%), infecção (1,4%), pneumotórax (1,0%), derrame pericárdico e tamponamento (0,3%) e mortalidade (0,9%).
- **Terapia inapropriada**: ocorre em 20-25% de pacientes com CDI. As principais causas são a presença de taquiarritmias supraventriculares e TVNS. O implante de eletrodo atrial com protocolos de detecção destas arritmias supraventriculares, assim como a terapia adjuvante adequada, tanto com drogas antiarrítmicas como ablação por cateter, são maneiras de minimizar o risco de terapia inapropriada.
- **Terapia apropriada recorrente e tempestade elétrica**: múltiplos choques têm um grande impacto na qualidade de vida incluindo problemas emocionais e acarretando restrições graves. A prevenção de terapia apropriada baseia-se no tratamento adequado da doença de base, uso de drogas antiarrítmicas concomitante ao implante do CDI e terapia invasiva (ablação) nos casos de refratariedade às drogas. A terapia com amiodarona, embora não estabeleça impacto na mortalidade, mostrou-se benéfica na diminuição de choques pelo dispositivo.
- **Interferência eletromagnética**: são fenômenos extrínsecos que podem causar modificações funcionais no dispositivo, podendo desencadear terapia inadequada e falha, tanto na execução da função de marca-passo, quanto na de terapia antiarrítmica do dispositivo. As recomendações para diminuir as chances de interferência são:
  - *eletrodomésticos:* habitualmente não causam interferência, porém, más condições de aterramento podem provocar danos. Evitar contato direto com eletrodomésticos com más condições de funcionamento;
  - *telefonia celular:* manter distância de no mínimo 15 cm de aparelhos, ou seja, usar no ouvido contralateral ao lado do implante do gerador;
  - *sistemas de detecção de metais:* apesar de estudos mostrarem segurança, recomenda-se evitar exposição prolongada;
  - *eletrocautério:* usar preferencialmente o bipolar, posicionando a placa indiferente distante do gerador, o mais próximo do bisturi, de tal for-

ma que a alça elétrica não passe sobre o sistema no CDI. Monitoração contínua do paciente, marca-passo assincrônico com frequência superior à de estimulação própria do paciente e desabilitação da função de terapia também são recomendados;

- *desfibriladores externos:* posicionar as pás perpendicularmente ao eixo gerador-eletrodo e após o procedimento de cardiversão-desfibrilação, reavaliar o dispositivo, principalmente o limiar de captura. Se for procedimento eletivo, deixar em modo assincrônico e desabilitar a função de terapia antitaquicardia;
- *ressonância magnética:* tem-se mostrado segura em alguns estudos, porém as recomendações atuais ainda mantêm os dispositivos implantáveis como contraindicação relativa deste exame de imagem. Avaliar risco-benefício e não ultrapassar os limites de segurança definidos como campo magnético estático de 0,5 mT (5 Gauss).

Custo-efetividade

Em decorrência do alto custo do dispositivo, diversos estudos foram realizados no intuito de se estabelecer uma relação custo-efetividade adequada. Análise de 34 estudos por Gialama e cols. demonstrou que o CDI é custo-efetivo tanto para prevenção primária quanto secundária, desde que considerados alguns aspectos, como: risco elevado de MSC, baixo risco de complicações relacionadas ao procedimento, custos do implante e das trocas do gerador por desgaste da bateria, tempo de seguimento, qualidade de vida e aspectos demográficos da população.

No Brasil, Ribeiro e cols. avaliaram esta questão e concluíram por resultados adequados de custo-efetividade, que tanto no cenário público quanto no privado podem ser obtidos em pacientes com alto risco de MSC.

Desta forma, a realização de estratificação para a busca de pacientes de maior risco somada ao baixo risco de complicações inerentes ao procedimento, à longevidade do sistema e à qualidade de vida dos pacientes são alicerces para que a relação custo-efetividade se torne cada vez mais atrativa.

Bibliografia consultada

1. Bansch D, Antz M, Boczor S, et al. Primary prevention of sudden cardiac death in idiopathic dilated cardiomyopathy: The Cardiomyopathy Trial (CAT). Circulation. 2002;105(12):1453-8.
2. Bardy GH, Lee KL, Mark DB; The SCD-HeFT Investigators. Amiodarone or an implantable cardioverter-defibrillator for congestive heart failure. N Engl J Med. 2005;352(3):225-37.
3. Connoly SJ, Gent M, Roberts RS, et al. Canadian Implantable Defibrillators Study (CIDS): a randomized trial of the implantable cardioverser defibrillator against amiodarone. Circulation. 2000;101:1297-302.
4. Connoly SJ, Hallstrom AP, Cappato R, et al. Meta-analysis of the implantable cardioverter defibrillator secondary prevention trials. Eur Heart J. 2000;21:2071-8.
5. Furukawa T, Rozanski JJ, Nogami A, Morae K, Gosselin AJ, Lister JW. Time dependent risk of and predictors for cardiac arrest with chronic coronary artery disease. Circulation. 1989;80:599-608.

6. Kadish A, Dyer A, Daubert JP, et al. Defibrillators in Non-Ischemic cardiomyopathy Treatments Evaluation (DEFINITE) Investigators. Prophylactic defibrillator implantation in patients with non-ischemic dilated cardiomyophathy. N Engl J Med. 2004;350(21):2151-8.
7. Kuck KH, Cappato R, Siebels J, et al. Randomized comparison of antiarrhythymic drug therapy with implantable defibrillators in patients resuscitated from cardiac arrest: The Cardiac Arrest Study Hamburgo (CASH). Circulation. 2000;102(11):748-54.
8. Kuller L, Lilienfeld A, Fisher R. An epidemiological study of sudden and unexpected deaths in adults. Medicine (Baltimore). 1967;46:341-61.
9. Leite LR, Fenelon G, Simone A Jr, et al. Clinical usefulness of electrophysiologic testing in patients with ventricular tachycardia and chronic chagasic cardiomyopathy treated with amiodarone or sotalol. J Cardiovasc Electrophysiol. 2003;14(6):567-73.
10. Magalhaes PL, Saad EB. Prevenção de morte súbita cardíaca. In: Estimulação cardíaca artificial na prática clínica – Dispositivos Cardíacos Eletrônicos Implantáveis (Sociedade Brasileira de Arritmias Cardíacas – SOBRAC). São Paulo: Atheneu; 2014. p. 59-79.
11. Moss AJ, Hall WJ, Cannom DS, et al. Improved Survival with an implanted defibrillator in patients with coronary disease at high risk for ventricular arrhythmia. Multicenter Automatic Defibrillator Inplantable Trial (MADIT) Investigators. N Engl J Med.1996;335(26):1933-40.
12. Moss AJ, Zareba W, Hall WJ, et al. Multicenter Automatic Defibrillator Inplantable Trial II (MADIT II) Investigators. Prophylatic implantation of a defibrillator in patients with myocardial infarction and reduced ejection fraction. N Engl J Med. 2002;346(12):877-83.
13. Myerburg RJ, Kessler KM, Estes D, et al. Long-term survival after prehospital cardiac arrest: analysis of outcome during an 8 year study. Circulation. 1984;70:70:538-46.
14. Narang R, Cleland JG, Erhartdt L, et al. Mode off death in chronic heart failure. A request and proposition for more accurate classification. Eur Heart J 1996;17:1390.
15. Ribeiro AR, Stela FR, Zimerman LI, et al. Custo e efetividade de Cardiodesfibriladores implantáveis no Brasil nos setores público e privado. Arq Bras cardiol. 2010;95(5):577-586.
16. Vreede-Swagemakers JJ, Gorgels AP, Dubois-Arbouw WI, et al. Out-of hospital cardiac arrest in the 1990's: a population-based study in the Maastricht area on incidence, characteristics and survival. J Am Coll Cardiol. 1997;30:1500-5.
17. Zipes DP, Camm AJ, Borggrefe M, et al. ACC/AHA/ESC 2006 Guidelines for Management of Patients with Ventricular Arrhythmias and the Prevention of Sudden Cardiac Death. Circulation. 2006;114;e385-e484

Parte 4

EMERGÊNCIAS E TERAPIA INTENSIVA CARDIOLÓGICA

48 Choque Cardiogênico

- Marco Túlio de Souza
- Cristiano Freitas de Souza

Introdução

O choque cardiogênico é um estado de baixo débito secundário a doença cardíaca, condicionando uma inadequada perfusão tecidual. Pode ser secundário a patologias que provocam falência da bomba (IAM, miocardite aguda ou descompensação da insuficiência cardíaca), a arritmias ou a causas mecânicas que comprometam a função ventricular (doença valvular aguda, ruptura de cordoalha tendínea ou do septo interventricular). A causa mais frequente é o IAM.

No Brasil, o número de infartos agudos do miocárdio ainda atinge 300 a 400 mil casos por ano, com infarto com supradesnivelamento do segmento ST (IAMCSST) representando 30 a 40% deste total. No sistema público de saúde brasileiro, a mortalidade intra-hospitalar por IAM permanece persistentemente elevada: em média, 16,2% em 2000, 16,1% em 2005 e 15,3% em 2010 para todas as internações em todo o país, sendo atribuída a dificuldades no acesso dos pacientes com IAM a cuidados intensivos e a estratégias de reperfusão. A maioria das mortes por IAM ocorre nas primeiras horas de manifestação da doença, sendo 40-65% dos casos na primeira hora, e aproximadamente 80% nas primeiras 24 horas.

A frequência de choque cardiogênico (CC) como complicação do IAMCSST é de 6,6% e representa a principal causa de morte em pacientes hospitalizados por tal doença. Pacientes com IAMCSST submetidos a terapia fibrinolítica inicial e estudo angiográfico entre 3-24 h (estratégia farmacoinvasiva) também possuem taxas semelhantes de choque cardiogênico.

Os principais mecanismos responsáveis por essa complicação resultam da insuficiência ventricular esquerda, direita ou complicações mecânicas, tais como rotura do músculo papilar, rotura do septo ventricular ou rotura da parede livre.

A taxa de mortalidade do choque cardiogênico submetido a tratamento clínico sem reperfusão é de 70 a 80%. No entanto, com a revascularização precoce a taxa de mortalidade diminui para menos de 50%. A intervenção coronária percutânea primária (ICPP) é o tratamento de escolha para CC secundário ao IAMCSST. Em longo prazo a estratégia de reperfusão precoce demonstrou redução relativa da mortalidade de 67%, em comparação à estratégia de compensação clínica inicial nestes pacientes.

Apesar dos avanços nas opções terapêuticas, tais como o uso precoce da intervenção coronariana percutânea (ICP), terapia antitrombótica agressiva e uso de dispositivos de assistência mecânica, o choque cardiogênico ainda possui elevada taxa de mortalidade, sendo uma das complicações mais temidas do IAM.

Etiologia

O choque cardiogênico decorrente de IAM se desenvolve em geral nas primeiras 24 horas de hospitalização (média de 7 horas), em função da perda de 40% ou mais de massa muscular do VE em IAM anterior extenso (em geral com supradesnivelamento do segmento ST) ou infartos menores em pacientes com IAM prévio. Pode ocorrer ainda em decorrência de complicações mecânicas como rotura de parede livre de VE, rotura de músculo papilar ou do septo interventricular ou ainda IAM de VD, bradiarritmias (bloqueios atrioventriculares).

Aproximadamente 7 a 10% dos pacientes com IAM evoluem para choque cardiogênico. Os fatores de risco para o desenvolvimento de choque cardiogênico incluem idade avançada, IAM prévio, oligúria, alterações de exame físico (alteração de sensório, pele fria, pulso fino) e parâmetros hemodinâmicos desfavoráveis.

Achados clínicos

Como a principal causa de choque cardiogênico é o IAM, a história clínica será caracterizada por dor torácica anginosa (típica ou atípica) associada a queixas decorrentes do estado de hipoperfusão tecidual, tais como: mal-estar, náuseas, confusão mental, dispneia e redução do volume urinário, confusão mental, agitação psicomotora, diminuição da diurese, pele fria ou sudorese.

Ao exame físico podemos observar hipotensão, taquicardia, taquipneia, pulso fino, B3, estase jugular e estertores pulmonares.

Choque cardiogênico pode ser definido por critérios clínicos: presença de hipotensão (pressão arterial sistólica < 90 mmHg por pelo menos 30 minutos ou necessidade de medidas de suporte para manter pressão arterial sistólica > 90 mmHg) e hipoperfusão orgânica (débito urinário < 30 mL/hora e frequência cardíaca > 60 bpm).

Outras variáveis hemodinâmicas incluem: PCP > 18 mmHg, IC < 1,8 L/min/m², RSV > 2.000 dinas/s/cm⁵/m², CAV > 5,5 mL/dL.

Além da classificação clínica de Killip, na qual o choque cardiogênico é o IV, com uma mortalidade 81%, existe a classificação hemodinâmica de Forrester, proposta em 1976, a qual é feita somente com medidas de pressões invasivas pelo cateter de Swan Ganz:

- Forrester 1: normoperfusão periférica e sem congestão pulmonar (IC > 2,2 e PCP < 18), mortalidade de 03%;
- Forrester 2: normoperfusão periférica e com congestão pulmonar (IC > 2,2 e PCP > 18), mortalidade de 09%;
- Forrester 3: hipoperfusão periférica e sem congestão pulmonar (IC < 2,2 e PCP < 18), mortalidade de 23%;
- Forrester 4: hipoperfusão periférica e com congestão pulmonar (IC < 2,2 e PCP > 18), mortalidade 51%.

Exames complementares

Não existe exame complementar que, isoladamente, diagnostique o choque cardiogênico. Dentre os exames mais importantes, detacam-se:

- exames laboratoriais: troponina/CKMB, gasometria arterial, lactato, função renal e eletrólitos, enzimas hepáticas, bilirrubinas;

- ECG: evidência de isquemia miocárdica (supradesnivelamento de ST em duas ou mais derivações contíguas, BRE novo, supra de AVR com infra nas derivações precordiais sugerindo lesão de tronco de coronária esquerda) e alterações de ritmo cardíaco;
- radiografia de tórax: sinais de congestão, tamanho da área cardíaca, presença de alterações de aorta e mediastino;
- ecocardiograma: exame de fundamental importância. Determina a função do VE e do VD e avalia a presença de alterações segmentares, complicações mecânicas, valvopatias e derrame pericárdico;
- cineangiocoronariografia: sua realização é imprescindível nos casos de choque cardiogênico pós-IAM, uma vez que, além do diagnóstico, permite o tratamento das lesões através da angioplastia coronária.

Tratamento

Os objetivos do tratamento do choque cardiogênico incluem a minimização da isquemia e o tratamento da causa subjacente. No caso do choque pós-IAM, a reperfusão coronária deve ser alcançada o mais precocemente possível, preferencialmente pela intervenção coronária percutânea primária (ICCP), pois o tratamento fibrinolítico tem sua indicação limitada por possuir baixa taxa de sucesso de reperfusão e uma maior mortalidade, quando comparado com a ICPP.

O paciente com suspeita de choque deverá ter monitoração cuidadosa dos sinais vitais e dos indicadores de perfusão orgânica (nível consciência, diurese e marcadores bioquímicos).

O nível de invasão dependerá da gravidade do choque e da resposta ao tratamento inicial. Um nível mínimo de monitoração deve incluir oximetria de pulso e ECG contínuo e monitoração da pressão intermitente e não invasiva. Em pacientes que não respondem ao tratamento inicial ou que se encontram instáveis deve-se utilizar pressão arterial invasiva, pressão venosa central e monitoração do débito cardíaco. Estes índices são considerados essenciais para o paciente que recebe terapia vasopressora ou inotrópica.

A falência respiratória deve ser tratada agressiva e precocemente com suplementação de oxigênio ou intubação orotraqueal e ventilação mecânica, a fim de diminuir o consumo de energia e otimizar a oferta de oxigênio.

É importante destacar que a ICP ou cirurgia de revascularização são os tratamentos de escolha e que foram capazes de diminuir acentuadamente as taxas de mortalidade em 1 ano. A ICP deve ser iniciada dentro de 90 minutos de apresentação, no entanto, continua útil no prazo de até 18 horas da apresentação. Se um laboratório de hemodinâmica não está disponível, devem ser ministrados trombolíticos, ainda que os mesmos apresentem resultados inferiores aos da angioplastia.

Deve-se buscar medidas dirigidas a otimizar a perfusão miocárdica e o débito cardíaco. Devem ser ministrados fluidos intravenosos para manter pré-carga adequada. A administração de fluidos deve ser guiada por pressão venosa central, monitoração da pressão capilar pulmonar ou a avaliação ultrassonográfica da distensibilidade da veia cava inferior.

Anticoagulantes e aspirina devem ser usados como em outros casos de infarto agudo do miocárdio. Não é preciso iniciar clopidogrel até a angiografia, pois pode haver a necessidade de uma cirurgia de revascularização de urgência. Os inibidores da glicoproteína IIb/IIIA estão indicados na ICP com *stent* em lesões com alto risco de trombose.

O uso de vasopressores a fim de fornecer suporte inotrópico é recomendado. No entanto, frequências cardíacas elevadas devem ser evitadas, pois podem aumentar o consumo de oxigênio pelo miocárdio, aumentar o tamanho do infarto e ainda prejudicar a capacidade de bombeamento do coração. Atualmente, recomenda-se o uso da noradrenalina como vasopressor de escolha em pacientes com hipotensão grave PAS < 70. A dobutamina é o inotrópico de escolha para CC e deve ser usada se o paciente possuir uma PAS > 90, pois além de melhorar o inotropismo, promove vasodilatação e redução da pós-carga. Pode ser associada a vasodilatadores venosos como a nitroglicerina, a fim de reduzir ainda mais a pré e pós-carga, melhorando o débito cardíaco.

O uso de balão intra-aórtico (BIA) de forma rotineira em pacientes com CC secundário ao IAM não é recomendado pelas evidências atuais. Em 2009 uma metanálise incluindo mais 10.000 pacientes com CC não revelou benefício com o uso de BIA em termos de mortalidade, exceto nos pacientes submetidos a fibrinólise, os quais poderiam ter redução de mortalidade em 30 dias. O estudo BIA-SHOCK II analisou 600 pacientes com CC: um grupo recebeu uso do BIA e outro não, e todos foram submetidos a estratégia de revascularização inicial com ICPP. Em 30 dias e 12 meses não houve diferença estatística em relação à taxa de mortalidade por qualquer causa, nem em desfechos secundários como tempo de permanência em UTI, função renal, complicações hemorrágicas, sepse e/ou AVE. Uma metanálise publicada em 2015 envolvendo sete estudos também não apoia o uso rotineiro do BIA.

Entretanto, a maioria destes estudos foi realizada em países desenvolvidos, onde o acesso ao cateterismo precoce, UTI, equipe de cirurgia cardíaca e todo arsenal terapêutico recomendado pelas diretrizes são empregados de forma rotineira em relação aos países em desenvolvimento, como o Brasil. Por isso, esses resultados devem ser analisados de forma criteriosa para a realidade de nossa população, onde a grande maioria ainda recebe terapia fibrinolítica como tratamento de escolha do IAM.

Terapia farmacológica

- **Ácido acetilsalicílico:** utilizado na dose de 160 a 325 mg, reduz a mortalidade do IAM. É recomendado que todos os pacientes em choque cardiogênico em decorrência de IAM recebam a medicação nessas dosagens. A utilização pode ser feita por via oral (sonda nasogástrica se o paciente estiver intubado) ou até mesmo por via retal.
- **Clopidogrel, ticagrelor, prasugrel:** estes medicamentos, em vigência de CC que vão para estudo angiográfico, devem ser adiados pela possibilidade de CRM de urgência. Em caso de opção por fibrinólise, somente o clopidogrel está liberado para uso concomitante com terapia fibrinolítica.
- **Inibidor glicoproteína IIb/IIIa:** o uso não diminui a incidên-

cia de choque cardiogênico. Parece ter efeito benéfico nos desfechos de pacientes com CC submetidos ICPP que apresentem alta carga trombótica.

- **Heparina:** a infusão intravenosa, especialmente em conjunto com terapia de reperfusão, reduz mortalidade em IAM.
- **Aminas simpatomiméticas:** devem ser administradas na presença de hipoperfusão tecidual, depois que o volume intravascular for adequadamente restaurado.
  - **Noradrenalina:** deve ser o agente de primeira linha a ser empregado quando houver hipotensão arterial severa (PAS < 70 mmHg). A sua ação beta-adrenérgica promove aumento na contratilidade miocárdica e no cronotropismo do coração. Entretando, o efeito alfa-agonista é preponderante, provocando aumento significativo na resistência arterial sistêmica total e regional, o que aumenta o trabalho cardíaco e consumo de oxigênio, portanto, titular a menor dose possível para manter PAM adequada.
  - **Dopamina:** estimula receptores adrenérgicos e dopaminérgicos. Os efeitos hemodinâmicos são dependentes da dose empregada. Pode ser utilizada em pacientes com hipotensão menos severa (PAS 70 a 90 mmHg), entretanto, possui o efeito indesejável de aumentar a PCP, arrítmicos (especialmente FA). Um estudo com 1.679 pacientes com quadro de choque (séptico, hipovolêmico, cardiogênico) verificou pior desfecho em 28 dias com uso de dopamina em relação à noradrenalina.
  - **Dobutamina:** se hipotensão moderada (PAS entre 70 e 100 mmHg) sem sinais de choque, pode ser usada em doses de até 15 μg/kg/min, aumentando a contratilidade cardíaca, o que promove aumento do fluxo coronariano. Tem ação inotrópica positiva devido ao efeito betaestimulante, que predomina sobre o efeito alfa. Deve ser associada a outras drogas (noradrenalina) em caso de exacerbação da hipotensão. No IAM de VD é a droga de primeira escolha devido aos efeitos benéficos no território pulmonar.
- **Inibidores da fosfodiesterase:** atuam como drogas coadjuvantes, aumentando o débito cardíaco (DC) e diminuindo a pressão capilar pulmonar e não atuam sobre receptores adrenérgicos. São semelhantes à dobutamina na atividade farmacológica, porém apresentam ação vasodilatadora mais potente. Aumentam consideravelmente o risco de arritmias e hipotensão, portanto, seu uso para choque cardiogênico com comprometimento importante da PA não deve ser recomendado.
  - **Inamrinona (amrinona):** dose de ataque inicial é 0,75 μg/kg por 2 a 3 min. Quando efetiva, é seguida por infusão de 5 a 10 μg/kg/min por breves períodos.
  - **Milrinona:** dose de ataque de 50 μg/kg durante 10 minutos, seguida por infusão de manutenção de 0,375 a 0,75 μg/kg/min.

- **Vasodilatadores:** podem ser empregados na PAS > 100 mmHg. A nitroglicerina ou o nitroprussiato de sódio diminuem a pré e a pós-carga, a congestão pulmonar e facilitam o esvaziamento ventricular, diminuindo assim o consumo de O_2 pelo miocárdio.
- **Nitroglicerina:** iniciar com 5 μg/min IV. Aumentar 5 a 20 μg a cada 5 min, até que a PA diminua 10% (ou 30% nos hipertensos). Suspender a infusão se a PAS diminuir para níveis abaixo de 90 mmHg (ou PAM < 80 mmHg). É o vasodilatador de escolha quando a disfunção cardíaca for devida a isquemia miocárdica. Contraindicações: hipotensão, bradicardia ou taquicardia graves, IAM de VD e uso de sildenafil, vardenafil ou tadalafil nas últimas 24 horas.
- **Nitroprussiato de sódio:** indicado nas emergências hipertensivas e no choque cardiogênico de etilogia não isquêmica. Efeitos colaterais: náuseas, vômitos, contrações musculares, acidose e intoxicação pelo tiocianato (após 48-72 horas de uso).

Importante ressaltar que o tratamento inicial é visando o suporte clínico e a estabilidade hemodinâmica para o tratamento definitivo, que é a perfusão coronariana, idealmente por meio da ICPP.

Bibliografia consultada

1. Babaev A, Frederick PD, Pasta DJ, Every N, Sichrovsky T, Hochman JS. Trends in management and outcomes of patients with acute myocardial infarction complicated by cardiogenic shock. JAMA. 2005;294:448-454.
2. Falcão F, Alves C, Barbosa A, Caixeta A, Sousa J, Souza J, et al. Predictors of in-hospital mortality in patients with ST-segment elevation myocardial infarction undergoing pharmaco invasive treatment. Clinics. 2013 Dec 3;68(12):1516-20.
3. Goldberg RJ, Spencer FA, Gore JM, Lessard D, Yarzebski J. Thirty-Year Trends (1975 to 2005) in the Magnitude of, Management of, and Hospital Death Rates Associated with Cardiogenic Shock in Patients with Acute Myocardial Infarction. Circulation. 2009 Fev;119:1211-19.
4. Hochman JS, Sleeper LA, Webb JG, Dzavik V, Buller CE, Aylward P, et al. Early revascularization and long-term survival in cardiogenic shock complicating acute myocardial infarction. JAMA. 2006;295(21):2511-5.
5. Unverzagt S, Buerke M, de Waha A, et al. Intra-aortic balloon counterpulsation in patients with acute myocardial infarction and cardiogenic shock. Data Cochrane Syst Rev. 2015;3:CD007398.

49 Balão Intra-Aórtico

■ Cristiano Freitas de Souza
■ Rodrigo de Lima Bandeira

Introdução

O BIA é o dispositivo de assistência circulatória mais utilizado na prática clínica. Inicialmente utilizado em 1962, o BIA tornou-se largamente utilizado devido a sua fácil inserção e manuseio simples. Sua primeira indicação era na disfunção ventricular pós-IAM. Com o tempo, ele passou a ser utilizado em situações clínicas diversas que necessitassem de assistência circulatória.

Entretanto, este dispositivo apresenta limitações importantes quando comparado aos dispositivos de assistência ventricular (DAV) mais recentes. As mais importantes são a dependência de um ritmo cardíaco intrínseco e a ineficiência em pacientes com disfunção sistólica terminal de VE.

O cateter-balão é fixado a um aparelho de **contrapulsação** que, sincronizado à curva de PA ou ao ECG do paciente, dispara rápida inflação e desinflação com gás hélio. O balão é ajustado para inflar e desinflar em harmonia com o ciclo mecânico cardíaco, aumentando a oferta de oxigênio e diminuindo a demanda de oxigênio pelo miocárdio.

Indicações e contraindicações

As principais indicações de BIA são:

- disfunção sistólica grave de VE pós-IAM;
- complicações mecânicas pós-IAM (ruptura do septo ventricular, ruptura da parede livre do VE e regurgitação mitral isquêmica);
- choque cardiogênico (incluindo de VD);
- DAC grave com comprometimento hemodinâmico;
- suporte hemodinâmico para intervenção coronária de alto risco;
- ponte para transplante cardíaco;
- arritmia maligna refratária.

Com relação às contraindicações ao seu uso, as mais relevantes são:

- doença vascular periférica grave;
- aneurisma de aorta;
- regurgitação aórtica;
- sangramento ativo;
- contraindicações a anticoagulação;
- trombocitopenia grave.

Benefícios hemodinâmicos

Os objetivos terapêuticos principais com a utilização do BIA são:

- aumentar o suprimento de oxigênio para o miocárdio;
- diminuir o trabalho ventricular esquerdo
- melhorar o débito cardíaco.

O BIA exercerá seus efeitos hemodinâmicos tanto na sístole (quando desinsuflado), quanto na diástole (quando estará insuflado).

- Sístole (BIA desinsuflado):
  - diminuição diastólica final na pressão aórtica;
  - pós-carga diminuída;
  - contratilidade melhorada;
  - fluxo anterógrado aumentado durante a sístole;
  - perfusão secundária de órgãos vitais melhorada;
  - eficiência aumentada de trabalho ventricular esquerdo (demanda de oxigênio diminuída).
- Diástole (BIA insuflado):
  - pressão diastólica precoce aumentada;
  - aumento diastólico;
  - pressão da raiz da aorta aumentada;
  - pressão de perfusão de artéria coronária aumentada;
  - transporte de oxigênio melhorado;
  - redução da isquemia.

Descrição do BIA

O BIA possui dois componentes: um cateter contendo um balão cilíndrico em sua extremidade e um console capaz de bombear e aspirar alternadamente um volume de gás hélio no interior do balão.

1. **Cateter-balão** → consiste de um cateter rígido com um balão cilíndrico em sua extremidade. Atualmente existem balões de diversos tamanhos (comprimento e volume), a fim de atender às diversas faixas de peso dos pacientes. Os mais comuns são de 25 cc, 34 cc, 40 cc (mais utilizado em adultos) e 50 cc (Figura 49.1).
2. **Console** → o console é uma fonte capaz de gerar a pressão positiva destinada a inflar o balão e, em seguida, gerar a pressão negativa destinada a esvaziar o balão. Os componentes do console do BIA são (Figura 49.2):
   a. **monitor fisiológico** → utilizado para monitorar o ECG e a curva de pressão. As curvas obtidas no monitor são utilizadas para sincronizar as fases de enchimento e esvaziamento do balão com as fases do ciclo cardíaco do paciente;
   b. **seção pneumática** → é um sistema de bombas pneumáticas e válvulas utilizadas para gerar as pressões positivas e negativas que insuflam e esvaziam o balão. Estas são comandadas pelos eventos assinalados no traçado do ECG ou da curva de PA;
   c. **unidade controladora** → é a unidade que compreende os dispositivos de controle do tempo, calibradores e os alarmes contra eventuais alterações da função do aparelho;
   d. **tanque de gás** → é o reservatório de gás destinado a insuflar o balão;
   e. **baterias** → um conjunto de baterias de longa duração permite o funcionamento temporário do dispositivo, na ausência de energia elétrica, ou serve para uso durante o transporte dos pacientes.

Técnica de inserção

O BIA pode ser facilmente inserido à beira do leito. O acesso utilizado na grande maioria dos casos é a artéria femoral (direita ou esquerda).

Os seguintes passos deverão ser seguidos:

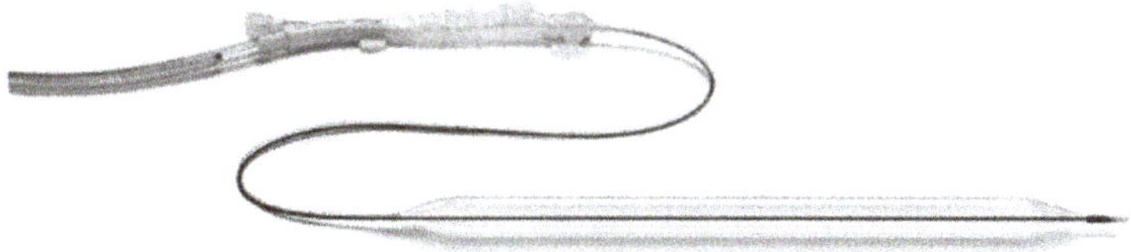

Figura 49.1 – Cateter com balão de contrapulsação em sua extremidade.

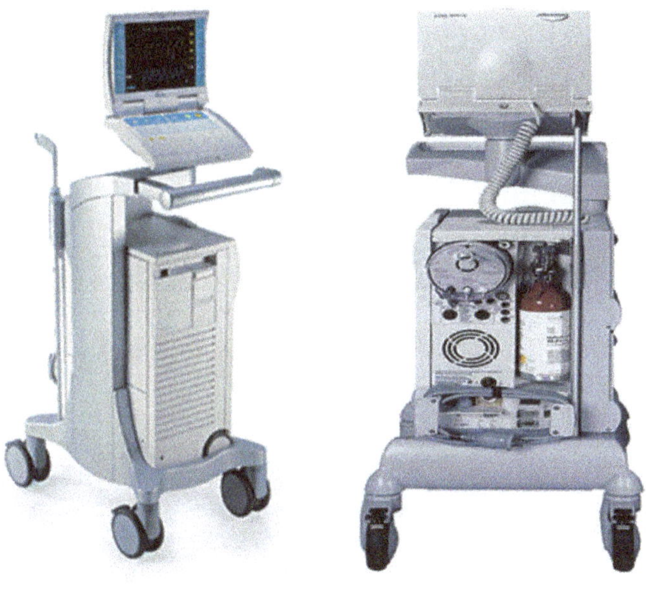

Figura 49.2 – Console do BIA.

1. Seleção do material contendo:
   - cateter-balão de tamanho e volume adequados;
   - bainha e dispositivos de instalação;
   - transdutor de pressão montado com soro fisiológico contendo heparina;
   - campo estéril e instrumental cirúrgico;
   - solução para antissepsia, lidocaína (para anestesia local) e fio de sutura.
2. **Punção arterial femoral pela técnica de Seldinger** → é obtido acesso arterial femoral (direito ou esquerdo) pela técnica de Seldinger e posicionado introdutor 8 French.
3. **Inserção do cateter-balão** → após negativação do cateter-ba-

lão com seringa de 60 mL presente no *kit* (Figura 49.3), o cateter-balão é inserido por sobre fio-guia 0,032" e posicionado 1-2 cm abaixo da emergência da artéria subclávia esquerda (Figura 49.4).

4. **Confirmação do posicionamento do balão** → quando o BIA for inserido sob fluoroscopia direta, basta confirmar o posicionamento correto após a inserção do cateter-balão. Quando a inserção for

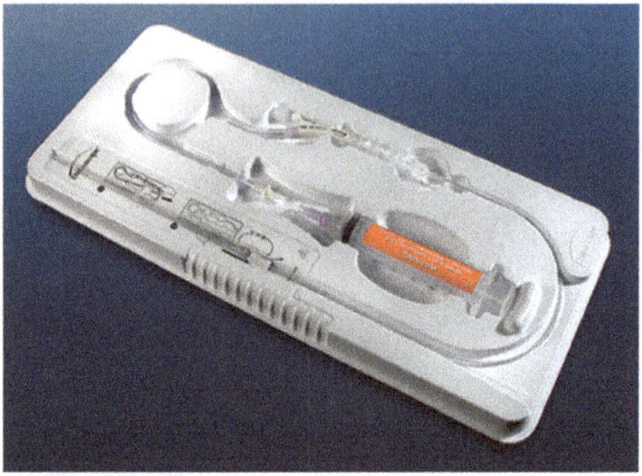

Figura 49.3 – *Kit* do BIA contendo seringa de 60 mL para negativação do balão antes de sua inserção.

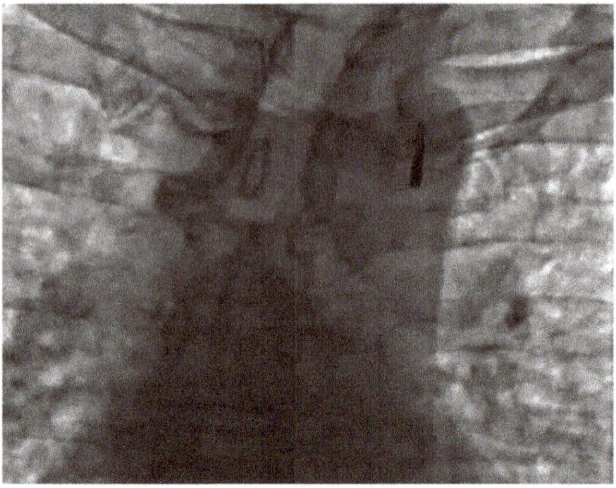

Figura 49.4 – Radiografia de tórax em PA confirmando o correto posicionamento do balão (entre o 2° e 3° espaços intercostais)

à beira do leito, a maneira mais correta de mensurar a porção do cateter a ser inserida é posicionar a ponta do cateter no ângulo do esterno e medir a distância deste ponto até o umbigo e, em seguida, obliquamente até o local de inserção na femoral. É obrigatória a realização de uma radiografia logo após a inserção para confirmar a localização correta. A ponta do cateter deverá estar posicionada entre o segundo e o terceiro espaços intercostais (Figura 49.4).

Disparo e sincronização

O disparo é o sinal que o sistema utiliza para identificar o início do ciclo cardíaco. O ECG é o modo de disparo preferencial e a onda R é o evento para o disparo (Figura 49.5).

O tempo exato para o disparo tem relação com a posição dos pontos de insuflação e desinsuflação na forma da curva de pressão. A insuflação deve ocorrer no início da diástole e a desinsuflação deve ocorrer antes da ejeção ventricular. Com a bomba em *stand-by*, o marcador da insuflação identifica o período selecionado da insuflação do balão com base no algoritmo de autotempo interno.

A insuflação e a desinsuflação do BIA modificam a configuração da curva de pressão arterial. O balão adequadamente programado irá insuflar no nó dicrótico, o qual aparecerá com a configuração de "V" entre a pressão sistólica e o ganho diastólico. O pico do ganho diastólico representa a pressão máxima na aorta obtida com a insuflação do balão durante a

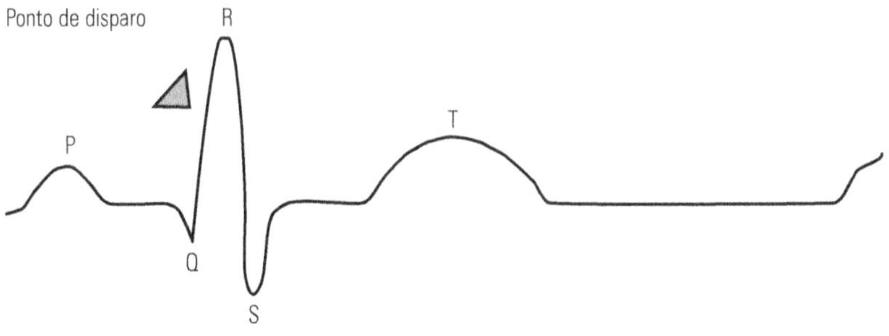

Figura 49.5 – Ponto exato de disparo (onda R)

diástole. A desinsuflação do balão ao final da diástole pode ser confirmada pela observação de uma pressão final diastólica na aorta assistida inferior à não assistida (Figura 49.6).

Anticoagulação

A fim de impedir a formação de fibrina e de trombos na superfície do balão, é recomendada a anticoagulação do paciente, preferencialmente com heparina não fracionada.

A recomendação atual é que se mantenha a PTT (púrpura trombocitopênica trombótica) em cerca de duas vezes o valor normal. Quando da retirada do BIA, a heparinização deve ser suspensa 6 horas antes.

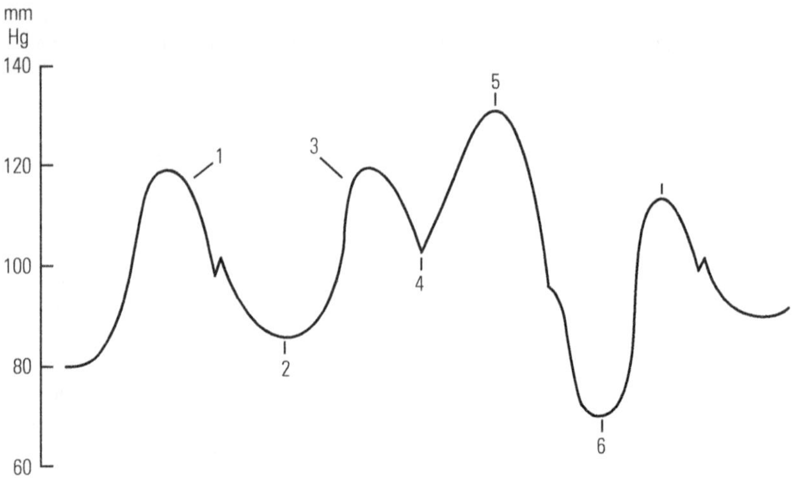

Figura 49.6 – Representa o efeito da contrapulsação do BIA na curva de pressão arterial (aórtica). Em 1 e 2 estão representadas a sístole e a diástole sem a assistência do balão. O 3 representa a sístole do batimento assistido com o balão. O 4 é o ponto de enchimento do balão. O 5 representa a pressão diastólica aumentada pelo pulso do balão e o 6 representa a pressão diastólica final na aorta.

Possíveis efeitos colaterais e complicações

1. Isquemia no membro de inserção.
2. Sangramento no local de inserção.
3. Trombocitopenia.
4. Trombose – imobilidade do balão (o balão não deve permanecer inativo por mais de 30 minutos).
5. Vazamento do balão (no caso da presença de sangue no BIA ou em sua extensão, devemos suspeitar de ruptura do balão e este deve ser removido cirurgicamente).
6. Infecção.
7. Dissecção aórtica.
8. Síndrome compartimental.

Cuidados e assistência aos pacientes com BIA

Monitoração do console

a. Verificar a programação correta do BIA periodicamente (sinal de disparo, frequência de insuflações) e fazer correções quando necessário.
b. Manter o volume adequado do balão para assegurar aumento diastólico máximo.
c. Manter a insuflação e desinsuflação alternadas contínuas do balão. O balão não pode permanecer inativo por mais de 30 min.
d. Assegurar a monitoriação do paciente quanto a adequadas ondas de ECG e PA.

e. Verificar o volume de gás hélio ao monitor.
f. Atentar quanto aos alarmes e verificar seu funcionamento, corrigindo problemas eventuais ou acionando o serviço de engenharia clínica, se necessário.

Cuidados com o cateter

a. Manter a linha arterial conectada a um transdutor com soro fisiológico a 0,9% e heparina em pressurizador a 300 mmHg.
b. Atentar-se quanto ao refluxo de sangue no cateter ou na linha arterial.
c. Zerar o transdutor no início da terapia e periodicamente, de acordo com o protocolo da instituição.
d. Não realizar o *flush* manual na linha arterial com a seringa.
e. Manter a fixação do cateter à pele do paciente com adesivos (além da sutura) para evitar tração do cateter.

Cuidados com o paciente

a. Repouso no leito.
b. A cabeceira do leito não deve ser inclinada mais do que 30 graus.
c. Manter a extremidade canulada em posição reta, evitando a flexão do quadril. O membro deve permanecer imobilizado.
d. Oclusão com curativo no local da inserção.
e. Observar sinais de sangramento ou formação de hematomas no local de inserção.

Minimizando o risco de hipoperfusão tecidual de membros inferiores

a. Avaliar pulsos periféricos, cor da pele, enchimento capilar e temperatura a cada hora. Notificar se os pulsos diminuírem ou tornarem-se ausentes.
b. Auxiliar o paciente com flexão e extensão de tornozelo a cada 1 ou 2 horas (minimizando a estase venosa e potencial para TVP).
c. Atentar quanto a queixas de dor.

Desmame e retirada do BIA

1. Reduza progressivamente a frequência de 1:1 para 1:2 e então 1:3.
2. Quando apresentar condições clínicas, desligue o BIA. Desconecte a linha arterial. Desconecte o cateter da extensão do console e desinsufle-o com uma seringa de 50 mL.
3. Após reversão da heparina ou quando o TCA (tempo de coagulação ativado) estiver < 180 s, comprima o pulso 2 cm acima da punção e retire o cateter juntamente com a bainha, deixando o sangue fluir por 1 ou 2 segundos.
4. Realize compressão manual por aproximadamente 30 minutos, e quando obtiver hemostasia, aplique curativo compressivo.
5. Observe atentamente a porção distal do membro quanto a pulso e perfusão adequados.

Bibliografia consultada

1. Craver JM, Kaplan JA, Jones EL, et al. What role should the intraaortic balloon have in cardiac surgery? Ann Surg. 1979;189:769-776.
2. Ferguson JJ, Cohen M, Freedman RJ Jr, et al. The current practice of intra-aortic balloon counterpulsation: results from the benchmark registry. JACC. 2001;38:1456-1462.
3. Oberwalder P. Intra-Aortic Balloon Pump (IABP) Counterpulsation; Theory and Clinical Applications. The internet Journal of Thoracic and Cardiovascular Surgery. 1999;2(2). ISSN: 1524-0274.
4. Ohmann EM, Califf RM, George BS, et al. The use of intraaortic balloon pumping as an adjunct to reperfusion therapy in acute myocardial infarction Am Heart J. 1991;121:895.
5. Pennock JL, Wisman CD, Pierce WS. Mechanical support of the circulation prior to cardiac transplantation. Heart Transplantation. 1982;1:299-305.
6. Phillips SJ, Tannenbaum M, Zeff RH, et al. Sheathless insertion of the percutaneous intraaortic balloon pump: an alternate method. Ann Thorac Surg. 1992;53:162.

50 Monitoração Hemodinâmica e Cateter de Swan-Ganz

- Cristiano Freitas de Souza
- Monique Cordeiro Barreto

Introdução

- A monitoração da pressão de artéria pulmonar através de sua cateterização (CAP – cateter de artéria pulmonar) é prática corrente nas unidades de terapia intensiva na atualidade.
- O CAP deve ser encarado apenas como um instrumento de diagnóstico e monitoração, sem qualquer conotação terapêutica.
- É necessário o conhecimento do cateter para a correta aquisição e interpretação de seus dados, pois apenas desta forma o CAP pode guiar medidas terapêuticas que visem otimizar a hemodinâmica de pacientes graves.

Cateter de artéria pulmonar

O CAP, também chamado de cateter de Swan-Ganz, é um cateter de poliuretano e/ou látex, de aproximadamente 85-110 cm de comprimento e 7,5 French de diâmetro. O corpo do cateter contém quatro vias, além do balão em sua extremidade distal (Figura 50.1):

1. via proximal (azul) → seu orifício se encontra situado em 29 cm da extremidade distal do cateter e é utilizado para injetar líquidos para a realização das medidas hemodinâmicas e avaliação da pressão venosa central;
2. via distal (amarela) → seu orifício está situado na ponta do cateter, permitindo a medida das pressões nas câmaras cardíacas direitas e da pressão na artéria pulmonar;
3. via do balão (vermelha) → termina em um balão de látex na ponta distal do cateter. Após a injeção de 1,5 mL de ar ou de monóxido de carbono pode-se medir a pressão da artéria pulmonar ocluída (encunhada);
4. termistor → capaz de medir a temperatura sanguínea da artéria pulmonar e, desta forma, gerar uma curva de variação térmica utilizada para calcular o débito cardíaco.

O cateter possui marcas que indicam a profundidade de inserção, onde as linhas negras finas indicam 10 cm e as linhas negras largas indicam 50 cm.

Existem ainda cateteres com funções adicionais e lumens extras para exercer essas funções, como por exemplo o cateter com fibra óptica para leitura da saturação venosa mista obtida da artéria pulmonar, cateter com via acessória para medicação, cateter de débito cardíaco contínuo com filamento térmico metálico em

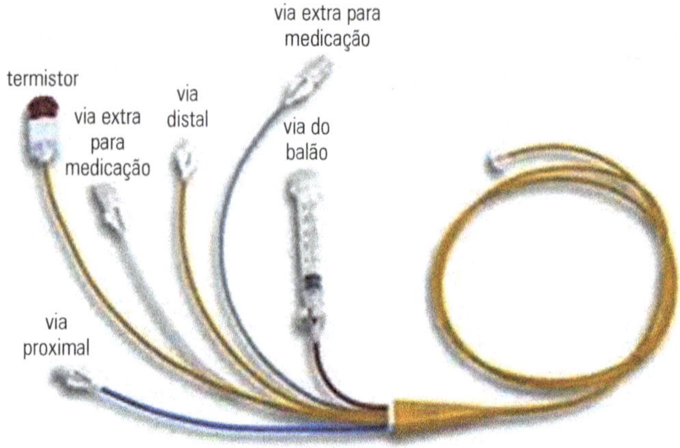

Figura 50.1 – Imagem do CAP e suas quatro vias.

sua extremidade distal e os cateteres volumétricos.

Indicações do cateter de artéria pulmonar

O CAP tem como objetivos centrais: avaliar a função cardíaca, monitorar mudanças no estado hemodinâmico, guiar a terapêutica com fluidos, inotrópicos e vasopressores.

O CAP está indicado na avaliação das variáveis hemodinâmicas nas seguintes situações:

1. quando houver dúvida na etiologia do choque;
2. IAM complicado com hipotensão progressiva ou choque cardiogênico;
3. complicações mecânicas do IAM (ruptura do septo interventricular x regurgitação mitral por ruptura de músculo papilar);
4. infarto de VD (importante no auxílio da reposição volêmica em pacientes hipotensos);
5. insuficiência cardíaca descompensada refratária;
6. hipertensão pulmonar;
7. no pós-operatório de cirurgias cardíacas de alto risco;
8. na otimização perioperatória de pacientes de alto risco em cirurgias não cardíacas de alto risco;
9. na otimização hemodinâmica em transplante hepático;
10. no manejo de fluidos, inotrópicos e vasopressores em situações médicas, tais como:
    a. síndrome da angústia respiratória aguda (SARA);
    b. politrauma;
    c. sepse/choque séptico – pode auxiliar no manejo hemodinâmico, mas sem comprovada redução de mortalidade;
    d. queimados;
    e. insuficiência renal aguda;
    f. pancreatite necro-hemorrágica – monitoração de alterações hemodinâmicas.

Contraindicações ao cateter de artéria pulmonar

A maior parte das contraindicações ao CAP é relativa. Se coagulopatia está presente, é prudente corrigi-la antes da passagem do cateter, bem como optar por sítios de inserção passíveis de compressão (veias jugular e femoral). Pacientes com alterações do ritmo cardíaco têm risco aumentado, sendo obrigatória a monitoração eletrocardiográfica, principalmente nos casos de:

a. bloqueio completo do ramo esquerdo, onde há risco de bloqueio atrioventricular total;
b. síndrome de Wolff-Parkinson-White (feixe acessório, anômalo);
c. malformação de Ebstein (atrialização do ventrículo direito), onde há risco de taquiarritmias.

Complicações associadas ao cateter de artéria pulmonar

As complicações relacionadas ao CAP são pouco frequentes e diminuem com a curva de aprendizado de quem o manipula. As complicações associadas ao CAP podem ser divididas em: relacionadas à punção venosa, à passagem, manutenção e retirada do cateter. As principais complicações são listadas a seguir:

1. relacionadas à punção venosa:
   a. punção arterial;
   b. pneumotórax;
   c. lesão do plexo braquial;
   d. síndrome de Horner;
   e. lesão transitória do nervo frênico;
   f. embolia gasosa;
2. relacionadas à passagem do cateter:
   a. arritmias (extrassístoles ventriculares, taquicardia e fibrilação ventriculares, *flutter* e fibrilação atrial);
   b. bloqueio transitório de ramo direito;
   c. bloqueio atrioventricular total;
   d. enovelamento;
   e. danos nos sistemas valvares (cúspides, cordas tendíneas e músculos papilares);
   f. ruptura da artéria pulmonar;
   g. perfuração ventricular direita;
3. relacionadas à presença do cateter na artéria pulmonar:
   a. trombose venosa no local de inserção;
   b. infarto pulmonar;
   c. sepse/endocardite;
4. relacionadas à retirada do cateter:
   a. embolia gasosa;
   b. sangramento;
   c. lesão vascular por retirada com balão insuflado.

51 Reanimação Cardiopulmonar

- Gabriel Pelegrineti Targueta
- Daniel Queiroz Esper

Suporte básico à vida (SBV)

Objetivo: garantir oxigenação, ventilação e circulação adequadas até o início do suporte avançado por equipe treinada.

- É realizado através da ressuscitação cardiopulmonar (RCP) – por massagem cardíaca externa e desfibrilação com DEA (desfibrilador externo automático) ou desfibrilador convencional, quando necessária.

1º Passo: checar a responsividade (inclui rápida observação para determinar se a respiração está anormal – *gasping* – ou ausente).

2º Passo: acionar o serviço de emergência (ou chamar por ajuda no ambiente intra-hospitalar) e solicitar um DEA. Esta regra pode ser quebrada diante de uma vítima de PCR por asfixia (p. ex., afogamento), quando o profissional de saúde treinado pode efetuar um ciclo de RCP antes de requisitar o serviço de emergência.

3º Passo: avaliação primária do SBV. O tradicional mnemônico A-B-C (*Airway – Breathing – Circulation*) foi substituído por C-A-B (*Circulation – Airway – Breathing*), objetivando início mais precoce das compressões torácicas. Após a checagem do pulso carotídeo, que não deve durar mais que 10 segundos, caso não seja possível constatar definitivamente sua presença, deve-se iniciar imediatamente a massagem cardíaca mantendo a relação compressão:ventilação em 30:2. A manobra de inclinação da cabeça-elevação do queixo deve ser realizada (Figura 51.1) antes de iniciar as ventilações. A manobra de anteriorização da mandíbula deve ser realizada se houver suspeita de trauma cervical (Figura 51.2). A etapa "ver, ouvir, sentir" foi eliminada do novo algoritmo de SBV, de 2010. O uso de pressão cricoide não é recomendado durante as ventilações.

Nesta etapa existem alguns conceitos que são críticos e têm impacto na qualidade da RCP, são eles:

- comprimir o tórax com força e rapidez (100 compressões/min, com uma profundidade de pelo menos 5 cm);
- permitir retorno total do tórax após cada compressão;
- minimizar interrupções (< 10 segundos);
- alternar os profissionais a cada 2 minutos, para evitar fadiga;
- evitar ventilação excessiva.

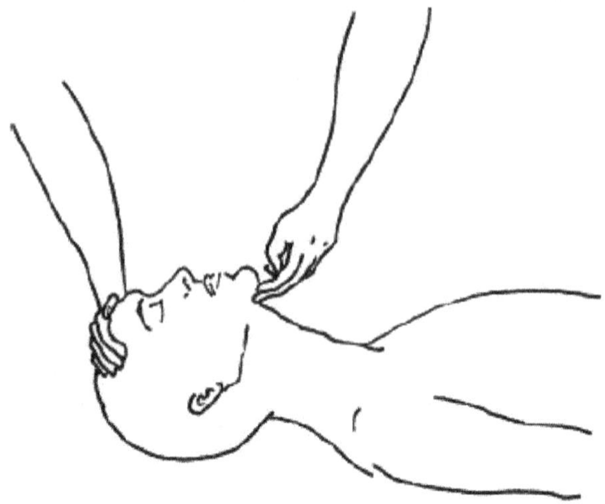

Figura 51.1 – Manobra de inclinação da cabeça-elevação do queixo.

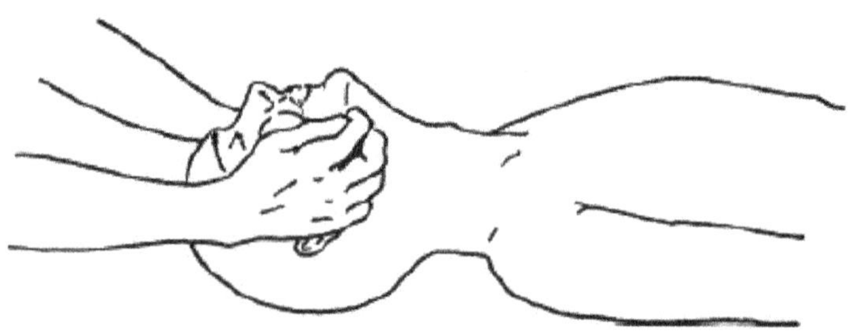

Figura 51.2 – Manobra de tração da mandíbula (substitui a manobra de inclinação da cabeça-elevação do queixo na suspeita de trauma).

A Figura 51.3 resume as intervenções do SBV em sua devida ordem.

Suporte avançado à vida (SAVC)

O suporte avançado à vida em cardiologia (SAVC) consiste em uma série de intervenções exclusivas a profissionais de saúde para RCP, executadas principalmente no ambiente intra-hospitalar. Geralmente se segue às medidas clássicas do SBV.

A. *Airway* (Vias aéreas) – estabelecimento de uma via aérea avançada (intubação orotraqueal, combitubo ou máscara laríngea). No caso de interrupção prolongada da RCP para

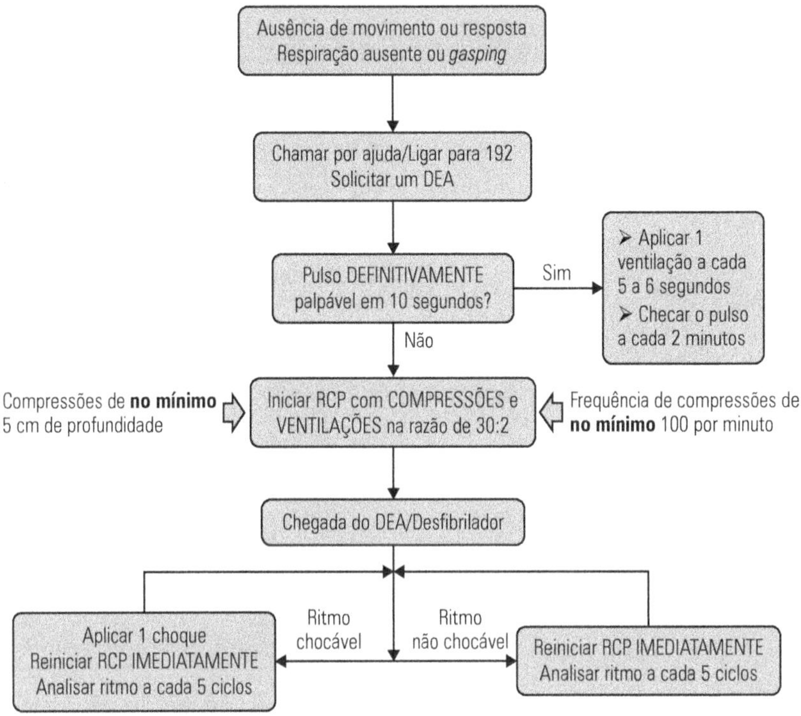

Figura 51.3 – Fluxograma com resumo das intervenções do SBV.

estabelecimento de via aérea avançada, essa deve ser adiada para melhor resultado das demais medidas de reanimação. Após IOT, a capnografia contínua em forma de onda é recomendada, uma vez que é o método mais confiável para confirmar a correta posição do tubo orotraqueal, além de servir como monitor fisiológico da eficácia das compressões torácicas (já que só há eliminação de dióxido de carbono se houver circulação pulmonar), sendo um parâmetro a mais para detectar o retorno à circulação espontânea.

B. *Breathing* (Respiração) – nos pacientes em PCR deve ser sempre oferecido oxigênio a 100%. As ventilações devem seguir a frequência compressão:ventilação de 30:2 até o estabelecimento de uma via aérea avançada. A partir desse momento as compressões torácicas devem ser contínuas, com oito a dez ventilações por minuto.

C. Circulação – consiste na obtenção de acesso IV. Na impossibilidade de acesso IV, a via intraóssea (IO) é preferível. Nesse passo, também se inclui a fixação eletrodos para monitoração cardíaca, que possibilita a identificação e o acompanhamento do ritmo presente na parada – fibrilação ventricular (FV), taquicardia ventricular (TV) sem pulso, assistolia ou atividade elétrica sem pulso (AESP).

D. Diagnóstico diferencial – as causas reversíveis e os fatores contribuintes para a PCR devem ser procurados e tratados, visando o maior sucesso das medidas de reanimação.

FV/TV sem pulso

Pontos-chave	
	Mínima interrupção da massagem cardíaca
	Desfibrilação precoce

Após o diagnóstico de FV/TV sem pulso está indicada a desfibrilação (imediata na parada testemunhada e após 2 minutos de RCP na parada não testemunhada ou ocorrida há mais de 5 minutos). O choque deve ser único – 360 J no aparelho monofásico e 200 J no aparelho bifásico – e imediatamente sucedido de compressões torácicas.

O ritmo só deve ser checado após 2 minutos de RCP, em intervalo menor que 10 segundos. No caso de ritmo não chocável e organizado, deve-se checar o pulso.

Assim que o acesso IV/IO estiver estabelecido, deve ser administrado 1 mg de epinefrina, com repetição a cada 3 a 5 minutos. Vasopressina (40 U) pode substituir a primeira ou a segunda dose de epinefrina, embora não existam evidências claras do benefício de seu uso.

Na situação de FV/TV sem pulso não responsiva a desfibrilação, a administração de amiodarona deve ser considerada (300 mg IV, com uma dose adicional de 150 mg). Lidocaína (1 a 1,5 mg/kg IV, seguida de 0,5 a 0,75 mg/kg a cada 5-10 minutos) é uma alternativa na indisponibilidade de amiodarona. Se a TV for polimórfica e consistente com *torsades de pointes*, o sulfato de magnésio é usado (2 g IV em 5-20 minutos).

O soco precordial pode ser considerado em PCR presenciada, em ritmo de TV sem pulso no paciente monitorado e na ausência de possibilidade de desfibrilação precoce.

AESP/Assistolia

Pontos-chave	
	Mínima interrupção da massagem cardíaca
	Diagnóstico diferencial e intervenção

Na ausência de pulso palpável, qualquer ritmo organizado é definido como AESP. É o ritmo mais comum após a desfibrilação. A assistolia é o ritmo de PCR de pior prognóstico. Geralmente é o ritmo final em um paciente com grave estado clínico ou em pacientes que apresentaram PCR em FV/TV sem resposta à reanimação. A linha reta ao monitor só deve ser encarada como assistolia após as seguintes medidas:

"Protocolo da linha reta"
Checar todos os cabos da monitoração
Aumentar o ganho do aparelho
Trocar a derivação eletrocardiográfica observada (mudar eixo das pás)

Nesse contexto, a sequência de reanimação-análise do ritmo-checagem do pulso e a administração de vasopressores (epinefrina/vasopressina) segue a mesma orientação dada no item anterior para FV/TV sem pulso.

O passo D da avaliação secundária do SAVC é fundamental no caso de AESP/assistolia, já que esse ritmo pode ser secundário a problemas reversíveis. A regra mnemônica dos Hs e Ts é útil na medida em que permite a indagação da possibilidade das causas mais comuns (Tabela 51.1).

Medidas simples como infusão de volume, oxigenação, infusão de bicarbonato de sódio e descompressão torácica com agulha podem, portanto, auxiliar na reversão da PCR por

AESP/assistolia, desde que seja suspeitada uma causa específica.

A cessação dos esforços de ressuscitação deve sempre ser considerada na assistolia que não responde às intervenções iniciais do SBV e SAV. Trata-se muitas vezes de um ritmo agônico e irreversível, e a decisão do médico por parar a RCP deve se basear em fatores como comorbidades do paciente, estado clínico pré-parada e tempo até RCP, entre outros.

A atropina não é mais recomendada de rotina nos algoritmos para tratamento de AESP/assistolia.

A Figura 51.4, a seguir, resume as intervenções do SAVC.

Cuidados pós-reanimação

Nos casos de RCP bem-sucedida, alguns cuidados pós-reanimação são preconizados, tais como:

1. monitoração adequada;
2. controle glicêmico moderado, visando uma glicemia entre 144 e 180 mg/dL, em pacientes adultos com RCE após PCR. Não adotar faixas glicêmicas mais baixas (p. ex., entre 80 e 110 mg/dL) devido ao risco elevado de hipoglicemia;
3. hipotermia terapêutica → a indução da hipotermia é uma abordagem promissora e deve ser adotada precocemente em pacientes adultos que persistem comatosos (sem resposta significativa a comandos verbais) após retorno à circulação espontânea (RCE). Hipotermia leve a moderada (32-34°C por um período de 24 horas) demonstrou benefícios no desempenho neurológico pós-PCR e deve ser induzida da seguinte maneira: com paciente mantido sob ventilação mecânica, sedado e sob efeito de bloqueadores neuromusculares, o resfriamento pode ser obtido pelo uso de lençóis frios, *packs* de gelo ou através de fluidos frios IV. O reaquecimento, após as primeiras 24 horas, pode ser passivo ou por uso de lençóis aquecidos;
4. cateterismo cardíaco → nos casos suspeitos de síndrome coronariana aguda;
5. eletroencefalograma contínuo → para pacientes que permanecem comatosos;
6. amiodarona em infusão contínua → nos casos de FV/TV sem pulso que responderam ao uso da droga. A dose preconizada é de 1 mg/min nas primeiras 6 h e 0,5 mg/min nas 18 h seguintes;
7. preparo para doação de órgãos, de acordo com o estado clínico e a aceitação de familiares.

Tabela 51.1 – Indagação da possibilidade das causas mais comuns de assistolia de acordo com a regra mnemônica dos Hs e Ts

Hs	Ts
Hipovolemia	Toxinas (intoxicação exógena)
Hipóxia	Tamponamento cardíaco
Hidrogênio (acidose)	Tensão no tórax (pneumotórax hipertensivo)
Hiper/hipocalemia	Tromboembolismo pulmonar
Hipoglicemia	Trombose coronária (SCA)
Hipotermia	Trauma

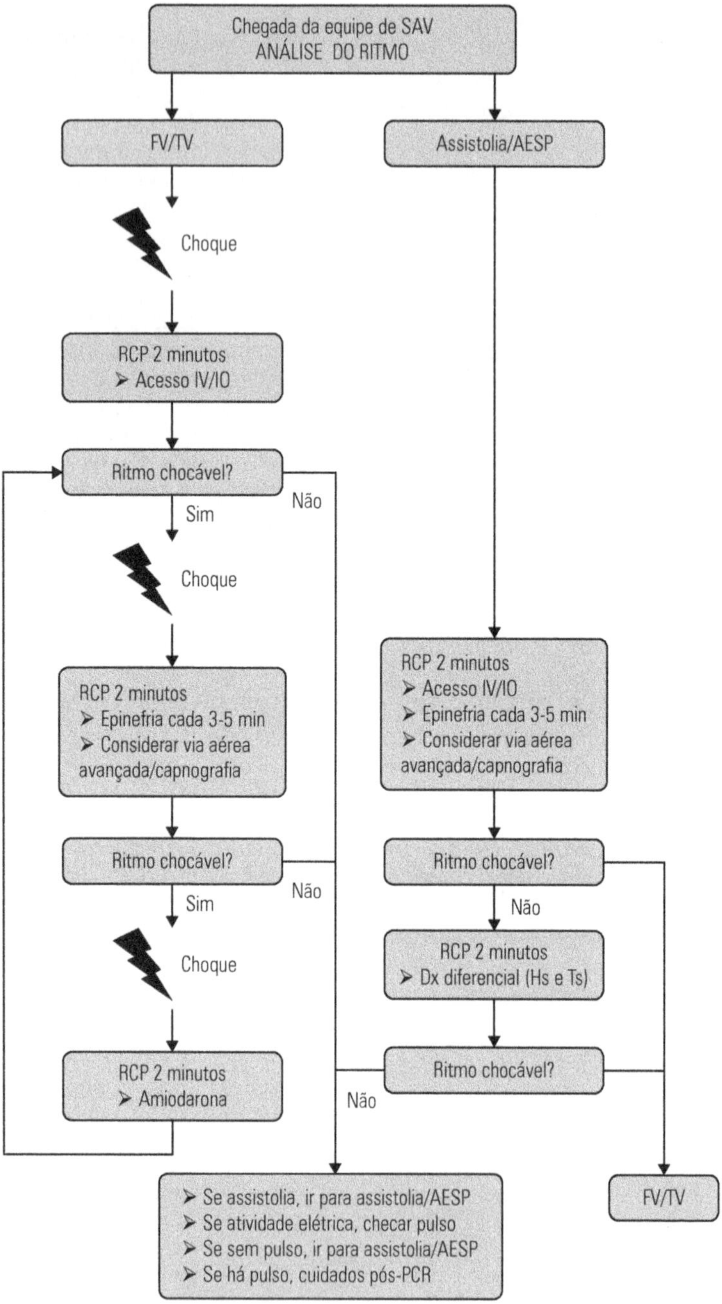

Figura 51.4 – Fluxograma com resumo das intervenções do SAVC.

Mudanças nas diretrizes de 2010 (Quadro 51.1)

Quadro 51.1 – O que mudou no SBV/SAVC nas novas Diretrizes de 2010?

1. No auxílio inicial à vítima de PCR, a ausência de respiração ou a presença de *gasping* devem ser avaliadas rapidamente enquanto se checa a responsividade. Não existe mais a etapa "ver, ouvir, sentir"
2. A-B-C foi invertido para C-A-B na avaliação primária do SBV
3. Compressões torácicas com profundidade mínima de 5 cm
4. Compressões torácicas com frequência mínima de 100 bpm
5. A pressão cricoide não é recomendada durante as ventilações
6. A capnografia contínua em forma de onda é recomendação formal para confirmação de intubação adequada e auxilia no diagnóstico do RCE (aumento abrupto e prolongado da pressão expiratória final de CO_2 indica RCE)
7. A atropina não é mais recomendada no algoritmo de assistolia/AESP
8. Ênfase nos cuidados pós-PCR (EEG contínuo para pacientes que permanecem comatosos, hipotermia terapêutica e oferta de O_2 mínima para atingir $SaO_2 > 94\%$, evitando hiperóxia)

Bibliografia consultada

1. Gonzalez MM, Timerman S, Gianotto-Oliveira R, Polastri TF, Canesin MF, Lage SG, et al. Sociedade Brasileira de Cardiologia. I Diretriz de Ressuscitação Cardiopulmonar e Cuidados Cardiovasculares de Emergência da Sociedade Brasileira de Cardiologia. Arq Bras Cardiol. 2013;101(2 Supl. 3).
2. Neumar RW, Shuster M, Callaway CW, Gent LM, Atkins DL, Bhanji F, et al. Part 1: executive summary: 2015 American Heart Association Guidelines Update for Cardiopulmonary Resuscitation and Emergency Cardiovascular Care. Circulation. 2015;132(suppl 2):S315-S367.

52 Doenças do Pericárdio

■ Nathália Mitie Nakahara

Introdução

Conceitua-se pericardite como processo inflamatório agudo, crônico ou recorrente do pericárdio, secundário ou não a causas primárias. Dentre as doenças do pericárdio, a pericardite aguda é a mais frequente, correspondendo a cerca de 90% de todos os casos. Com relação à etiologia, a grande maioria dos casos é idiopática. Os dados epidemiológicos são muito escassos na literatura, mas acredita-se que a pericardite corresponda a 0,1% das causas de hospitalizações e até 5% das necropsias realizadas (Tabela 52.1).

Tabela 52.1 – Doenças do pericárdio

Idiopática	
Infecciosa	Viral
	Bacteriana
	Micobactéria
	Fúngica
	Protozoário
Imunoinflamatória	Doença do tecido conjuntivo e artrites
	Pós-infarto agudo ou tardio (síndrome de Dressler)
	Pós-trauma tardio
	Medicamentoso
Doença neoplásica	
Pós-cirurgia cardíaca	
Hemopericárdio	Trauma
	Ruptura de parede livre do VE após infarto
	Aneurisma dissecante de aorta
	Relacionado a dispositivos ou procedimentos
Traumatismo	Fechado ou penetrante
	Pós-ressuscitação cardiopulmonar
Congênita	Ausência congênita de pericárdio
	Cisto pericárdico
Outras	Colesterol ("pericardite dourada")
	Insuficiência renal crônica dialítica
	Quilopericárdio
	Hipo e hipertireoidismo
	Amiloidose

Pericardite aguda

O termo pericardite aguda corresponde ao conjunto de sinais e sintomas com duração máxima de 2 semanas e/ou ao primeiro episódio da doença. Há uma ampla lista etiológica, mas sabe-se a maioria desses casos é viral.

Anamnese e exame físico

A dor torácica de inicio relativamente rápido e às vezes abrupto é um sintoma muito frequente, acompanhada muitas vezes do histórico de um quadro viral de 1 a 3 semanas antes. Manifestações não cardíacas de doenças sistêmicas também podem estar presentes, auxiliando no diagnóstico etiológico.

A dor é mais comumente localizada na região subesternal, quase sempre aliviada ao curvar-se para frente e piora ao deitar. Um achado altamente específico para pericardite é a irradiação da dor para a crista do trapézio.

O atrito pericárdico, algumas vezes dinâmico, pode estar presente na ausculta cardíaca. Normalmente é mais alto na borda esternal inferior esquerda e com o paciente inclinado para frente.

Nos casos em que há presença de derrame pericárdico, podemos encontrar o pulso paradoxal, que é uma queda de > 10 mmHg na pressão sistólica com a inspiração profunda.

Alguns dados da anamnese apontam para os quadros de pericardite aguda de alto risco e que necessitam de internação hospitalar:

- febre acima de 38°C;
- leucocitose (elevada possibilidade de pericardite purulenta);
- derrames pericárdicos volumosos, com ou sem tamponamento cardíaco;
- imunossupressão;
- anticoagulação oral;
- disfunção global pelo ecocardiograma e elevação de enzimas de necrose miocárdica (sugerindo miopericardite).

Exames complementares

O eletrocardiograma pode apresentar algumas alterações sugestivas de pericardite (Tabela 52.2).

Utilizando-se do ecocardiograma, podemos avaliar a presença de espessamento ou aumento da ecogenicidade pericárdica, bem como definir a presença de derrame pericárdico e ainda avaliar a sua repercussão hemodinâmica. Sendo assim, o colapso do átrio direito é sensível para tamponamento cardíaco, enquanto o colapso do ventrículo direito por tempo maior que 1/3 da diástole é um sinal especifico.

A ressonância magnética com gadolínio é um exame não invasivo que permite quantificar o grau de espessamento pericárdico, a presença de edema pericárdico e o volume do derrame pericárdico, além de ser capaz de detectar sinais sugestivos de injúria inflamatória concomitante do miocárdio (Classe IIa, Nível de evidência B).

Tratamento

A maioria dos casos sugere hospitalização para auxílio etiológico e início de tratamento. Os anti-inflamatórios não hormonais são os medicamentos mais indicados para iniciar o tratamento, aliviando sintomas e auxiliando na resolução do processo inflamatório.

Tabela 52.2 – Alterações sugestivas de pericardite no ECG

Estágio I (primeiras horas ou dias)	Supra de ST côncavo difuso e infradesnivelamento do segmento PR
Estágio II (primeira semana)	Retorno dos segmentos ST e PR à normalidade
Estágio III (após normalização do segmento ST)	Inversão difusa da onda T
Estágio IV	Retorno da onda T ao normal

Tabela 52.3 – Graduações do derrame pericárdico

Derrame leve	Espaço livre de ECO na diástole menor que 10 mm
Derrame moderado	Espaço livre entre 10 e 20 mm
Derrame importante	Espaço livre maior que 20 mm

A colchicina tem sido usada em associação ao tratamento convencional, a fim de ajudar no controle da dor e prevenir recorrência.

Existe uma correlação entre corticoides e pericardite de repetição. Sendo assim, reservar o seu uso para os casos não respondedores a AINH e à colchicina, ou ainda naqueles casos de doença inflamatória específica.

Sempre que houver causa específica para o quadro de pericardite aguda, o tratamento recomendado deve ser iniciado (Tabela 52.4). Nos casos em que o diagnóstico de etiologia viral é definido, a terapia baseia-se no uso de imunoglobulina. Já nos casos de pericardite bacteriana, iniciar antibioticoterapia empírica com cobertura para estafilococos até o resultado final das culturas.

Tabela 52.4 – Tratamento medicamentoso da pericardite aguda

Ibuprofeno (Classe 1A)	400-800 mg a cada 6-8 horas por 14 dias, com regressão de 600 mg/semana por 3 semanas Observação: favorável ao fluxo coronariano
AAS (Classe 1A)	500-750 mg a cada 6-8 horas por 7-10 dias, com redução gradual de 500 mg/semana por 3 semanas
Indometacina	50-75 mg de 12/12 horas por 2 semanas Atenção: deve ser evitada em casos com suspeita de doença coronariana, por reduzir o fluxo coronário e o processo cicatricial da área infartada
Prednisona (Classe 1B)	1 mg/kg/dia por 4 semanas, com redução gradual por 4 semanas
Colchicina (Classe 1A)	Deve ser mantida por 3 meses na pericardite aguda e por 6 meses nos casos crônicos • pacientes > 70 kg: 0,5 mg de 12/12 horas • pacientes < 70 kg: 0,5 mg 1×/dia • para os pacientes com mais de 70 anos a dose por peso deve ser reduzida pela metade • *clearance* de creatinina 30-60 mL/min: 0,5 mg/dia • *clearance* 10-30 mL/min: 0,5 mg/dia a cada 2-3 dias • *clearance* < 10 mL/min: evitar uso crônico

Situações especiais (Tabela 52.5)

Tabela 52.5 – Tratamento da pericardite aguda em situações especiais

Doença renal crônica	• Pericardite urêmica: incidência em torno de 10% antecedendo a diálise ou logo após o seu início e está relacionada aos níveis de ureia. Boa resposta com a continuidade da terapia dialítica • Pericardite associada à diálise: presente em torno de 15% dos pacientes em hemodiálise e mais raramente na diálise peritoneal, estando associada principalmente a hipervolemia e diálise inadequada, sendo essenciais a correção volêmica e adequação da terapia dialítica
Síndrome pós-pericardiotomia	Podendo ocorrer após dias ou até meses, acomete cerca de 10 a 15% dos pacientes submetidos a trauma cirúrgico cardíaco, pericárdico ou ambos Geralmente cursa com febre (sem evidência de infecção sistêmica ou focal), dor torácica pleurítica, efusão pleural nova ou piora de preexistente e sinais de pericardite aguda A prevenção primária pode ser realizada com colchicina por curto período de tempo

> continua

Tabela 52.5 – Tratamento da pericardite aguda em situações especiais (continuação)

Pericardite tuberculosa	Ocorre em 1-4% da população com tuberculose pulmonar, sendo responsável por 7% dos casos de tamponamento. Pode apresentar-se nos estágios seco, efusivo, na fase absortiva e na constritiva (30-50%). Para os casos não tratados a mortalidade é de aproximadamente 85% A cultura tem sensibilidade modesta e especificidade de 100% com a identificação do *Mycobacterium tuberculosis* no líquido e/ou tecido pericárdico. A presença de granuloma caseoso também auxilia no diagnóstico. A alta atividade da adenosina desaminase (ADA) também é diagnóstica O tratamento medicamentoso tem como primeira opção o esquema com isoniazida 300 mg VO 1 x/dia, rifampicina 600 mg VO 1 x/dia, pirazinamida 15 a 30 mg/kg/dia e etambutol 15 a 20 mg/kg VO 1 x/dia
Pericardite purulenta	Principalmente bacteriana, mas raramente fúngica, apresenta elevada morbimortalidade, correlacionando-se com derrame pericárdico preexistente, cirurgia cardíaca ou trauma torácico recente, doença renal crônica, imunossupressão, abuso de álcool, artrite reumatoide e neoplasias malignas. A confirmação diagnóstica depende da pericardiocentese com realização de Gram e cultura. Os agentes gram-positivos são mais prevalentes (64,2%), seguidos pelos gram-negativos (27,7%) e fungos (1,4%) O tratamento dá-se através da pericardiocentese para drenagem do líquido e uso de antimicrobianos, inicialmente para estafilococo, até os resultados da cultura. Os trombolíticos, em especial a estreptoquinase na dose de 500.000 UI a cada 12 horas (total de três doses), podem ser usados nos casos de derrames septados em várias lojas
Pós-infarto agudo do miocárdio	Pode se manifestar com início precoce (pericardite epistenocárdica), entre o segundo e o terceiro dia do IAM, ou como a forma tardia ou síndrome de Dressler. A forma tardia pode se apresentar até meses após o quadro inicial. A suspeita deve ser levantada em qualquer paciente com dor pleuropericárdica com ou sem atrito Recomenda-se para o tratamento: • ibuprofeno: 1.600-3.200 mg/dia, por até 2 semanas (aumento do fluxo sanguíneo coronariano e menor incidência de efeitos adversos) • AAS: 2-4 g/dia, por 2 a 5 dias (igual eficácia) • colchicina: 0,6 mg, duas vezes ao dia (casos refratários e recorrentes
Dissecção de aorta	O derrame pericárdico ocorre em 17-45% dos pacientes e em 48% das autópsias. Com certa frequência, a dissecção de aorta ascendente é complicada com hemopericárdio e potencialmente fatal A pericardiocentese está contraindicada pelo risco de aumentar o sangramento e agravar a dissecção, sendo indicada a abordagem cirúrgica imediata
Pericardite recorrente	Ocorre geralmente de 18 a 20 meses após um episódio inicial de pericardite que foi resolvida, podendo surgir em cerca de 15 a 32% dos casos. Na forma intermitente há períodos sem sintomas na ausência de tratamento. Já na forma incessante há recorrência dos sintomas com a suspensão do tratamento A colchicina é a terapia de escolha, por ser mais segura e eficaz para prevenção da pericardite. O corticoide deve ser indicado nos casos de recorrência frequente ou comprometimento clínico importante

Pericardite recorrente

Sua incidência varia entre 15-30%, dependendo da etiologia, reaparecendo entre 18°-20° mês após o evento inicial. Consideramos intermitentes os casos em que há um intervalo de cerca de 6 semanas entre as crises e incessantes quando o intervalo é < 6 semanas. Em geral, apresentam-se com quadro clínico mais brando, sendo a dor torácica tipo pleurítica o sintoma mais comum.

A história de pericardite aguda prévia documentada, dor torácica sugestiva, derrame pericárdico novo ou piora do preexistente, alterações eletrocardiográficas e atrito pericárdico novo sugere o diagnóstico de pericardite recorrente, podendo ainda estar presentes leucocitose e elevação de PCR e VHS.

A recorrência do quadro torna necessária a investigação etiológica para que seja possível instituir um tratamento específico. Em geral, os AINH estão indicados para todos os casos e o seu desmame só deve ser iniciado após a queda das provas de atividade inflamatória. A colchicina tem forte recomendação de uso nos casos de recorrência, porém não há estudos que incluam pacientes com tuberculose, neoplasias, pericardite bacteriana e miopericardites, não sendo recomendada nesses casos. Os corticoides continuam sendo evitados como drogas de primeira escolha, ficando reservados para os casos refratários ou contraindicados aos AINH ou etiologia autoimune. Já os imunossupressores, neste caso a azatioprina, devem ficar reservados para os casos refratários aos corticoides. A pericardiectomia deve ser indicada em caso de falha de tratamento clínico.

Derrame pericárdico

Definido como acúmulo patológico de líquido no espaço pericárdico, o derrame pericárdico pode variar desde pequeno até o tamponamento cardíaco. A manifestação clínica depende do volume, da etiologia e da velocidade de acúmulo do líquido.

O eletrocardiograma pode apresentar taquicardia e complexos de baixa voltagem em todas as derivações. Já a radiografia de tórax pode ser normal ou apresentar-se como "coração em moringa" (Figura 52.1).

A pericardiocentese percutânea é um procedimento invasivo indicado para coleta de amostra do líquido para análise diagnóstica, bem como na possibilidade de tamponamento cardíaco ou no diagnóstico deste. Também está indicada na suspeita clínica de hemopericárdio pós-trauma, pericardite bacteriana ou neoplásica.

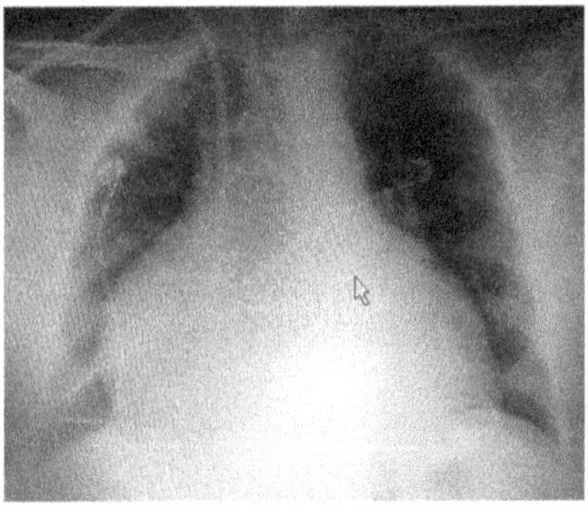

Figura 52.1 – Radiografia de tórax.

Tamponamento cardíaco

O acúmulo de quantidade de líquido que ultrapassa a capacidade de distensão do tecido fibroelástico pericárdico provoca progressiva compressão de todas as câmaras cardíacas, reduzindo o volume de enchimento cardíaco e podendo levar ao colapso circulatório. O tamponamento cardíaco agudo ocorre em minutos devido a trauma cardíaco, ruptura de aorta ou como complicação de procedimentos (como biópsias cardíacas, estudo eletrofisiológico, etc.).

Já o tamponamento cardíaco subagudo ocorre entre dias e semanas. Em pacientes hipovolêmicos pode ocorrer o tamponamento de baixa pressão (oculto), pois a redução da pressão intracardíaca favorece a compressão extrínseca, mesmo com volumes não tão importantes. O diagnóstico é clínico, baseado na história e no exame físico apresentando taquicardia, pressão venosa elevada, hipotensão arterial e a presença de pulso arterial paradoxal.

Ao ecocardiograma podemos encontrar dilatação das cavas com pouca variação respiratória, colapso diastólico de paredes cardíacas livres, sendo raro do ventrículo esquerdo. Ao Doppler observamos os sinais ecocardiográficos do pulso paradoxal: aumento do fluxo tricúspide e redução do fluxo mitral na inspiração, e na expiração, um aumento no fluxo mitral de até 25% e redução do tricúspide.

O tratamento fica reservado à pericardiocentese percutânea imediata ou cirúrgica de urgência, associada a medidas de suporte intensivo.

Pericardite constritiva

Define-se como a presença de fibrose pericárdica progressiva, provocando intensa restrição ao enchimento das câmaras cardíacas com elevação das pressões de enchimento e das veias pulmonares e sistêmicas. Qualquer agente etiológico em tese pode ser causa de constrição, mas as causas mais comuns são a idiopática, pós-cirúrgica ou após radioterapia. Em países em desenvolvimento, a tuberculose continua sendo um agente causador comum. O principal diagnóstico diferencial é feito com as cardiomiopatias restritivas, como endomiocardiofibrose.

O quadro clínico sugere sinais e sintomas de insuficiência cardíaca direita, com congestão venosa sistêmica levando a congestão hepática, edema periférico e anasarca (Quadro 52.1). A congestão pulmonar leva a dispneia de esforço, tosse e ortopneia. Já a redução do débito cardíaco leva a fadiga e fraqueza muscular. Nos quadros mais graves podem estar presentes a cirrose e a caquexia cardíaca.

Quadro 52.1 – Exame físico na pericardite constritiva

Acentuada elevação da pressão venosa jugular, com descendente e proeminente com rápido colapso
Sinal de Kussmaul: elevação inspiratória da pressão venosa sistêmica
Pulso paradoxal (cerca de 1/3 dos casos)
Knock pericárdico: som protodiastólico mais bem auscultado na borda esternal esquerda ou no ápice cardíaco. Está relacionado à cessação precoce e abrupta do enchimento ventricular

O ECG é inespecífico. A radiografia de tórax pode revelar calcificação pericárdica, porém não é sinal patognomônico de constrição (Figura 52.1). No ecocardiograma os achados usuais são a movimentação anormal do septo interventricular, aumento moderado biatrial do fluxo restritivo, variação respiratória maior que 25% na velocidade do fluxo mitral, não sendo observado o aumento do retorno venoso sistêmico com a inspiração. Na pericardite constritiva, o Doppler tecidual evidencia aumento da velocidade das ondas E. A ressonância cardíaca pode auxiliar no diagnóstico diferencial com as causas restritivas.

O tratamento inicialmente pode ser clínico, desde que o quadro apresente sinais de inflamação pericárdica ou sistêmica sem calcificação pericárdica importante. Nos casos sintomáticos, sem inflamação e calcificação pericárdica presente, indica-se a pericardiectomia cirúrgica.

53 Síndromes Aórticas Agudas

- Manuel Pereira Marques Gomes Junior
- Cláudia Maria Rodrigues Alves
- Daniel Queiroz Esper

Dissecção aórtica e síndromes aórticas agudas

Introdução e epidemiologia

As síndromes aórticas agudas compreendem um grupo heterogêneo de pacientes com apresentação clínica idêntica, caracterizada por dor torácica de início súbito, cujo rápido esclarecimento diagnóstico é fundamental para redução de mortalidade.

Classicamente definida para incluir a dissecção aórtica e suas variantes atípicas (hematoma intramural e úlcera penetrante aterosclerótica), já se admite atualmente a inclusão de outras doenças aórticas graves e agudas (com necessidade de intervenção imediata) sob esta denominação, como a rotura de aneurisma ou o trauma aórtico.

A dissecção aórtica aguda (DA) apresenta incidência anual de 2,6 a 3,5 casos a cada 100.000 habitantes, com predomínio no sexo masculino (68% *vs.* 32%) e idade média à apresentação de 65 anos. Aproximadamente três em cada 1.000 pacientes admitidos à unidade de emergência por dor torácica/dorsal apresentam DA.

Envolvimento da aorta ascendente ocorre principalmente entre 50 e 60 anos de idade, enquanto dissecções da aorta descendente apresentam pico mais tardio, entre 60 e 70 anos. Pacientes do sexo feminino também se apresentam mais tardiamente (67 *vs.* 60 anos).

Variações circadiana e sazonal têm sido reportadas, com maior prevalência no período matinal (entre 8:00 e 9:00) e durante o inverno, possivelmente relacionadas a variações no tônus simpático e na pressão arterial.

Trata-se de emergência médica, com mortalidade cumulativa de 1 a 2% a cada hora nas primeiras horas de evolução. Aproximadamente 20% dos pacientes morrem antes da admissão hospitalar, 30% durante hospitalização e 20% no seguimento de 10 anos.

Etiologia

A dissecção aórtica representa a via final de uma série de condições patológicas ou mecânicas que promovem rotura na integridade dos componentes elásticos e musculares da túnica média, promovendo enfraquecimento e aumento do estresse na parede vascular (Tabela 53.1). Alterações estruturais da camada média, notadamente a degeneração cística (DCM) (ver capítulo Doenças da Aorta), mostram-se presentes na maioria dos casos.

Hipertensão arterial sistêmica (HAS) apresenta-se como o fator de risco mais comum e ocorre em

70-80% dos pacientes (50% destes apresentam-se com pressão sistólica acima de 150 mmHg à admissão). Adicionalmente, o tabagismo e a dislipidemia representam os fatores moduladores de risco.

Apesar de a DCM ser fator predisponente às duas entidades, apenas 16% das dissecções ocorrem em associação aos aneurismas da aorta torácica. Não obstante, a expansão longitudinal do falso lúmen nas DA pode resultar em dilatação e formação secundária de aneurismas.

A epidemiologia das DA é substancialmente diferente em pacientes mais jovens. Aproximadamente 50% dos pacientes com DA e idade inferior a 40 anos têm diagnóstico de síndrome de Marfan. Outras doenças do tecido conectivo também são mais prevalentes nessa faixa etária (ver capítulo Doenças da Aorta) (Tabela 53.1).

Abuso de cocaína/*crack* responde por menos de 1% das DA e é mais comum em pacientes jovens, negros, tabagistas e hipertensos. Nestes, as dissecções ocorrem preferencialmente na aorta descendente e têm como possíveis mecanismos: picos pressóricos e taquicardia reflexa (aumento nas forças de cisalhamento) e alterações histológicas secundárias na camada média.

Em raras ocasiões, doenças inflamatórias que destroem os componentes da túnica média podem determinar enfraquecimento, expansão e dissecção da parede da aorta.

Dissecções iatrogênicas podem ocorrer em decorrência de intervenções percutâneas (p. ex., cinecoronariografia, angioplastia coronária) ou após cirurgias cardíacas, e todo paciente que se apresenta com quadro sugestivo de DA à unidade de emer-

Tabela 53.1. Fatores predisponentes à dissecção de aorta

Idade avançada Sexo masculino Hipertensão/feocromocitoma Dissecção prévia	
Levantamento de peso Gestação	
Doença aterosclerótica Abuso de cocaína/anfetaminas	
Cirurgia cardíaca/vascular	
Doenças genéticas associadas	Síndrome de Marfan/Turner VAB/CoA/ doença renal policística Síndromes de Loyes-Dietz/Ehlers-Danlos Síndrome dos aneurismas familiares Tetralogia de Fallot
Doenças inflamatórias/infecciosas	Arterite de células gigantes/Takayasu Doença de Behçet, S. de Cogan, PR
Uso crônico de corticosteroides Trauma/injúria de desaceleração	
Aneurismas da aorta Iatrogenia (cateterização coronária/BIA)	

VAB: valva aórtica bicúspide; CoA: coarctação da aorta; BIA: balão intra-aórtico; PR: policondrite relapsante.

gência deve ser interrogado quanto à manipulação recente da aorta.

Fisiopatologia

Há dois mecanismos propostos para a gênese e expansão das DA. Rotura primária da túnica íntima com formação de uma fenda seria responsável por influxo sanguíneo e subsequente delaminação na camada média, determinando a formação de um falso lúmen. Em aproximadamente 90% dos casos identifica-se a presença de fendas intimais nas regiões de comunicação entre os lúmens verdadeiro e falso.

Outra teoria reporta rotura primária no *vasa vasorum*, com extravasamento sanguíneo na camada média e formação secundária de fissura intimal. Nos dois casos, expansão anterógrada do falso lúmen determinada pela pressão de pulso resulta em compressão e distorção do lúmen verdadeiro, comprometendo a emergência dos vasos do arco e ramos viscerais e desencadeando síndrome de má perfusão, entre outras complicações. Expansão retrógrada, formação de novas fendas com posterior reentrada distal e mesmo trombose do falso lúmen podem ocorrer durante a evolução.

Aproximadamente 65% das dissecções ocorrem na aorta ascendente, 20% na aorta descendente torácica, 10% no arco e o restante na aorta abdominal. A maioria das roturas intimais ocorre na parede lateral direita da aorta ascendente ou próxima ao *ligamentum arteriosum* na aorta descendente, regiões sob maior estresse hidráulico.

Classificação

Considera-se a dissecção aórtica como aguda nas 2 primeiras semanas de evolução. Naqueles pacientes com diagnóstico ocasional ou após os primeiros 14 dias do evento-índex, considera-se a dissecção como crônica. O IRAD (*International Registry of Acute Aortic Dissection*) propõe uma divisão adicional em fases hiperaguda (primeiras 24 h), aguda (2 a 7 dias), subaguda (8 a 21 dias) e crônica (> 21 dias), com redução significativa

Tabela 53.2 – Classificações anatômicas utilizadas para diferenciar os tipos de dissecções aórticas

Tipo de Classificação	Descrição Anatômica
Standford	
Tipo A	Qualquer dissecção envolvendo a aorta ascendente
Tipo B	Qualquer dissecção que não envolva a aorta ascendente
De Bakey	
Tipo I	Origem na aorta ascendente e estende-se no mínimo ao arco aórtico
Tipo II	Confinado à aorta ascendente
Tipo III	Origem na aorta descendente e estende-se distalmente
Classificação da Sociedade Europeia de Cardiologia	
Classe I	Dissecção clássica com verdadeiro e falso lumens
Classe II	Hematoma ou hemorragia intramural
Classe III	Pequena e súbita dissecção localizada, sem hematoma
Classe IV	Úlcera penetrante aterosclerótica
Classe V	Dissecção iatrogênica ou traumática

de mortalidade ao longo destes períodos.

Os principais sistemas de classificação são o Standford e o De Bakey (anatômicos) e o da Sociedade Europeia de Cardiologia (fisiopatológico), que se encontram descritos na Tabela 53.2. A classificação de Stanford é a mais utilizada em razão de sua praticidade e imediata associação à necessidade de intervenção cirúrgica emergencial (presença ou não de envolvimento da aorta ascendente).

Quadro clínico

O sintoma mais comum é a dor, presente em 96% dos casos, geralmente de início súbito, com intensidade máxima e caráter migratório. A localização inicial e o padrão de irradiação sugerem o segmento acometido e a expansão do falso lúmen: desconforto torácico anterior com irradiação cervical, mandibular ou em dorso sugere acometimento da aorta ascendente e a dor em região interescapular ou abdominal, com irradiação ocasional para membros inferiores, flancos e pelve, sugere envolvimento da aorta descendente.

Aproximadamente 5% dos pacientes se apresentam sem dor, frequentemente na vigência de dissecções crônicas (principalmente pacientes idosos, diabéticos e com cirurgia cardíaca ou aneurismas prévios). Usuários crônicos de corticosteroides e portadores de Sd. de Marfan também são mais propensos a apresentarem-se sem dor.

Apresentações menos comuns incluem síncope (13%), insuficiência cardíaca (em 6% dos casos, secundária a regurgitação aórtica aguda, isquemia miocárdica ou tamponamento cardíaco), derrame pleural (16%), doença cerebrovascular (17%), paraplegia (1 a 3%), síndromes coronárias agudas (em 7% dos casos, devido a envolvimento ostial coronário, mais comumente à direita), isquemia mesentérica (5% dos casos), hemorragia gastrointestinal, isquemia periférica e morte súbita. Insuficiência renal aguda ocorre em mais de 20% dos pacientes com dissecções tipo A (e em cerca de 10% daqueles com o tipo B) e decorre de hipoperfusão, infarto renal ou hipotensão prolongada.

Défices ou ausência de pulsos nas extremidades ou nas carótidas e diferencial de pressão (> 20 mmHg) em membros superiores são preditores independentes de DA e devem ser pesquisados em todos os pacientes que se apresentem com dor precordial. Défices de pulso estão presentes em 19% das dissecções tipo A e em apenas 9% nas do tipo B e associam-se a maiores taxas de mortalidade e complicações intra-hospitalares.

Sopro diastólico de regurgitação aórtica pode ser evidenciado em 44% das dissecções tipo A e 12% nas do tipo B. A insuficiência aórtica aguda constitui a segunda causa de óbito em pacientes com DA (ruptura é a principal) e tem como mecanismos propostos: a dilatação do arco e ânulo aórticos (regurgitação secundária), ruptura do ânulo ou cúspides valvares, deslocamento ou perda de suporte das cúspides e interferência física na coaptação das cúspides pela fenda intimal.

Hipotensão e choque decorrentes de tamponamento cardíaco, hipovolemia, isquemia miocárdica ou regurgitação aórtica ocorrem em 20% dos casos.

Métodos complementares

Além da confirmação da suspeita clínica inicial, informações relativas à extensão do falso lúmen, aos sítios de entrada e reentrada, envolvimento de ramos do arco, viscerais e óstios coronários, comprometimento valvar aórtico e derrame pericárdico devem ser proporcionadas pelos métodos complementares de imagem, sendo necessária por muitas vezes a associação de diferentes modalidades (sobretudo na vigência de variantes atípicas). Do mesmo modo, elevada suspeição clínica na presença de teste inicial negativo indica avaliação por outro método, no sentido também de descartar variantes da dissecção.

Cerca de 12% dos pacientes têm radiografia normal à admissão. A alteração mais comum é o alargamento de mediastino, presente em 82% das dissecções proximais. Sinal do cálcio (distanciamento de calcificação intimal superior a 1 cm da camada externa do vaso) é achado bastante sugestivo, porém pouco sensível (14% dos casos). Derrame pleural é evidenciado em 20% dos indivíduos.

Eletrocardiograma inicial apresenta-se normal em 1/3 dos pacientes. Alterações inespecíficas de repolarização, sobrecarga em câmaras esquerdas ou evidência de infarto prévio são as mais comuns. Sinais de isquemia miocárdica são detectados em 15% dos pacientes.

Metanálise que avaliou 16 estudos (1.139 pacientes) encontrou sensibilidade (98-100%) e especificidade (95-98%) comparáveis entre a tomografia, ecocardiografia transesofágica e ressonância nuclear magnética para diagnóstico de DA ascendente. A TC helicoidal apresenta excelente resolução espacial e curto tempo de execução, com sensibilidade e especificidade de 100 e 98%, respectivamente. A utilização de multidetectores e acoplamento eletrocardiográfico aumenta a sensibilidade e minimiza os artefatos de pulsação. Adicionalmente, permite análise simultânea de artérias coronárias, aorta e vasculatura pulmonar (*triple rule out*), auxiliando no diagnóstico diferencial.

Ecocardiograma transesofágico é a segunda modalidade mais utilizada e apresenta-se como método rápido, portátil e de elevada sensibilidade, constituindo primeira escolha em pacientes instáveis ou com suspeita de envolvimento valvar aórtico. Traqueia e brônquio-fonte esquerdo podem interferir na aquisição das imagens, e porções distais da aorta ascendente e do arco têm sua avaliação limitada.

Ressonância nuclear magnética, apesar de excelente acurácia, tem seu uso restrito por menor disponibilidade e tempo prolongado de execução, sendo mais utilizada no seguimento de dissecções crônicas (minimizando exposição radiológica e ao contraste iodado). Angiografia contrastada é recomendada quando a intervenção percutânea é considerada.

A utilização de biomarcadores que refletem injúria a componentes da túnica média: células musculares lisas (cadeia pesada de miosina), interstício (calponina), lâmina elástica (fragmentos solúveis de elastina) ou produtos de degradação da fibrina (D-dímero) tem sido avaliada na triagem de pacientes para rápido acesso aos métodos de imagem, sendo este último marcador valioso para descartar DA em pacientes de baixo risco, em decorrência de seu elevado valor preditivo negativo. Os níveis de D-dímero apresentam-se elevados muito precocemente nesta condição, com maior valor diagnóstico na primeira hora dos sintomas. Valores normais não descartam variantes como hematoma intramural e úlcera penetrante.

A acurácia dos diferentes métodos complementares disponíveis, utilizados de forma isolada ou em associação no diagnóstico das síndromes aórticas agudas, encontra-se altamente dependente da probabilidade prévia de doença. Esta probabilidade pré-teste pode ser estimada utilizando-se três grupos de informações obtidas através da anamnese, presença de fatores predisponentes e exame físico inicial (vide Tabela 53.3). Um escore tem sido proposto, com base na presença ou não dos indicadores de alto risco, atribuindo-se um ponto para cada grupo envolvido e considerando-se como alta probabilidade de doença escores de 2 ou 3.

A Figura 53.1 propõe um algoritmo que associa a probabilidade pré-teste de doença (determinada através da avaliação clínica inicial) e diferentes métodos complementares de imagem e laboratoriais utilizados no diagnóstico das síndromes aórticas agudas (SAA) na sala de emergência.

Tratamento

Tratamento medicamentoso inicial objetivando analgesia (agentes opiáceos), redução da frequência cardíaca e controle dos níveis pressóricos (reduzindo a pressão de pulso e as forças de cisalhamento na aorta), deve ser oferecido a todos os pacientes. Fármacos betabloqueadores de ação rápida, como o propranolol e o esmolol, são a terapia de primeira linha, e frequência cardíaca entre 50-60 bpm e pressão arterial sistólica entre 100 e 120 mmHg devem ser obtidas (bloqueadores do canal de cálcio não di-hidropiridínicos representam alternativa, em caso de contraindicação). Na presença de hipertensão refratária, a utilização de vasodilatadores arteriais, como nitroprussiato de sódio e fenoldopam, se faz necessária (sempre com betabloqueio prévio, para evitar taquicardia reflexa, aumento na dP/dT e progressão da dissecção).

As dissecções do tipo A apresentam-se de forma consensual na literatura como emergências cirúrgicas, nas quais a intervenção precoce determina relevante redução da mortalidade por complicações diversas como rotura, tamponamento cardíaco, regurgitação aórtica aguda, dissecção de coronárias e isquemia cerebrovascular. No registro IRAD, 18% dos pacientes com dissecção tipo A foram tratados clinicamente (sobretudo por idade avançada e comorbidades) e apresentaram mortalidade de 58%. Naqueles submetidos a reparo cirúrgico precoce a mortalidade foi de 26%.

Nas dissecções do tipo B o tratamento na fase aguda é primordialmente clínico, visto que nenhum estudo demonstrou superioridade da intervenção percutânea ou cirúrgica so-

Tabela 53.3 – Avaliação de probabilidade pré-teste de SAA

Condições clínicas	Características da dor	Alterações de exame físico
• Síndrome de Marfan • Doenças do tecido conectivo • História familiar de doença da aorta • Doença valvar aórtica conhecida • Manipulação aórtica recente • Presença de aneurisma de aorta torácica	Dor torácica, dorsal ou abdominal descrita com qualquer uma das seguintes características: • Início abrupto • Intensidade forte • Caráter lancinante, dilacerante	• Hipotensão ou choque • Sopro de regurgitação aórtica novo, na vigência de dor • Evidência de défice perfusional: - Défice de pulso - PA sistólica diferencial - Défice neurológico focal (com dor associada)

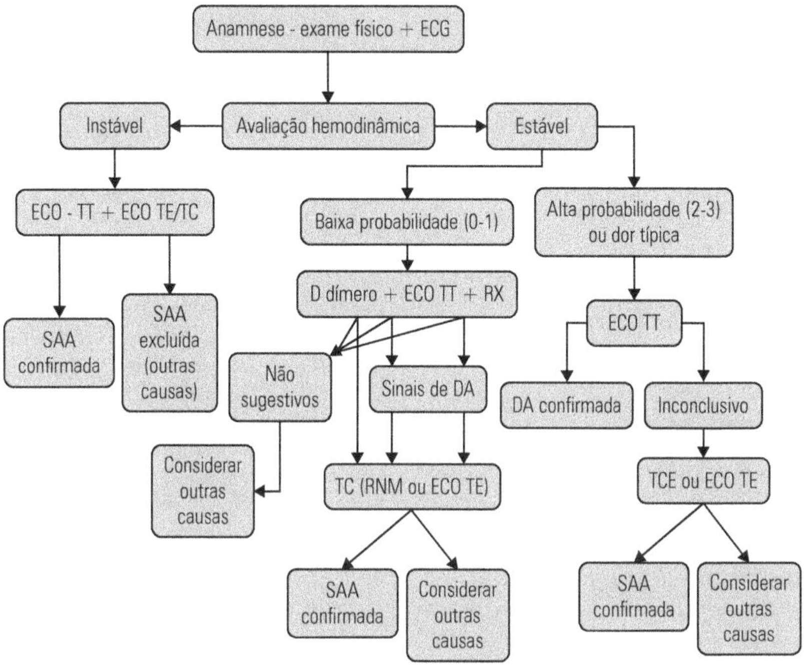

Figura 53.1 – Algoritmo diagnóstico nas SAA. Adaptado de: Guidelines on the diagnosis and treatment of aortic diseases. European Heart Journal (2014)[1].

bre o tratamento medicamentoso em pacientes estáveis e sem importante dilatação aórtica. No registro IRAD a taxa de mortalidade em 30 dias nos pacientes com dissecções tipo B estáveis, sob tratamento conservador, foi de 10,7%. A presença de complicações, como extensão retrógrada para a aorta ascendente, síndrome de má perfusão (esplâncnica ou apendicular), falência renal aguda, dor ou hipertensão refratária, rápida expansão ou rotura indica imediata intervenção para prevenção de morte.

Em recente metanálise que incluiu 76 estudos observacionais e 1.951 pacientes, o TEV, comparado com tratamento cirúrgico, resultou em redução significativa da mortalidade intra-hospitalar (OR = 0,256, P = 0,001), paraplegia ou paraparesia permanente (OR = 0,256, P = 0,001) e complicação vascular (OR = 0,373, P = 0,036). Não foram observadas diferenças quanto a mortalidade tardia (OR = 0,930, P = 0,908), incidência de acidente cerebrovascular isquêmico, insuficiência renal aguda e necessidade de reintervenção.

A seleção dentre os métodos deve se basear nas condições clínicas dos pacientes (risco cirúrgico), na adequação anatômica para implante retrógrado das endopróteses e na experiência institucional com cada modalidade, mas forte consideração ao TEV deve ser feita observando a nítida redução de morbimortalidade em comparação com o tratamento cirúrgico.

Independentemente da localização e da modalidade de tratamento, seguimento estrito com avaliações por imagem em 1, 3, 6, 12 meses e anualmente no seguimento tardio tem sido recomendado para monitoração de expansão e formação de aneurismas, vazamentos em anastomoses/endopróteses e sinais de má perfusão.

Hematoma intramural (HI)

Caracteriza-se por hemorragia contida dentro da camada média, com distribuição circunferencial e sem comunicação com o lúmen vascular. Tem como provável mecanismo a rotura do *vasa vasorum* dentro da parede arterial e pode permanecer localizado ou expandir-se longitudinalmente. A ausência de rotura intimal na avaliação por imagem diferencia esta condição da dissecção clássica.

Pacientes com HI são habitualmente mais velhos, com envolvimento mais frequente da aorta descendente/abdominal (tipo B) e apresentam evolução clínica variável: resolução espontânea (10%), persistência (seguimento por imagem) sem progressão, rotura intimal com conversão à dissecção clássica (28-47%) e dilatação progressiva com formação de aneurisma.

Manifestam-se habitualmente de maneira similar às dissecções clássicas e obedecem às mesmas indicações de tratamento

Úlcera penetrante aterosclerótica

Resulta de ulceração em placa aterosclerótica que penetra a lâmina elástica interna, com formação local de hematoma em aproximadamente 80% dos pacientes, sendo caso ideal para TEV pelo seu aspecto localizado. Embora agrupada como variante de dissecção, seu grupo demográfico e sua etiopatogenia correlacionam-se de forma mais apropriada com doença aterosclerótica e aneurismas verdadeiros da aorta. Podem ser únicas ou múltiplas e acometem mais frequentemente a aorta descendente. Apresentam maior incidência em pacientes idosos, tabagistas e hipertensos, com manifestações clínicas semelhantes às DA clássicas. Em pacientes assintomáticos são diagnosticadas incidentalmente em exames de imagem, situação na qual o tratamento é raramente necessário. De modo geral, o tratamento obedece aos mesmos princípios das dissecções clássicas e avaliação especializada é recomendada.

Rotura traumática da aorta

Ocorre em menos de 1% dos acidentes automobilísticos, porém é responsável por aproximadamente 18% dos óbitos. Outras etiologias menos frequentes são a queda de grandes alturas, atropelamentos e trauma penetrante. Tem alta mortalidade na ausência de pronta e efetiva intervenção. Ocorre frequentemente como consequência de desaceleração súbita em velocidades superiores a 30 km/h, provocando laceração na junção entre as porções fixas e móveis da aorta (istmo, seios de Valsalva e diafragma).

Bibliografia consultada

1. Erbel R, Aboyans V, Boileau C, et al.; The Task Force for the Diagnosis and Treatment of Aortic Diseases of the European Society of Cardiology (ESC). 2014 ESC Guidelines on the diagnosis and treatment of aortic diseases. European Heart Journal.2014;35:2873-2926.
2. Hiratzka LF, Bakris GL, Beckman JA, Bersin RM, Carr VF, Casey DE Jr, et al. 2010 ACCF/AHA/AATS/ACR/ASA/SCA/SCAI/SIR/STS/SVM guidelines for the diagnosis and management of patients with thoracic aortic disease: executive summary: a report of the American College of Cardiology Foundation/American Heart Association Task Force on Practice Guidelines, American Association for Thoracic Surgery, American College of Radiology, American Stroke Association, Society of Cardiovascular Anesthesiologists, Society for Cardiovascular Angiography and Interventions, Society of Interventional Radiology, Society of Thoracic Surgeons, and Society for Vascular Medicine (developed in collaboration with the American College of Emergency Physicians). J Am Coll Cardiol. 2010;55:1509-44.

54 Tromboembolismo Pulmonar

■ Vladimir Ailton Cuma Nancass

Introdução

O tromboembolismo pulmonar (TEP) ocorre devido ao desalojamento de um trombo venoso, migrando do seu sítio de formação (geralmente veias pélvicas e femorais) para a artéria pulmonar, com a sua oclusão ou de seus ramos. Gás, gorduras, líquido amniótico, substâncias exógenas e pedaços de tumor também podem causar embolia, mas são condições de exceção.

Fisiopatologia

A base fisiopatológica de formação de trombo é sustentada pela tríade de Virchow (hipercoagulabilidade, lesão endotelial e estase sanguínea). Em cada elemento da tríade se enquadram os vários fatores de risco associados ao TEP, podendo ser primários ou secundários. A obstrução mecânica causada pelo trombo causa hipofluxo nos ramos distais da artéria pulmonar, com consequente alteração nas trocas gasosas (ventilação/perfusão), aumento do espaço morto, *shunt* direita-esquerda, hipoxemia, liberação de mediadores inflamatórios, disfunção do surfactante, broncoconstrição, formação de atelectasias e hemorragias alveolares. Por outro lado, há aumento da resistência vascular pulmonar, que leva a diminuição do débito cardíaco do ventrículo direito (VD) e da pré-carga do ventrículo esquerdo (VE), podendo evoluir para falência de VD e choque.

Fatores de risco

Os principais fatores de risco para TEP estão indicados na Tabela 54.1.

Tabela 54.1 – Principais fatores de risco para TEP

Alto risco	Fratura (quadril ou pernas) Cirurgia de quadril ou joelho Cirurgia de grande porte Traumatismo extenso Lesão raquimedular
Moderado risco	Cirurgia artroscópica de joelho Cateter venoso central Quimioterapia Insuficiência cardíaca ou respiratória Reposição hormonal Neoplasias Contraceptivos orais Acidente vascular encefálico acamado Gestação/pós-parto Tromboembolismo venoso prévio Trombofilia
Baixo risco	Acamado < 3 dias Viagem longa Idade avançada Cirurgia laparoscópica Obesidade Veias varicosas

Apresentação clínica

A história clínica é inespecífica. Os sinais e sintomas mais frequentes são apresentados na Tabela 54.2.

Diagnóstico

Avaliação da probabilidade

O algoritmo apresentado na sequência (Figura 54.1) tem o objetivo de auxiliar o diagnóstico. Após realizada suspeita de TEP, deve-se avaliar se a probabilidade clínica é alta, devendo estes pacientes ser submetidos ao exame de imagem, ou "não alta", momento em que os pacientes serão submetidos ao teste com D-dímero.

O diagnóstico de TEP deve seguir o escore de Wells (Tabela 54.3) ou o escore de Genebra revisado (mais recente e mais completo) (Tabela 54.4).

Tabela 54.2 – Sinais e sintomas mais frequentes do tromboembolismo pulmonar

Sinais		Sintomas	
Taquipneia	92%	Dispneia	84%
Taquicardia	45%	Dor pleurítica	74%
Estertores crepitantes	58%	Tosse	53%

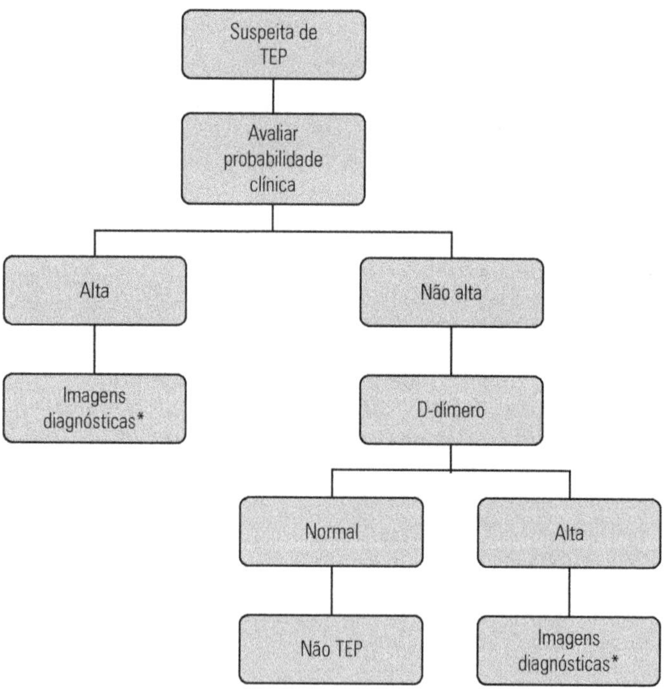

*tomografia helicoidal com contraste ou cintilografia pulmonar.

Figura 54.1 – Algoritmo diagnóstico de TEP.

Tabela 54.3 – Escore de Wells

Variável	Pontos
Fatores predisponentes	
• TEP ou TVP prévia	+ 1,5
• Cirurgia ou imobilização recente	+ 1,5
• Neoplasia	+ 1
Sintomas	
• Hemoptise	+ 1
Sinais	
• FC acima de 100 bpm	+ 1,5
• Sinais clínicos de TVP	+ 3
Diagnóstico alternativo menos provável que TEP	+ 3
Probabilidade clínica – 3 níveis	Total
• Baixa	0-1 (3,6%)
• Intermediária	2-6 (20,5%)
• Alta	≥ 7 (66,7%)
Probabilidade clínica – 2 níveis	
• TEP improvável	0-4
• TEP provável	> 4

Tabela 54.4 – Escore de Genebra revisado

Variável	Pontos
Fatores predisponentes	
• Idade > 65 anos	+1
• TEP ou TVP prévia	+3
• Cirurgia ou fratura no último mês	+2
• Câncer em atividade	+2
Sintomas	
• Dor em membro inferior (unilateral)	+3
• Hemoptise	+2
Sinais	
• FC entre 75-94 bpm	+3
• FC acima de 94 bpm	+5
• Dor à palpação de veia profunda de membro inferior e edema unilateral	+4
Probabilidade clínica	Total
• Baixa	0-3
• Intermediária	4-10
• Alta	≥ 11

Provas diagnósticas

- Troponina e peptídeo natriurético cerebral (BNP) → sem valor diagnóstico confirmado, possuem correlação com o aumento da taxa de mortalidade.
- ECG:
  - S1Q3T3 (onda s profunda em D1, onda q e t negativa em D3) → alteração específica, porém infrequente;
  - taquicardia sinusal (alteração mais frequente);
  - BRD, arritmia atrial, onda q inferior; inversão de onda t

em derivações precordiais (associados a mau prognóstico).

- Radiografia de tórax → os achados mais frequentes são:
  - atelectasia (69%);
  - derrame pleural (47%).
- Gasometria arterial → os principais achados são:
  - hipoxemia (PaO_2 < 80 mmHg);
  - hipocapnia ($PaCO_2$ < 35 mmHg).
- Ecocardiograma → encontra-se alterado em 30-40% dos casos:
  - dilatação e disfunção de VD;
  - insuficiência tricúspide;
  - sinal de McConnell's (preservação da contratilidade do ápice com hipocinesia da porção média da parede livre do VD);
  - sinais indicativos de falência: VD/VE > 1.0, retificação do septo interventricular, movimento paradoxal do septo, pressão sistólica de artéria pulmonar maior que 30 mmHg.
- Cintilografia ventilação/perfusão (V/Q):
  - diagnóstico de TEP é improvável quando o exame é normal;
  - sua acurácia assemelha-se à da angiografia quando associado o resultado com a apresentação clínica; porém essa combinação infrequente, associada à perda da sensibilidade nos pacientes com doença pulmonar prévia, torna o exame de segunda linha.
- D-dímero:
  - sensibilidade de aproximadamente 95%;
  - alto valor preditivo negativo.
- Ultrassonografia venosa:
  - perda de compressibilidade venosa (critério primário), visualização direta do trombo;
  - pode confirmar o diagnóstico se houver combinação clínica.
- Tomografia helicoidal:
  - associado à fase venosa, o exame possui sensibilidade de 90% e especificidade de 95%.
- Arteriografia:
  - padrão ouro.

Diagnósticos diferenciais

Os principais diagnósticos diferenciais do TEP são apresentados no Quadro 54.1.

Quadro 54.1 – Principais diagnósticos diferenciais do TEP

Infarto agudo pulmonar / edema agudo pulmonar
Pneumonia / asma / doença pulmonar obstrutiva crônica (DPOC)
Hipertensão pulmonar primária
Pericardite / ansiedade / pneumotórax
Câncer / dissecção da aorta / fraturas de costelas / dor musculoesquelética

Tratamento

O tratamento convencional do TEP consiste na anticoagulação sistêmica com o uso de heparina em suas diferentes apresentações (não fracionada, baixo peso molecular e sintética), seguida de anticoagulação oral (varfarina ou dabigatran) por 6 meses. Quando contraindicada a anticoagulação, pode-se utilizar o filtro da veia cava inferior ou embolectomia cirúrgica/percutânea. Pacientes instáveis hemodinamicamente (hipotensão ou choque) são candidatos à terapia fibrinolítica. Drogas vasoativas (p. ex., noradrenalina) ou inotrópicos (p. ex., dobutamina) podem ser usados nos casos de choque ou falência cardíaca, respectivamente. No caso de choque, dar preferência inicial à ressuscitação volêmica (usar noradrenalina caso refratariedade do choque).

Anticoagulação

→ Sua adequada realização leva a redução da mortalidade de 30% para 2 a 8%.

- Heparina não fracionada (HNF): age através da ligação com a antitrombina III, acelerando a atividade dessa enzima. É a droga de escolha na hipotensão refratária, no risco aumentado de sangramento, possível uso de trombolítico, insuficiência renal (ClCr < 30 mL/min) e obesidade mórbida. Doses:
  - **ataque**: 80 unidades/kg (endovenosa);
  - **manutenção**: 18 unidades/kg/h (endovenosa).

  A titulação é controlada conforme o TTPa (a meta terapêutica é o manter o TTPa entre duas a três vezes o valor normal) (Tabela 54.5).
- Heparina de baixo peso molecular (HBPM): fração da heparina com maior biodisponibilidade, não necessitando de monitoração (exceto na obesidade mórbida e insuficiência renal). Indicada para pacientes com estabilidade hemodinâmica, onde possui menor risco de sangramento, trombose recorrente e mortalidade quando comparada com HNF. As apresentações possuem eficácia semelhante:
  - enoxaparina: 1 mg/kg de 12/12 h (preferível nos casos de câncer e obesidade mórbida); ou 1,5 mg/kg/dia por via subcutânea;
  - tinzaparina: 175 UI/dia. Contraindicada em pacientes com mais de 70 anos e insuficiência renal;
  - dalteparina: 200 UI/dia (dose máxima de 18.000 unidades). Contraindicada em pacientes com mais de 90 kg.
- Fondaparinux: pentassacarídio sintético que neutraliza seletivamente o fator Xa, agindo através da potencialização da antitrombina III, com eficácia semelhante à HNF. Não necessita de titulação. Dose direcionada pelo peso (via subcutânea):
  - peso < 50 kg → 5 mg;
  - peso entre 50 e 100 kg → 7,5 mg;
  - peso > 100 kg → 10 mg.
- Varfarina: derivado cumarínico antagonista da vitamina K, iniciada em conjunto com heparina ou fondaparinux (associa-

Tabela 54.5 – Nomograma de Raschke para ajuste de heparina não fracionada

Dose inicial	80 U/kg *bolus*, seguida de 18 U/kg/h
TTPa < 35 s (< 1,2 × controle)	80 U/kg *bolus*, > infusão em 4 U/kg/h
TTPa 35-45 s (1,2-1,5 × controle)	40 U/kg *bolus*, > infusão em 2 U kg/h
TTPa 46-70 s (1,5-2,3 × controle)	Sem mudança
TTPa 71-90 s (2,3-3,0 × controle)	Reduzir a infusão em 2 U/kg/h
TTPa > 90 s (> 3,0 x controle)	Parar infusão por 1 h, < 3 U/kg/h

ção indicada durante 5 dias), mantida durante 6 meses. A dose inicial é de 5 mg/dia, sendo titulada com o objetivo de alcançar razão de normalização internacional (INR) de 2,5 (entre 2-3).

- Dabigatran: inibidor direto da trombina, com eficácia semelhante à varfarina, não necessita de titulação (indicada associação com heparina por 7 dias) e mantida por 6 meses. Dose: 150 mg 12/12 horas via oral.

Fibrinólise

→ Indicada em pacientes que evoluem com instabilidade hemodinâmica devido à embolia, tendo benefício se usada nos primeiros 14 dias do evento agudo. Atua desorganizando o trombo arterial e trombos venosos remanescentes. As opções de trombolíticos disponíveis são:

- alteplase (tPA): 100 mg em 2 horas (via endovenosa);
- estreptoquinase: 250.000 unidades em 30 minutos, seguida de 100.000 unidades/hora durante 24 horas (via endovenosa);
- uroquinase: 4.400 U/kg em 10 minutos, seguida de 4.400 U/kg/h durante 12 horas.

Não há benefício comprovado da trombólise na PCR associada ao TEP; porém seu uso é sugerido em estudos recentes nos casos de PCR cuja etiologia tromboembólica é altamente sugestiva.

Complicações da anticoagulação

A hemorragia é a complicação mais comum. O antídoto para HNF ou HBPM é o sulfato de protamina (PRO). Posologia: 1,0-1,5 mg de protamina neutraliza 100 unidades de HNF quando administrada imediatamente após a heparina. A dose de protamina deve ser reduzida de acordo com o tempo após a administração da HNF. Após 30-60 minutos – 0,5-0,75 mg PRO neutraliza 100 U de HNF. Após 2 horas – 0,25-0,35 mg PRO neutraliza 100 U de HNF.

HBPM: 1 mg de PRO neutraliza 1 mg de enoxaparina e 100 UI de tinzaparina e dalteparina. No caso da varfarina, é utilizado o plasma fresco congelado (2 a 4 UI) ou crioprecipitado no sangramento importante ou 2,5 g de vitamina K nos sangramentos moderados.

Filtro de veia cava

Dispositivo implantado na veia cava inferior com o objetivo de obstruir a passagem de coágulos desprendidos da circulação venosa do membro inferior. Indicado para os casos de sangramento ativo, com contraindicação a anticoagulação e episódios de trombose apesar da anticoagulação.

Embolectomia

Procedimento realizado cirurgicamente (por esternotomia) ou por cateter, cuja indicação é semelhante à do trombolítico (instabilidade hemodinâmica); porém, é utilizado quando há falha na trombólise ou quando esta é contraindicada.

Bibliografia consultada

1. Atallah NA, Birolini D. Atualização Terapêutica: Urgências e Emergências – 2012/13. São Paulo: Artes Médicas; 2012. p. 425-428.
2. Almeida GE. Manual de Condutas Práticas da Unidade de Emergência do INCOR. 1ª ed. In: Soeiro AM, Leal, TCAT, Oliveira MT, eds. Barueri: Manole; 2015. p. 959-980.
3. Hull RD. Anticoagulation in acute pulmonary embolism, 2014. Disponível em: <www.uptodate.com>. Acessado em: 30 mai. 2015.
4. Sarkis ACB, Moretti MA, et al. Livro Texto da Sociedade Brasileira de Cardiologia. 2ª ed. Paola AV, Moreira MCV, Montenegro ST, Barueri: Manole; 2015. p. 1890-1906.
5. Tapson VF. Fibrinolytic (thrombolytic) therapy in acute pulmonary embolism and lower extremity deep vein thrombosis, 2015. Disponível em: <www.uptodate.com>. Acessado em: 01 jun. 2015.

55 Urgências e Emergências Hipertensivas

■ Gabriel Dotta

Introdução

A hipertensão arterial sistêmica (HAS) é uma condição clínica multifatorial caracterizada por níveis elevados e sustentados de pressão arterial (PA), e possui uma prevalência de 30% no Brasil. A HAS grave em adultos ocorre em 1 a 2% dos pacientes hipertensos e é definida como pressão arterial sistólica (PAS) ≥ 180 mmHg e/ou pressão arterial diastólica (PAD) ≥ 120 mmHg e pode estar associada a uma variedade de complicações agudas e ameaçadoras à vida, como encefalopatia hipertensiva, hemorragias retinianas, papiledema, insuficiência renal aguda ou subaguda, entre outras. As crises hipertensivas são classificadas em urgências ou emergências hipertensivas.

A HAS grave assintomática ou oligossintomática é definida como urgência hipertensiva e é frequente em pacientes previamente hipertensos não aderentes.

A HAS grave acompanhada de sintomas ou lesão de órgão-alvo (coração, encéfalo, rins e vasos sanguíneos) é chamada de emergência hipertensiva, sendo o acidente vascular encefálico e o edema agudo de pulmão as causas mais comuns.

O paciente com uma emergência hipertensiva não necessariamente já possui HAS. Sabendo disso, entende-se o porquê de alguns pacientes se apresentarem sintomáticos com níveis tensionais não tão elevados. A elevação abrupta da PA pode desencadear uma emergência hipertensiva (p. ex., gestantes que desenvolvem pré-eclâmpsia ou um adulto jovem que desenvolve uma glomerulonefrite aguda).

É importante ter em mente que a HAS pode ser secundária a dor, desconforto, ansiedade e/ou retenção urinária e a reversão desses fatores, por si só, promove diminuição dos níveis tensionais.

Para fins de curiosidade, o termo "hipertensão maligna" (HAS grave com insuficiência renal e retinopatia com papiledema) é utilizado desde 1928 e está em desuso pois, naquela época, os pacientes com essa condição tinham um prognóstico similar ao de muitos cânceres, ou seja, mortalidade de 50% em 1 ano. A evolução das terapias anti-hipertensivas melhorou muito os desfechos nesse cenário.

O termo hipertensão acelerada é atualmente determinado por HAS ≥ 179/109 mmHg associada a retinopatia.

Etiologia

A crise hipertensiva pode ocorrer como complicação de HAS primária ou secundária e tem como causa mais comum a má aderência ao tratamento médico. As crises podem ser secundárias à HAS de doenças do parênquima renal, doenças renovasculares, uso de drogas ilícitas (álcool, cocaína) pré-eclâmpsia e alterações endócrinas (síndrome de Cushing, feocromocitoma) ou do sistema nervoso central (AVC). Portanto, o paciente que se apresenta com uma emergência hipertensiva deve ser avaliado para causas secundárias de HAS (Quadro 55.1).

Quadro 55.1 – Causas comuns de crise hipertensiva

Medicação irregular
Retirada abrupta de anti-hipertensivos (p. ex., clonidina)
Doença renal (vascular ou parenquimatosa)
Drogas (álcool, cocaína)
Doenças do colágeno (LES, esclerodermia)
Distúrbios endócrinos (Cushing, feocromocitoma)
Pré-eclâmpsia/eclâmpsia
Pós-operatório

Fonte: Rodriguez, et al. Hypertensive Crisis. Cardiology in Review. 2010;18:2.

Avaliação e diagnóstico

A leitura da pressão arterial deve ser rapidamente confirmada com medidas repetidas conforme a técnica apropriada. O aspecto mais importante do manejo inicial é excluir lesão de órgão-alvo aguda, cuja existência pode indicar um diagnóstico de emergência hipertensiva.

Uma anamnese e exame físico completos são fundamentais em qualquer avaliação. Os sintomas mais comuns na apresentação da urgência hipertensiva são: cefaleia (22%), epistaxe (17%), pré-sincope (10%), agitação psicomotora (10%), dor torácica (9%) e dispneia (9%). Em contraste, pacientes com emergência hipertensiva queixam-se de dor torácica (27%), dispneia (22%) e défice neurológico (21%). As lesões em órgão-alvo mais prevalentes são AVCi (24,5%), EAP (22,5%), encefalopatia hipertensiva (16,3%) e ICC (12,0%).

Para verificar a existência de lesão de órgão-alvo precisa-se observar:

- desconforto precordial ou dorsal, aferição da PA nos dois braços, palpação de pulsos, sopros cardíacos, carotídeos e abdominal (síndrome coronária aguda [SCA] ou dissecção aórtica);
- dispneia, turgência jugular, terceira bulha, estertores pulmonares (insuficiência ventricular esquerda aguda, SCA, edema pulmonar);
- náuseas e vômitos (SCA ou hipertensão intracraniana);
- sintomas neurológicos focais (AVC isquêmico ou hemorrágico);
- sintomas neurológicos generalizados como agitação, *delirium*, estupor, convulsões ou distúrbios visuais (encefalopatia hipertensiva);
- traumatismo cranioencefálico (TCE);
- quando a fundoscopia é realizada, os achados de hemorragias retinianas, exsudatos (infiltrados algodonosos) ou papiledema são consistentes com retinopatia hipertensiva grau III ou IV (encefalopatia hipertensiva);
- estado hiperadrenérgico devido ao uso de drogas como cocaína, anfetaminas, fenciclidina (pó-de-anjo), inibidores da monoamina oxidase ou a descontinuação de clonidina ou outro agente simpaticolítico;

- as pacientes gestantes com hipertensão grave podem estar com pré-eclâmpsia ou desenvolver eclâmpsia.

Além do exame físico, os exames complementares devem ser solicitados para avaliar a presença de lesão de órgão-alvo e complementação diagnóstica:

- eletrocardiograma de 12 derivações;
- radiograma de tórax;
- urinálise;
- eletrólitos e creatinina séricos;
- marcadores de necrose miocárdica (se há suspeita de SCA);
- tomografia computadorizada ou ressonância magnética de crânio (se há trauma cranioencefálico, sintomas neurológicos, retinopatia hipertensiva);
- angiotomografia de tórax ou ecocardiograma transesofágico na suspeita de dissecção aórtica.

É necessário classificar as emergências hipertensivas de acordo com o órgão-alvo afetado (p. ex., cérebro, coração, rins, vasos), pois o manejo de cada uma delas é diferente.

Tratamento

Tratamento da emergência hipertensiva

O tratamento da emergência hipertensiva deve ser prontamente instituído com medicações intravenosas, pela facilidade de titulação e para evitar a progressão da lesão de órgão-alvo. A terapia varia de acordo com a emergência hipertensiva específica. De modo geral, os níveis tensionais devem ser reduzidos em 10 a 20% na primeira hora e de 5 a 15% nas próximas 23 h, evitando-se ultrapassar uma queda maior que 25% em 24 h. As exceções a essa regra são a fase aguda do AVC isquêmico e a dissecção aórtica aguda. Depois de um período de 8 a 24 h de controle da pressão arterial, em ambiente com cuidados intensivos, a medicação oral é iniciada e a terapia intravenosa é gradualmente diminuída e descontinuada.

A seguir, veremos o manejo de cada emergência hipertensiva de acordo com a lesão de órgão-alvo.

Emergências neurológicas

É essencial o médico fazer o diagnóstico preciso da emergência hipertensiva neurológica, pois somente algumas delas envolvem redução da pressão arterial.

- AVC isquêmico: geralmente não são dadas drogas anti-hipertensivas, a não ser que a PA esteja maior ou igual a 220/120 mmHg ou que o paciente seja candidato a trombólise, cujo alvo de PA é ≤ 185/110 mmHg.
- AVC hemorrágico (p. ex., hemorragia intraparenquimatosa, hemorragia subaracnóidea): é importante ter em mente que a PA colabora para a pressão de perfusão cerebral (PPC), porém pode aumentar a pressão intracraniana (PIC) e o risco de sangramento. A hipotensão é danosa pelo fato de aumentar a isquemia cerebral pela diminuição da PPC. Isso é demonstrado pela fórmula (PPC = PAM – PIC). De modo geral, um alvo de pressão de 160/90 mmHg ou pressão arterial média (PAM) em torno de 100 mmHg são seguros nesses casos.
- Trauma cranioencefálico (TCE): a HAS nesses casos somente é tratada se a PAM estiver

maior que 120 mmHg e a PIC maior que 20 mmHg.

- Encefalopatia hipertensiva: a pressão arterial deve ser reduzida em 10 a 20% na primeira hora com medicação intravenosa (p. ex., nitroprussiato de sódio). Os sintomas (cefaleia, confusão mental, náusea, vômitos) melhoram com o tratamento da HAS. A pressão não deve ser reduzida em mais que 25% no primeiro dia.

Emergências cardiológicas

- Insuficiência cardíaca aguda: pacientes com disfunção ventricular esquerda aguda e edema pulmonar devem receber diuréticos de alça para diminuir a pré-carga. Para diminuir a pós-carga, um vasodilatador facilmente titulável, como nitroprussiato ou nitroglicerina, comumente é adicionado. As medicações inotrópicas negativas (betabloqueadores) ou as que aumentam o trabalho cardíaco (hidralazina) devem ser evitadas. A melhora na função cardíaca já pode ser evidenciada com uma diminuição de 10 a 15% na pressão arterial.
- Síndrome coronária aguda: é necessário diminuir a pressão arterial nesses casos para reduzir a isquemia e o consumo miocárdico. Drogas intravenosas como a nitroglicerina são recomendadas. A nitroglicerina é um vasodilatador de ação venosa predominante, que determina uma redução das pressões de enchimento (pressão venosa central e pressão de oclusão de artéria pulmonar) e não reduz de modo significativo a pressão arterial e o débito cardíaco. Seus efeitos são particularmente úteis no tratamento da isquemia miocárdica e no infarto agudo do miocárdio, estando relacionados à diminuição da extensão da área infartada e melhora da função ventricular.

Emergências vasculares

- Dissecção aórtica aguda: assim que houver o diagnóstico, a PAS deve ser reduzida com medicação intravenosa (p. ex., nitroprussiato) para 100 a 120 mmHg em 20 minutos. A frequência cardíaca deve ser reduzida gradativamente com betabloqueador para menos que 60 bpm.
- A hipertensão grave em pacientes com cirurgia vascular recente pode comprometer as linhas de sutura vascular. Nesses casos, é recomendado controle pressórico com medicações intravenosas.

Emergências renais

- A HAS severa pode causar lesão renal aguda (nefroesclerose hipertensiva). Essa condição apresenta-se com hematúria e elevação de creatinina. Uma piora inicial da função renal pode ser observada após o início da terapia anti-hipertensiva podendo, algumas vezes, requerer diálise. Esse quadro é revertido com o controle pressórico em longo prazo.

Hiperatividade simpática

- A HAS grave secundária a essa entidade não deve ser tratada com betabloqueadores, a não ser que tenham sido suspensos recentemente. A administração dessa classe em monoterapia está contraindicada neste cenário devido à inibição da vasodilatação induzida pelo receptor beta, podendo resultar em vasoconstrição adrenérgica rebote, levando a HAS.

- Descontinuação de agentes anti-hipertensivos de curta duração (especialmente clonidina, propranolol ou outro betabloqueador) pode mimetizar os sinais e sintomas de feocromocitoma.
- Ingestão de agentes simpatomiméticos (p. ex., pacientes em uso de IMAO que consumiram alimentos que contêm tiramina, anfetaminas, cocaína, etc.) podem precipitar crises hipertensivas graves e lesão de órgão-alvo.
- A HAS grave secundária ao feocromocitoma pode ser manejada com nitroprussiato, fentolamina ou nicardipina.
- Disfunção autonômica severa (p. ex., síndromes de Guillain-Barré e Shy-Drager ou trauma raquimiedular) é ocasionalmente associada a HAS grave.

Emergências hipertensivas durante a gestação

Geralmente devidas à pré-eclâmsia ou exacerbação de quadro hipertensivo existente. As drogas utilizadas são sulfato de magnésio, metildopa, hidralazina e labetalol. A hidralazina, por ser mais disponível em nosso meio, é utilizada na dose de 5 mg IV em *bolus*, seguida de 10 mg a cada 20 a 30 min até 25 mg, podendo ser repetida em algumas horas. Lembrando que os IECA, BRA e o nitroprussiato devem ser evitados na gravidez. A nitroglicerina é considerada classe C na gestação e não deve ser utilizada enquanto houver outras opções mais seguras.

As doses das principais drogas anti-hipertensivas utilizadas nas emergências estão expostas na Tabela 55.1.

Tratamento da urgência hipertensiva

Importante frisar que a diminuição abrupta e agressiva dos níveis tensionais pode trazer mais risco que benefício ao paciente, pela possibilidade de eventos adversos (p. ex., AVC ou IAM). Portanto, alguns pontos devem ser lembrados ao se tratar uma urgência hipertensiva: o tempo em que a PA deve ser reduzida; o alvo de PA e a forma de tratar a HAS para chegar no nível desejado.

A PA na urgência hipertensiva deve ser reduzida em um período que pode variar de horas a dias, embora reduções mais lentas possam ser necessárias em pacientes idosos com alto risco de isquemia cerebral ou cardíaca secundária à hipotensão. A pressão arterial deve chegar a níveis menores que 160/100 mmHg. Contudo, a pressão arterial média não deve ser diminuída em mais que 25 a 30% em 24 h. Em curto prazo o alvo deve ser 160/100 mmHg e em longo prazo o alvo deve ser menor que 140/90 mmHg.

Se a unidade de atendimento permitir, deve-se remover o paciente para uma sala tranquila e silenciosa onde ele possa descansar, com isso a PAS pode cair em 10 a 20 mmHg ou mais. Devemos diminuir a PA em algumas horas quando o paciente possui alto risco de desenvolver eventos cardiovasculares decorrentes da HAS grave, incluindo aqueles com aneurisma aórtico e intracraniano.

Para conseguir uma redução da pressão arterial relativamente rápida utiliza-se um dos seguintes agentes:

- captopril 12,5 a 25 mg oral (medicamento preferencial);

Tabela 55.1 – Medicamentos usados por via parenteral para o tratamento das emergências hipertensivas

Medicamentos	Dose	Início	Duração	Efeitos adversos e precauções	Indicações
Nitroprussiato de sódio (vasodilatador arterial e venoso)	0,25-10 mg/kg/min EV	Imediato	1-2 min	Náuseas, vômitos, intoxicação por cianeto. Cuidado na IR e IH e na HIC Hipotensão grave	Maioria das emergências hipertensivas
Nitroglicerina (vasodilatador arterial e venoso)	5-100 mg/min EV	2-5 min	3-5 min	Cefaleia, taquicardia reflexa, taquifilaxia, *flushing*, metemoglobinemia	ICo, IVE
Hidralazina (vasodilatador de ação direta)	10-20 mg EV ou 10-40 mg IM 6/6 h	10-30 min	3-12 h	Taquicardia, cefaleia, vômitos Piora da angina e do infarto Cuidado com HIC	Eclâmpsia
Metoprolol (betabloqueador seletivo)	5 mg EV (repetir 10/10 min, se necessário até 20 mg)	5-10 min	3-4 h	Bradicardia, BAV avançado, IC, broncoespasmo	ICo, dissecção aórtica aguda (em combinação com NPS)
Esmolol (betabloqueador seletivo de ação ultrarrápida)	Ataque: 500 μg/kg Infusão intermitente: 25-50 μg/kg/min Máximo: 300 μg/kg/min	1-2 min	1-20 min	Náuseas, vômitos, BAV 1° grau, espasmo brônquico, hipotensão	Dissecção aórtica aguda (em combinação com NPS). Hipertensão pós-operatória grave
Furosemida (diurético)	20-60 mg (repetir após 30 min)	2-5 min	30-60 min	Hipopotassemia	IVEHipervolemia
Fentolamina (alfabloqueador)	Infusão contínua: 1-5 mg Máximo: 15 mg	1-2 min	3-5 min	Taquicardia reflexa, *flushing*, tontura, náuseas, vômitos	Excesso de catecolaminas

IR: Insuficiência renal; IH: insuficiência hepática; HIC: hipertensão intracraniana; ICo: insuficiência coronariana; IVE: insuficiência ventricular esquerda; BAV: bloqueio atrioventricular; NPS: nitroprussiato de sódio.

Fonte: VI Diretrizes Brasileiras de Hipertensão (SBC). Arq Bras Cardiol. 2010;95(1 supl.1):1-51.

- furosemida 40 mg oral (se o paciente possui hipervolemia, e a dose deve ser maior se o paciente tiver insuficiência renal);
- clonidina 0,2 mg oral (sem a intenção de adotar como terapia de longo termo)

É importante frisar que a nifedipina sublingual está **contraindicada** nesse cenário e não deve ser utilizada, pois essa droga pode produzir uma redução da pressão arterial imprevisível e incontrolável, bem como complicações isquêmicas. A hidralazina e a clonidina também devem ser evitadas em pacientes coronariopatas, pelo risco de induzir a isquemia miocárdica por taquicardia reflexa e hipertensão rebote.

Após a administração de um daqueles agentes, o paciente é observado por algumas horas para se assegurar uma redução de 20 a 30 mmHg na pressão arterial. Depois disso, um agente de maior meia-vida é prescrito, e o paciente é liberado para casa com seguimento dentro de alguns dias.

Pacientes com HAS assintomática que não requerem diminuição rápida da pressão arterial devem chegar ao alvo pressórico em alguns dias. Quando o paciente já possui diagnóstico de HAS, deve-se verificar aderência terapêutica e reinstituir os anti-hipertensivos de uso prévio, principalmente os associados com hipertensão rebote, p. ex., $alfa_2$-agonistas centrais, vasodilatadores diretos, betabloqueadores em dose alta. Deve também considerar aumentar a dose ou adicionar outro anti-hipertensivo, pelo fato de não ser incomum observar fármacos em subdosagem. Sempre cabe ao médico reforçar a restrição de sódio em pacientes não aderentes à dieta.

Quando o paciente é virgem de tratamento devemos levar em consideração o risco cardiovascular do paciente, o tempo de início da crise hipertensiva e o risco de isquemia cerebral ou miocárdica com a redução rápida da pressão arterial. Na atualidade, qualquer classe de anti-hipertensivo pode ser utilizada para tratamento da HAS em longo prazo – desde que resguardadas as indicações e contraindicações de cada fármaco. A escolha da droga deve levar em consideração o agente mais apropriado para cada grupo de pacientes. As atuais diretrizes orientam, para pacientes com uma pressão arterial maior que 20 a 10 mmHg do alvo, uma combinação de dois anti-hipertensivos para atingir o nível tensional desejado. Conforme o estudo ACCOMPLISH, a combinação preferencial seria antagonista do canal de cálcio mais um IECA/BRA.

Monitoramento e seguimento

O ponto-chave para se completar o tratamento do paciente hipertenso após o controle da PA posteriormente à crise hipertensiva é salientar a importância da aderência terapêutica e assegurar o seguimento ambulatorial, pois a grande maioria desses pacientes retorna ao pronto-socorro com uma nova emergência hipertensiva se não houver um acompanhamento adequado.

O paciente com hipertensão severa assintomática (urgência) é geralmente manejado no pronto-socorro se há necessidade de excluir lesão de órgão-alvo com exames laboratoriais, administração de medicamentos para reduzir a pressão arterial e algumas horas de observação. Todavia, o paciente pode também ser manejado de forma segura em caráter ambulatorial.

Quando o paciente possui acompanhamento médico, raramente necessita de internação hospitalar. Melhores ajustes são feitos nas semanas ou meses seguintes para alcançar os níveis pressóricos desejados.

Conclusão

A maioria dos pacientes com HAS grave (≥ 180/120 mmHg) não possui lesão de órgão-alvo e essa condição é classificada como uma urgência hipertensiva e pode ser tratada com medicação via oral. A história e o exame físico devem identificar lesão de órgão-alvo e se necessário solicitar exames complementares para a confirmação.

A escolha do tratamento varia conforme a classificação. Deve-se sempre ficar alerta para não diminuir rapidamente a PA, pelo risco de desencadear isquemia miocárdica ou cerebral (mecanismo de autorregulação). Para a maioria dos casos, deve-se diminuir em até 20% na primeira hora, seguido de diminuição gradual nas próximas 23 h, com objetivo de uma redução de aproximadamente

25% em 24 h. As grandes exceções a essa regra são a fase aguda do AVC e a dissecção aórtica aguda. A HAS secundária é comumente diagnosticada em pacientes que se apresentam com uma emergência hipertensiva. O aspecto mais importante no cuidado é assegurar um acompanhamento ambulatorial de alta qualidade ao paciente.

Bibliografia consultada

1. Boudville N, Ward S, Benaroia M, House AA. Increased sodium intake correlates with greater use of antihypertensive agents by subjects with chronic kidney disease. Am J Hypertens. 2005;18:1300.
2. Chobanian AV, Bakris GL, Black HR, et al. The Seventh Report of the Joint National Committee on Prevention, Detection, Evaluation, and Treatment of High Blood Pressure: the JNC 7 report. JAMA. 2003;289:2560.
3. Elliott WJ. Clinical features in the management of selected hypertensive emergencies. Prog Cardiovasc Dis. 2006;48:316.
4. Elliott WJ, Weber RR, Nelson KS, et al. Renal and hemodynamic effects of intravenous fenoldopam versus nitroprusside in severe hypertension. Circulation. 1990;81:970.
5. ESH/ESC Task Force for the Management of Arterial Hypertension. J Hypertens. 2013;31:1925.
6. Fonseca JCL. Drogas vasoativas – uso racional. Rev SOCERJ. 2001;16:2.
7. Gifford RW. Management and treatment of malignant hypertension and hypertensive emergencies. Hypertension. New York, NY: McGraw Hill. 1977. p. 1024-1038.
8. Grassi D, O'Flaherty M, Pellizzari M, et al. Hypertensive urgencies in the emergency department: evaluating blood pressure response to rest and to antihypertensive drugs with different profiles. J Clin Hypertens (Greenwich). 2008;10:662.
9. Grossman E, Messerli FH, Grodzicki T, Kowey P. Should a moratorium be placed on sublingual nifedipine capsules given for hypertensive emergencies and pseudoemergencies? JAMA. 1996;276:1328.
10. Handler J. Hypertensive urgency. J Clin Hypertens (Greenwich). 2006;8:61.
11. Kaplan NM, Victor RG. Chapter 8: Hypertensive Crises. In: Kaplan's Clinical Hypertension, 10th ed. Philadelphia: Lippincott, Williams & Wilkins; 2010. p. 274.
12. Lau J, Antman EM, Jimenez-Silva J, et al. Cumulative meta-analysis of therapeutic trials for myocardial infarction. N Engl J Med. 1992;327:248.
13. Mayer SA, Kurtz P, Wyman A, et al. Clinical practices, complications, and mortality in neurological patients with acute severe hypertension: the Studying the Treatment of Acute hypertension registry. Crit Care Med. 2011;39:2330.
14. Phan DG. Hypertensive emergencies and urgencies. Presse Med. 2015;44(7-8):737-44.
15. Prêtre R, Von Segesser LK. Aortic dissection. Lancet. 1997;349:1461.
16. Rodriguez MA, Kumar SK, De Caro M. Hypertensive Crisis. Cardiology in Review. 2010;18:2:102-7.
17. Souza LM, Riera R, Saconato H, et al. Oral drugs for hypertensive urgencies: systematic review and meta-analysis. São Paulo Med J. 2009;127:366.
18. VI Diretrizes Brasileiras de Hipertensão (SBC). Arq Bras Cardiol. 2010;95(1 supl.1):1-51.
19. Zampaglione B, Pascale C, Marchisio M, et al. Hypertensive urgencies and emergencies: prevalence and clinical presentation. Hypertension. 1996;27:144-147.

56 Edema Agudo de Pulmão

- Lívia Marques de Castro
- Felipe Augusto de Oliveira Souza

Introdução

Edema agudo pulmonar (EAP) é o acúmulo de líquido extravasado dos capilares pulmonares para o interstício pulmonar causando dificuldade na realização das trocas gasosas entre capilar e alvéolo pulmonar. Essa situação ocorre sempre que o movimento de fluidos intravasculares dirigido para os espaços intersticial e alveolar ultrapassar a capacidade de drenagem sanguínea e linfática.

O EAP é uma emergência clínica prevalente que, ao ser reconhecido, deve ser prontamente tratado pois pode ser acompanhado de insuficiência respiratória aguda.

Fisiopatologia

O EAP pode estar associado à pressão hidrostática do capilar pulmonar normal ou aumentada, caracterizando dois mecanismos determinantes da fisiopatologia, do tratamento e do prognóstico. A diferenciação destas duas formas é crucial para estabelecer um planejamento terapêutico adequado.

- Cardiogênico: ocorre quando o edema pulmonar decorre de mecanismos primariamente ligados ao aumento da pressão hidrostática capilar em níveis pressóricos superiores a 25 mmHg, consequentes à falência ventricular esquerda.
- Não cardiogênico: ocorre por três mecanismos principais – insuficiência linfática, aumento da permeabilidade do endotélio capilar pulmonar e pela redução da pressão oncótica.

Etiologia

Cardiogênico (Quadro 56.1)

Quadro 56.1 – Etiologia do edema agudo de pulmão cardiogênico

Miocardiopatias crônicas (etiologias: isquêmica, hipertensiva, valvar, chagásica)	Emergências hipertensivas
Síndromes coronarianas agudas	Taquiarritmias
Miocardites agudas	Bradicardias

Não cardiogênico (Quadro 56.2)

Quadro 56.2 – Etiologia do edema agudo de pulmão não cardiogênico

Endotoxinas	Edema agudo pós-manipulação das vias aéreas (por pressão negativa)
Embolia pulmonar	Edema agudo neurogênico
Síndrome do desconforto respiratório agudo	Edema agudo de reexpansão (pós-pneumotórax)
Anafilaxia	Edema agudo de altas altitudes
Acidente ofídico	Infecções virais

Diagnóstico

O diagnóstico do EAP é essencialmente clínico. A história e o exame físico são extremamente necessários para o diagnóstico na maioria dos casos. Os sintomas mais comuns são: tosse seca ou produtiva, dispneia paroxística noturna, ortopneia e fadiga. Sinais que podem estar associados são: turgência jugular, edema de membros inferiores, estertores crepitantes, presença de B3 ou B4, cianose de extremidades, ausculta pulmonar diminuída ou abolida (derrame pleural) entre outros.

Exames complementares (Quadro 56.3)

Tratamento

Medidas gerais

- Monitoração cardíaca, acesso venoso periférico e calibroso.
- Descartar síndrome coronariana aguda (realização de ECG de 12 derivações).
- Decúbito elevado a 45°.
- Restrição hídrica 800-1.200 mL/dia.

Quadro 56.3 – Exames complementares para diagnóstico de edema agudo de pulmão

1) Radiografia de tórax: derrame pleural, cardiomegalia, cisurites e cefalização da vasculatura pulmonar são achados compatíveis com EAP
2) ECG: exame de fácil realização, não invasivo e que pode diagnosticar arritmias e síndromes coronarianas agudas como causa da descompensação (Figura 56.1)
3) Ecocardiograma transtorácico: pode ser realizado à beira leito e traz informações que podem predizer a etiologia (isquêmica, hipertensiva, valvar) e auxiliar no acompanhamento do tratamento
4) Cineangiocoronariografia: indicada nos casos em que o EAP seja de etiologia isquêmica aguda, levando o paciente à deterioração do estado clínico
5) Dosagem de BNP (peptídeo natriurético cerebral): realizada nos casos de dúvida diagnóstica da etiologia da dispneia. O valor preditivo negativo do método é alto
6) D-dímero: importante nos casos em que a embolia pulmonar for o principal diagnóstico diferencial
7) Marcadores de necrose miocárdica (CPK, CK-MB e troponina): são auxiliares nos casos em que a suspeita de síndrome coronariana aguda é alta ou apresenta sintomas atípicos

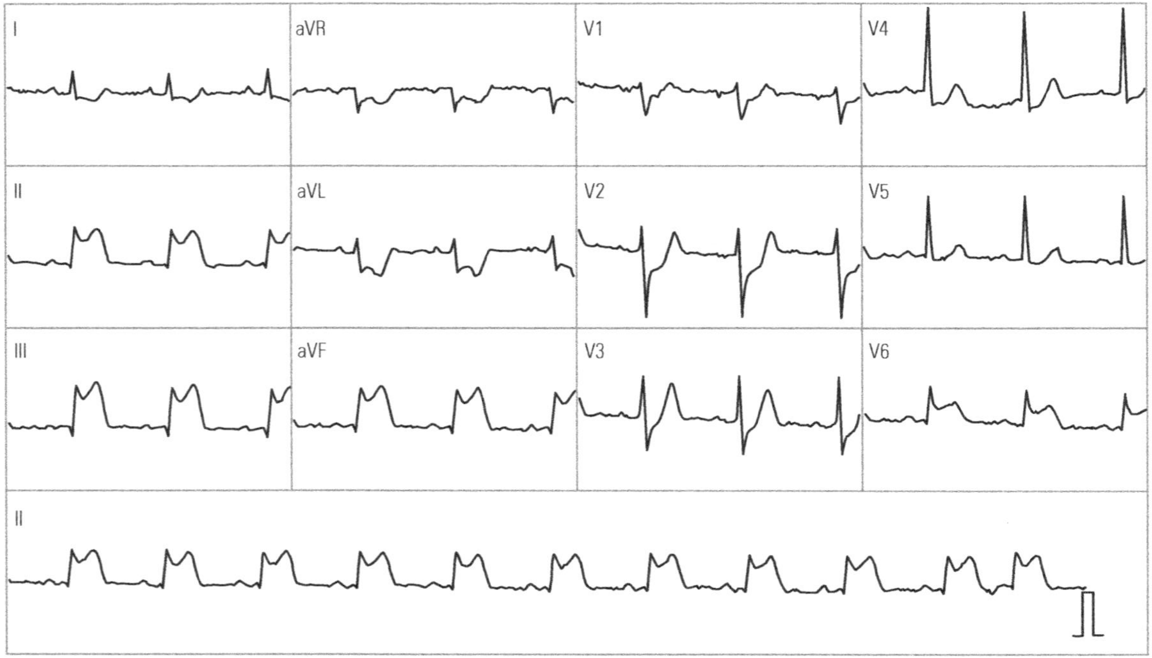

Figura 56.1 – Infarto com supradesnivelamento do segmento ST na parede inferolaterodorsal evoluindo para EAP (Killip III). O ECG é um exame fundamental para se descartar ou confirmar uma síndrome coronariana aguda naqueles pacientes que apresentam EAP e não informam história de dor torácica.

- Medida rigorosa do débito urinário (avaliar necessidade de sondagem vesical).
- Coleta de exames para identificação e controle da causa de base.

Suporte ventilatório e oxigenoterapia

Oxigenoterapia: deve ser prontamente instituída para estes pacientes na entrada ao setor de emergência. O fluxo de oxigênio e os dispositivos a serem utilizados devem considerar o estado do paciente e sua resposta inicial.

a) Cânula e cateter nasal: utilizada para pacientes que necessitam de baixos fluxos de oxigênio (1-3 L/min) e que não apresentem obstrução de vias aéreas superiores.
b) Máscara facial simples: pode fornecer até 8 L/min com fração inspirada de O_2 (FiO_2) aproximada de 80%.
c) Máscara de Venturi: fornece alta fluxo e FiO_2 variável até 50%.
d) Ventilação não invasiva CPAP (*Continuous Positive Airway Pressure*): método eficaz que institui a pressão positiva por meio de dispositivos externos (máscaras), permitindo o recrutamento de alvéolos até então colabados, aumentando desse modo a área de troca alveolocapilar, reduzindo pré-carga e pós-carga e diminuindo o trabalho respiratório. É terapêutica padrão para o suporte ventilatório em pacientes graves e uma forma de instituir pressão positiva sem necessidade de intubação orotraqueal.
e) Intubação orotraqueal e ventilação mecânica: terapias utilizadas nos casos que não respondem a ventilação não invasiva ou apresentam contraindicações à mesma.

Diuréticos

- Furosemida: dose de ataque 1,0 mg/kg EV. O efeito inicial deste diurético de alça é a venodilatação e após 20 minutos ocorre o efeito diurético. Nos pacientes extremamente edemaciados que já estão em uso de vasodilatadores e não respondem às doses de furosemida intermitente pode ser realizada a infusão contínua da droga. A velocidade média de infusão é de 10-40 mg/h, podendo atingir até 80 mg/h.

Morfina

Doses de 1-3 mg em *bolus* devem ser administradas a cada 3 a 5 minutos. O efeito do sulfato de morfina é a diminuição da pré-carga pela vasodilatação do sistema venoso e a redução da ansiedade do paciente.

Vasodilatadores

- Dinitrato de isossorbida: 5 mg sublingual deve ser oferecido a cada 5 minutos, reavaliando a necessidade conforme a resposta.
- Nitroglicerina: administrar 5 a 200 μg/min em bomba de infusão contínua. Tem grande ação venodilatadora, reduzindo a pré-carga e em doses maiores possui ação vasodilatadora arterial e coronariana. Indicada para pacientes com PAS > 90 mmHg e coronariopatia.
- Nitroprussiato de sódio: a dose utilizada é de 0,5 a 10 μg/

kg/min. O efeito de vasodilatação do sistema venoso resulta em diminuição da pré-carga e consequentemente melhora do débito cardíaco. Deve ser utilizado naqueles pacientes que apresentam pressão sistólica acima de 90 mmHg e ausência de sinais de choque cardiogênico. No EAP secundário a emergência hipertensiva é a droga de escolha, por agir sobretudo na vasodilatação arterial.

Drogas vasoativas

Utilizadas nos pacientes que apresentam sinais de choque cardiogênico e/ou baixo débito cardíaco.

- Dobutamina: dose de 5-20 μg/kg/min. Catecolamina sintética com efeito inotrópico positivo. Em doses mais baixas possui efeito vasodilatador periférico podendo causar hipotensão transitória, em doses acima de 10 μg/kg/min iniciam os efeitos cronotrópicos positivos (beta-agonista). Taquiarritmias podem ser identificadas em doses altas da droga, sendo um efeito adverso esperado.
- Milrinone: dose de ataque é de 50 μg/kg em 30 minutos com infusão contínua de 0,3-0,75 μg/kg/min. Atua na inibição seletiva da fosfodiesterase do tipo III, resultando em acúmulo de AMPc no interior do miócito, promovendo melhora na contração, frequência e relaxamento do miocárdio. Tem efeito inotrópico positivo e vasodilatador, resultando em redução da pré-carga. O aumento de contratilidade não resulta em aumento de consumo de oxigênio pelo miócito.
- Levosimendana: dose de 0,05 μg/kg/min em 24 horas. Possui mecanismo duplo: primeiro inibem parcialmente a fosfodiesterase cardíaca e, depois, agem como sensibilizadores da troponina C aos íons de cálcio disponíveis. Essa ação promove efeito cardiotônico sem aumentar a demanda de oxigênio pelo miocárdio. Ao lado de seu efeito inotrópico, alteram também os canais de potássio periféricos, promovendo efeito vasodilatador arterial. O efeito hemodinâmico se traduz em melhora do desempenho miocárdico, redução da pré e pós-cargas e melhora do fluxo coronariano sem aumento da demanda miocárdica de oxigênio.
- Dopamina: dose de 2-50 μg/kg/min. É um precursor intermediário da noradrenalina, possui efeito inotrópico positivo e age nos receptores $beta_1$ produzindo aumento do cronotropismo. Os seus efeitos são dose-dependentes.
- Noradrenalina: dose de 0,05-1,0 μg/kg/min. Tem efeito substancialmente alfa-agonista, aumentando a resistência vascular periférica e a PA, não atuando diretamente no débito cardíaco. Uso como terapia adjunta a outros vasopressores em pacientes hipotensos refratários a outras medidas.

Fluxograma para edema agudo de pulmão (Figura 56.2)

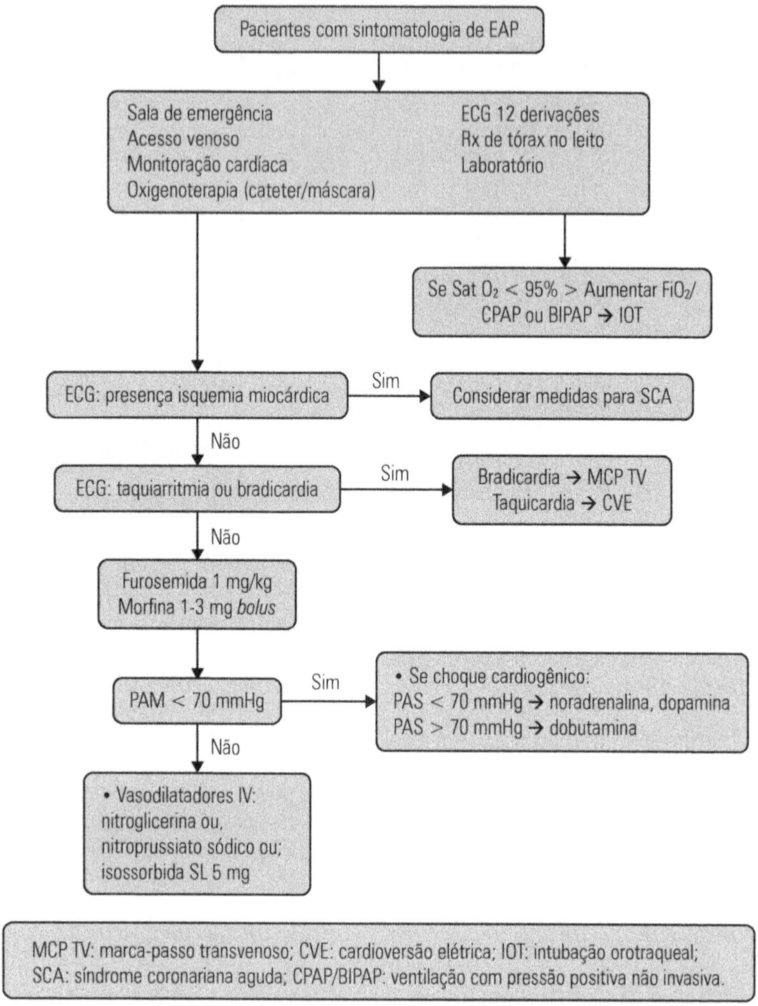

Figura 56.2 – Fluxograma para edema agudo de pulmão.

Bibliografia consultada

1. Colombo PC, Onat D, Sabbah HN. Acute heart failure as "acute endothelitis" – interaction of fluid overland and endothelial dysfunction. Eur J Heart Fail. 2008;10:170-5.
2. De Paola AV, Barbosa M, Guimarães J, et al. Livro texto da Sociedade Brasileira de Cardiologia (SBC). Barueri-SP: Ed. Manole; 2012. p. 962-974.
3. Fuster V, Ryden LE, Asinger RW, et al. ACC/AHA/ESC guidelines for the management of pacients with atrial fibrillation. A report of the American College of Cardiology/American Heart Association task force on practice guidelines and the European Society of Cardiology Committee for Practice Guidelines and Policy Conferences (committee to develop guidelines for the management of patients with atrial fibrillation) developed in collaboration with the North American Society of Pacing and Electrophysiology. Eur Heart J. 2001;22:1852-923.
4. Montera MW, Almeida RA, Tinoco EM, Rocha RM, Moura LZ, Réa-Neto A, et al.; Sociedade Brasileira de Cardiologia. II Diretriz Brasileira de Insuficiência Cardíaca Aguda. Arq Bras Cardiol. 2009;93(3 supl.3):1-65.
5. Rasanen J, Heikkila J, Dows J, et al. Continuous positive airway pressure by face mask in acute cardiogenic pulmonary edema. Am J Cardiol. 1985;55:296.
6. Stefanini E, Kasinski N, Carvalho AC, et al. Guias de medicina Ambulatorial e Hospitalar de Cardiologia. UNIFESP/Escola Paulista de Medicina. Barueri-SP: Manole; 2004. p. 487-498.
7. Wong GC, Ayas NT. Clinical approaches to the diagnosis of acute heart failure. Curr Opin Cardiol. 2007;22:207-13.

57 Pós-Operatório de Revascularização Miocárdica

- Frederico Homem da Silva
- Fernanda Boni Bilia

A cirurgia cardíaca apresenta inúmeras particularidades que a diferem dos demais procedimentos cirúrgicos. A resposta inflamatória sistêmica, o uso da circulação extracorpórea (CEC) e o processo de parada circulatória total resultam em intenso desequilíbrio da homeostase com potenciais e importantes complicações orgânicas associadas.

Os resultados cirúrgicos satisfatórios são dependentes de adequados cuidados pré-operatórios somados a cuidadosa assistência intraoperatória e o reconhecimento e tratamento precoces das possíveis disfunções no manejo pós-operatório.

Alterações da circulação extracorpórea (CEC)

A repercussão sistêmica da CEC e a síndrome pós-perfusional abrangem alterações clínicas significativas que se iniciam no período operatório e prolongam-se por períodos variáveis no pós-operatório. Na Tabela 57.1 encontram-se, resumidamente, as principais alterações durante este evento.

Tabela 57.1 – Alterações que ocorrem durante a CEC

Alterações cardiovasculares	↓ RVP ↓ DC É comum utilizar inotrópicos, que melhoram o DC. Em longo prazo podem elevar o DC em excesso, demonstrando que há predomínio de quadro inflamatório com características de processo distributivo
Alterações metabólicas	↑ Glicemias ↑ Catecolaminas ↓ Insulina ↑ Lipólise ↑ Cortisol ↑ ADH
Alterações hematológicas	Anemia (secundária à hemólise e sangramentos) Leucocitose Plaquetopenia e disfunção plaquetária (secundária ao consumo, sequestro esplênico e à própria ativação plaquetária) Fibrinólise
Alterações imunológicas	Ativação do sistema complemento (A exacerbação inflamatória também é responsável pelo consumo dos fatores de coagulação, assim como o próprio circuito de funcionamento da CEC, culminando em potenciais efeitos hemorrágicos)

> continua

Tabela 57.1 – Alterações que ocorrem durante a CEC (continuação)

Alterações pulmonares	↓ Capacidade funcional ↓ Complacência pulmonar ↓ Hematose ↓ Hipoxemia Edema pulmonar inflamatório (*pump lung*) é condição associada ao quadro inflamatório sistêmico e a presença de congestão geralmente é secundária à disfunção miocárdica
Alterações renais	IRA (multifatorial – hipoperfusão, efeito citotóxico e vasoconstritor das citocinas circulantes – exibindo um potencial de reversibilidade após o restabelecimento do equilíbrio orgânico)

Pós-operatório imediato

A admissão do paciente em seu pós-operatório deve ser feita em unidade de terapia intensiva e consiste em um momento no qual informações sobre o procedimento cirúrgico e sobre a anestesia devem ser consideradas essenciais para uma boa evolução pós-operatória. Com relação ao procedimento cirúrgico, deve ser informado o tipo de procedimento, a duração, as intercorrências, necessidade de transfusão, colocação em CEC ou não, presença de drenos e fio de marca-passo, necessidade de dispositivo de assistência ventricular e manutenção de esterno aberto. O tipo de anestesia, intercorrências no intraoperatório, balanço hídrico, uso de drogas vasoativas, hipotermia, uso de fibrinolíticos e hemoderivados também devem ser abordados com a equipe de anestesia. Dados prévios do paciente também se tornam essenciais para um bom manejo, como ecocardiograma prévio, medicações de uso contínuo, função renal prévia, alergia e toda avaliação global do paciente.

Após isso, o paciente deve ser examinado cuidadosamente com o objetivo principal de mensurar precocemente o diagnóstico de possíveis complicações ventilatórias e hemodinâmicas.

A monitoração dos parâmetros hemodinâmicos (frequência cardíaca, pressão arterial sistêmica, débito urinário, pressão venosa central – PVC, pressão capilar pulmonar – PCP) e parâmetros de perfusão (lactato, saturação venosa central, débito urinário, bicarbonato sérico, base excesso e delta CO_2) deve ser seguida rigorosamente. O cateter de artéria pulmonar pode ser empregado como medida adicional para a análise hemodinâmica.

A análise laboratorial deve ser solicitada e os resultados, fidedignamente interpretados (Tabela 57.2).

O eletrocardiograma e a radiografia torácica devem ser realizados à admissão, no seguimento do paciente ou conforme julgamento clínico para avaliação de complicações.

Medidas clínicas gerais

- Cabeceira elevada a 30 graus.
- Cuidados com drenos, cateteres (venosos e arteriais), sondas (vesical e enteral se indicada) e tubo orotraqueal.
- Cuidados higiênicos com a ferida operatória.
- Profilaxia de úlcera de estresse: ranitidina 50 mg IV 12/12 horas (menor interação medicamentosa) ou omeprazol 40 mg IV uma vez ao dia.

Tabela 57.2 – Exames laboratoriais no pós-operatório de Revascularização Miocárdica

Exame	PO imediato	Primeiro dia PO	Segundo dia PO
Hb/HT	6/6 h	12/12 h	1× dia
Plaquetas	12/12 h	1×/dia	1×/dia
Ureia/Creatinina	1×/dia	1×/dia	1×/dia
Na/K	6/6 h	12/12 h	1×/dia
Cálcio iônico	2×/dia	1×/dia	1×/dia
Magnésio	2×/dia	1×/dia	1×/dia
Gasometria arterial	6/6 h	12/12 h	1×/dia
Gasometria venosa	6/6 h	12/12 h	1×/dia
Coagulograma	2×/dia	1×/dia	ACM
Lactato	6/6 h	12/12 h	1×/dia
Glicemia capilar	2/2 h	2/2 h	2/2 h

- Profilaxia de fenômenos tromboembólicos: heparina não fracionada 5.000 UI SC 8/8 h ou heparina de baixo peso molecular 40 mg SC uma vez ao dia a partir da retirada dos drenos (no entanto, deve-se individualizar caso a caso). O uso de medidas físicas (meias elásticas e compressor pneumático de membros inferiores) deve ser realizado nos casos em que existem contraindicações à terapia farmacológica, devendo ainda ser considerada a associação dos métodos em pacientes de alto risco.
- Profilaxia antimicrobiana: cefuroxima (1,5 g durante a indução anestésica com dose de manutenção de 750 mg, 8/8 horas por 48 horas) e vancomicina (situações especiais – o nosso serviço preconiza a administração para casos em que o período de internação prévio à cirurgia é superior a 7 dias).
- Dieta: restituída o mais precocemente possível. A via oral é a preferida. Na impossibilidade da mesma, a via enteral é a escolhida.

Monitoração

- Eletrocardiograma: detecção do ritmo cardíaco e distúrbios de condução, bem como alterações isquêmicas. Deve ser realizado a cada 12 horas nas primeiras 48 horas e após este período diariamente enquanto o paciente estiver na unidade.
- Cardíaca: avaliação do ritmo, da frequência cardíaca e do segmento ST.
- Radiografia torácica: útil na avaliação dos tubos, drenos e de potenciais complicações (pneumotórax, hemotórax, derrame pleural, atelectasias). Deve ser realizado diariamente nas primeiras 48-72 horas ou até a estabilização clínica do paciente.
- Pressão arterial sistêmica: deve ser monitorada de maneira invasiva. As medidas de pressão sistólica, diastólica e média fornecem informações precisas sobre dados de volemia e perfusão. A artéria radial deve ser preferida, no entanto, pode-se utilizar a artéria femoral como alternativa. Seu uso é recomendado nas primeiras 24-48 horas ou até a correção

de instabilidade hemodinâmica. É essencial durante o período de uso o seguimento da perfusão do membro puncionado, devendo o dispositivo ser removido em caso de sinais de isquemia ou trombose. Valores maiores que 65-70 mmHg são indicados para manutenção de perfusão orgânica satisfatória.

- Pressão venosa central: não deve ser avaliada isoladamente e sim com medidas seriadas. Valores ideais condizem com faixa de 10-12 mmHg, abaixo deste valor geralmente se encontram condições de hipovolemia. Pacientes em ventilação mecânica ostentam valor maior de normalidade de 12-15 mmHg por aumento da pressão intratorácica.
- Temperatura: objetiva-se a normotermia. Condições de hipertermia associam-se a aumento do metabolismo e consequentemente do consumo energético, ao passo que a hipotermia (temperatura menor que 36°C) pode resultar em complicações do tipo vasoconstrição periférica, com consequente aumento de pós-carga, deterioração da função miocárdica, arritmias, coagulopatia, aumentar risco de infecção devido a inibição imunológica, entre outros. Dessa forma, o combate à hipotermia deve ser rigoroso, com necessidade de manta térmica em diversas vezes.
- Débito urinário: excelente parâmetro de avaliação de perfusão. Valores ideais remetem-se a 1 mL/kg/hora.
- Saturação venosa central: reflete parâmetro de perfusão medido a partir de um cateter venoso central. Valores adequados encontram-se acima de 65%. Medidas inferiores geralmente refletem condições de baixo débito cardíaco (anemia, hipovolemia e disfunção ventricular). Hipoxemia também se associa a esta condição clínica.
- Oximetria de pulso: marcador da saturação arterial de oxigênio. Útil na avaliação de complicações ventilatórias como pneumotórax, hemotórax e insuficiência respiratória; especialmente se associado à capnografia.
- Pressão capilar pulmonar: reflete a pressão de enchimento das câmaras esquerdas. Importante no seguimento da avaliação hemodinâmica.
- Débito cardíaco: medida direta do desempenho cardíaco. Eficaz na monitoração hemodinâmica e no manejo terapêutico.
- Ecocardiograma: parâmetro eficaz e não invasivo para avaliação da função ventricular e de potenciais complicações pós-operatórias, como: tamponamento cardíaco, disfunções valvares, alterações segmentares e complicações mecânicas (comunicação interventricular, disfunção valvar nova).
- Gasometria arterial: excelente fonte de dados para avaliação do equilíbrio ácido-básico (pH e bicarbonato), medidas ventilatórias (pO_2, pCO_2 e relação pO_2/FiO_2) e perfusão tecidual (excesso de bases e delta CO_2).
- Lactato arterial: reflete medida de perfusão tecidual como marcador de anaerobiose. Valores acentuados represen-

tam condições de inadequado fornecimento tecidual de oxigênio, como baixo débito cardíaco, choque distributivo e hipovolemia.

- Glicemia: o controle glicêmico intensivo não ostenta vantagens, no entanto, a manutenção de níveis glicêmicos entre 110-180 mg/dL associa-se a menor número de complicações e menor taxa de mortalidade. Desta forma, a manutenção destes níveis é amplamente recomendada.

Analgesia e sedação

A analgesia é sempre indicada. O objetivo é diminuir a resposta inflamatória mediada por estímulo álgico e promover alívio e controle satisfatório da dor que possibilitem o adequado uso da musculatura respiratória e dos reflexos para eliminação de secreções, prevenindo assim atelectasias, hipoxemia e possibilidade de infecção.

As principais drogas utilizadas são: dipirona 30 mg/kg EV 6/6 h, paracetamol 750 mg 6/6 h (pacientes alérgicos a dipirona) em associação a tramadol 100 mg EV 6/6 h (exige correção para disfunção renal). Morfina está indicada em casos de dor persistente, podendo ser utilizada infusão contínua em casos refratários. Os anti-inflamatórios não hormonais têm indicação limitada, no entanto podem ser utilizados em algumas condições, como pacientes que não apresentem disfunção renal, doença coronariana, sangramento ativo, disfunção plaquetária, insuficiência hepática ou úlcera gástrica. Bloqueio intercostal ou analgesia por via peridural são outras opções quando não há resposta ao tratamento convencional.

A sedação contínua, na maioria dos casos, não é recomendada. Orientamos o uso de sedativos para abordagem de ansiedade e para evitar dissincronia com a ventilação mecânica. O fentanil mostra-se bastante útil devido às suas propriedades analgésicas, podendo ser utilizado em pacientes clinicamente estáveis. Em casos com necessidade de sedação prolongada, o midazolam é preferível. Para sedação com fins de procedimentos (cardioversão elétrica ou intubação orotraqueal), o etomidato pode ser utilizado com excelente eficácia e poucos efeitos colaterais. Para sedação de curto período o propofol mostra-se como boa escolha, no entanto, a presença de instabilidade hemodinâmica é uma restrição ao seu uso.

Manutenção da volemia

No pós-operatório a manutenção da volemia é essencial. O objetivo é manter em níveis adequados a perfusão sistêmica e garantir a oferta tissular apropriada de oxigênio. Vários fatores contribuem para a hipovolemia, como jejum prolongado, vômitos, sangramento, perda de líquido para o terceiro espaço e aumento da permeabilidade vascular pela própria SIRS. Cristaloides (Ringer lactato e solução fisiológica) e coloides podem ser utilizados sem diferenças significativas em termos de mortalidade. No entanto, por questão de custo-efetividade e pela ausência de efeitos colaterais, os primeiros constituem os fluidos de primeira opção.

Para adequado manejo da volemia, torna-se necessário realizar a monitoração de parâmetros de responsividade volêmica. Critérios clínicos como frequência cardíaca < 100 bpm, diurese apropriada (0,5-1,0 mL/kg/hora), pressão arterial (PAM > 65 mmHg), perfusão tissular, nível de consciência e sede são os parâmetros de guia para avaliação da volemia. Outros dados como a variação de PVC (> 3,0 mmHg) e o aumento do débito cardíaco à prova de volume constituem excelentes parâmetros de avaliação dinâmica. A variação da pressão de pulso e a variação de volume sistólico acima de 13% também podem ser consideradas como fatores indicativos de boa resposta à infusão volêmica. No entanto, para a sua mensuração o paciente deve estar plenamente sedado e acoplado à ventilação mecânica (sob modo controlado) e na ausência de arritmias cardíacas. Ainda, a análise de dados laboratoriais (lactato, saturação venosa central, excesso de bases e o delta-CO_2) complementa os aspectos clínicos e hemodinâmicos.

Síndrome de baixo débito cardíaco

Esta é uma condição clínica na qual o sistema cardiovascular é incapaz de estabelecer fluxo sanguíneo adequado para atender à demanda metabólica orgânica. É manifestada classicamente através dos sinais clínicos: hipotensão arterial (PAM < 60 mmHg), taquicardia, extremidades frias e mal perfundidas, oligúria (< 0,5 mL/kg/hora), taquipneia e alterações do nível de consciência (agitação, sonolência, confusão mental), além de acidose metabólica, hiperlactatenemia, queda do índice cardíaco (< 2,2 L/min/m^2) e da saturação venosa central (< 65%) indicando má perfusão tecidual.

O débito cardíaco é dependente da frequência cardíaca, contratilidade miocárdica e da pré e pós-carga. Quaisquer fatores atenuantes aos mesmos promovem a queda da função cardíaca (Tabela 57.3).

Terapêutica

A terapêutica encontra-se voltada, fundamentalmente, à resolução da condição etiológica do processo de disfunção cardíaca. A manutenção da volemia, boas condições de ventilação e oxigenação são medidas imprescindíveis para o paciente crítico. Para a garantia de uma apropriada oferta tissular de oxigênio é

Tabela 57.3 – Fatores responsáveis pela Síndrome de Baixo Débito Cardíaco

Redução da pré-carga	• Hipovolemia • Vasodilatação (resposta inflamatória, pós-aquecimento, vasodilatadores e uso de sedoanalgésicos como benzodiazepínicos e opioides) • Ventilação mecânica com pressão positiva • Disfunção ventricular direita (isquemia, hipertensão pulmonar) • Complicações como embolia pulmonar, pneumotórax e tamponamento cardíaco
Aumento da pós-carga	• Obstrução da via de saída de VE • Hipotermia • Exacerbação da atividade adrenérgica e ativação do sistema renina-angiotensina-aldosterona (dor, vasoconstritores)
Redução da contratilidade miocárdica	• Função ventricular deprimida previamente ao procedimento • Insuficiência coronariana (má proteção miocárdica durante o intraoperatório, perda dos enxertos venosos/arteriais, revascularização miocárdica incompleta) • Condições metabólicas (acidose grave, hipoxemia importante e hipercapnia)
Evento arritmogênico	• Taquiarritmias (enchimento diastólico reduzido) • Bradiarritmias (volume sistólico efetivo inadequado) • Arritmia atrial (perda do débito atrial que corresponde a 20-25% do débito cardíaco)

necessário que níveis adequados de hemoglobina sejam instituídos. Estudos recentes mostram que valores acima de 10 g/dL devem ser considerados nos casos de insuficiência cardíaca descompensada, síndromes isquêmicas miocárdicas, sepse grave/choque séptico e em medidas de neuroproteção. Nos pacientes estáveis, níveis entre 7,0-10,0 g/dL são perfeitamente aceitáveis.

A otimização do inotropismo cardíaco e das resistências vasculares também é medida preciosa para o suporte hemodinâmico. Diversas drogas podem ser empregadas, devendo ser considerado o contexto clínico específico para cada situação.

- **Dobutamina:** droga beta-agonista, considerada o fármaco inotrópico de escolha. Utilizada em doses de 2,5-20 µg/kg/min. Habitualmente prescrita por 24 horas devendo ser realizado o desmame gradual após este período, com reduções de 2,0 µg/kg/min a cada 6 horas.
- **Milrinone:** derivado bipiridínico inibidor da fosfodiesterase com efeitos inotrópicos e propriedades vasodilatadoras com efeitos de melhora do débito cardíaco, redução da resistência vascular sistêmica, redução das pressões de enchimento, melhora da função diastólica e vasodilatação pulmonar. As doses ideais variam de 0,375 a 0,750 µg/kg/min.
- **Levosimendan:** droga inotrópica cujo efeito é decorrente da sensibilização da atividade contrátil do miócito ao cálcio. As doses utilizadas correspondem a 0,10-0,20 µg/kg/min em *bolus,* seguida de infusão contínua de 0,10-0,20 µg/kg/min. O alto custo e o efeito hipotensor representam ressalvas ao uso deste fármaco.
- **Isoproterenol:** catecolamina sintética de potente efeito beta-adrenérgico. Promove aumento do débito cardíaco à custa de aumento da contratilidade e da frequência cardíaca, acarretando ainda queda da resistência vascular periférica e pulmonar. Atualmente possui sua maior indicação no pós-operatório de transplante cardíaco (condição na qual o débito cardíaco é dependente do efeito da frequência cardíaca). Situações de baixo débito secundárias a bradicardia também podem ter seu uso empregado. As doses variam de 0,05-2,0 µg/kg/min em infusão contínua. Possíveis efeitos colaterais incluem hipotensão, hipoxemia (distúrbios da relação ventilação/perfusão) e taquiarritmias.
- **Noradrenalina:** droga de primeira escolha para efeito vasopressor. Apresenta efeito agonista alfa-adrenérgico. Doses de 0,01-3 µg/kg/min.
- **Dopamina:** droga simpaticomimética com propriedades inotrópicas e vasopressoras com efeito dose-dependente. O efeito dopaminérgico se processa em doses entre 2,0-5,0 µg/kg/min culminando em vasodilatação dos leitos esplâncnico e renal, no entanto, não se preconiza tal uso com o intuito de nefroproteção. Entre 5,0-10 µg/kg/min ocorre estímulo beta-adrenérgico com melhora do débito cardíaco e do inotropismo. O efeito alfa-adrenérgico se processa a partir de 10 µg/kg/min, sendo esperados aumentos da resistência vas-

cular periférica, da frequência cardíaca e da pressão arterial. A ocorrência de arritmias cardíacas, sobretudo na presença de hipoxemia e hipocalemia constitui seu principal efeito colateral.

- **Adrenalina:** catecolamina de efeito beta e alfa-adrenérgico. Doses ideais variam entre 0,05-2,0 μg/kg/min. Droga de escolha em quadros de choque e bradicardia no pós-operatório de transplante cardíaco e nos casos de choque refratário.
- **Vasopressina:** droga de potente efeito vasoconstritor a partir da ativação dos receptores V1 (presentes nas células musculares lisas dos vasos sanguíneos). Utilizada em choque refratário, estado de vasoplegia e na abordagem da parada cardiorrespiratória. Dose 0,04-0,1 U/min.
- **Nitroglicerina:** droga de efeito vasodilatador predominantemente venoso. Acarreta queda da pré-carga por venodilatação e apresenta ainda vasodilatação do leito coronariano e queda da resistência vascular periférica (em doses elevadas). Droga de escolha na abordagem da hipertensão (PAM > 90 mmHg) e das síndromes isquêmicas cardíacas no pós-operatório de cirurgia de revascularização miocárdica. A dose inicial é 0,25 μg/kg/min, podendo ser elevada até 5,0 μg/kg/min.
- **Nitroprussiato de sódio:** agente vasodilatador de efeito balanceado (venoso e arterial). Acarreta redução de pré e pós-carga, proporcionando melhora da perfusão por aumento do débito cardíaco e redução das pressões de enchimento ventricular. Droga de escolha nos casos de pós-operatório de cirurgia valvar e de aorta. A dose inicial é 0,25 μg/kg/min, sendo a dose máxima 5,0 μg/kg/min. Seus principais efeitos colaterais contemplam hipotensão, a intoxicação por cianeto (abordada com hidroxicobalamina e hemodiálise) e a intoxicação por tiocianato, efeitos estes relacionados ao uso prolongado da droga.
- **Óxido nítrico:** vasodilatador do leito pulmonar com mínimo efeito na resistência vascular periférica. Indicado para casos de hipertensão pulmonar com disfunção do ventrículo direito. Dose usual 10-20 ppm por via inalatória.

Suporte mecânico

Em condições refratárias à terapêutica da condição de baixo débito cardíaco e em algumas situações específicas deve-se considerar o uso de suporte mecânico.

Nesse contexto, o balão intra-aórtico (BIA) possibilita a melhora do desempenho cardíaco. A partir do efeito de contrapulsação ocorre elevação da pressão diastólica com consequente melhora da perfusão coronariana. A deflação que ocorre na sístole acarreta, por sua vez, queda da pós-carga ventricular esquerda. Desta forma, o BIA proporciona melhora da perfusão miocárdica e sistêmica e aumento do débito cardíaco. As indicações para o uso desse dispositivo são as situações de baixo débito refratário, disfunção ventricular esquerda grave, síndromes isquêmicas miocárdicas, bem como suas complicações (instabilidade elétrica denotada por arritmias ventriculares recorrentes ou incessantes e complicações mecânicas como insuficiência mitral ou comunicação interventricular). Em muitos casos, dada a condição clínica do paciente, a consideração do uso do BIA deve ser analisada ainda na fase pré ou perioperatória. Importante atentar para as contraindicações ao BIA que muitas vezes estão presentes (insuficiência aórtica, doença aterosclerótica femoral ou aortoilíaca grave, dissecção aórtica, aneurisma de aorta abdominal).

Os dispositivos de assistência ventricular são opções terapêuticas aos casos de baixo débito refratário à terapia medicamentosa somada ao suporte do BIA. Também se beneficiam do seu uso pacientes que apresentam dificuldade à desconexão da circulação extracorpórea, a despeito do suporte farmacológico e BIA, bem como pacientes com disfunção cardíaca severa como ponte para transplante cardíaco. O dispositivo pode proporcionar suporte uni ou biventricular.

Síndrome vasoplégica

É definida por choque por vasodilatação secundário à resposta inflamatória exacerbada decorrente da CEC. É uma condição com prognóstico grave e que progride frequentemente para falência orgânica múltipla. As alterações hemodinâmicas mimetizam quadro de choque hiperdinâmico, sendo relatados queda da resistência vascular periférica, elevação do débito cardíaco (que também pode demonstrar valores normais), febre, leucocitose e sinais de má perfusão global.

O tratamento deve ser iniciado tão logo seja feito o diagnóstico. A adequação da volemia e do nível de hemoglobina, bem como o uso de vasopressores compõem os principais pilares da abordagem terapêutica. A monitoração hemodinâmica invasiva, incluindo o uso do cateter de artéria pulmonar, é recomendada nestas situações.

Em 20 a 30% dos casos a etiologia do processo deve-se à causa infecciosa. Nos casos de sustentabilidade da vasoplegia por mais de 12 horas após a CEC, deve-se proceder ao rastreio infeccioso e à instituição da terapia antimicrobiana de amplo expectro.

O azul-de-metileno constitui uma medida terapêutica adicional, especialmente por não interferir na produção de óxido nítrico, atuando como um mecanismo de restauração do desempenho das catecolaminas através do bloqueio do GMPc por inibição da guanilato-ciclase.

Síndromes miocárdicas isquêmicas

Complicação grave de ocorrência em cerca de 2 a 25% dos casos e que acarreta importante aumento de morbimortalidade. Os mecanismos associados às síndromes miocárdicas isquêmicas englobam: revascularização miocárdica incompleta, falha de enxerto (estenose anastomótica, espasmo de enxerto arterial, trombose), proteção miocárdica inadequada, tempo prolongado de CEC, hipotensão ou hipertensão arterial, condições de baixo débito (causas já relacionadas). Os fatores de risco associados são portadores de lesão de tronco, lesão triarterial, disfunção ventricular esquerda e diabéticos, assim como pacientes submetidos à reoperação (predisposição a ateroembolismo de debris ou a trombose de enxerto), tempo de pinçamento aórtico e aqueles com quadro de IAM ou angina recente.

O diagnóstico baseia-se na análise de dados eletrocardiográficos, laboratoriais e de imagem, uma vez que parâmetros clínicos serão dificilmente avaliados, já que o paciente normalmente se encontra sob efeito de sedação e em ventilação mecânica.

As alterações eletrocardiográficas compreendem alterações do segmento ST (supra ou infra), inversão da onda T, presença de ondas Q patológicas (não identificadas anteriormente) e bloqueio de ramo direito ou esquerdo novo. A avaliação e a comparação dos traçados eletrocardiográficos pré e pós-procedimento são de extrema importância.

A avaliação ecocardiográfica com documentação de novas alterações da contratilidade segmentar compõe uma ferramenta diagnóstica preciosa.

A definição de infarto agudo do miocárdio pós-cirurgia de revascularização miocárdica mais atual (ESC/ACCF/AHA/WHF *Expert Consensus Document/ Third Universal Definition of Myocardial Infarction*; 2012) preconiza que os valores dos biomarcadores considerados para este diagnóstico são aqueles maiores que dez vezes o valor superior da normalidade, dentro das primeiras 48 horas após o procedimento cirúrgico. Além disso, tais alterações laboratoriais devem ser analisadas juntamente a alterações eletrocardiográficas sugestivas (onda Q patológica ou BCRE novo), oclusão angiográfica (coronária nativa ou enxerto) documentada por cineangiografia ou exame de imagem com alterações novas de contratilidade segmentar também correspondem a critérios diagnósticos para IAM relacionado à cirurgia de revascularização miocárdica. Entretanto, diversos trabalhos revelaram pior prognóstico associado à elevação de biomarcadores em cinco, dez e 20 vezes acima do percentil 99.

A partir do diagnóstico, a instituição de medidas para a manutenção da volemia, da oferta adequada de oxigênio aos tecidos e do nível satisfatório de hemoglobina é necessária para homeostase, além de suporte hemodinâmico para a garantia de pressão de perfusão adequada. O uso de betabloqueadores deve ser considerado para os pacientes sem sinais de instabilidade hemodinâmica e que se apresentem hipertensos e taquicárdicos. Entretanto, é sempre recomendável a discussão do caso com a equipe cirúrgica, sendo imprescindíveis informações sobre a anatomia coronariana, extensão das lesões e sobre as técnicas e condições dos enxertos utilizados. A coronariografia de emergência deve ser realizada nos casos de instabilidade hemodinâmica com o intuito de identificar possíveis problemas com o enxerto ou espasmo coronariano, e desta forma possibilitar a análise da melhor terapia a ser instituída.

Complicações da CEC

Complicações respiratórias

Embora a incidência destas complicações tenha diminuído com o avanço das técnicas cirúrgicas, do preparo pré-operatório e do seguimento pós-cirúrgico, elas ainda inferem aumento significativo de morbimortalidade quando presentes. Citam-se como complicações: atelectasia, pneumonia, síndrome da angústia respiratória do adulto, pneumotórax, hemotórax, insuficiência respiratória e tempo prolongado de ventilação.

Embora a etiologia destas complicações não esteja completamente elucidada, postula-se que os efeitos da resposta inflamatória na fisiologia do sistema respiratório exercem importante contribuição para a ocorrência destas condições clínicas. Além do trauma cirúrgico, a própria anestesia aplicada no procedimento, bem como os processos álgicos decorrentes do ato operatório são importantes causas de atelectasia e redução da complacência pulmonar, da atividade mucociliar e da capacidade vital, com impacto negativo também na efetuação das trocas gasosas (hematose).

A atelectasia é importante causa de febre no pós-operatório imediato e impõe-se como a principal causa de hipoxemia pós-operatória, ocorrendo em cerca de 80-90% dos pacientes. O reconhecimento precoce desta complicação é fundamental, e o estabelecimento de medidas clínicas como recrutamento alveolar com PEEP para pacientes em ventilação invasiva, fisioterapia respiratória para melhora da atividade mucociliar e da dinâmica da musculatura respiratória, analgesia para evitar a limitação da atividade muscular e ventilação não invasiva são medidas amplamente efetivas para a abordagem satisfatória deste quadro.

Os pacientes em ventilação mecânica devem receber avaliação clínica completa para a identificação de quaisquer alterações. Análise radiográfica é de suma importância, visando contemplar desde o posicionamento do tubo orotraqueal, além de possibilitar a identificação de complicações importantes como pneumotórax, hemotórax, atelectasias e processos infecciosos. Nestes casos, embora alguns trabalhos tenham mostrado que a ventilação por pressão controlada possa repercutir hemodinamicamente com aumento do débito cardíaco e tendência à diminuição da resistência vascular sistêmica quando comparada ao modo controlado a volume, não há diferenças significativas entre as duas modalidades quanto ao padrão de melhora da hipoxemia pós-operatória e análise de mortalidade. Recomenda-se que a ventilação seja realizada com volume corrente de 6-10 mL/kg, PEEP de 5-10 cmH_2O e pressão de platô abaixo de 30 cmH_2O.

Em condições de lesão pulmonar aguda e síndrome do desconforto respiratório do adulto as recomendações são as mesmas já estabelecidas para essa condição – o uso de baixo volume corrente entre 4-6 mL/kg, com pressão de platô preferencialmente menor que 30 cmH_2O e PEEP mais elevada. Técnicas de recrutamento alveolar com objetivo de melhora das trocas gasosas também são medidas utilizadas, embora não tenha sido ainda definido seu impacto na mortalidade. Hipercapnia permissiva pode ser tolerada para que se mantenha ventilação com baixo volume corrente e nível de pressão adequado. Outras medidas, como o estabelecimento da posição prona e uso do óxido nítrico inalatório, também estão indicadas para casos de hipoxemia refratária.

A extubação precoce é medida de impacto na redução de complicações clínicas, desde que haja nível de consciência satisfatório, adequação de parâmetros de ventilação e oxigenação, estabilidade hemodinâmica e normotermia.

Complicações hemorrágicas

Complicação frequente e que implica em aumento da morbidade, importantemente relacionada a aumento do tempo de internação, do tempo de ventilação mecânica, da incidência de infecções e consequentemente da mortalidade. A taxa de reabordagem cirúrgica por eventos hemorrágicos situa-se em torno de 1-4%.

Diversos fatores contribuem para esta condição clínica, como: técnica cirúrgica inadequada, uso de CEC (em especial por tempo prolongado), uso prévio de drogas antiplaquetárias ou anticoagulantes, plaquetopenia, insuficiência renal, uso prévio de anti-inflamatórios, processos infecciosos, disfunção hepática e doenças hematológicas.

Os cuidados pós-operatórios na mensuração do débito dos drenos e na avaliação do coagulograma, fibrinogênio e dos índices hematimétricos (hemoglobina, hematócrito e plaquetas) são essenciais para a caracterização deste quadro. O débito de até 150 mL/hora é tolerável, sem necessidade de reposição de hemoderivados, desde que a estabilidade clínica se mantenha.

Na vigência de sangramento é imprescindível que a equipe cirúrgica seja acionada e esteja preparada caso seja necessária nova abordagem cirúrgica. Recomenda-se coleta dos exames laboratoriais pertinentes e expansão volêmica inicial com cristaloides, com objetivo de equilíbrio hemodinâmico.

A protamina por via endovenosa é opção para casos de sangramento que se processam até 4 horas da última dose de heparina (protamina 25 a 50 mg IV diluída em 100 mL de soro fisiológico, em 20 minutos). O uso de plasma fresco congelado (10-20 mL/kg) está indicado para a reposição dos fatores de coagulação que em geral são depletados pela resposta inflamatória da CEC e pelo próprio sangramento.

A transfusão de plaquetas (1 U/10 kg) é indicada na presença de sangramento com plaquetopenia (< 100.000) ou na persistência de evento hemorrágico a despeito da transfusão de plasma e independente da plaquetometria. Neste caso, a gênese do processo se relaciona com a disfunção plaquetária, o que torna a desmopressina (0,3 μg/kg) uma opção terapêutica, assim como nos casos de hemorragia secundária à síndrome urêmica.

O ácido alfa-aminocaproico (na dose de 25 mg/kg em 1 hora com manutenção de 1 g/hora por 6 horas por via venosa) é medida indicada para casos em que ocorre fibrinólise (queda dos níveis de fibrinogênio com aumento dos produtos de degradação da fibrina).

A recomendação é manter nível adequado de hemoglobina. Valores acima de 10 g/dL constituem o alvo nos casos de insuficiência cardíaca descompensada, síndromes isquêmicas miocárdicas, sepse grave/choque séptico e em medidas de neuroproteção. Nos pacientes estáveis, níveis entre 7,0-10,0 g/dL são toleráveis.

As indicações de abordagem cirúrgica incluem:

a) taxas de sangramento acima de 1.500 mL em 12 horas;
b) débito do dreno acima de 200 mL/hora em 4-6 horas;
c) aumento súbito no débito dos drenos (acima de 300 mL/hora);
d) instabilidade hemodinâmica não corrigida com a reposição de hemoderivados, e;
e) suspeita clínica de tamponamento cardíaco.

Tamponamento cardíaco

Tem como característica o acúmulo de líquido no espaço pericárdico, gerando aumento da pressão intrapericárdica e redução do enchimento diastólico, com queda do volume sistólico e do débito cardíaco. Constitui uma emergência cuja abordagem deve ser imediata. No pós-operatório, o sangramento para o espaço pericárdico constitui a principal etiologia do quadro em questão.

Os achados clínicos clássicos são hipotensão arterial, taquicardia, abafamento de bulhas, ingurgitamento jugular, presença de pulso paradoxal (queda superior a 10 mmHg da pressão sistólica durante a inspiração) e instabilidade hemodinâmica. Outros achados incluem: complexos de baixa voltagem ao eletrocardiograma, alargamento mediastinal à radiografia torácica, queda da saturação venosa central e equalização das pressões de enchimento das câmaras cardíacas. Além dos parâmetros citados, a presença de líquido pericárdico com restrição diastólica ao ecocardiograma complementa o diagnóstico.

O tratamento de escolha é a pericardiotomia cirúrgica com exploração e lavagem da cavidade pericárdica, retirada de coágulos e drenagem. Em casos de emergência, nos quais o procedimento cirúrgico não é possível e existem sinais iminentes de PCR, deve ser realizada a pericardiocentese (punção de Marfan).

Arritmias cardíacas

As arritmias no pós-operatório são frequentes (até 45% dos pacientes) e a interpretação correta é essencial para o manejo terapêutico. Diversas são as etiologias destes eventos, dentre os quais citamos: cardiopatia estrutural prévia, distúrbios eletrolíticos (hipocalemia, hipercalemia, hipomagnesemia, hipocalcemia, hipercalcemia), hipoxemia, dor, ansiedade, isquemia, edema do sistema de condução, uso de aminas vasoativas, acidose, hipotermia, pericardite e uso de sedoanalgésicos.

Sabe-se que a incidência de arritmias é menor nos pacientes em uso de drogas betabloqueadoras. Embora não haja recomendação de drogas para profilaxia de eventos arritmogênicos, os pacientes que possuem indicação de uso desta classe de medicações devem fazer uso adequado da mesma no pré-operatório, com excelentes resultados no que condiz à ausência de arritmias no seguimento pós-cirúrgico.

Arritmias supraventriculares

As arritmias supraventriculares correspondem a cerca de 30% dos casos. A fibrilação atrial é a arritmia mais comum, com incidência de 20 a 40% dos casos, geralmente ocorrendo entre o terceiro e o quinto dia pós-cirurgia, podendo ser detectada em até 25% das cirurgias de revascularização e em até 60% das cirurgias valvares. A opção de reversão para ritmo sinusal deve ser preferível. Não há indicação do uso de drogas como medida de profilaxia para FA no pré-operatório. Em caso de instabilidade hemodinâmica (dor torácica, hipotensão, alteração do nível de consciência ou outros sinais de má perfusão) está indicada a cardioversão elétrica com 100 Joules de início. Caso haja reversão do ritmo, deve-se proceder ao uso de amiodarona como droga de manutenção. A cardioversão química pode ser realizada em condições de estabilidade. A amiodarona é a droga de escolha em dose de ataque de 300 mg em 30 minutos, seguida de dose de manutenção de 1 mg/min nas primeiras 6 horas e 0,5 mg/min nas 18 horas sequenciais. A dose de impregnação é de 2,2 g. A continuidade do tratamento deve ser realizada pela via oral, com doses de 600 mg/dia por 15 dias, seguida de 400 mg/dia por 15 dias e após este período, 200 mg/dia. A propafenona (dose oral de 600 mg) pode ser uma opção quando não há presença de cardiopatia estrutural. Deve-se atentar ainda para a possibilidade de conversão da FA em *flutter* atrial de alta resposta ventricular.

Para o controle da frequência cardíaca as recomendações seguem os preceitos já estabelecidos nas diretrizes específicas. Os betabloqueadores, em especial o metoprolol em doses de 5,0 mg (até 15 mg em intervalos de 5 minutos) via endovenosa e o esmolol (50 μg/kg em 1 minuto seguido de 100 μg/kg/min de manutenção) constituem excelentes opções. Os bloqueadores de canal de cálcio também incluem a lista de drogas a serem utilizadas no controle da resposta ventricular. O diltiazem em doses de 0,25 mg/kg de ataque seguidas de 0,15 μg/kg/min possui boa efetividade, entretanto é contraindicado em casos de insuficiência cardíaca e disfunção hepática. O verapamil (5 mg via EV até 15 mg seguido de dose de manutenção oral de 240 mg/dia) apresenta bloqueio cardíaco mais seletivo, consequentemente os efeitos inotrópicos negativos também são mais exuberantes.

Os compostos digitálicos impõem-se como droga de escolha nos casos de insuficiência cardíaca associada a fibrilação atrial. O cedilanide (0,20 mg EV em *bolus*) e a digoxina (0,125-0,25 mg oral como manutenção) são opções desta classe de fármacos.

Arritmias ventriculares

Geralmente são relatadas entre o terceiro e o quinto dia no pós-operatório. Distúrbios eletrolíticos, isquemia miocárdica e elevação das catecolaminas circulantes compõem os mecanismos de ativação mais comuns deste tipo de arritmia. Episódios de extrassistolia ventricular e taquicardia ventricular não sustentada não implicam na necessidade terapêutica. Por outro lado, quadros de taquicardia ventricular sustentada devem receber tratamento imediato, sendo a cardioversão elétrica (carga inicial de 100 Joules) destinada à presença de instabilidade hemodinâmica. A terapia medicamentosa com amiodarona (dose de impregnação de 1.200-2.000 mg seguida de manutenção de 600 mg/dia) pode ser realizada na presença de estabilidade hemodinâmica.

Alguns autores recomendam a manutenção das drogas antiarrítmicas após cardioversão (elétrica ou química) por um curto período, no entanto tal recomendação deve ser individualizada. Por exemplo, nos casos em que a etiologia do evento arritmogênico é dependente de substrato estrutural miocárdico, a manutenção da terapia antiarrítmica está indicada.

Distúrbios de condução

Os bloqueios de condução de graus variados podem ser complicações presentes no pós-operatório. O uso de drogas antiarrítmicas, isquemia miocárdica, distúrbios eletrolíticos e ácido-básicos, bem como lesão traumática do sistema de condução causada por edema ou sangramento constituem as possíveis gêneses deste quadro. Esta última condição geralmente decorre de cirurgias de troca valvar aórtica, podendo o bloqueio ser transitório ou permanente, caso ocorra transecção do nó atrioventricular.

Nos casos de instabilidade, o uso de drogas inotrópicas (dopamina, isoproterenol no pós-transplante cardíaco), bem como o uso de marca-passo provisório (transcutâneo, transvenoso ou epicárdico) são opções recomendadas. O implante de marca-passo definitivo é indicado nos casos em que o bloqueio de condução é permanente.

Complicações gastrointestinais

A injúria dos órgãos abdominais pode se mostrar consequência da hipoperfusão da CEC ou instabilidade hemodinâmica sustentada, ambas as condições culminando com vasoconstrição do território vascular esplâncnico. As manifestações mais comuns são sangramento, isquemia mesentérica, pancreatite, colecistite, úlcera péptica perfurada, íleo paralítico e obstrução intestinal. O infarto intestinal constitui a manifestação mais temida, geralmente de origem não oclusiva e apresentando mortalidade em torno de 70%. A identificação dos pacientes com alto potencial de complicações, a otimização hemodinâmica adequada e o diagnóstico rápido destas condições são o parâmetro principal para que sejam evitadas estas complicações.

Complicações neurológicas

Evento encontrado em cerca de 0,5-5,7% dos casos. Postula-se que, além da hipoperfusão relacionada à CEC, a presença de fenômenos tromboembólicos (microembolias) seja importante fonte de tais complicações. As causas mais comuns, além da CEC e de microembolia, são: doença carotídea obstrutiva, reaquecimento rápido após hipotermia, próteses mecânicas, arritmias cardíacas, dissecção de aorta durante a cirurgia, endocardite infecciosa, coagulopatias (hipercoagulabilidade, disfunção plaquetária ou dos fatores de coagulação, uso de drogas antiplaquetárias ou anticoagulantes), miocardiopatia dilatada, hipo/hipertensão arterial, hipoxemia, forame oval patente e reoperação.

Um diagnóstico precoce é imprescindível para a instituição de medidas adequadas à proteção neurológica. Vale ressaltar que a presença de sedação pode ser uma das causas de atraso diagnóstico; desta maneira, um exame físico minucioso é sempre importante para que qualquer alteração neurológica seja detectada.

A maioria dos casos de acidente vascular encefálico é detectada nas primeiras 48 horas do procedimento e geralmente se relaciona a procedimentos de maior complexidade técnica, conferindo mortalidade em 30 dias cerca de dez vezes maior em comparação com pacientes que não apresentaram esta complicação.

Distúrbios cognitivos após cirurgia cardíaca também têm sido documentados. A evolução clínica desta condição não segue um padrão característico, podendo ser detectada em curto (30-80% dos casos) ou longo prazo (20-60%) após o procedimento. Alterações de memória, linguagem, compreensão e integração social são as manifestações mais comuns. Quadros de *delirium* devem ser imediatamente reconhecidos e sua causa etiológica abordada, uma vez que, sabidamente, esta condição se relaciona a aumento da morbimortalidade.

Distúrbios do humor, em especial quadros de depressão, são eventos comuns, especialmente na primeira semana, com tendência a piora nas 2 semanas iniciais e melhora após sexta semana. Tais sintomas estão relacionados a maior tempo de internação, bem como a maior incidência de complicações, e por isto devem ser prontamente identificados. O tratamento deve ser instituído nos casos em que não há remissão dos sintomas após 6 semanas e nas situações em que o quadro remete limitações à recuperação física do paciente, especialmente se os sintomas já estiverem presentes antes da cirurgia.

Nos casos de cirurgias com manipulação da aorta (especialmente aorta torácica), a vigilância para a detecção de complicações medulares (5-6% dos casos) é imperativa. Além dos cuidados durante o ato operatório e o manejo hemodinâmico adequado, a instalação da drenagem liquórica é uma medida alternativa para diminuição desta complicação.

Conclusões

O pós-operatório de cirurgia cardíaca contempla um grande desafio à prática clínica, dada a complexidade de alterações orgânicas e o desequilíbrio intenso da homeostase. Além da técnica operatória adequada, é fundamental um preparo pré-operatório qualificado para que se minimizem eventuais efeitos deletérios.

A modernização dos métodos de monitoração hemodinâmica, das análises laboratoriais, do arsenal medicamentoso e dos exames de imagem possibilita melhores condições para o estabelecimento de diagnósticos e instituição da terapêutica específica para possíveis complicações associadas. No entanto, a análise clínica impõe-se como o principal expoente para o sucesso terapêutico, pois o senso clínico e a avaliação do paciente ainda constituem os melhores e mais preciosos parâmetros diagnósticos da medicina.

Bibliografia consultada

1. Bainbridge D, Cheng DC, Martin JE, et al. NSAID – analgesia, pain control and morbity in cardiothoracic surgery. Can J anesth. 2006;53:46.
2. Cremer J, Martin M, Redl H, et al. Systemic inflamatory response syndrome after cardiac operations. Ann Thorac Surg. 1996;61(6):1714.
3. DioDato CP, Likoski DS, DeFoe GR, et al. Cardiopulmonary bypass recommendations in adults: the northern New England experience. J Extra Corpor Technol. 2008;40:16-20.
4. Engelman RM, Pleet AB, Rousou JA, et al. Influence of cardiopulmonary bypass perfusion temperature on neurologic and hematologic function after coronary artery bypass grafting. Ann Thorac Surg. 1999;67:1547-56.
5. Engoren M, Buderer NF, Zacharias A. Long-term survival and health status after prolonged mechanical ventilation after cardiac surgery. Crit Care Med. 2000;28(8):2742.
6. Ascione R, Reeves BC, Santo K, Khan N, Angelini GD. Predictors of new malignant ventricular arrythmias after coronary surgery. A case-control study. J Am Coll Cardiol. 2004;43:1630-8.
7. Bednar F, Osmancik P, Vanek T, et al. Platelet activity and aspirin efficacy after off-pump compared with on-pump coronary artery bypass surgery: results from the prospective randomized trial PRAGUE 11-Coronary Artery Bypass and REactivity of Thrombocytes (CABARET). J Thorac Cardiovasc Surg. 2008;136(4):1054.
8. Benoit MO. Cardiac troponin I: It´s contribution to the diagnosis of perioperative myocardial infarction and various complications of cardiac surgery. Crit Care Med. 2001;29(10):1880-86.
9. Brown JR, Cochran RP, Dacey LJ, et al. Preoperative increases in serum cratinine are predictive of increased 90-day-mortality after coronary artery bypass grafting. Circulation. 2006;114 (suppl. I): I-409.
10. Cheung AT, Pochettino A, Mcgarvey ML, et al. Strategies to manage paraplegia risk after endovascular stent repair of descending thoracic aortic aneurysms. Ann Thorac Surg. 2005 Oct;80(4):1280-8;discuss. 1288-9.

58 Derrame Pleural

■ Marco Túlio de Souza

Introdução

O derrame pleural é caracterizado pelo acúmulo de líquido em excesso entre as pleuras visceral e parietal, cujo espaço contém 5-10 mL de líquido normalmente. A formação do derrame pleural envolve o desbalanço entre um ou mais dos mecanismos capazes de aumentar a entrada ou de diminuir a saída de líquido no espaço pleural.

Os mecanismos que aumentam a entrada de líquido no espaço pleural estão relacionados às forças hidrostáticas que filtram água para fora dos vasos e às forças osmóticas que reabsorvem água de volta aos vasos. O equilíbrio das forças hidrostáticas e oncóticas pode ser demonstrado por meio da equação de Starling: $Pf = k[(Pmv - Ppmv) - s(pomv - popmv)]$, na qual Pf é a pressão de fluxo através da membrana vascular; k é a capacidade da membrana microvascular para transportar líquido; Pmv e Ppmv representam a pressão hidrostática nos compartimentos microvascular e perimicrovascular; 's' é o coeficiente de reflexão para proteína total, da membrana vascular; pomv e popmv representam a pressão osmótica das proteínas nos compartimentos microvascular e perimicrovascular.

Apresentação clínica

Insuficiência cardíaca, pneumonia e neoplasias malignas são as principais causas de derrame pleural.

Tanto a história clínica quanto o exame físico são fundamentais para guiar a avaliação inicial do derrame pleural. É muito comum observar, durante essa avaliação, a presença de macicez à percussão, a ausência de frêmitos toracovocais e a diminuição ou ausência de murmúrio vesicular. Estase jugular, presença de terceira bulha cardíaca e edema periférico sugerem, fortemente, que o fator desencadeador do acúmulo de líquido se deve à insuficiência cardíaca congestiva (ICC); já a presença de linfadenopatia ou de hepatoesplenomegalia sugere doença neoplásica, enquanto a ascite pode sugerir causa hepática.

Indicação de toracocentese

A indicação de toracocentese diagnóstica é a presença de derrame pleural clinicamente significativo (lâmina com mais de 10 mm à ultrassonografia ou radiografia em decúbito lateral), de causa desconhecida.

Segundo Light (2002), se o paciente apresenta quadro de ICC e derrame bilateral de tamanhos semelhantes (80% dos casos), se ele se encontra afebril e sem dor torácica, um teste terapêutico com diuréticos pode ser utilizado. Aproximadamente 75% dos derrames associados à ICC resolvem em 48 horas com a terapia diurética. Porém, se apesar de associado quadro de ICC, o derrame pleural persistir por mais de 3 dias com essa terapia, se for unilateral ou significativamente assimétrico, se houver febre ou dor torácica, está indicada a toracocentese diagnóstica. A toracocentese tem finalidade, inicialmente, diagnóstica, a menos que o paciente apresente taquipneia com superficialização da respiração, quando a toracocentese terapêutica com retirada de até 1.500 mL de líquido está indicada.

A toracocentese pode ser realizada à beira do leito, com auxílio de exame de imagem. A ultrassonografia está indicada nos casos de dificuldade de obtenção do material ou de derrames de pequena monta; porém permanece incerto se a ultrassonografia pode reduzir os riscos de pneumotórax após toracocentese. Não há necessidade de realização de radiografia de tórax, rotineiramente, após toracocentese, a menos que haja obtenção de ar durante o procedimento, redução do frêmito toracovocal em região superior ao tórax aspirado e que o paciente desenvolva tosse, dor torácica, dispneia.

Análise do líquido

Após a realização da toracocentese pode-se obter, por meio da avaliação do aspecto do líquido pleural aspirado, valiosas informações da etiologia do derrame. Por exemplo, aparência sanguinolenta do líquido pleural pode indicar o diagnóstico de câncer, embolia pulmonar, trauma e pneumonia. Sua interpretação é feita por meio da relação do hematócrito pleural com o sérico, apresentando as seguintes possibilidades: < 1%: não significativo; 1-20%: câncer, embolia ou trauma; > 50%: hemotórax.

O aspirado pleural também pode apresentar aparência turva, o que pode ser causado tanto por células e debris quanto por altos níveis de lipídios. Sua interpretação deve ser feita com a dosagem de triglicerídeos por centrifugação, na qual se pode encontrar: > 110 mg/dL: quilotórax; entre 50 mg/dL e 110 mg/dL – deve-se solicitar avaliação de lipoproteínas, e se houver presença de quilomícrons: quilotórax; < 50 mg/dL e colesterol > 250 mg/dL: pseudoquilotórax.

Complementando a aparência do aspirado, o odor do líquido pleural também pode fornecer informações importantes. O odor pútrido indica que o paciente provavelmente possui quadro infeccioso originado por uma bactéria anaeróbica. O odor de urina pode indicar urinotórax.

Diferenciação de transudato e exsudato

O derrame pleural transudativo se forma devido ao desbalanço entre a formação e a reabsorção do líquido pleural, podendo ser originado de vários fatores, sendo as principais causas:

- ICC;
- cirrose hepática;
- embolia pulmonar;
- desnutrição;
- diálise peritoneal;
- obstrução da veia cava superior;
- mixedema;
- urinotórax.

Um derrame exsudativo ocorre quando os fatores locais da pleura induzem o aumento da formação do líquido pleural, sendo as principais causas:

- pneumonia bacteriana;
- empiema, abscesso;
- tuberculose;

- embolia pulmonar;
- síndrome de Dressler/pós-pericardiotomia;
- síndrome de Meigs (tumor benigno do ovário);
- colagenoses (LES, AR), vasculites sistêmicas;
- linfoma, mesotelioma;
- quilotórax;
- uremia;
- hipersensibilidade a medicamentos.

A forma mais utilizada para diferenciar o transudato de exsudato são os **critérios de Light** (2002), que utilizam a relação dos níveis de proteínas e lactato desidrogenase (LDH) no líquido pleural e sérico, originalmente. A presença de pelo menos um dos seguintes achados sugere um derrame exsudativo:

1. relação proteína pleural/proteína plasmática > 0,5;
2. relação LDH pleural/LDH plasmático > 0,6;
3. LDH pleural acima de 2/3 do limite superior da normalidade (> 200 UI/L).

Os critérios de Light (2002) apresentam alta sensibilidade na identificação de exsudatos, porém possuem menor especificidade; logo, alguns pacientes que, na realidade, apresentam líquido transudativo vão exibir critério para exsudato. Se a apresentação clínica sugerir um líquido transudativo e os critérios já citados forem indicativos de exsudação, a diferença entre o nível de albumina sérica e pleural deve ser medida. Quase todos os pacientes em que o nível de albumina sérica apresenta 1,2 g/dL mais alto que o nível pleural, na verdade possuem um líquido pleural transudativo. Apesar de importante valor complementar, esse gradiente não deve ser utilizado isoladamente. Para líquidos sugestivos de transudação deve-se solicitar apenas avaliação pleural e sérica de proteínas e LDH; outros testes adicionais não trazem informações complementares.

Avaliação do derrame exsudativo

No caso dos derrames exsudativos, torna-se mandatória a solicitação de testes adicionais. Dependendo da apresentação clínica, pode-se incluir celularidade total e diferencial, Gram, cultura para microrganismos, glicose, análise citológica e testes para marcadores de tuberculose.

Celularidade total e diferencial

Por meio da avaliação do tipo e da quantidade de células encontradas no líquido pleural, pode-se obter valiosos dados sobre a possível etiologia do derrame. O predomínio neutrofílico no líquido pleural (acima de 50% das células) indica que há um processo agudo afetando a pleura; já o predomínio de células mononucleares indica cronicidade do processo. A predominância linfocítica indica maior probabilidade do diagnóstico de câncer ou tuberculose pleural, apesar de também poder encontrar-se em derrames pleurais associados à revascularização cirúrgica coronariana.

A eosinofilia no líquido pleural (quando há mais de 10% de eosinófilos) é causada, em 2/3 dos casos, pela presença de ar ou sangue no espaço pleural. Esse achado é incomum em pacientes com câncer e tuberculose, a menos que eles sejam submetidos a múltiplas toracocenteses. A eosinofilia pode estar associada aos derrames pleurais secundários às medicações (dantrolene, bromocriptina e nitrofurantoína), exposição ao asbesto, síndrome de Churg-Strauss e paragonimíase.

Esfregaço e cultura

A realização da coloração Gram, por meio do esfregaço, e culturas para bactérias aeróbicas e anaeróbicas vão identificar o líquido pleural infectado. A inoculação da amostra à beira do leito aumenta de forma significativa o aproveitamento da cultura.

No caso em que a apresentação clínica do paciente (líquido com mais de 50% de linfócitos ou longa história de febre) sugira infecção de origem micobateriana ou fúngica, a cultura para esses microrganismos deve ser solicitada.

Glicose do líquido pleural

A identificação de baixas concentrações de glicose no líquido pleural (menor que 60 mg/dL) é sugestiva de um derrame parapneumônico complicado ou neoplásico. Outras causas menos comuns são hemotórax, tuberculose e pleurite reumatoide.

Lactato desidrogenase (LDH)

O nível de LDH do líquido pleural está diretamente associado com o grau de inflamação pleural e deve ser solicitado a cada vez que é realizada toracocentese cuja causa não foi identificada. Quando seriado, seu aumento indica piora do processo inflamatório (devendo-se questionar o diagnóstico), e sua redução indica melhora desse processo.

Testes para líquidos suspeitos de malignidade

O exame inicial na investigação de derrames suspeitos de malignidade é a citologia oncótica, devido a sua eficiência, rapidez e por ser minimamente invasiva. Apesar de possuir sensibilidade maior de 70% para os adenocarcinomas metastáticos de pleura, a citologia é pouco eficiente na investigação diagnóstica nos casos de mesotelioma, carcinoma de células escamosas ou sarcoma envolvendo a pleura. Como a biópsia pleural às cegas agrega pouco valor diagnóstico, nesses casos em que se suspeita de malignidade e em que a citologia é negativa, a toracoscopia torna-se o procedimento diagnóstico de escolha.

A citologia oncótica não é rotineiramente solicitada em pacientes jovens com evidência de doença aguda; porém, se linfoma for uma suspeita, a citometria de fluxo pode estabelecer o diagnóstico (por meio da demonstração de uma população clonal no líquido pleural). O benefício da solicitação de marcadores tumorais no líquido pleural ainda não foi demonstrado.

Testes para marcadores de tuberculose

Apesar de o derrame pleural tuberculoso ser autolimitado na maior parte dos pacientes, seu tratamento torna-se necessário devido à recidiva – pulmonar e extrapulmonar – acometer mais de 50% da população que não recebeu antibioticoterapia adequada. A investigação para tuberculose torna-se justificada quando for identificada linfocitose no líquido pleural. Devido à baixa sensibilidade (menor de 40%) da cultura na pleurite tuberculosa, outros métodos, como a dosagem da adenosina desaminase (ADA), interferon-gama ou reação em cadeia da polimerase (PCR) do DNA de *Mycobacterium tuberculosis* são recomendados. Utilizando o ponto de corte de 40 U por litro para a ADA, sua sensibilidade se aproxima de 99% e a especificidade, de 97%. O ponto de corte de 140 pg/mL para o interferon-gama equivale às 40 U/L do ADA em termos diagnósticos. Se o DNA do *Mycobacterium tuberculosis* for identificado no líquido pleural por meio de

PCR, o diagnóstico de pleurite tuberculosa está estabelecido.

Marcadores de falência cardíaca

A análise do líquido pleural por meio dos critérios de Light (2002) é superior à história clínica para o diagnóstico de derrames de origem cardíaca; entretanto, esses critérios podem classificar incorretamente o transudato como exsudato em torno de 25% dos casos, particularmente quando associados ao uso de diuréticos. Esse equívoco pode levar a condutas inapropriadas ou potencialmente mais invasivas, talvez associadas a maior morbidade.

O peptídeo natriurético cerebral (BNP) é um polipeptídeo secretado nos ventrículos em resposta ao estiramento das células miocárdicas. A fração N terminal do BNP (NT-pró-BNP), por ser biologicamente inativa e apresentar maior meia-vida, torna-se um exame superior ao BNP convencional. A correlação entre o NT-pró-BNP sérico e do líquido pleural é alta. Logo, sugere-se que a toracocentese poderia ser evitada em pacientes com suspeita clínica de falência cardíaca, níveis elevados de NT-pró-BNP e sem suspeita de outras causas coexistentes para o derrame pleural. Porém, se o paciente possuir clínica pouco sugestiva de ICC e existir diagnóstico alternativo para o derrame pleural, a toracocentese deve ser realizada, e se o NT-pró-BNP pleural estiver aumentado, o diagnóstico de falência cardíaca deve ser a provável causa do derrame. O limite aproximado de $\geq$ 1.500 pg/mL fornece excelente acurácia diagnóstica.

Amilase pleural

A elevação no nível de amilase no líquido pleural pode ser encontrada em pacientes com afecções pancreáticas e ruptura esofagiana. A solicitação rotineira de amilase não deve ser realizada; porém, se houver história ou sintomas clínicos sugestivos de uma dessas alterações, ela se torna uma ferramenta diagnóstica útil.

Avaliação por imagem

Os exames de imagem são fundamentais, não só para detectar o derrame pleural, mas também para auxiliar no diagnóstico diferencial.

Radiografia

Por meio das incidências frontais e laterais, pode-se estimar o volume do derrame pleural. Enquanto a obliteração do seio costofrênico posterior necessita de aproximadamente 75 mL de líquido pleural, o seio costofrênico lateral necessita de 175 mL. Um derrame de 500 mL é necessário para realizar o apagamento da cúpula diafragmática. Tanto a radiografia de decúbito quanto a tomografia computadorizada (TC) podem evidenciar derrames de até 10 mL.

O acúmulo de líquido pleural nas fissuras interlobulares pode apresentar-se como pseudotumor (concentração de líquido caracteristicamente de aspecto lenticular, que simula massas pulmonares) e o derrame pleural subpulmonar pode apresentar-se por meio do sinal da "pedra de Gibraltar" – em que o limite da borda curva do diafragma é substituído por uma elevação lenta, seguida de um platô, terminando com um declínio lateral íngrime (coincidente com a cisura maior); e também, no lado esquerdo, essa mesma alteração pode se apresentar por meio do afastamento (maior que 2 cm) do limite diafragmático da bolha gástrica.

Tomografia

A tomografia possui grande importância na identificação de espessamento e realce da pleura, pois ambos sugerem um processo inflamatório e um derrame pleural exsudativo. Também tem importante papel no auxílio diagnóstico de derrame pleural maligno, que se apresenta como derrame irregular, associado a nódulos; de hemotórax – um derrame de alta atenuação, excedendo 35 unidades Hounsfield (HU) quando o sangue é fresco e acima de 70 HU quando o sangue é coagulado; de fístula broncopulmonar, por meio da visualização de nível hidroaéreo. A tomografia também pode ser utilizada para guiar toracocenteses e drenagem torácica de empiemas loculados.

Ultrassonografia

A ultrassonografia (US) permite a identificação de derrames livres ou loculados e a diferenciação destes com massas sólidas.

A Figura 58.1 apresenta um algoritmo diagnóstico recomendado para investigação do derrame pleural.

Derrame parapneumônico – manejo

A apresentação clínica de um paciente com derrame parapneumônico ou empiema depende do tempo de apresentação (no primeiro, os sintomas associados ao derrame pleural aparecem precocemente no curso da pneumonia; no segundo, os sintomas tendem a ser tardios, quando há colonização do espaço pleural por bactérias associadas à pneumonia não tratada).

O derrame parapneumônico é dividido em três grupos baseados na patogenia, e sua conduta é orientada por meio do Consenso Americano de 2000, o qual classifica o derrame conforme o seu prognóstico.

Derrame pleural parapneumônico não complicado

Esse líquido é caracterizado por ser um exsudato, gerado no processo pneumônico, devido a um desbalanço na formação e reabsorção do líquido pleural. Nesse caso, com a resolução do processo pneumônico há resolução do derrame. Os derrames de categorias 1 e 2 (Tabela 58.1) tendem à resolução apenas com antibioticoterapia. Entre as possibilidades de antibioticoterapia empírica incluem-se clindamicina, betalactâmicos associados aos inibidores da betalactamase e carbapenêmicos. Avaliação radiológica seriada geralmente é realizada para verificar sua evolução.

Derrame parapneumônico complicado

A invasão bacteriana persistente no espaço pleural caracteriza esse líquido. A proliferação bacteriana leva a um aumento dos neutrófilos e ao desenvolvimento de acidose (devido à utilização anaeróbia da glicose tanto pelas bactérias quanto pelos neutrófilos). A destruição neutrofílica leva ao aumento da LDH, geralmente acima de 1.000 UI/L no mesmo líquido. Devido ao rápido clareamento bacteriano, as culturas do líquido pleural tendem a ser negativas. Diferentemente do derrame anterior, a evolução do derrame pleural complicado (categoria 3) tende a apresentar respostas imprevisíveis à antibioticoterapia isolada; logo a drenagem torácica parece ser a melhor opção nesses casos.

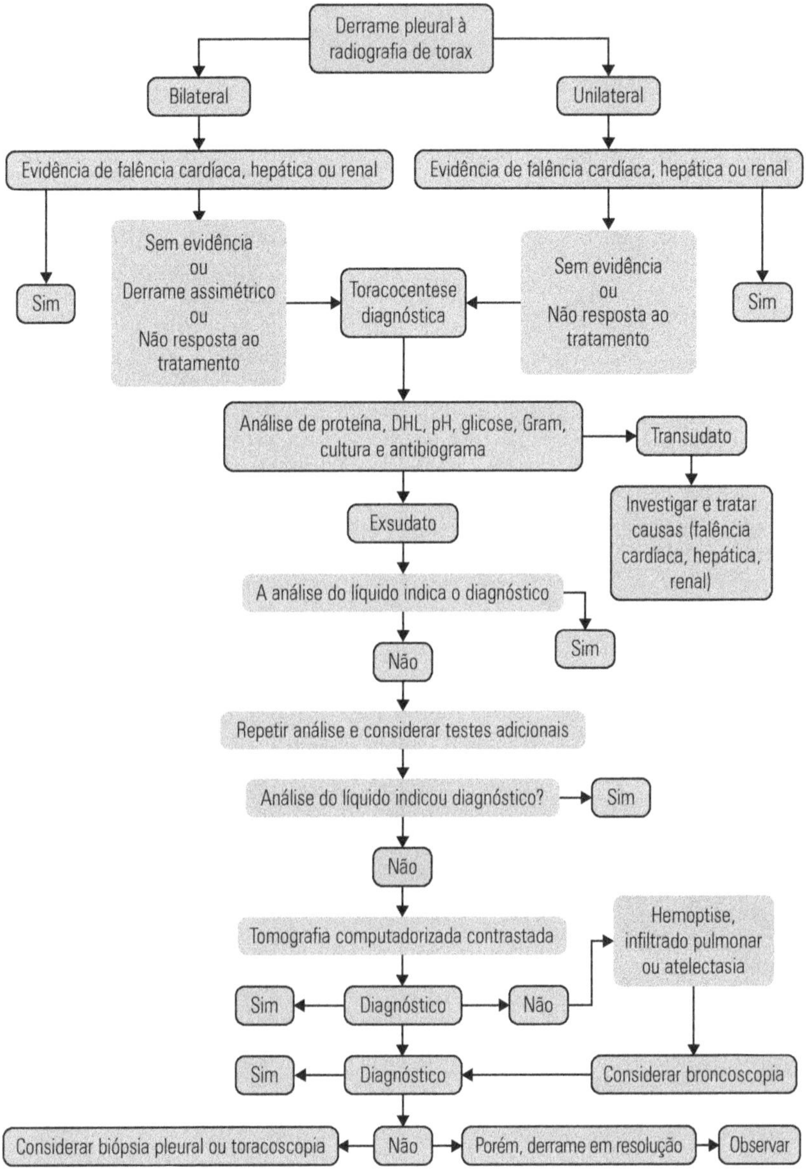

Figura 58.1 – Algoritmo diagnóstico recomendado para investigação do derrame pleural. Adaptado de: McGrath EE, Anderson PB. Am J Crit Care. 2011 Mar 20;20(2):119-27;quiz 128.

Empiema

O empiema (categoria 4) é caracterizado pela presença de pus ou infecção no espaço pleural. Devido ao seu pior prognóstico, a drenagem torácica associada à antibioticoterapia é sempre indicada. Devido à frequente necessidade de realização de procedimentos complementares, avaliação precoce da cirurgia torácica está indicada.

Alternativas terapêuticas para o Empiema

1. Drenagem de tórax: corresponde à drenagem por meio de uma toracotomia com tubo, procedimento menos invasivo, amplamente utilizado. Para facilitar sua realização, esse procedimento pode ser guiado por US ou TC, e a confirmação com TC após 24 horas está indicada para confirmar seu posicionamento e drenagem adequada.
2. Agentes fibrinolíticos: podem ser utilizados diversos agentes fibrinolíticos (estreptoquinase, uroquinase, ativador de plasminogênio tecidual – TPA) com o intuito de facilitar a drenagem de derrames complicados e empiema; porém, até o momento não existem evidências estatísticas que comprovem o benefício de sua utilização complementar.
3. Toracoscopia com desbridamento: procedimento videoassistido é utilizado para o desbridamento, principalmente, de empiemas multiloculados, com o benefício de ser menos invasivo que a cirurgia aberta; porém seu benefício também não foi demonstrado estatisticamente.
4. Decorticação: esse procedimento é indicado nos derrames que sofreram processo de fibrose (fase fibropurulenta ou organizada). Nesse procedimento são realizadas, além da drenagem do líquido pleural contaminado, a lise de aderências e a retirada da fibri-

Tabela 58.1 – Fatores de risco e conduta em pacientes com derrame pleural (DP) parapneumônico

Anatomia do espaço pleural	Bacterioscopia do líquido pleural		Bioquímica[1]	Categoria	Risco de pior prognóstico	Drenagem
DP pequeno < 10 mm	Não é necessária toracocentese[2]			1	Muito baixo	Não
DP moderado > 10 mm < ½ hemitórax	Cultura e gram-negativos	e	pH > 7,2	2	Baixo	Não[3]
DP extenso > 1/2 hemitórax[4] Ou Loculações[5]	Cultura e gram-positivos	ou	pH < 7,2	3	Moderado	Sim
Espessamento[5]	Aspecto purulento franco			4	Alto	Sim

1. A medida do pH por gasometria é o exame de escolha, porém como alternativa pode-se usar a glicose (se glicose > 60 mg/dL – risco 2; se glicose < 60 mg/dL – risco 3).
2. A experiência clínica indica que o DPP < 10 mm tem resolução espontânea com o uso de antibióticos.
3. Considerar toracocenteses repetidas ou drenagem se houver evolução clínica desfavorável.
4. Devido à tendência à loculação os derrames pleurais volumosos possuem pior evolução.
5. As loculações apresentam pior prognóstico, assim como o espessamento pleural à tomografia, que sugere empiema.

DP: derrame pleural.

Adaptado de: Marchi E, Lundgren F, Mussi R. J Bras Pneumol. 2006;32.

na. Por serem os resultados da decorticação semelhantes aos do procedimento aberto, a toracoscopia tem sido muito utilizada; porém, ainda é preferível o procedimento aberto em casos de derrames organizados, de grande monta e com mais aderências.

Derrame pleural na síndrome de Dressler

O derrame pleural caracteriza-se por ser um exsudato hemorrágico, com pH e glicose normais, e é quase sempre unilateral, à esquerda. Os sintomas surgem após semanas ou meses da ocorrência de uma lesão miocárdica e tipicamente se apresentam com dor retroesternal e atrito pericárdico, associados ao derrame. São geralmente decorrentes de infarto do miocárdio, pericardiotomia, pericardiectomia ou trauma. Possivelmente resultam de uma resposta imunológica ao dano tecidual cardíaco. O tratamento é à base de agentes anti-inflamatórios do tipo aspirina, ibuprofeno e naproxeno.

Derrame pleural no tromboembolismo pulmonar

O tromboembolismo pulmonar (TEP) é responsável por considerável percentual de derrames pleurais exsudativos não diagnosticados. A presença de dor torácica pleurítica (que ocorre em 44% dos casos) em um paciente com derrame pleural é altamente sugestiva de TEP; outros sintomas associados são dispneia (70%), tosse (34%), ortopneia (28%), sibilo (21%) e hemoptise (15%).

Os derrames pleurais associados ao TEP são tipicamente unilaterais, de pequena monta (com tamanho médio de até 15% do hemitórax).

O derrame pleural, nesse caso, é basicamente um exsudato gerado devido ao aumento da permeabilidade capilar, secundário à liberação de mediadores inflamatórios. Ocasionalmente esse derrame pode apresentar-se como transudato, desencadeado mais por uma descompensação de insuficiência cardíaca do que pelo aumento da pressão arterial pulmonar.

O nível de glicose pleural geralmente se assemelha ao nível sérico; o pH tipicamente é maior que 7,3. A citologia diferencial pode demonstrar predomínio tanto de polimorfonucleares quanto de linfomononucleares, porém caracteristicamente pode haver tanto eosinofilia quanto aumento no número de mesoteliócitos.

Devido à grande variedade de apresentação do derrame pleural associado ao TEP, a toracocentese deve ser sempre indicada na suspeita diagnóstica. No caso do diagnóstico comprovado a toracocentese deve ser limitada apenas nos casos de febre (para excluir infecção) e se houver aumento de tamanho do derrame (para excluir hemotórax).

A presença de derrame pleural sanguinolento não é uma contraindicação para a terapia com anticoagulação, que deve ser realizada semelhantemente à aplicada a qualquer paciente com tromboembolismo venoso.

Bibliografia consultada

1. Janda S, Swiston J. Diagnostic accuracy of pleural fluid NT-pro-BNP for pleural effusions of cardiac origin: a systematic review and meta-analysis. BMC Pulmonary Medicine. 2010;10:58.
2. Light RW. Clinical practice. Pleural effusion. N Engl J Med. 2002 Jun 20;346(25):1971-7.

3. Longo DL, Fauci AS, Kasper DL, Hauser SL, Jameson JL, Loscalzo J, eds. Harrison Internal Medicine. 18th ed. New York, NY: McGraw-Hill; 2012.
4. McGrath EE, Anderson PB. Diagnosis of pleural effusion: a systematic approach. Am J Crit Care. 2011 Mar 20;20(2):119-27;quiz 128.
5. Stark P. Imaging of pleural effusions in adults. In: UpToDate. Sahn SA, Bartlett JG, ed. UpToDate (Waltham, MA). 2012.
6. Trange C. Parapneumonic effusion and empyema in adults. In: UpToDate. Sahn SA, Bartlett JG, ed. UpToDate (Waltham, MA). 2012.

Parte 5

FÁRMACOS, CLASSIFICAÇÕES, ESCORES DE RISCO, ESCALAS E CÁLCULOS EM CARDIOLOGIA

59 Fármacos Antiarrítmicos

■ Rodrigo Almeida Souza

Classificação de Antiarrítmicos de Vaughan-Williams

Classe	Canais iônicos	Repolarização	Exemplos
IA	Bloqueia canais de sódio (3+)	Aumenta	Quinidina, disopiramida, procainamida
IB	Bloqueia canais de sódio (1+)	Diminui	Lidocaína, fenitoína, mexiletina, tocainida (NDB)
IC	Bloqueia canais de sódio (3+)	Isento	Flecainida, propafenona
II	Bloqueia receptores beta-adrenérgicos/indiretamente canais de cálcio	Isento	Betabloqueadores, exceto sotalol
III	Correntes repolarizantes de potássio	Aumenta muito	Amiodarona, sotalol, ibutilida (NDB), dofetilida (NDB)
IV	Bloqueia canais de cálcio no nó AV	Isento	Verapamil, diltiazem
Não Classificados	Efeitos diversos	Isento	Adenosina, atropina, digoxina

Droga	Nome Comercial	Posologia	Indicações	Contraindicações	Precauções	Efeitos adversos
Adenosina	Adenocard® Ampolas de 6 mg em 2 mL	EV: 6 mg em *bolus* rápido + *flush* Repetir em 2 min, com 12 mg por 2 vezes	TRN e taquicardia por reentrada AV	Bloqueios AV avançados e doença do nó sinusal	Asmáticos e portadores de DPOC Antídoto: aminofilina	Hipotensão, rubor facial, desconforto torácico, palpitação, cefaleia, alterações visuais
Amiodarona (III)	Ancoron® Amiobal® Angiodarona® Miocoron® Miodaron® Comprimidos de 100 mg e 200 mg Ampolas de 150 mg em 3 mL	EV: Ataque: 300 mg em 30 min. Manutenção: 1 mg/min, durante 6 h e 0,5 mg/min durante 18 h Máx.: 2,2 g/dia VO: impregnação 800-1.600 mg/dia por até 21 dias Manutenção: 200-600 mg/dia	Profilaxia de síndromes de pré-excitação, FA, *flutter* atrial, taquicardia atrial, juncional, supraventricular, TV, FV e ESV. Reversão de FA, TSV e TV	Doença do nó sinusal avançada, BAV avançados, bradicardia sintomática. Pneumopatia importante, insuficiência hepática	Controle de funções tireoidiana e pulmonar. Reduzir dose quando em uso de anticoagulantes, digitálicos e idade avançada. Cuidado em bradicardia e bloqueios AV	Prolongamento do intervalo QT, *torsades de pointes*, TV, bradicardia grave, hipotensão, bloqueios AV, dispneia, sintomas gastrointestinais, impregnação cutânea e retiniana

Droga	Nome Comercial	Posologia	Indicações	Contraindicações	Precauções	Efeitos adversos
Atropina (sulfato de atropina)	Atropion® Solução injetável 0,25-0,5 mg/mL – ampola de 1 mL	EV: 1 mg a cada 3 a 5 minutos em *bolus*	Bradicardia sinusal severa e síncope devida à hiperatividade do reflexo sinocarotídeo, no controle do bloqueio cardíaco atrioventricular decorrente de um aumento da atividade vagal	Avaliar a relação risco-benefício na presença de lesões cerebrais em crianças, cardiopatias, síndrome de Down, esofagite por refluxo, febre, glaucoma de ângulo fechado, disfunção hepática ou renal, paralisia espástica em crianças, miopatia obstrutiva, xerostomia, neuropatia autonômica e taquicardia, toxemia gravídica, hipertensão e hipertireoidismo	Pacientes geriátricos ou debilitados podem responder às doses habituais com excitação, agitação, sonolência e confusão. Ter cautela ante a aparição de enjoos, sonolência ou visão turva	Rara incidência: confusão (em especial em idosos), enjoos, erupção cutânea, secura na boca, nariz, garganta ou pele; visão turva, sonolência ou cefaleia; fotofobia, náuseas ou vômitos. Sinais de superdose: visão turva, torpez, instabilidade, taquicardia, febre, alucinações, excitação
Digoxina	Digoxina® Comprimidos de 0,25 mg	EV: Ataque: 0,5-1 mg Manutenção: 0,125 mg-0,25 mg/dia VO: Ataque: 0,5-1 mg Manutenção: 0,125-0,5 mg/dia	Controle da resposta ventricular das arritmias supraventriculares (FA/*flutter*) com pouco efeito durante exercícios físicos	Doença renal avançada	Estreita faixa terapêutica. Insuficiência renal. Idosos. Portadores de doenças pulmonares, hipotireoidismo, hipocalemia	Intoxicação digitálica: cefaleia, náuseas, vômitos, alterações da percepção das cores, visão em halo. Bradicardia sinusal, parada sinusal, bloqueio do nó AV. Taquiarritmias por atividade deflagrada
Diltiazem (IV)	Cardizem® Balcor® Frasco-ampola de 25 mg em 5 mL e 50 mg em 10 mL Comprimidos de 60 mg	EV: 0,25 mg/kg em 2 min. Repetir após 15 min com 0,35 mg/kg VO: 180-360 mg/dia dependendo da preparação	TSV, taquicardia fascicular. Controle de frequência ventricular em FA	TV Taquicardia por reentrada AV com condução por feixe anômalo. Hipotensão, doença do nó sinusal, bloqueio AV avançado, bradicardia, ICC, choque cardiogênico	Taquicardias com QRS largo. Uso de β-bloqueador	Bloqueios AV, hipotensão, edema de membros, ICC, constipação, náuseas, tontura, cefaleia
Disopiramida (IA)	Dicorantil F® Ampola de 100 mg em 10 mL	VO: 100-200 mg de 6/6 h ou 8/8 h	Tratamento de TV, ESV, taqui atriais, FA. Prevenção de TV e TSV, inclusive associadas à pré-excitação	Glaucoma, prostatismos, síndrome do QT longo, miastenia *gravis*, megaesôfago, megacólon, bloqueios de ramo, BAV > 1º grau, concomitância de drogas que prolongam o intervalo QT, bloqueio de ramo sem marca-passo	Doença do nó sinusal, ICC, bradiarritmias, bloqueios de ramo, insuficiência renal, aumento do intervalo QRS > 50% ou QTc	Efeito pró-arrítmico, prolongamento do intervalo QT, bloqueio AV, *torsades de pointes*, FV, aumento paradoxal da FC em FA ou *flutter*, confusão mental, alucinações, distúrbios hematológicos, sintomas gastrointestinais, hipotensão arterial, *rash* cutâneo, xerostomia e retenção urinária

Droga	Nome Comercial	Posologia	Indicações	Contraindicações	Precauções	Efeitos adversos
Esmolol (II)	Brevibloc® Ampola de 2.500 mg em 10 mL e 100 mg em 10 mL	EV: Ataque: 50 μg/kg em 2 min. Manutenção: 25-200 μg/kg/min	Tratamento de taquicardias catecolaminérgicas, síndrome do QT longo e tireotoxicose. Tratamento de TV associadas ao infarto agudo do miocárdio, displasia arritmogênica do VD. Controle de FC em TSV (exceto WPW), FA, *flutter*	Choque cardiogênico ou ICC grave BAV avançados. Bradicardia sinusal Asma grave	Insuficiência renal ou hepática, ICC, BAV de 1º grau, doença do nó sinusal, hipotensão	Hipotensão, bradicardia, fraqueza, fadiga, impotência, insônia, cefaleia, tonturas, náuseas, vômitos, dores abdominais, descompensação de ICC, broncoespasmo, distúrbios hematológicos
Fenitoína (IB)	Hidantal® Ampolas de 250 mg em 5 mL Comprimidos de 100 mg	EV: Ataque: 100 mg a cada 5 min Máx.: 1 g ou efeitos colaterais Manutenção: 200-400 mg/dia VO: 200-400 mg de 12/12 h ou 24/24 h	Uso controverso em arritmias atriais ou ventriculares devido a intoxicação digitálica, síndrome do QT longo	Alergia à fenitoína. Cuidado com interações medicamentosas	Administrar em veia central calibrosa para evitar dor ou flebites	Nistagmo, ataxia, sonolência e coma, sintomas gastrointestinais, hiperglicemia, hipocalemia, anemia megaloblástica, hiperplasia de linfonodos (linfoma), hipertrofia gengival, neuropatia periférica, síndrome lúpus-símile
Flecainida (acetato de flecainida) (IC)	Apocard® Ampolas de 10 mg/g	EV: 2 mg/kg em 10 minutos, diluídos em soro glicosado a 5%. Máx.: 150 mg Manutenção: 1 hora: 1,5 mg/kg e depois 0,1 a 0,25 mg/kg/h	Arritmias paroxísticas de origem atrial, Sd. de WPW, arritmias ventriculares	Insuficiência cardíaca, doença arterial coronária, TVNS, bloqueios AV, disfunção do nó sinusal > 12 anos	ECG de controle a cada 6 meses	Perturbações da visão, sensação de desfalecimento ou desconforto gástrico
Ivabadrina (II)	Procorolan® Comprimidos de 5 e 7,5 mg	VO: 5-7,5 mg de 12/12 h *Em alguns casos, pode haver necessidade de adequação da dose para 2,5 mg de 12/12 h	Tratamento de pacientes com angina estável, em associação aos betabloqueadores ou como substitutos destes quando os pacientes não os toleram	Bradicardia, choque cardiogênico, infarto agudo do miocárdio, hipotensão, angina instável, insuficiência cardíaca grave, uso de marca-passo	Hepatopatia, gravidez, lactação, antifúngicos, macrolídeos, tratamento para HIV, galactosemia, síndrome de má absorção de glicose	Muito comum: alterações visuais – fenômenos visuais luminosos transitórios. Comum: visão turva, bradicardia excessiva, cefaleia e sensação de tontura
Lidocaína (IB)	Xylestesin® Ampola de 20 mL a 1% e 2%	EV: Ataque: 1-1,5 mg/kg Repetir 0,5 a 0,75 mg/kg Máx.: 3 mg/kg Manutenção: 1-4 mg/min	Tratamento de FV, TV e ESV de origem isquêmica, intoxicação digitálica e por manipulação cardíaca	Bloqueios AV ou intraventriculares avançados. Doença do nó sinusal significativa. Pré-excitação ventricular. Depressão respiratória grave	Reduzir dose em 30-50% em idosos, se houver insuficiência renal ou hepática	Bradicardia, hipotensão, choque, bloqueio AV, disfunção sinusal, espasmo arterial, aumento do limiar de desfibrilação, pró-arritmias, sonolência, torpor, letargia, alterações visuais, comportamentais, convulsões, parestesias, ansiedade

Droga	Nome Comercial	Posologia	Indicações	Contraindicações	Precauções	Efeitos adversos
Metoprolol (II)	Selozok® Seloken® Lopressor® Seringa de 5 mg em 5 mL Comprimidos de 100 mg	EV: 2,5-5 mg/dose. Repetir a cada 5 min Máx.: 15 mg VO: 50-200 mg/dia	Tratamento de TV associadas ao infarto agudo do miocárdio, displasia arritmogênica do VD Controle de FC em TSV (exceto WPW), FA, *flutter*	Choque cardiogênico ou ICC grave. BAV avançados. Bradicardia sinusal. Asma grave	Insuficiência renal ou hepática, ICC, BAV de 1º grau, doença do nó sinusal, hipotensão	Hipotensão, bradicardia, fraqueza, fadiga, impotência, insônia, cefaleia, tonturas, náuseas, vômitos, dores abdominais, descompensação de ICC, broncoespasmo, distúrbios hematológicos
Mexiletina (IB)	Mexitil® Cápsulas de 100 e 200 mg	VO: 100-300 mg de 6/6 h ou 12/12 h Máx.: 1,2 g/dia	Tratamento de TV e ESV	Bloqueios AV ou intraventriculares avançados. Doença do nó sinusal	Insuficiência renal ou hepática, ICC, BAV de 1º grau, doença do nó sinusal, bloqueios de ramo, hipotensão	Efeito pró-arrítmico, tonturas, nervosismo, descoordenação motora, cefaleia, diplopia, insônia, depressão, impotência, convulsões, alterações gastrointestinais, úlceras pépticas, leucopenia
Procainamida (IA)	Procamide® Comprimidos de 300 mg Ampolas de 500 mg	EV: Ataque: 25-50 mg em 1 min. Repetir a cada 5 min até o controle da arritmia ou prolongamento do QRS maior que 50% ou 10-15 mg/kg em 15 min Manutenção: 2 a 4 mg/min em bomba de infusão VO: 50 mg/kg/dia de 3/3 h ou 4/4 h Máx.: 4 g em 24 h	Tratamento de TV, ESV, taqui atriais, FA, prevenção de TV e TSV	Glaucoma, prostatismos, síndrome do QT longo, miastenia *gravis*, megaesôfago, megacólon, bloqueios de ramo, BAV > 1º grau, concomitância de drogas que prolongam o intervalo QT, bloqueio de ramo sem marca-passo	Doença do nó sinusal, ICC, bradiarritmias, bloqueios de ramo, insuficiência renal, aumento do intervalo QRS > 50% ou QTc	Efeito pró-arrítmico, prolongamento do intervalo QT, bloqueio AV, *torsades de pointes*, FV, aumento paradoxal da FC em FA ou *flutter*, confusão mental, alucinações, distúrbios hematológicos, sintomas gastrointestinais, hipotensão arterial, *rash* cutâneo
Propafenona (IC)	Ritmonorm® Comprimidos de 300 mg Ampolas de 3,5 mg/mL com 20 mL	EV: 1-2 mg/kg em 5 min VO: 150-300 mg de 8/8 ou 12/12 h	Tratamento da síndrome de WPW, reversão e profilaxia de FA, tratamento de ESV, TV e TSV	Bloqueios sinoatriais, AV ou intraventriculares, ICC, insuficiência renal ou hepática	Insuficiência renal ou hepática, ICC, BAV de 1º grau, doença do nó sinusal, hipotensão, uso de marca-passo	Efeito pró-arrítmico, angina, palpitações, ICC, síncope, taquicardia
Propranolol (II)	Inderal® Propranolol® Antitensin® Ampola de 1 mg em 1 mL	EV: 1 mg em 1 min. Repetir a cada 5 min até 5 mg VO: 40-320 mg em até 4 do ses	Tratamento de TV associadas ao infarto agudo do miocárdio, displasia arritmogênica do VD Controle de FC em TSV (exceto WPW)	Choque cardiogênico ou ICC grave. BAV avançados. Bradicardia sinusal. Asma grave	Insuficiência renal ou hepática, ICC, BAV de 1º grau, doença do nó sinusal, hipotensão	Hipotensão, bradicardia, fraqueza, fadiga, impotência, insônia, cefaleia, tonturas, náuseas, vômitos, dores abdominais, descompensação de ICC, broncoespasmo, distúrbios hematológicos

Droga	Nome Comercial	Posologia	Indicações	Contraindicações	Precauções	Efeitos adversos
Quinidina (IA)	Quinicardine® Comprimidos de 200 mg	EV: 6-10 mg/kg (indisponível em nosso meio) VO: 200-400 mg 6/6 h ou 8/8 h	Reversão de FA, profilaxia de FA, *flutter* atrial, TSV, taquicardias paroxísticas ventriculares, ESV	Glaucoma, prostatismos, síndrome do QT longo, miastenia *gravis*, megaesôfago, megacólon, bloqueios de ramo, BAV > 1° grau, concomitância de drogas que prolongam o intervalo QT	Doença do nó sinusal, ICC, bradiarritmias, insuficiência renal ou hepática, aumento do intervalo QT > 25%	Aumento do intervalo QT, palpitações, fadiga, intolerância gastrointestinal, alterações visuais e auditivas. Raramente hipotensão, síncope, distúrbios autoimunes e *torsades de pointes*
Cloridrato de sotalol (III)	Sotacor® Comprimidos de 80 e 160 mg	EV: Indisponível VO: 80-160 mg 12/12 h	TSV (WPW, FA, *flutter* atrial) TV (exceto síndrome do QT longo)	QT longo, ICC grave, hipocalemia ou hipomagnesemia e bloqueios AV de 2° e 3° graus	Insuficiência renal, ICC, doença do nó sinusal, fase aguda do infarto agudo do miocárdio, distúrbios eletrolíticos	Prolongamento do intervalo QT, *torsades de pointes*, taquicardias ventriculares, bradicardia grave, hipotensão, dispneia, sintomas gastrointestinais
Cloridrato de verapamil (IV)	Dilacoron® Ampolas de 5 mg em 2 mL Comprimidos de 80 mg, 120 mg e 240 mg	EV: Ataque 2,5-10 mg em 2 min Repetir a cada 10 min até 20 mg Manutenção 0,005 mg/kg/min VO: 80-120 mg 6/6 h ou 8/8 h	TSV, taquicardia fascicular Controle de frequência ventricular em FA	TV Taquicardia por reentrada AV com condução por feixe anômalo. Hipotensão, doença do nó sinusal, bloqueio AV avançado, bradicardia, ICC, choque cardiogênico	Taquicardias com QRS alargado Uso de β-bloqueador	Bloqueios AV, hipotensão, edema de membros, ICC, constipação, náuseas, tontura, cefaleia

60 Fármacos Antitrombóticos

■ Rodrigo Almeida Souza

Classes	Mecanismos de Ação/ Subclasses	Nome Comercial/ Apresentação	Posologia	Efeitos Adversos	Contraindicações
Antiplaquetários Limitam a adesão, ativação ou agregação plaquetária	Inibidores da COX Ácido acetilsalicílico	AAS® Aspirina® Comprimidos de 100 mg	VO/SL: Ataque: 300 mg Manutenção: 75-325 mg	Dor no estômago, indisposição estomacal e inflamação da mucosa gástrica. Náuseas (enjoos), vômitos e diarreia. Sangramento gastrointestinal que, em casos isolados, pode levar a anemia por deficiência de ferro. Úlceras gastrointestinais. Reações alérgicas (com dificuldade para respirar, reações de pele com possibilidade de queda de pressão arterial), especialmente em asmáticos. Valores aumentados da função do fígado. Alto risco de sangramento	Dor no estômago, indisposição estomacal e inflamação da mucosa gástrica. Náuseas (enjoos), vômitos e diarreia. Sangramento gastrointestinal que, em casos isolados, pode levar a anemia por deficiência de ferro. Úlceras gastrointestinais. Reações alérgicas (com dificuldade para respirar, reações de pele com possibilidade de queda de pressão arterial), especialmente em asmáticos. Valores aumentados da função do fígado. Alto risco de sangramento
Antiplaquetários Limitam a adesão, ativação ou agregação plaquetária	Inibidores do receptor de ADP/P2Y_{12} (tienopiridínicos) Clopidogrel Ticlopidina Prasugrel Ticagrelor	Clopidogrel (Plavix®, Iscover®) Comprimidos de 75 mg Ticlopidina (Ticlid®, Plaketar®) Comprimidos de 250 mg	VO: Ataque: 300-600 mg Manutenção: 75 mg/dia VO: Ataque: 500 mg Manutenção: 250 mg de 12/12 h	Dor abdominal, dispepsia (azia), gastrite, prisão de ventre, diarreia, alterações da pele e hemorragia Neutropenia tombocitopenia, hematoma, equimose, epixtaxe, náuseas, diarreia, prurido e urticária, reações alérgicas, anafilaxia, artralgia (dor nas articulações), pneumopatia alérgica, vasculite, síndrome lúpica, edema de Quincke (tipo de urticária), nefropatia (lesão ou doença no rim) por hipersensibilidade e eosinofilia	Alergia ao clopidogrel ou outros componentes da fórmula. Úlcera péptica ou sangramento intestinal ou intracraniano ativo Alergia à ticlopidina ou outros componentes da fórmula. Úlcera péptica ou sangramento intestinal ou intracraniano ativo

Classes	Mecanismos de Ação/ Subclasses	Nome Comercial/ Apresentação	Posologia	Efeitos Adversos	Contraindicações
Antiplaquetários Limitam a adesão, ativação ou agregação plaquetária	Inibidores do receptor de ADP/P2Y$_{12}$ (tienopiridínicos) Clopidogrel Ticlopidina Prasugrel Ticagrelor	Prasugrel (Effient®) Comprimidos de 5-10 mg	VO: Ataque: 60 mg Manutenção: 10 mg/dia	Sangramento. Púrpura trombocitopênica trombótica	Alergia ao prasugrel ou outros componentes da fórmula. Úlcera péptica ou sangramento intestinal ou intracraniano ativo. Pacientes com histórico de AIT/AVE prévio, idade > 75 anos, peso < 67 kg
		Ticagrelor (Brilinta®) Comprimidos de 90 mg	VO: Ataque: 180 mg Manutenção: 90 mg 2 x/dia	Dispneia, hematoma e epistaxe, hemorragia gastrointestinal ou no local do procedimento	Hipersensibilidade à substância ativa ou a qualquer um dos excipientes. Hemorragia ativa, história de hemorragia intracraniana. Comprometimento hepático moderado a grave; administração conjunta de ticagrelor com inibidores potentes do CYP3A4 (p. ex., cetoconazol, claritromicina, nefazodona, ritonavir e atazanavir) é contraindicada, pois a coadministração pode levar a um aumento substancial na exposição ao ticagrelor
Antiplaquetários Limitam a adesão, ativação ou agregação plaquetária	Inibidores da glicoproteína IIb/IIIa Abciximab Eptifibatide Tirofiban	Abciximab (Reopro®) Frascos de 5-2 mg/mL Eptifibatide (Integrilin®) Frascos de 10 mL – 0,75-2 mg/mL (NDB) Tirofiban (Aggrastat®) Frascos de 50 mL – 0,25 mg/mL Bolsa de 250 mL – 0,05 mg/mL	A- Dose inicial: 180 mg/kg Manutenção: 2 mg/kg por até 24 h B- Dose inicial: 180 mg/kg Manutenção: 2 mg/kg por até 24 h C- Dose inicial: 0,4 µg/kg/min durante 30 minutos Manutenção: 0,15 µg/kg/min por até 48 h (Reduzir a dose em 50% se ClCr < 30 mL/min)	Hemorragia e trombocitopenia; dor nas costas, hipotensão, náuseas, vômitos, cefaleia, bradicardia, dor no local da punção, febre. Tamponamento cardíaco, hemorragia pulmonar, SDRA (raros)	Hemorragia ativa; história de AVE há menos de 2 anos. Cirurgia ou trauma intracraniano ou intraespinal recente; cirurgia de grande porte recente (menos de 2 meses); tumor intracraniano ou malformação dos vasos intracranianos; doenças hemorrágicas (com sangramento espontâneo) ou aumento grave e descontrolado da pressãoarterial. Plaquetopenia; vasculite; retinopatia hipertensiva. Insuficiência hepática grave;DRCE 5
Antiplaquetários Limitam a adesão, ativação ou agregação plaquetária	Inibidores da fosfodiesterase Cilostazol Dipiridamol	Cilostazol (Cebralat®) Comprimidos de 50-100 mg Dipiridamol® Comprimidos de 75 mg	VO: 50-100 mg 2 x/dia VO: 75-150 mg 3 x/dia	Cefaleia, diarreia e fezes anormais, dor abdominal, palpitações, tontura, rubor facial	Insuficiência cardíaca congestiva, pacientes com hipersensibilidade a qualquer componente da fórmula, com desordens hemostáticas, com úlcera péptica hemorrágica ou hemorragia intracraniana. Gravidez

Classes	Mecanismos de Ação/ Subclasses	Nome Comercial/ Apresentação	Posologia	Efeitos Adversos	Contraindicações
Anticoagulantes Limitam a capacidade das plaquetas de coagular	Antagonistas da vitamina K Cumarínicos Femprocumona Varfarina	Femprocumona (Marcoumar®) Comprimidos de 3 mg Varfarina (Marevan®) Comprimidos de 5 e 7,5 mg Varfarina (Coumadin®) Comprimidos de 1, 2,5 e 5 mg	A- VO: 1,5-3 mg/dia Ajuste de dose semanal/mensal (Controle pelo TP/ INR: 2,0-3,0) B- VO: 2,5-5 mg/dia Ajuste de dose semanal/mensal (Controle pelo TP/ INR: 2,0-3,0)	A- Reações de hipersensibilidade, erupção cutânea, alopecia, diarreia, queda inexplicada no hematócrito e síndrome purpúrica dos pés. Necrose dérmica nos primeiros dias de tratamento tem sido relatada com pouca frequência, e na maioria dos casos em mulheres idosas e obesas Febre, náusea e vômito, pancreatite, hemotórax e sangramento nasal B- Hepatite induzida por cumarínicos – cessa com a interrupção do tratamento. Alopecia temporária Hemorragias e hematomas	A- Distúrbios de coagulação, lesões graves do parênquima hepático, insuficiência renal manifesta, úlcera gastroduodenal, endocardite maligna prolongada, fragilidade vascular aumentada (devida a arteriosclerose avançada ou hipertensão severa), bem como após intervenções neurocirúrgicas. Gravidez e lactação B- Grave doença hepática ou renal, hemorragias, hipertensão arterial grave não controlada, endocardite bacteriana, gravidez e em pacientes com conhecida hipersensibilidade à varfarina
Anticoagulantes Limitam a capacidade das plaquetas de coagular	Inibidores indiretos da trombina Heparinas Heparina não fracionada	Heparina sódica (Liquemine®) Ampolas de 5 mL com 25.000 UI	EV: Dose de ataque: 60-70 UI/kg (máximo: 4.000 UI) Manutenção: 12-15 UI/kg/h em BIC (TTPA 1,5-2,5 vezes o controle	Trombocitopenia, hemorragias, reações de hipersensibilidade, tremores, náuseas, vômitos, hipercalemia, priapismo	Hipersensibilidade conhecida a heparina, derivados suínos ou qualquer outro produto componente da formulação. Sangramento ativo; trombocitopenia associada a testes positivos para anticorpos antiplaquetários. Crianças e adolescentes menores de 18 anos (segurança e eficácia não estabelecidas)
Anticoagulantes Limitam a capacidade das plaquetas de coagular	Heparina de baixo peso molecular	Enoxaparina (Clexane®) Seringas de 20, 40, 60, 80 e 100 mg Nadroparina (Fraxiparina®) Seringa de 0,3-0,6 mL com 5.700 UI Dalteparina (Fragmin®) Seringa de 0,2 mL com 2.500-5.000 UI	EV: Ataque: 30 mg SC: Ataque: 1 mg/ kg de peso Manutenção: 1 mg/ kg de 12/12 h SC: 2.850 UI/dia SC: 120 UI/kg 2 x/dia	Hemorragias, trombocitopenia, reações alérgicas locais ou sistêmicas	Hipersensibilidade conhecida a enoxaparina, heparina, derivados suínos ou qualquer outro produto componente da formulação. Sangramento ativo; trombocitopenia associada a testes positivos para anticorpos antiplaquetários. Crianças e adolescentes menores de 18 anos (segurança e eficácia não estabelecidas)
Anticoagulantes Limitam a capacidade das plaquetas de coagular	Inibidores indiretos do fator Xa Oligossacarídeos	Fondaparinux (Arixtra®) Seringa de 0,5 mL com 2,5 mg	SC: 2,5 mg 1 x/dia	Anemia, distúrbios plaquetários, hemorrágicos e da coagulação, hemorragia (hemorragia no local do procedimento cirúrgico, gastrointestinal, hematúria, pulmonar, hematoma), trombocitopenia, púrpura, aumento de transaminases, edema	Sangramento ativo clinicamente significativo. Portadores de hipersensibilidade conhecida ao fondaparinux ou a qualquer dos excipientes. Endocardite bacteriana aguda. Disfunção renal severa (ClCr < 30 mL/min)

Classes	Mecanismos de Ação/ Subclasses	Nome Comercial/ Apresentação	Posologia	Efeitos Adversos	Contraindicações
Anticoagulantes Limitam a capacidade das plaquetas de coagular	Inibidores diretos do fator Xa	Rivaroxaban (Xarelto®) Comprimidos de 10 mg Apixaban (Eliquis®) Comprimidos de 5 mg	VO: 10 mg 1 x/dia VO: 5 mg 2 x/dia	Anemia, náuseas, aumento de transaminases, hemorragias (mais comuns)	Hipersensibilidade aos componentes da fórmula, gravidez e lactação, hemorragia ativa, doença hepática associada a coagulopatia
Anticoagulantes Limitam a capacidade das plaquetas de coagular	Inibidores diretos da trombina Bivalente Bivalirudina Hirudina	Bivalirudina (Angiomax®, Angiox®) Frascos com 250 mg liofilizado (NDB)	EV: *Bolus*: 0,75 mg/kg Manutenção: 1,75 mg/kg/h durante o procedimento e quando necessário, por até 4 horas após o procedimento; *bolus* adicional de 0,3 mg/kg	Hemorragias. Reações idiossincrásicas	Hipersensibilidade aos fármacos ou a qualquer componente da formulação; sangramento ativo importante
	Univalente Argatroban Dabigatran	Hirudina (Refludan®) Frascos com 50 mg liofilizado	EV: *Bolus*: 0,25 mg/kg Manutenção: 1,75 mg/kg/h		
		Argatroban (Argatroban®) Frascos com 100 mg/mL	EV: Dose inicial: 25 μg/kg/min *Bolus* adicional: 350 μg/kg em 3 a 5 min (controle pelo TCA)		
		Dabigratan (Pradaxa®) Comprimidos de 75-110 mg	VO: 110 mg 1-4 h após o procedimento e 220 mg 1 x/dia por até 10 dias		
Trombolíticos/ fibrinolíticos Agem na dissolução do coágulo após sua formação	Ativadores do plasminogênio Alteplase Tenecteplase Estreptoquinase	Alteplase (Actilyse®) Frascos com 50 mg liofilizado	Pacientes com peso > 65 kg: EV: *Bolus*: 15 mg Manutenção: 50 mg em 30 min seguido de 35 mg em 1 hora Pacientes com peso < 65 kg: EV: *Bolus*: 15 mg Manutenção: 0,75 mg/kg em 30 min seguido de 0,5 mg/kg em 1 hora	Arritmias associadas à reperfusão, hemorragia intracraniana, gastrointestinal, equimose, reações anafiláticas (geralmente leves), hipotensão	Diátese hemorrágica conhecida ou nos últimos 6 meses. Uso de anticoagulantes orais, história de trauma ou cirurgia no SNC, hemorragia intracraniana, HAS grave não controlada, RCP prolongada, hepatopatias graves, endocardite bacteriana, pericardite, pancreatite aguda, aneurisma arterial, neoplasia com alto risco de sangramento, hipersensibilidade aos componentes da fórmula
		Tenecteplase (Metalyse®) Frascos com 30, 40 ou 50 mg liofilizado	De acordo com o peso: < 60 kg – 30 mg 60-70 kg – 35 mg 70-80 kg – 40 mg 80-90 kg – 45 mg > 90 kg-50 mg		
		Estreptoquinase (Streptase®) Frascos com 750.000-1.500.000 UI liofilizado	1.500.000 UI em SF 0,9% 250-500 mL – infundir em 30 min		

Classes	Mecanismos de Ação/ Subclasses	Nome Comercial/ Apresentação	Posologia	Efeitos Adversos	Contraindicações
Anti-isquêmico metabólico	Trimetazidina	Vastarel® Comprimidos de 20 mg Vastarel MR® Comprimidos de 35 mg	VO: 20 mg 3 x/dia às refeições 35 mg 2 x/dia às refeições	Náuseas, epigastralgia, prurido, cefaleia	Hipersensibilidade aos componentes da fórmula

61 Fármacos no Manejo da Hipertensão Arterial Sistêmica

■ Rodrigo Almeida Souza

Classes	Mecanismos de ação	Nome comercial	Posologia	Efeitos adversos	Contraindicações
β-bloqueadores	Inibição competitiva das catecolaminas pelos sítios dos receptores beta-adrenérgicos. Seletivos (β1): bloqueiam os receptores β1, com menor efeito sobre os β2 não seletivos (β1 e β2): bloqueiam os receptores β1 e β2 de maneira equivalente	Seletivos: Atenolol (Atenol®) Metoprolol (Selozok®) Bisoprolol (Concor®) Esmolol (Brevibloc®) Nebivolol (Nebilet®) Não seletivos: Propranolol (Propranolol®) Nadolol (Corgard®) Pindolol (Visken®) Sotalol (Betapace®) Labetalol (Normodyne®) Carvedilol (Coreg®)	50-100 mg 1-2 x/dia 50-100 mg 2-4 x/dia 5-20 mg 1 x/dia *Bolus*: 500 µg/kg *Manutenção*: 50-200 µg/kg/min 2,5-10 mg 1 x/dia 80-320 mg 2-3 x/dia 40-80 mg 1 x/dia 10-40 mg 2-3 x/dia 80-160 mg 2 x/dia 100-400 mg 2 x/dia 3,125-50 mg 2 x/dia	Bradicardia, BAV, diminuição da contratilidade ventricular, broncoespasmo, fadiga, depressão, disfunção erétil, intensificação de hipoglicemia	Broncoespasmo induzido por β-bloqueadores Histórico de asma, DPOC grave (relativa), doença vascular periférica, BAV avançados, bradicardia grave, choque cardiogênico, insuficiência ventricular esquerda evidente e sem tratamento
Inibidores da enzima conversora de angiotensina (IECA)	Bloqueia a conversão de angiotensina I em angiotensina II. Ação anti-hipertensiva em pacientes hiper-reninêmicos Aumenta produção de bradicinina. Vasodilatação por efeito do fator relaxante derivado do endotélio, óxido nítrico, prostaciclinas e prostaglandinas. Efeito antiadrenérgico indireto pela inibição pré e pós-juncional no SNS	Captopril (Capoten®) Enalapril (Renitec®) Lisinopril (Zestril®) Ramipril (Triatec®) Fosinopril (Monopril®) Quinapril (Accupril ®) Cilazapril (Vascase®) Benazepril (Lotensin®) Perindopril (Conversyl®) Trandolapril (Gopten®)	25-150 mg/dia 5-40 mg/dia 5-20 mg/dia 2,5-10 mg/dia 10-20 mg/dia 10-20 mg/dia 2,5-10 mg/dia 5-20 mg/dia 4-8 mg/dia 2-4 mg/dia	Hipotensão Insuficiência renal Hipercalemia Tosse (1-10%) Neutropenia (0,36%) Proteinúria (0,36%) Angioedema	Gravidez, lactação, anúria neonatal, retardo do fechamento do ducto arterial. Insuficiência renal grave (creatinina > 2,5 mg/dL). Estenose de artéria renal bilateral ou em rim único. Estenose aórtica grave ou cardiomiopatia obstrutiva

Classes	Mecanismos de ação	Nome comercial	Posologia	Efeitos adversos	Contraindicações
Antagonistas dos receptores de angiotensina II	Inibição competitiva dos receptores AT1 de angiotensina II	Losartana (Cozaar®) Valsartana (Diovan®) Candesartana (Atacand®) Irbesartana (Avapro®) Olmesartana (Olmetec®) Telmisartana (Micardis®)	25-100 mg/dia 80-320 mg/dia 8-16 mg/dia 150-300 mg/dia 20-40 mg/dia 80-160 mg/dia	Hipotensão Insuficiência renal Hipercalemia	Gravidez, lactação. Insuficiência renal grave (creatinina > 2,5 mg/dL). Estenose de artéria renal bilateral ou em rim único
Bloqueadores dos canais de cálcio	Inibição seletiva do influxo de cálcio nos canais lentos de cálcio – predominantes no músculo cardíaco e músculo liso vascular *Di-hidropiridínicos:* maior efeito inibitório sobre o músculo liso vascular e menor ação inotrópica negativa que os di-hidropiridínicos *Não-di-hidropiridínicos:* maior efeito inotrópico, cronotrópico e dromotrópico negativo e menor efeito vasodilatador vascular	*Não di-hidropiridínicos:* Verapamil (Dilacoron®) Diltiazem (Balcor ®) *Di-hidropiridínicos:* Nifedipina (Adalat®) Anlodipina (Norvasc®) Novanlodipino (Novanlo®) Felodipina (Splendil®) Nitrendipina (Caltren®) Isradipina (Lomir®) Nisoldipina (Syscor®) Lacidipina (Lacipil®)	*Verapamil* VO: 80-160 mg 3 x/dia SR: 240-480 mg 1 x/dia EV: 75-150 μg/kg *Diltiazem* VO: 30-80 mg 4 x/dia SR: 60-120 mg 2 x/dia CD: 180-360 mg 1 x/dia EV: 75-150 mg/kg *Nifedipina* VO: 10-20 mg 3 x/dia OROS: 30-60 mg 1 x/dia *Anlodipina* VO: 5-10 mg 1 x/dia *Novanlodipino* VO: 2,5-5 mg 1 x/dia *Felodipina* VO: 5-10 mg 1 x/dia *Nitrendipina* VO: 20 mg 1-2x/dia *Isradipina* VO: 2,5-10 mg 2 x/dia *Nisoldipina* VO: 20-60 mg 1 x/dia *Lacidipina* VO: 4-6 mg 1 x/dia	Rubor facial Cefaleia Tontura Hipotensão Edema de membros inferiores BAV Bradicardia sinusal Descompensação de ICCConstipação Agravamento de isquemia miocárdica	IAM BAV ICC (exceto anlodipina) Hipotensão Gravidez e lactação TV WPW Doença do nó sinusal Doença do nó AV

Classes	Mecanismos de ação	Nome comercial	Posologia	Efeitos adversos	Contraindicações
Diuréticos	Atuam em diferentes sítios ao longo do néfron, envolvidos na regulação de sal e água A: Túbulo contorcido proximal: Inibidores da anidrase carbônica Diuréticos osmóticos B: Porção ascendente da alça de Henle: diuréticos de alça C: Túbulo contorcido distal: tiazídicos D: Ducto coletor: inibidores de aldosterona, diuréticos poupadores de potássio	A: Acetazolamida (Diamox®) Manitol (Manitol®) B: Furosemida (Lasix®) Bumetanida (Burinax®) Piretanida (Arelix®) C: Clortalidona (Higroton®) Hidroclorotiazida (Clorana®) Indapamida (Natrilix®) D: Espironolactona (Aldactone®) Eplerenona (Inspra®) Amilorida (Moduretic®) Triantereno (Iguassina®)	250 mg/dia 50-200 g/dia 40-160 mg/dia 0,5-2 mg/dia 6-12 mg/dia 12,5-25 mg/dia 12,5-25 mg/dia 1,25-2,5 mg/dia 25-50 mg/dia 50-200 mg/dia 5-10 mg/dia 50 mg/dia	Acidose metabólica Hipo-K, síndrome hiperoncótica Hipovolemia, hipo-K, hipo-Ca, ototoxicidade Hipo-K, hipo-Na, hipo-mg Hiper-K, ginecomastia	A- Cirrose. Anúria com necrose tubular aguda, desidratação grave, hemorragia intracraniana ativa, congestão pulmonar ou edema pulmonar graves. Hiperpotassemia ou hiponatremia, hipovolemia e disfunção renal significativa B- Gravidez. Amamentação. Pacientes com insuficiência renal, pré-coma, coma hepático associado a encefalopatia hepática, hipovolemia, desidratação, hipersensibilidade à furosemida ou sulfonamidas e demais componentes da fórmula C- Anúria (parada total de secreção da urina); baixo nível de potássio, baixo nível de sódio ou alto nível de cálcio no sangue; doença hepática ou renal grave; hipersensibilidade a sulfonamida. Hipertensão na gravidez; história de cálculo de ácido úrico, aumento do ácido úrico ou gota (ácido úrico pode aumentar); *clearance* de creatinina menor que 30 mL/minuto D- Hiperpotassemia. A relação risco-benefício deverá ser avaliada na presença de anúria ou disfunção renal, diabetes *mellitus*, nefropatia diabética, disfunção hepática, hiponatremia, distúrbios menstruais, ginecomastia
α-bloqueadores	Bloqueio dos receptores pós-sinápticos inibindo o tônus da musculatura arterial e venosa – redução da RVP e RV	Prazosin (Minipress®) Doxazosin (Carduran®) Terazosin (Hytrin®)	2-30 mg/dia 1-16 mg/dia 1-20 mg/dia	Hipotensão postural Incontinência urinária em mulheres	Pacientes com conhecida hipersensibilidade às quinazolinas, prazosina ou a qualquer outro componente da fórmula
α-agonistas centrais e imidazolínicos	Estimulação dos receptores alfa-2a e imidazolínicos. Hipoativação adrenérgica. Redução da RVP e DC	Metildopa (Aldomet®) Clonidina (Atensina®) Rilmenidina (Hyperium®) Moxonidina (Cynt®) Guanabenzo (Lisapress®)	250-1.000 mg/dia 0,1-0,8 mg/dia 1-2 mg/dia 0,2-0,4 mg/dia 4-16 mg/dia	Sedação Boca seca Hipotensão postural Retenção hídrica Efeito rebote	Hipersensibilidade aos componentes das fórmulas. Doença hepática ativa. Hipotensão, bradicardia, hipertensão de rebote, ICC, bloqueio AV, depressão respiratória leve, obstrução do trato respiratório superior, sedação, depressão, ansiedade, impotência, retenção urinária, náuseas, vômitos, dor em parótida, rash, edema angioneurótico

Classes	Mecanismos de ação	Nome comercial	Posologia	Efeitos adversos	Contraindicações
Vasodilatadores arteriais diretos	Desconhecido Ativação de canais de K ATP-sensíveis gerando vasodilatação	Hidralazina (Apresolina®) Minoxidil (Loniten®)	25-100 mg/dia 2,5-80 mg/dia	Cefaleia Rubor facial Taquicardia reflexa Síndrome lúpus-*like* Hirsutismo	Doença isquêmica do coração (isolados) Dissecção aórtica Hemorragia cerebral recente
Bloqueadores da renina	Ligação à proteína S3[bp] inibindo a transformação de angiotensinogênio em angiotensina I	Alisquireno (Rasilez®)	150-300 mg/dia	Diarreia Angioedema *Rash* Tosse Hipercalemia Disfunção renal	Gravidez, alergia aos componentes da fórmula, hipercalemia, menores de 18 anos

62 Fármacos Inotrópicos e Vasoativos

■ Rodrigo Almeida Souza

Classes	Nome comercial/ apresentação	Mecanismos de ação	Posologia	Efeitos adversos	Contraindicações
Vasodilatadores periféricos	Nitroglicerina (Tridil®) Ampola 25 mg/5 mL Ampola 50 mg/10 mL Diluição em SF 0,9% ou SG 5% – 240-490 mL	Vasodilatação via aumento do GMPc intracelular Vasodilatador venoso predominante Vasodilatador coronariano Produz relaxamento da musculatura vascular lisa	EV: Dose inicial: 0,5 μg/min Manutenção: 1,5 a 3 μg/kg/min	Tamponamento pericárdico, cardiomiopatia restritiva ou pericardite constritiva. Hipersensibilidade conhecida à nitroglicerina	Hipotensão arterial severa e hipersensibilidade à droga. Uso concomitante de inibidores de fosfodiesterase V. Gravidez e lactação. Glaucoma de ângulo fechado. Anemia severa
	Nitroprussiato de sódio (Nipride®) Frasco-ampola com 50 mg em 2 mL Diluição em SG 5% – 248-498 mL	Vasodilatador arterial	EV: Dose inicial: 0,2 μg/kg/min Dose máxima: 10 μg/kg/min	Náuseas, vômitos, sudorese, cefaleia, vertigem, palpitações, apreensão, tremores musculares, desconforto retroesternal e dor abdominal. Outras reações relatadas em menor grau são: bradicardia, alterações no ECG, hipotireoidismo, íleo paralítico, redução da agregação plaquetária, aumento da pressão intracraniana, rubor, irritação no local da aplicação e erupções cutâneas	Pacientes com *shunt* arteriovenoso ou estenose da aorta; atrofia óptica congênita ou ambliopia por tabagismo; no tratamento da insuficiência cardíaca congestiva aguda, associada com resistência vascular periférica reduzida e para produzir hipotensão nas cirurgias em pacientes com fluxo sanguíneo cerebral inadequado ou moribundos
Inibidores da fosfodiesterase	Lactato de milrinona (Primacor®) Frasco-ampola de 20 mL (1 mg/mL)	Inibição seletiva da fosfodiesterase Aumenta a disponibilidade de cálcio por redução da degradação do AMPc Efeito inotrópico positivo e vasodilatador	EV: *Bolus*: 50 μg/kg em infusão lenta de 10 min Dose de manutenção: 0,375 μg/kg/min a 0,750 μg/kg/min por 12-48 h Dose máxima: 1,13 mg/kg	Possibilidade de arritmias ventriculares e supraventriculares, hipotensão, dor anginosa, cefaleia. Casos raros de hipopotassemia, trombocitopenia, tremores. Existe uma interação química imediata com formação de precipitado entre a milrinona e a furosemida	Hipersensibilidade à milrinona e em pacientes com valvulopatias obstrutivas aórtica ou pulmonar graves, em substituição a medidas cirúrgicas

Classes	Nome comercial/ apresentação	Mecanismos de ação	Posologia	Efeitos adversos	Contraindicações
β-agonistas	Cloridrato de dobutamina (Dobutrex®) Ampola de 250 mg em 20 mL Diluir em 230 mL de SF 0,9%	Aumenta o inotropismo cardíaco por estímulo aos receptores β1 do coração	EV: 2-20 μg/kg/min em infusão contínua	Aumento da frequência cardíaca, pressão arterial e atividade ectópica ventricular, hipotensão, reação no local de infusão, náuseas, cefaleia, dor torácica inespecífica	Estenose subaórtica hipertrófica idiopática, feocromocitoma, taquiarritmias ou fibrilação ventricular, cardiomiopatia hipertrófica obstrutiva e em pacientes com hipersensibilidade à dobutamina
	Bitartarato de norepinefrina (Levophed®) Ampola de 4 mg em 4 mL Diluir em 4 ampolas em 234 mL de SF 0,9%	Amina simpatomimética Agente estimulante alfa e beta-adrenérgico	EV: 2-4 μg/kg	Hipóxia tecidual e acidose lática Gangrena de extremidades Arritmias Ansiedade Cefaleia transitória	Pacientes hipotensos com défice de volume, trombose vascular periférica ou mesentérica
	Dopamina (Revivan®) Ampola de 50 mg em 10 mL Diluir em 5 ampolas em 200 mL de SF 0,9%	Agente estimulante dopa, beta e alfa-adrenérgico dose-dependente	EV: < 3 μg/kg/min – efeito dopaminérgico, pouca ação inotrópica positiva ou vasopressora 3-7 μg/kg/min – efeito beta-adrenérgico predominante, com inotropismo positivo 7-15 μg/kg/min – efeito alfa-adrenérgico predominante, com ação vasopressora	Náuseas, vômitos. Batimentos ectópicos, taquicardia, dispneia, hipotensão e vasoconstrição	Feocromocitoma. Taquiarritmias não tratadas ou fibrilação ventricular
Peptídio natriurético tipo B humano	Nesiritide (Natrecor®) Frasco-ampola de 1,5 mg	Ligação com o receptor da guanilato ciclase da musculatura lisa vascular e células endoteliais Relaxamento da musculatura lisa vascular Redução da pressão arterial e pressão de capilar pulmonar	EV: *Bolus*: 2 μg/kg Manutenção: 0,01 μg/kg/min	Hipotensão, cefaleia, náuseas, bradicardia, confusão, parestesia, sonolência, tremores	Hipersensibilidade aos componentes da fórmula. Tratamento primário de pacientes com choque cardiogênico ou PAS < 90 mmHg
Agentes sensibilizadores do cálcio	Levosimendan (Simdax®) Frasco-ampola de 2,5 mg/mL com 5-10 mL	Aumenta a sensibilidade da troponina-C ao cálcio citoplasmático – efeito inotrópico positivo Ativa canais de potássio ATP-dependentes – ação vasodilatadora	EV: Ataque: 12 a 24 μg/kg em 10 min Dose de manutenção: 0,05 a 2 μg/kg/min por 24 h	Cefaleia Hipotensão Arritmias cardíacas	Hipersensibilidade aos componentes da fórmula. Insuficiência renal e hepática. Hipotensão grave e taquicardia. Histórico de *torsades de pointes*. Crianças e adolescentes < 18 anos

Classes	Nome comercial/ apresentação	Mecanismos de ação	Posologia	Efeitos adversos	Contraindicações
Hormônios sintéticos	Vasopressina (Encrise®) Ampola de 20 U/mL com 1 mL	Atua de forma semelhante à vasopressina, hormônio da glândula pituitária, promovendo vasoconstrição intensa e efeito antidiurético	EV: 0,2 U/min até o limite de 1 U/min Parada cardiorrespiratória: 40 U em substituição à primeira ou segunda dose de adrenalina	Palidez, cólicas abdominais e náusea podem ser reduzidas pela ingestão de um ou dois copos de água no momento da administração de vasopressina. Estes efeitos adversos não são normalmente sérios e provavelmente desaparecerão dentro de alguns minutos	Hipersensibilidade aos componentes da fórmula e em nefrite crônica com retenção de nitrogênio Cautela em pacientes vasculopatas, em especial com doença coronariana, insuficiência cardíaca, asma, epilepsia, enxaqueca
	Adrenalina (Drenalin®) Ampola de 1 mg em 1 mL Diluir em 4 ampolas em 234 mL de SF 0,9%	Atua de forma semelhante à adrenalina, hormônio da medula da suprarrenal, produz reações similares àquelas originadas pela estimulação dos nervos adrenérgicos Provoca taquicardia, elevação dos níveis pressóricos, relaxamento dos músculos bronquiais e intestinais	Parada cardiorrespiratória: EV/OT: 1 mg a cada 3 a 5 minutos em *bolus*	Moléstias ou dor no peito, calafrios, febre, taquicardia, cefaleias contínuas ou graves, náuseas ou vômitos, dispneia, bradicardia, ansiedade, visão turva ou dilatação das pupilas não habitual; debilidade grave, nervosismo ou inquietude	Deve ser avaliada a relação risco-benefício na presença de lesão cerebral orgânica, doença cardiovascular, arritmias cardíacas, dilatação cardíaca, arteriosclerose cerebral, insuficiência cardíaca congestiva, hipertensão, diabetes *mellitus*, glaucoma de ângulo fechado, hipertireoidismo, feocromocitoma e choque cardiogênico

63 Hipolipemiantes Orais

■ Rodrigo Almeida Souza

Classes	Mecanismos de ação	Nome comercial/ apresentação	Posologia	Efeitos adversos	Contraindica- ções
Estatinas	Inibidores da CoA-redutase Inibem a síntese do colesterol Aumentam os receptores de LDL Reduzem LDL em 18-55% Aumentam HDL em 5-15% Reduzem TG em 7-30%	Sinvastatina (Zocor®) Comprimidos de 5, 10, 20, 40 e 80 mg Pravastatina (Pravacol®) Comprimidos de 10, 20 e 40 mg Atorvastatina (Lipitor®, Citalor®) Comprimidos de 10, 20, 40 e 80 mg Rosuvastatina (Crestor®, Vivacor®) Comprimidos de 10 e 20 mg Lovastatina (Lovastatina®) Comprimidos de 10, 20 e 40 mg Fluvastatina (Lescol®) Comprimidos de 20, 40 e 80 mg Pitavastatina (Livalo®) Comprimidos de 2 e 4 mg	VO: 20-80 mg 1 x/dia VO: 20-40 mg 1 x/dia VO: 10-80 mg 1 x/dia VO: 5-40 mg 1 x/dia VO: 20-80 mg 1 x/dia VO: 40-80 mg 1 x/dia VO: 2-4 mg 1 x/dia	Dor abdominal, constipação, flatulência, astenia, cefaleia, miopatia	Hipersensibilidade a qualquer componente do produto. Doença hepática ativa ou aumentos persistentes e inexplicados das transaminases séricas
Inibidores da absorção do colesterol	Inibem a absorção do colesterol dietético e biliar Complementam o mecanismo de ação das estatinas	Ezetimibe (ezetrol®, Zetsim®) Comprimidos de 10 mg	VO: 10 mg 1 x/dia	Cefaleia, dor abdominal, diarreia	Hipersensibilidade a qualquer componente da fórmula
Fibratos	Diminuem os TG em até 70% Diminuem o LDL em 5-20% Aumentam o HDL em 10-35%	Bezafibrato (Cedur®, *Cedur retard*®) Drágeas de 200 mg Comprimidos de 400 mg Genfibrozil (Lopid®) Cápsulas de 300 mg Comprimidos de 600-900 mg Fenofibrato (Lipanon®, Lipidil®) Cápsulas de 250 mg Cápsulas de 200 mg Etofibrato (Tricerol®) Cápsulas de 500 mg Ciprofibrato (Lipless®, Oroxadin®) Comprimidos de 100 mg	VO: 200-600 mg 1 x/dia VO: 300-1.500 mg 1 x/dia VO: 200-250 mg 1 x/dia VO: 500-1.000 mg 1 x/dia VO: 100 mg 1 x/dia	Cefaleia, vertigem, sintomas gastrointestinais (náuseas, vômito, dispepsia, dor no estômago, boca seca e diarreia), erupções, prurido e urticária, mialgia, miopatia, hiperuricemia	Insuficiência hepática ou renal graves, na gravidez e na lactação e em pacientes com hipersensibilidade aos fibratos

Classes	Mecanismos de ação	Nome comercial/ apresentação	Posologia	Efeitos adversos	Contraindica-ções
Ácido nicotínico	Diminui os TG em 30-50% Aumenta HDL em 20-30% Diminui LDL em 10-20%	Metri® Comprimidos de 500 mg, 750 mg e 1.000 mg Acinic® Comprimidos de 500 mg e 1.000 mg	VO: 500-2.000 mg 1 x/dia (noite)	*Flushing* Cefaleia Hiperglicemia Hiperuricemia	Alergia ao prasugrel ou outros componentes da fórmula. Úlcera péptica ou sangramento intestinal ou intracraniano ativo. Pacientes com histórico de AIT/AVE prévio, idade > 75 anos, peso < 67 kg

64 Fármacos Vasodilatadores

■ Rodrigo Almeida Souza

Classes	Mecanismos de ação	Nome comercial / apresentação	Posologia	Efeitos adversos	Contraindicações
Nitratos/ liberadores de óxido nítrico	Vasodilatador coronariano	Propatilnitrato (Sustrate®) Comprimidos de 10 mg	VO: 10 mg 3-4 x/dia SL: 10 mg	Cefaleia, hipotensão postural, palpitações, rubor facial, síncope, tontura	Hipotensão arterial severa e hipersensibilidade à droga. Uso concomitante de inibidores de fosfodiesterase V. Gravidez e lactação. Glaucoma de ângulo fechado. Anemia severa
	Vasodilatador de ação direta na musculatura lisa vascular	Dinitrato de isossorbida (Isordil®) Comprimidos de 2,5, 5 e 10 mg	VO/SL: doses de 5 mg com intervalos de 5 min – até 15 mg		
	Vasodilatador coronariano e venoso. Reduz a pré-carga, pressão capilar pulmonar e pressão arterial pulmonar	Mononitrato de isossorbida (Monocordil®) Comprimidos de 10 e 20 mg	VO: 20-40 mg 2 x/dia EV: *bolus* 20-40 mg 2-3 x/dia Manutenção 0,4-1,2 mg/kg/h		
	Vasodilatador venoso predominante. Vasodilatador coronariano. Produz relaxamento da musculatura vascular lisa	Nitroglicerina (Tridil®) ampola 25 mg/5 mL Ampola 50 mg/10 mL Diluição em SF 0,9% ou SG 5% – 240-490 mL	EV: 1,5 a 3 μg/kg/min	Tamponamento pericárdico, cardiomiopatia restritiva ou pericardite constritiva. Hipersensibilidade conhecida à nitroglicerina	
	Vasodilatador arterial	Nitroprussiato de sódio (Nipride®) Frasco-ampola com 50 mg em 2 mL Diluição em SG 5% – 248-498 mL	EV: Dose inicial 0,3-1 μg/kg/min	Náuseas, vômitos, sudorese, cefaleia, vertigem, palpitações, apreensão, tremores musculares, desconforto retroesternal e dor abdominal. Outras reações relatadas em menor grau são: bradicardia, alterações no ECG, hipotireoidismo, íleo paralítico, redução da agregação plaquetária, aumento da pressão intracraniana, rubor, irritação no local da aplicação e erupções cutâneas	Pacientes com *shunt* arteriovenoso ou estenose da aorta; atrofia óptica congênita ou com ambliopia por tabagismo. No tratamento da insuficiência cardíaca congestiva aguda, associada com resistência vascular periférica reduzida e para produzir hipotensão nas cirurgias em pacientes com inadequado fluxo sanguíneo cerebral ou moribundos

Classes	Mecanismos de ação	Nome comercial / apresentação	Posologia	Efeitos adversos	Contraindicações
Inibidores da fosfodiesterase V	Inibição seletiva da fosfodiesterase V Aumenta liberação de óxido nítrico	Citrato de sildenafil (Viagra®, Revatio®) Comprimidos de 25, 50 e 100 mg Vardenafil (Levitra®) Comprimidos de 5, 10 e 20 mg Tadalafil (Cialis®) Comprimidos de 20 mg Iodenafil (Helleva®) Comprimidos de 80 mg Avanafil (Stendra®) Comprimidos de 50, 100 e 200 mg (NDB)	VO: 25-100 mg 1 x/dia (efeito de até 5 h) VO: 5-20 mg 1 x/dia (efeito de até 8 h) VO: 20 mg 1 x/dia (efeito de até 36 h) VO: 80 mg 1 x/dia (efeito de até 18 h) VO: 50-200 mg 1 x/dia (efeito de até 5 h)	Cefaleia, *flushing*, rinite, dispepsia, sinusite, tontura	Hipersensibilidade a qualquer componente do produto. Doença hepática ativa ou aumentos persistentes e inexplicados das transaminases séricas. Uso de nitratos, mulheres
Inibidores do receptor de endotelina-1	Inibição dos receptores de endotelina-1 (ET_A e ET_B) Antagonizam os efeitos da endotelina-1 como vasoconstrição, inflamação, fibrose e broncoconstrição	Bosentana (Tracleer®) Comprimidos de 62,5 e 125 mg	VO: 125 mg/dia por 4 semanas e depois 250 mg/dia (uso em HAP)	Nasofaringite, rubor, função hepática anormal, edema de membros inferiores, hipotensão, palpitação, dispepsia, fadiga e prurido. Anemia, doença do refluxo gastroesofágico, hemorragia retal	Hipersensibilidade a bosentana ou a qualquer um dos componentes da fórmula. Uso concomitante de ciclosporina A, glibenclamida (gliburida). Gravidez; mulheres em idade fértil e que não estejam praticando métodos anticoncepcionais seguros
Análogos da prostaciclina	Vasodilatação arterial pulmonar Inibição de agregação plaquetária	Epoprostenol (Flolan®) Ampolas de 0,5 e 1,5 mg	EV: infusão contínua em BIC – dose inicial: 2 ng/kg/min e incrementos de 2 ng/kg/min a cada 15 minutos até surgirem	Cefaleia, diarreia, náuseas, tontura, edema, prurido, hipotensão, reação no local de infusão	ICC, doença venosa oclusiva, hipersensibilidade ao fármaco ou componentes
		Teprostinil (Remodulin®) Ampolas de 20 mL com 20, 50, 100 e 200 mg	EV/SC: infusão contínua em BIC – dose inicial: 1,25 ng/kg/min e incrementos de 1,25 ng/kg/min por semana no 1º mês	Vasodilatação, hipotensão, aumento da tosse, cefaleia, síncope, dor no maxilar, agitação, ansiedade	Não há
		Iloprost (Ventavis®) Ampolas de 1 mL com 10 μg Ampolas de 2 mL com 20 μg	IN: 2,5 μg em 4-5 min ou 5 μg em 8-10 min	Vasodilatação, hipotensão, aumento da tosse, cefaleia, síncope, dor no maxilar	Hipersensibilidade aos componentes da fórmula. Doença coronária grave ou angina instável, IAM nos últimos 6 meses, IC descompensada, arritmias graves e AVE nos últimos 3 meses, HAP devida a doença oclusiva venosa, gravidez e lactação

65 Fármacos Antitabágicos

■ Rodrigo Almeida Souza

Droga	Nome comercial/apresentação	Posologia	Efeitos adversos	Contraindicações
Nicotina	NiQuitin® Pastilhas de 2 e 4 mg Adesivos transdérmicos de 7, 14 e 21 mg	VO: 1 pastilha de 1/1 h ou 2/2 h por 6 semanas 1 pastilha de 2/2 h ou 4/4 h por 3 semanas 1 pastilha de 4/4 h ou 8/8 h por 3 semanas TD: Uso de > 10 cigarros/dia 21 mg por 6 semanas 14 mg por 2 semanas 7 mg por 2 semanas Uso de < 10 cigarros/dia 14 mg por 6 semanas 7 mg por 2 semanas	Insônia Ansiedade Irritabilidade Aumento do apetite Tontura Cefaleia Tosse Faringite Náuseas Vômitos Dispepsia Indigestão Hiperemia e prurido no local de aplicação	Hipersensibilidade à nicotina ou outro componente da fórmula. Crianças abaixo de 12 anos
Bupropiona	Zyban® Wellbutrin® Comprimidos de 150 e 300 mg	VO: 150 mg por 3 dias e depois 300 mg/dia por até 12 semanas	Insônia Cefaleia Boca seca Náuseas e vômitos Urticária Anorexia Tremor Vertigem	Epilepsia Anorexia nervosa Bulimia nervosa Hipersensibilidade aos componentes da fórmula
Vareniclina	Champix® Comprimidos de 0,5 e 1 mg	VO: 0,5 mg por 3 dias 0,5 mg 2 x/dia por 4 dias 1 mg 2 x/dia até o fim do tratamento – 12 semanas	Disforia ou humor deprimido Insônia Irritabilidade Frustração ou raiva Ansiedade Dificuldade de concentração Agitação Bradicardia Aumento do apetite ou ganho de peso Cefaleia Sonhos anormais	Hipersensibilidade aos componentes da fórmula. Precaução: gravidez e lactação

66 Anticoagulação
Indicações e Manejo

■ Rodrigo Almeida Souza

Pontos-chave

- Geralmente, a varfarina deve ser iniciada na dose de 5 mg/dia. Uma dose inicial de 10 mg/dia frequentemente resulta em RNI supraterapêutico.
- Amiodarona, fluconazol, metronidazol, Bactrim e diversos outros medicamentos podem interferir no metabolismo da varfarina.
- Sempre questionar o paciente sobre o uso de outras medicações, mudanças na dieta e uso de homeopatia.
- O RNI deve ser checado, no mínimo, quatro vezes durante a primeira semana de tratamento e após com menor frequência, dependendo da sua estabilidade.
- Em geral, a omissão de uma dose de varfarina irá refletir no RNI 2-5 dias após.
- Novos fármacos anticoagulantes têm sido desenvolvidos nos últimos tempos, com bons resultados nos estudos clínicos, em especial nos casos de fibrilação atrial de origem não valvar.
- Atualmente, dispomos de dabigatrana, apixabana e rivaroxabana para utilização em nosso País, porém o preço, ainda alto, é um limitante de sua larga utilização. Todos têm como vantagem a não necessidade de controle de INR e menores interações com alimentos e medicações.

Contraindicações à varfarina (Quadro 66.1)

Quadro 66.1 – Contraindicações à varfarina

História prévia de hipersensibilidade à varfarina	HAS não controlada
Sangramento GI ou úlcera péptica	Demência, história de quedas
Alcoolismo	Endocardite infecciosa
Distúrbios na hemostasia	Aneurisma de SNC
Retinopatia hemorrágica	Inabilidade em alcançar regularmente o RNI

Fonte: J Am Coll Cardiol. 2003 May 7;41(9):1633-52.

Alimentos com alto teor de vitamina K e que interagem com a varfarina

- Beterraba (*****).
- Brócoli (****).
- Espinafre, couve-flor, cenoura (***).
- Aspargos, rabanete (**).

Orientações ao paciente que vai iniciar terapia com varfarina (Quadro 66.2)

Quadro 66.2 – Orientações ao paciente que vai iniciar terapia com varfarina

Esclarecer as razões pelas quais o tratamento será iniciado e por quanto tempo ele será mantido
A importância de seguir a dose exata prescrita
A importância do monitoramento contínuo do RNI
A necessidade de ingerir a varfarina 1 x/dia, preferencialmente no mesmo horário e de dosar o RNI pela manhã
A necessidade de ingerir sempre a mesma quantidade diária de vitamina K na dieta
Os cuidados a serem tomados quando for associar outros medicamentos à varfarina
A importância de evitar ingesta excessiva de álcool
A proibição de gravidez durante o tratamento com varfarina
Esclarecimentos quanto aos efeitos colaterais, riscos potenciais de sangramento
Orientações sobre quando procurar atendimento médico na vigência de manifestações hemorrágicas

Fonte: Cleve Clin J Med. 2003 Apr;70(4):361-71.

Interações medicamentosas com a varfarina (Tabela 66.1)

Tabela 66.1 – Interações medicamentosas com varfarina

Aumentam o RNI	Reduzem o RNI
Acetaminofeno	Barbitúricos
Amiodarona	Carbamazepina
ATB (ciprofloxacina, claritromicina, eritromicina, metronidazol, Bactrim)	Metimazol
Antifúngicos (fluconazol, itraconazol, cetoconazol)	Propiltiouracil
Genfibrozila	Rifampicina
Isoniazida	
AINE	
Propafenona	
Tramadol	
Sinvastatina	

Fonte: Cleve Clin J Med. 2003 Apr;70(4):361-71.

■ Orientações para o manuseio do RNI (Figura 66.1)

A

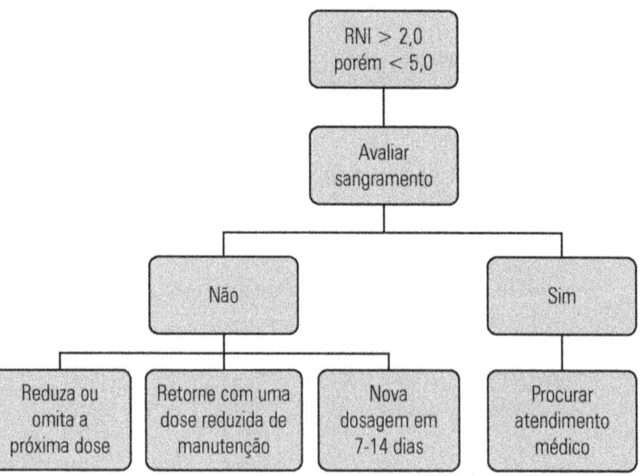

Figura 66.1 – Fluxogramas para orientação do manuseio do RNI. A. RNI > 2,0 porém < 5,0. B. RNI > 5,0 porém < 9,0. C. RNI > 9,0.

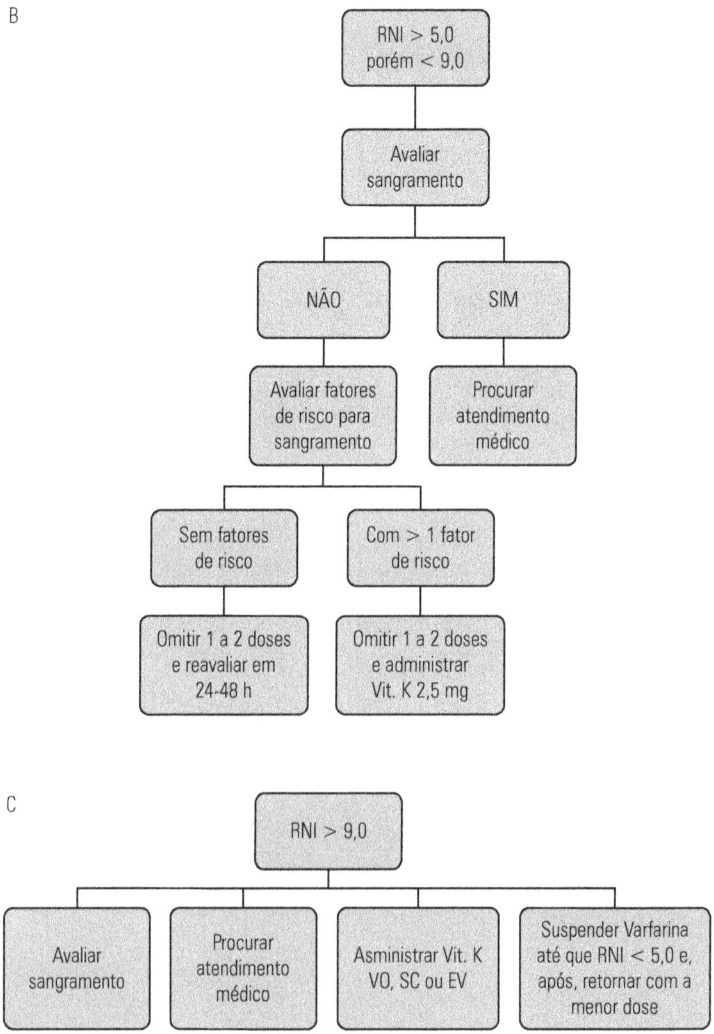

Figura 66.1 – Fluxogramas para orientação do manuseio do RNI. A. RNI > 2,0 porém < 5,0. B. RNI > 5,0 porém < 9,0. C. RNI > 9,0.

*Fatores de risco para sangramento:

- história prévia de sangramento (cerebrovascular, GI);
- cirurgia recente;
- HAS;
- AVC prévio;
- IAM recente;
- insuficiência renal (Cr > 1,5 mg/dL);
- idade > 65 anos;
- anemia grave (Ht < 30%);
- diabetes.

Manuseio do paciente em uso de varfarina e que será submetido a procedimento cirúrgico

1. Suspender varfarina 5 dias antes do procedimento.
2. Durante este período, instituir profilaxia com HNF ou HBPM de acordo com as seguintes recomendações:
   - iniciar HBPM 1 mg/kg a cada 12 horas, 36 horas após a última dose de varfarina;
   - a última dose da HBPM deve ser administrada 24 horas antes do procedimento cirúrgico;
   - vinte e quatro horas após a cirurgia a HBPM deve ser iniciada em dose plena;
   - HBPM em dose profilática no primeiro e segundo PO deve ser considerada em pacientes sob alto risco de sangramento;
   - a varfarina deve ser reiniciada no primeiro PO;
   - o RNI deve ser monitorado diariamente até a alta hospitalar e, após, periodicamente até que o nível terapêutico tenha sido atingido.

Bibliografia consultada

1. Hirsh J, Fuster V, Ansell J, Halperin JL. American Heart Association/American College of Cardiology Foundation guide to warfarin therapy. J Am Coll Cardiol. 2003 May 7;41(9):1633-52.
2. Jaffer A, Bragg L. Practical tips for warfarin dosing and monitoring. Cleve Clin J Med. 2003 Apr;70(4):361-71.
3. Jaffer AK. Anticoagulation management strategies for patients no warfarin who need surgery. Cleve Clin J Med. 2006 Mar;73(Suppl 1):S100-5.
4. Spandorfer JM, Lynch S, Weitz HH, et al. Use of enoxaparin for the chronically anticoagulated patient before and after procedures. Am J Cardiol. 1999;84:478-480.

67 Classificações, Escores de Risco, Escalas e Cálculos em Cardiologia

■ Rodrigo Almeida Souza

Hipertensão arterial

Classificação da pressão arterial em medidas de consultório – Diretriz SBC 2010

Classificação	Pressão Sistólica (mmHg)	Pressão Diastólica (mmHg)
Ótima	< 120	< 80
Normal	< 130	< 85
Limítrofe	130-139	85-89
Hipertensão estágio 1	140-159	90-99
Hipertensão estágio 2	160-179	100-109
Hipertensão estágio 3	≥ 180	≥ 110
Hipertensão sistólica isolada	≥ 140	< 90

Classificação da pressão arterial em consultório, MAPA, AMPA e MRPA – Diretriz SBC 2010

	Consultório	MAPA	AMPA	MRPA
Normotensão ou hipertensão controlada	< 140/90	≤ 130/85	≤ 130/85	≤ 130/85
Hipertensão	≥ 140/90	> 130/85	> 130/85	> 130/85
Hipertensão do avental branco	≥ 140/90	< 130/85	< 130/85	< 130/85
Hipertensão mascarada	< 140/90	> 130/85	> 130/85	> 130/85

Onde, MAPA: Monitoração ambulatorial da pressão arterial de 24 horas; AMPA: automedida da pressão arterial; MRPA: monitoração residencial da pressão arterial de 24 horas.

Critérios para diagnóstico de síndrome metabólica

Diagnostica-se a síndrome metabólica quando da presença de obesidade abdominal (*critério obrigatório*) associada à presença de dois ou mais dos critérios descritos.

Obesidade abdominal	**Homens**		**Mulheres**	
	Brancos e negros	≥ 94 cm	Brancas, negras, sul-asiáticas, ameríndias e chinesas	≥ 85 cm
	Sul-asiáticos, ameríndios e chineses	≥ 90 cm	Japonesas	≥ 90 cm
	Japoneses	≥ 85 cm		
HDL-colesterol	Homens: < 40 mg/dL		Mulheres: < 50 mg/dL	
Triglicérides	≥ 150 mg/dL ou tratamento para hipertrigliceridemia			
Glicemia de jejum	≥ 100 mg/dL ou tratamento para diabetes *mellitus*			
Pressão arterial	Sistólica: ≥ 130 mmHg ou tratamento para hipertensão			
	Diastólica: ≥ 85 mmHg ou tratamento para hipertensão			

Critérios para diagnóstico de diabetes *mellitus* – ADA 2010

Hemoglobina glicada ≥ 6,5% OU
Glicemia de jejum (pelo menos 8 h) ≥ 126 mg/dL OU
Teste oral de tolerância à glicose (TOTG) com glicemia após 2 h ≥ 200 mg/dL OU
Paciente com sintomas clássicos de hiperglicemia ou crise hiperglicêmica com glicemia aleatória (sem jejum) ≥ 200 mg/dL

Avaliação clínica para o diagnóstico de tromboembolismo pulmonar

Escore de Wells

Variável	Pontos
Fatores Predisponentes	
• TEP ou TVP prévia	1,5
• Cirurgia ou imobilização recente	1,5
• Neoplasia	1
Sintomas	
• Hemoptise	1
Sinais	
• FCacima de 100 bpm	1,5
• Sinais clínicos de TVP	3
Diagnóstico alternativo menos provável que TEP	3
Probabilidade Clínica - 3 Níveis	Total
• Baixa	0-1 (3,6%)
• Intermediária	2-6 (20,5%)
• Alta	≥ 7 (66,7%)
Probabilidade Clínica – 2 Níveis	
• TEP provável	0-4
• TEP improvável	> 4

Escore de Genebra revisado

Variável	Pontos
Fatores Predisponentes	
• Idade > 65 anos	+1
• TEP ou TVP prévia	+3
• Cirurgia ou fratura no último mês	+2
• Câncer em atividade	+2
Sintomas	
• Dor em membro inferior (unilateral)	+3
• Hemoptise	+2
Sinais	
• FC entre 75-94 bpm	+3
• FC acima de 94 bpm	+5
• Dor à palpação de veia profunda de membro inferior e edema unilateral	+4

Probabilidade Clínica	Total
• Baixa	0-3
• Intermediária	4-10
• Alta	≥ 11

Escores de risco cardiovascular

Probabilidade pré-teste de doença arterial coronariana por idade, gênero e sintomas para pacientes submetidos a teste de esforço – ACC/AHA

Idade (anos)	Gênero	Angina típica/ definitiva	Angina atípica/ provável	Dor torácica não anginosa	Assintomáticos
30-39	Homens	Intermediária	Intermediária	Baixa	Muito baixa
	Mulheres	Intermediária	Muito baixa	Muito baixa	Muito baixa
40-49	Homens	Alta	Intermediária	Intermediária	Baixa
	Mulheres	Intermediária	Baixa	Muito baixa	Muito baixa
50-59	Homens	Alta	Intermediária	Intermediária	Baixa
	Mulheres	Intermediária	Intermediária	Baixa	Muito baixa
60-69	Homens	Alta	Intermediária	Intermediária	Baixa
	Mulheres	Alta	Intermediária	Intermediária	Baixa

SHAPE (*Screening for Heart Attack Prevention and Education*) – Diretriz para detecção de doença cardiovascular em assintomáticos

Diretriz prática para rastreamento de doença cardiovascular em populações sob risco. Pode ser utilizada em homens assintomáticos entre 45-75 anos e mulheres assintomáticas entre 55-75 anos.

Pacientes acima de 75 anos já são considerados de alto risco e não necessitam de testes para detecção de aterosclerose. Pacientes de muito baixo risco e assintomáticos também não devem ser avaliados para presença de aterosclerose. Nos pacientes de muito alto risco, avaliação não invasiva de isquemia miocárdica (p. ex., cintilografia miocárdica) pode/deve ser realizada.

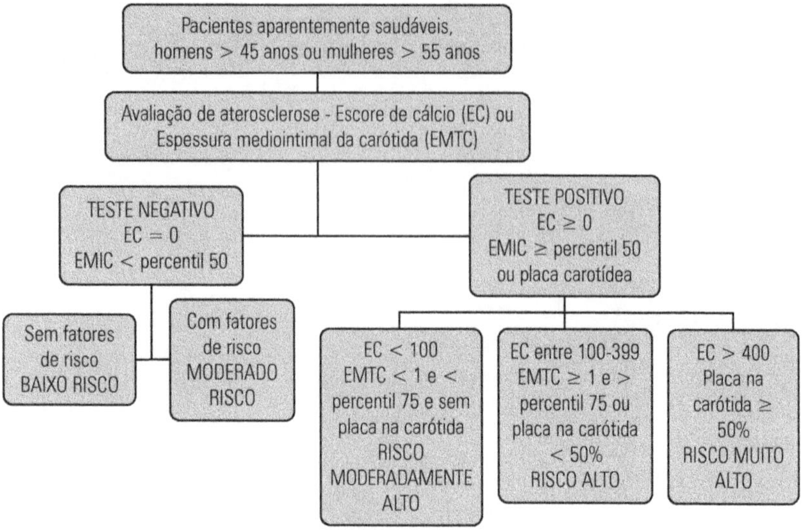

Nível de Risco	LDL-alvo (mg/dL)	Reavaliação
Baixo risco	< 160	5-10 anos
Moderado risco	< 130	5-10 anos
Risco moderadamente alto	< 130 (< 100 opcional)	Individualizar
Alto risco	< 100 (< 70 opcional)	Individualizar
Muito alto risco	< 70	Individualizar

Escore da Universidade de Duke (EUA) para teste ergométrico

Escore que visa avaliar o prognóstico cardiovascular de pacientes submetidos ao teste ergométrico.

Escore da Duke = tempo de exercício – (5× infra de ST) – (4× índice de angina), onde:

- O tempo de exercício é medido em minutos, para o protocolo de Bruce.
- O segmento ST é medido em sua maior depressão ou elevação, em milímetros.
- O índice de angina segue a escala: 0: sem angina; 1: angina durante o teste sem interromper o exercício; 2: angina durante o teste, limitante, que determinou a interrupção do exercício.

Níveis de risco:

- Baixo risco: escore ≥ 5
- Risco intermediário: escore entre –10 e 4
- Alto risco: escore ≤ –11

Escore de Framingham

Avaliar o risco absoluto (%) de infarto ou morte em 10 anos para homens e mulheres.

HOMENS		MULHERES	
Idade	Pontos	Idade	Pontos
20-34	-9	20-34	-7
35-39	-4	35-39	-3
40-44	0	40-44	0
45-49	3	45-49	3
50-54	6	50-54	6
55-59	8	55-59	8
60-64	10	60-64	10
65-69	11	65-69	12
70-74	12	70-74	14
75-79	13	75-79	16

Colesterol	Idade	Idade	Idade	Idade	Idade	Colesterol	Idade	Idade	Idade	Idade	Idade
Total mg/dL	20-39	40-49	50-59	60-69	70-79	Total mg/dL	20-39	40-49	50-59	60-69	70-79
< 160	0	0	0	0	0	< 160	0	0	0	0	0
160-199	4	3	2	1	0	160-199	4	3	2	1	1
200-239	7	5	3	1	0	200-239	8	6	4	2	1
240-279	9	6	4	2	1	240-279	11	8	5	3	2
≥ 280	11	8	5	3	1	≥ 280	13	10	7	4	2

Fumo	Idade	Idade	Idade	Idade	Idade	Fumo	Idade	Idade	Idade	Idade	Idade
	20-39	40-49	50-59	60-69	70-79		20-39	40-49	50-59	60-69	70-79
Não	0	0	0	0	0		0	0	0	0	0
Sim	8	5	3	1	1		9	7	4	2	1

HDL-colesterol (mg/dL)	Pontos	HDL-colesterol (mg/dL)	Pontos
≥ 60	-1	≥ 60	-1
50-59	0	50-59	0
40-49	1	40-49	1
< 40	2	< 40	2

PA (sistólica, mg/dL)	Não tratada	Tratada	PA (sistólica, mg/dL)	Não tratada	Tratada
< 120	0	0	< 120	0	0
120-129	0	1	120-129	1	3
130-139	1	2	130-139	2	4
140-159	1	2	140-159	3	5
≥ 160	2	3	≥ 160	4	6

Homens		Mulheres	
Total de pontos	Risco absoluto em 10 anos (%)	Total de pontos	Risco absoluto em 10 anos (%)
< 0	< 1	< 9	< 1
0	1	9	1
1	1	10	1
2	1	11	1
3	1	12	1
4	1	13	2
5	2	14	2
6	2	15	3
7	3	16	4
8	4	17	5
9	5	18	6
10	6	19	8
11	8	20	11
12	10	21	14
13	12	22	17
14	16	23	22
15	20	24	27
16	25	≥ 25	≥ 30
≥ 17	≥ 30		

Classificação de Diamond-Forrester

Estima a probabilidade (%) pré-teste de doença arterial coronariana em pacientes sintomáticos de acordo com o sexo, a idade e as características da dor torácica.

Idade	Dor não anginosa		Angina atípica		Angina típica	
	Homem	Mulher	Homem	Mulher	Homem	Mulher
30-39	4	2	34	12	76	26
40-49	13	3	51	22	87	55
50-59	20	7	65	31	93	73
60-69	27	14	72	51	94	86

Angina estável

Canadian Cardiovascular Society (CCS)

Classificação funcional de angina *pectoris*. Separa os pacientes com sintomas anginosos em grupos baseados na severidade de seus sintomas (extensão da limitação às atividades diárias e tipo de atividade física que desencadeia o episódio de angina).

CCS I	Atividade física habitual (caminhar, subir escadas) não provoca angina. Angina ocorre com esforços físicos prolongados e intensos
CCS II	Discreta limitação para atividades habituais. A angina ocorre ao caminhar ou subir escadas rapidamente, caminhar em aclives, caminhar ou subir escadas após refeições, ou no frio, ou ao vento, ou sob estresse emocional, ou apenas durante poucas horas após o despertar. A angina ocorre após caminhar dois quarteirões planos ou subir mais de um lance de escadas em condições normais
CCS III	Limitação com atividades habituais. Angina ocorre ao caminhar um quarteirão plano ou subir um lance de escadas
CCS IV	Incapacidade de realizar qualquer atividade habitual sem desconforto – os sintomas anginosos podem estar presentes no repouso

Síndromes coronarianas agudas

Classificação clínica da dor torácica

Angina típica (definitiva)	1. Desconforto ou dor retroesternal 2. Desencadeada pelo exercício ou estresse emocional 3. E aliviada com o repouso ou uso de nitroglicerina
Angina atípica (provável)	Presença de apenas duas das características acima
Dor não cardíaca	Presença de apenas uma ou nenhuma das características acima

Estratificação de risco inicial em pacientes com dor torácica – probabilidade de que os sinais e sintomas representem uma síndrome coronariana aguda

Características	Alta probabilidade (qualquer dos seguintes)	Probabilidade intermediária (ausência de características de alta probabilidade e qualquer dos seguintes)	Baixa probabilidade (ausência de características de alta e intermediária probabilidade, podendo ter qualquer dos seguintes)
História	• Dor torácica ou no braço esquerdo ou desconforto reproduzindo uma angina previamente documentada • História conhecida de doença coronariana, incluindo infarto	• Dor ou desconforto torácico ou no braço esquerdo como sintoma principal • Idade > 70 anos • Sexo masculino • Diabetes mellitus	• Sintomas isquêmicos prováveis na ausência de qualquer característica de probabilidade intermediária • Uso recente de cocaína
Exame físico	• Regurgitação mitral transitória, hipotensão, diaforese, edema pulmonar, estertores	• Doença vascular extracardíaca	• Desconforto torácico reproduzido pela palpação
Eletrocardiograma	• Desvio novo ou presumivelmente novo do segmento ST ($\geq$ 0,05 mV) ou inversão da onda T ($\geq$ 0,02 mV) com sintomas	• Ondas Q fixas • Anormalidades do segmento ST ou das ondas T não documentadas	• Achatamento ou inversão das ondas T em derivações com ondas R dominantes • ECG normal
Marcadores cardíacos	• Elevação de troponina cardíaca ou CK-MB	• Normais	• Normais

Classificação de Killip e Kimball para gravidade e prognóstico no IAM

I	Sem congestão pulmonar e sem B3
II	Estertores crepitantes discretos (< 50% do campo pleuropulmonar) e/ou presença de B3
III	Estertores crepitantes em > 50% do campo pleuropulmonar – edema pulmonar
IV	Choque cardiogênico

Classificação Hemodinâmica de Forrester

Forrester 1	IC > 2,2 e PCP < 18
Forrester 2	IC > 2,2 e PCP > 18
Forrester 3	IC < 2,2 e PCP < 18
Forrester 4	IC < 2,2 e PCP > 18

Onde IC representa o Índice Cardíaco em L/min/m^2 e PCP representa a pressão capilar pulmonar em mmHg, medida através de cateter de artéria pulmonar (Swan-Ganz).

Classificação de Forrester modificada

Classe 1	Perfusão normal/sem congestão pulmonar
Classe 2	2a: perfusão normal, congestão pulmonar ao exame físico ou radiografia, sem dispneia
	2b: perfusão normal e congestão pulmonar, com dispneia
Classe 3	Perfusão diminuída/sem congestão pulmonar
Classe 4	Perfusão diminuída e congestão pulmonar

Classificação clínica de Braunwald para angina instável ou infarto sem supradesnível do segmento ST

Classe	Definição	Morte/Infarto em 1 ano (%)
Intensidade		
Classe I	Início recente de angina intensa ou acelerada; nenhuma dor em repouso	7,3
Classe II	Angina em repouso no último mês, mas não nas últimas 48 h (angina de repouso subaguda)	10,3
Classe III	Angina em repouso nas últimas 48 h (angina de repouso aguda)	10,8
Circunstâncias Clínicas		
A (angina secundária)	Ocorre na presença de condições extracardíacas que intensificam a isquemia miocárdica	14,1
B (angina primária)	Ocorre na ausência de condições extracardíacas	8,5
C (angina pós-infarto)	Ocorre até 2 semanas após um infarto do miocárdico	18,5

Escore de risco TIMI (*Thrombolysis in Myocardial Infarction*) para infarto agudo do miocárdio com supradesnível do segmento ST

Avaliar gravidade e prognóstico em pacientes com IAM com supra ST

Fatores	Pontos
Idade entre 65-74 anos	2
Idade ≥ 75 anos	3
PA sistólica < 100 mmHg	3
FC > 100 bpm	2
Killip e Kimball II-IV	2
Supra ST anterior ou BRE	1
História de angina, diabetes ou hipertensão	1
Peso < 67 kg	1
Início do tratamento > 4 h após início dos sintomas	1

Pontuação	Mortalidade em 30 dias
0	0,8%
1	1,6%
2	2,2%
3	4,4%
4	7,3%
5	12,4%
6	16,1%
7	23,4%
8	26,8%
> 8 pontos	35,9%

Escore de risco TIMI (*Thrombolysis in Myocardial Infarction*) para síndrome coronariana aguda sem supradesnível do segmento ST (angina instável e IAM sem supra de ST)

Avaliar gravidade e prognóstico em pacientes com SCA sem supra de ST.

Fatores	Pontos
Idade ≥ 65 anos	1
Três ou mais fatores de risco para doença coronariana (história familiar de DAC precoce, diabetes, hipertensão, dislipidemia, tabagismo atual)	1
Doença coronariana conhecida (estenose ≥ 50%)	1
Uso de ácido acetilsalicílico nos últimos 7 dias	1
Angina severa (≥ dois episódios de dor nas últimas 24 h)	1
Alterações de segmento ST ≥ 0,5 mm	1
Marcadores de necrose miocárdica positivos	1
Baixo risco	0 a 2 pontos
Risco intermediário	3 a 4 pontos
Alto risco	5 a 7 pontos

> Continua

Pontuação	Risco de desfechos em 14 dias (morte, infarto, isquemia severa levando a revascularização de urgência)
0-1	4,7%
2	8,3%
3	13,2%
4	19,9%
5	26,2%
6-7	40,9%

Escore de risco GRACE (*Global Registry of Acute Coronary Events*) para síndromes coronarianas agudas

Avaliar a probabilidade de morte intra-hospitalar e aos 6 meses em pacientes com síndromes coronarianas agudas.

O escore deve ser calculado na admissão (para observar o risco de morte intra-hospitalar e aos 6 meses) e na alta hospitalar (para cálculo da mortalidade aos 6 meses). Disponível em: www.outcomes.org/grace.

Na admissão:

Classe Killip		Pressão sistólica (mmHg)		Frequência cardíaca (bpm)	
I	0	≤ 80	58 pontos	≤ 50	0
II	20 pontos	80-99	53 pontos	50-69	3 pontos
III	39 pontos	100-119	43 pontos	70-89	9 pontos
IV	59 pontos	120-139	34 pontos	90-109	15 pontos
		140-159	24 pontos	110-149	24 pontos
		160-199	10 pontos	150-199	38 pontos
		≥ 200	0	≥ 200	46 pontos

Idade		Creatinina sérica (mg/dL)		Outros fatores de risco	
≤ 30	0	0-0,39	1 ponto	Parada cardior respiratória na admissão	39 pontos
30-39	8 pontos	0,40-0,79	4 pontos	Desvio de segmento ST	28 pontos
40-49	25 pontos	0,80-1,19	7 pontos	Elevação de enzimas cardíacas	14 pontos
50-59	41 pontos	1,20-1,59	10 pontos		
60-69	58 pontos	1,60-1,99	13 pontos		
70-79	75 pontos	2,00-3,99	21 pontos		
80-89	91 pontos	≥ 4,00	28 pontos		
≥ 90	100 pontos				

Os pontos das variáveis devem ser somados. A pontuação total estima a probabilidade de morte intra-hospitalar.

Total pontos	≤ 60	70	80	90	100	110	120	130	140	150	160	170	180	190	200	210	220	230	240	≥ 250
Morte hospitalar (%)	≤ 0,2	0,3	0,4	0,6	0,8	1,1	1,6	2,1	2,9	3,9	5,4	7,3	9,8	13	18	23	29	36	44	≥ 52

Na alta hospitalar

Pressão sistólica (mmHg)		Frequência cardíaca (bpm) ao repouso	
≤ 80	24 pontos	≤ 50	0
80-99	22 pontos	50-69	3 pontos
100-119	18 pontos	70-89	9 pontos
120-139	14 pontos	90-109	14 pontos
140-159	10 pontos	110-149	23 pontos
160-199	4 pontos	150-199	35 pontos
≥ 200	0	≥ 200	43 pontos

Idade		Creatinina inicial (mg/dL)		Outros fatores de risco	
≤ 29	0	0-0,39	1 ponto	História de insuficiência cardíaca	24 pontos
30-39	0	0,40-0,79	3 pontos	História de infarto do miocárdio	12 pontos
40-49	18 pontos	0,80-1,19	5 pontos	Elevação de enzimas cardíacas	15 pontos
50-59	36 pontos	1,20-1,59	7 pontos	Depressão do segmento ST	11 pontos
60-69	55 pontos	1,60-1,99	9 pontos	Nenhum procedimento de revascularização na internação	14 pontos
70-79	73 pontos	2,00-3,99	15 pontos		
80-89	91 pontos	≥ 4,00	20 pontos		
≥ 90	100 pontos				

Os pontos das variáveis devem ser somados. A pontuação total estima a probabilidade de morte da alta hospitalar até 6 meses. Observe a pontuação total no eixo *x* e veja a mortalidade total correspondente no eixo *y*.

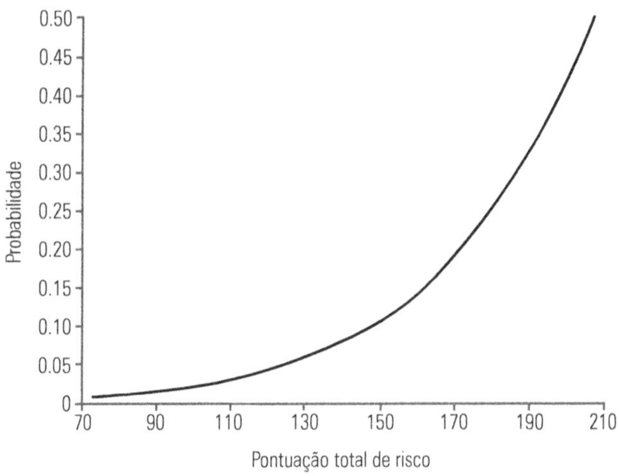

Escore PURSUIT (*Platelet glycoprotein IIb/IIIa in Unstable angina: Receptor Suppression Using Integrilin (eptifibatide) Therapy*) em síndrome coronariana aguda sem supradesnível do segmento ST

Avaliar a relação entre as características basais dos pacientes e a incidência em 30 dias de morte ou do desfecho composto morte e (re)infarto em pacientes com síndrome coronariana aguda sem elevação persistente do segmento ST.

Variáveis		Escore	
		Morte 30 dias	Morte e (re)infarto 30 dias
Idade (anos)	50	0	8 pontos (se IAM: 11)
	60	2 pontos (se IAM: 3)	9 pontos (se IAM: 12)
	70	4 pontos (se IAM: 6)	11 pontos (se IAM: 13)
	80	6 pontos (se IAM: 9)	12 pontos (se IAM: 14)
Sexo	Feminino	0	0
	Masculino	1 ponto	1 ponto
Piora da classe de angina (CCS) nas 6 semanas anteriores	Sem angina, CCS I ou II	0	0
	CCS III ou IV	2 pontos	2 pontos
Frequência cardíaca (bpm)	80	0	0
	100	1 ponto (se IAM: 2)	0
	120	2 pontos (se IAM: 5)	0
Pressão sistólica (mmHg)	120	0	0
	100	1 ponto	0
	80	2 pontos	0
Sinais de IC (estertores)	Não	0	0
	Sim	3 pontos	2 pontos
Infra-ST no ECG de admissão	Não	0	0
	Sim	3 pontos	1 ponto

Como observado acima, nos parênteses, em caso de IAM (infarto agudo do miocárdio) sem supradesnível de ST, o paciente aumenta seu risco de morte e recebe maior pontuação em algumas características. Os valores devem ser somados e devem ser correlacionados com o gráfico abaixo para determinação do risco de morte em 30 dias (eixo *y* à esquerda) e de morte e (re)infarto em 30 dias (eixo *y* à direita).

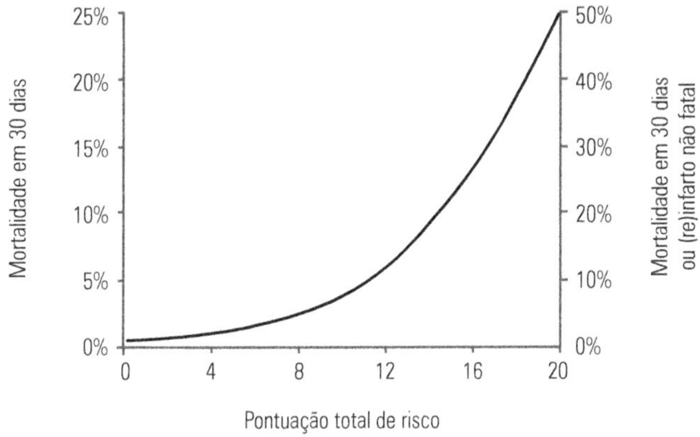

Escore de risco Cadillac

Estimar a mortalidade em curto (30 dias) e longo prazos (1 ano) em pacientes com infarto agudo do miocárdio submetidos a angioplastia primária.

Fatores de Risco	Pontos
Fração de ejeção basal < 40% (calculada na ventriculografia)	4
Insuficiência renal (depuração de creatinina < 60 mL/min)	3
Killip II-III	3
Fluxo TIMI 0-2	2
Idade > 65 anos	2
Anemia	2
Acometimento triarterial	2
Total	0-18

Pontuação	Risco	Morte 30 dias	Morte 1 ano
0-2	Baixo	0,1-0,2%	0,8-0,9%
3-5	Intermediário	1,3-1,9%	4,0-4,5%
≥ 6	Alto	6,6-8,1%	12,4-13,2%

Escore de risco Dante Pazzanese

Avalia o risco de morte e (re)infarto em 30 dias em pacientes com síndrome coronariana aguda sem supradesnivelamento do segmento ST.

Idade em anos	Pontos
• < 40	0
• 40 - < 50	1
• 50 - < 60	2
• 60 - < 70	3
• 70 - < 80	4
• 80 - < 90	7
• ≥ 90	9
Antecedentes	
• Diabetes	2
• Acidente vascular cerebral	4
Medicações	
• Não utilização prévia de inibidor da ECA	1
Troponina I cardíaca e ECG	
• Sem elevação da troponina I e sem depressão do segmento ST	0
• Sem elevação da troponina I e com depressão do segmento ST	1
• Com elevação da troponina I e sem depressão do segmento ST	3
• Com elevação da troponina I e com depressão do segmento ST	4
Creatinina sérica (mg/dL)	
• < 1	0
• 1 - < 2	1
• 2 - < 4	4
• ≥ 4	10

Categoria de risco	Pontuação	Morte e (re)infarto em 30 dias
• Muito baixo	≤ 5 pontos	2%
• Baixo	6 a 10 pontos	6%
• Intermediário	11 a 15 pontos	19%
• Alto	≥ 16 pontos	47%

Escore InTIME II para pacientes com IAM com supradesnível do segmento ST

Avaliar o risco morte intra-hospitalar e aos 30 dias de pacientes com infarto do miocárdio com supradesnível do segmento ST. Fácil obtenção, podendo ser usado como mecanismo de triagem. Utiliza-se para seu cálculo a seguinte fórmula:

Escore de Risco: (FC × [idade/10]²)/PAS

Onde: FC corresponde à frequência cardíaca (em bpm) à admissão e PAS corresponde à pressão arterial sistólica (em mmHg) à admissão.

Escore de Risco	Grupo de Risco	Risco de morte (%)		
		24 h	Intra-hospitalar	30 dias
≤ 12,5	1	0,2	0,6	0,8
> 12,5-17,5	2	0,4	1,5	1,9
> 17,5-22,5	3	1,0	3,1	3,3
> 22,5-30	4	2,4	6,5	7,3
> 30	5	6,9	15,8	17,4

Correlação entre ECG, parede ventricular e provável artéria culpada

Parede ventricular	Alteração no ECG	Artéria relacionada
Anterosseptal	V1, V2, V3	ADA
Anterior	V1, V2, V3 e V4	ADA
Anterolateral	V4, V5, V6, D1 e AVL	ADA
Anterior extensa	V1 a V6, D1 e aVL	ADA
Lateral alta	D1 e aVL	ACX
Dorsal	V7 e V8; infra-ST anterior	ACX ou ACD
Inferior	D2, D3 e aVF	ACD ou ACX
Infarto de VD	V1, V3R,V4R,V5R	ACD

Critérios de Sgarbossa para diagnóstico de infarto agudo do miocárdio em portadores de bloqueio completo do ramo esquerdo (BRE) ou marca-passo (MP)

A presença de BRE ou MP dificulta o reconhecimento de infarto do miocárdio associado. Desnivelamentos do segmento ST podem nos permitir a identificação de infarto do miocárdio recente, sendo os seguintes os critérios definidos por Sgarbossa e cols.

Supradesnivelamento do segmento ST ≥ 1,0 mm em concordância com o QRS/T
Infradesnivelamento do segmento ST ≥ 1,0 mm em V1, V2 e V3
Supradesnivelamento do segmento ST ≥ 5,0 mm em discordância com o QRS/T

Escore de sangramento CRUSADE

Avaliar o risco intra-hospitalar de sangramentos maiores em pacientes com síndrome coronariana aguda sem supradesnível do segmento ST.

Preditores	Pontos	Preditores	Pontos
Hematócrito basal (%)		Sexo	
< 31	9	Masculino	0
31-33,9	7	Feminino	8
34-36,9	3	Sinais de IC na entrada	
37-39,9	2	Não	0
≥ 40	0	Sim	7
Clearance de creatinina (mL/min)		Doença vascular prévia (AVC ou DVP)	
≤ 15	39	Não	0
> 15-30	35	Sim	6
> 30-60	28	Diabetes mellitus	
> 60-90	17	Não	0
> 90-120	7	Sim	6
> 120	0		
Frequência cardíaca (bpm)		Pressão arterial sistólica (mmHg)	
≤ 70	0	≤ 90	10
71-80	1	91-100	8
81-90	3	101-120	5
91-100	6	121-180	1
101-110	8	181-200	3
111-120	10	≥ 201	5
≥ 121	11		

> Continua

Pontuação	Classe de Risco	Risco de sangramento maior
≤ 20 pontos	Muito baixa	3,1-3,2%
21-30 pontos	Baixa	5,5%
31-40 pontos	Moderada	8,6-9,6%
41-50 pontos	Alta	11,9-12,5%
> 50 pontos	Muito alta	19,3-19,5%

Cardiologia intervencionista

Grau de fluxo TIMI (*Thrombolisys in Myocardial Infarction trial*)

Avaliação angiográfica do fluxo no vaso responsável pelo infarto.

TIMI 0	Oclusão completa da artéria
TIMI 1	Alguma penetração do material de contraste além do ponto de obstrução, mas sem perfusão do leito coronariano distal
TIMI 2	Perfusão de todo o vaso do infarto incluindo o leito distal, mas com fluxo lento em comparação com a artéria normal
TIMI 3	Perfusão plena do vaso do infarto com fluxo normal

Grau de perfusão TIMI (*Thrombolisys in Myocardial Infarction trial*)

Avaliação angiográfica da perfusão miocárdica e o escore de *blush*.

Grau 0	Blush miocárdico mínimo ou ausente
Grau 1	O contraste colore o miocárdio e este contraste persiste na próxima injeção
Grau 2	O contraste penetra no miocárdio, mas é eliminado lentamente, de modo que persiste fortemente ao final da injeção
Grau 3	Entrada e saída normais do contraste no miocárdio, de modo que o contraste é levemente persistente ao final da injeção

Sistema de classificação para dissecção coronariana – NHLBI

Dissecção - tipo	Características
A	Pequena área radiolucente dentro do lúmen do vaso
B	Extravasamento linear e não persistente do material de contraste
C	Extravasamento linear persistente do material de contraste
D	Defeito de enchimento em forma de espiral
E	Defeito persistente no lúmen com atraso no fluxo anterógrado
F	Defeito de enchimento acompanhado por oclusão total do vaso

Classificação angiográfica das lesões coronarianas – ACC/AHA

TIPO A (baixo risco)	TIPO B (risco moderado)	Tipo C (alto risco)
Focal (comprimento < 10 mm)	Tubular (10-20 mm)	Difusa (> 20 mm)
Concêntrica	Excêntrica	Tortuosidade excessiva do segmento proximal
Prontamente acessível	Tortuosidade moderada do segmento proximal	Segmento extremamente angulado (> 90°)
Segmento não angulado (< 45°)	Segmento moderadamente angulado (> 45°, < 90°)	Oclusões totais > 3 meses e/ou colaterais em ponte
Contorno liso	Contorno irregular	Incapacidade de proteger ramos secundários
Pouca ou nenhuma calcificação	Calcificação moderada ou intensa	Pontes de safena degeneradas com lesões friáveis
Não totalmente oclusiva	Oclusão total < 3 meses	
Não ostial	Localização ostial	
Sem envolver ramo secundário	Lesão em bifurcação necessitando duplo fio-guia	
Ausência de trombos	Trombos presentes	

Doenças valvares

Estenose mitral

Gravidade da estenose mitral de acordo com critérios ecocardiográficos – Diretriz SBC 2011.

Lesão (grau)	Área valvar mitral (cm^2)	Gradiente médio (mmHg)
Leve	> 1,5	< 5
Moderada	1,0 a 1,5	5 a 10
Importante	< 1,0	> 10

Insuficiência mitral

Quantificação da gravidade da insuficiência mitral de acordo com critérios ecocardiográficos – Diretriz SBC 2011.

Grau de lesão	Área do jato regurgitante com Doppler colorido (cm^2)	Vena contracta (cm)	Volume regurgitante (mL/ batimento)	Fração regurgitante (%)	Área do orifício regurgitante (cm^2)	Dimensão do átrio esquerdo	Dimensão do ventrículo esquerdo
Discreta	< 4 cm^2 (< 20% da área do átrio esquerdo)	< 0,3	< 30	< 30	< 0,2	-	-
Moderada	20-40% da área do átrio esquerdo	0,3-0,69	30-59	30-49	0,2-0,39	-	-
Importante	> 40% da área do átrio esquerdo	≥ 0,7	≥ 60	≥ 50	≥ 0,4	Aumentada	Aumentada

Estenose aórtica

Gravidade da estenose valvar aórtica conforme critérios ecocardiográficos – Diretriz SBC 2011.

Lesão (grau)	Área valvar mitral (cm^2)	Gradiente médio (mmHg)	Velocidade do jato (m/s)
Discreta	> 1,5	< 25	< 3,0
Moderada	0,8-1,5	25-40	3,0-4,0
Importante	< 0,8 (< 0,6 cm^2/m^2)	> 40	> 4,0

Insuficiência aórtica

Gravidade da insuficiência aórtica de acordo com o ecocardiograma – Diretriz SBC 2011.

Grau de lesão	Largura do jato regurgitante em relação à via de saída do VE	Vena contracta (cm)	Volume regurgitante (mL/batimento)	Fração regurgitante (%)	Área do orifício regurgitante (cm^2)	Tempo de meia-pressão (ms)	Dimensão do ventrículo esquerdo
Discreta	Jato central, largura < 25%	< 0,3	< 30	< 30	< 0,1	≥ 500	-
Moderada	25 - 59%	0,3-0,59	30-59	30-49	0,1-0,29	201-499	-
Importante	Jato grande, ≥ 60%	≥ 0,6	≥ 60	≥ 50	≥ 0,3	≤ 200	Aumentada

Insuficiência cardíaca

Escala de dispneia

Sintoma	Grau	Categoria
Sem distúrbio de respiração curta quando acelera no plano ou ao subir discreto aclive	0	Nenhuma
Distúrbio de respiração curta quando acelera no plano ou ao subir discreto aclive	1	Leve
Anda mais lentamente que pessoas da mesma idade no plano devido a dispneia ou precisa parar para respirar quando caminha no seu ritmo no plano	2	Moderada
Para para respirar após caminhar cerca de 90 metros ou após alguns minutos no plano	3	Grave
Perde a respiração para sair de casa, para se vestir ou se despir	4	Muito Grave

Critérios de Framingham para o diagnóstico de insuficiência cardíaca

Critérios maiores	Critérios menores
Dispneia paroxística noturna	Edema de tornozelos bilateral
Turgência jugular	Tosse noturna
Crepitações pulmonares	Dispneia a esforços ordinários
Cardiomegalia (à radiografia de tórax)	Hepatomegalia
Edema agudo de pulmão	Derrame pleural
Terceira bulha (galope de B3)	Diminuição da capacidade funcional em 1/3 do valor máximo registrado
Aumento da pressão venosa central (> 16 cmH_2O no átrio direito)	Taquicardia (FC ≥ 120 bpm)
Refluxo hepatojugular	
Perda de peso > 4,5 kg em 5 dias em resposta ao tratamento da IC	

O diagnóstico de insuficiência cardiaca (IC) requer dois critérios maiores ou um critério maior + dois critérios menores.

Critérios de Boston para o diagnóstico de insuficiência cardíaca

História clínica		Exame físico		Radiografia de tórax	
Dispneia em repouso	4 pontos	Frequência cardíaca (bpm)	91-110: 1 ponto > 110: 2 pontos	Edema pulmonar alveolar	4 pontos
Ortopneia	4 pontos	Turgência jugular	> 6 cmH_2O: 2 pontos > 6 cmH_2O mais hepatomegalia ou edema: 3 pontos	Edema pulmonar intersticial	3 pontos
Dispneia paroxística noturna	3 pontos	Crepitantes pulmonares	Restritos às bases: 1 ponto Mais do que apenas nas bases: 2 pontos	Derrame pleural bilateral	3 pontos
Dispneia no plano	2 pontos	Sibilos	3 pontos	Índice cardiotorácico > 0,50	3 pontos
Dispneia ao subir escadas	1 ponto	Terceira bulha cardíaca	3 pontos	Redistribuição de fluxo para lobos superiores	2 pontos

No máximo 4 pontos são permitidos para cada uma das três categorias (história clínica, exame físico e radiografia de tórax); assim, a pontuação total (composta pelas três categorias) tem um valor máximo de 12 pontos. O diagnóstico de insuficiência cardíaca é classificado como "definitivo" com uma pontuação entre 8 e 12 pontos; "possível", com uma pontuação entre 5 e 7 pontos; e "improvável" se a pontuação for de 4 ou menos.

Modelo de Seattle para insuficiência cardíaca

Escore de risco e de prognóstico em pacientes com insuficiência cardíaca (IC). Esse escore avalia sobrevida em 1, 2 e 3 anos através da análise de características clínicas, laboratoriais, farmacológicas (medicações) e de dispositivos (*devices*) do paciente. Além disso, estima o benefício da prescrição de determinados medicamentos na redução da mortalidade dos pacientes com IC.

Devido à sua complexidade, já que inclui 14 variáveis contínuas e dez variáveis categóricas, os autores consideram impraticável seu cálculo no papel. Encontra-se disponível online em: <http://www.SeattleHeartFailureModel.org>.

New York Heart Association (NYHA)

Classificação funcional de pacientes com insuficiência cardíaca.

Classe	Sintomas
I	Assintomático para atividades habituais
II	Assintomático ao repouso Sintomas desencadeados por esforços habituais
III	Assintomático ao repouso Sintomas desencadeados por sintomas menores que os habituais
IV	Sintomas aos mínimos esforços ou em repouso

Classificação da insuficiência cardíaca com base na progressão da doença – AHA/ACC

Estágio A	Pacientes sob risco de desenvolver insuficiência cardíaca, mas ainda sem doença estrutural perceptível e sem sintomas atribuíveis à insuficiência cardíaca
Estágio B	Pacientes que adquiriram lesão estrutural cardíaca, mas ainda sem sintomas atribuíveis à insuficiência cardíaca
Estágio C	Pacientes com lesão estrutural cardíaca e sintomas atuais ou pregressos de insuficiência cardíaca
Estágio D	Pacientes com sintomas refratários ao tratamento convencional e que requerem intervenções especializadas ou cuidados paliativos

Escore Valiant para insuficiência cardíaca

Avalia o risco do desenvolvimento de insuficiência cardíaca (IC), assim como o prognóstico de pacientes que sobreviveram a um infarto agudo do miocárdio. A IC aumenta de forma marcante o risco de morte (HR 8,22; 95% CI, 7,49-9,01).

Característica
Idade (anos) • ≤ 50: 0 • 51-60: 4 pontos • 61-70: 5 pontos • 71-80: 9 pontos • > 80: 10 pontos

> Continua

Raça • Branco/Asiático: 0 • Negro americano: 6 pontos • Outra raça: 4 pontos
Presença de diabetes: 5 pontos
Infarto do miocárdio prévio: 5 pontos
Doença vascular periférica: 5 pontos
BRE novo: 5 pontos
Killip • I ou II: 0 • III ou IV: 3 pontos
NYHA 45 dias pós-infarto • Classe I: 0 • Classe II: 3 pontos • Classe III: 5 pontos • Classe IV: 9 pontos

Pontuação	Risco de IC em 3 anos (%)
0-5	2,3
6-8	5,1
9-11	8,0
12-14	12,2
15-17	18,4
18-20	24,7
21-23	29,8
24-33	33,3

Diferenciação inicial de edema pulmonar cardiogênico de não cardiogênico

Parâmetros	Edema pulmonar cardiogênico	Edema pulmonar não cardiogênico
Evento cardíaco agudo	Usualmente presente	Incomum
Estado do débito cardíaco	Baixo fluxo (periferia fria)	Alto fluxo (periferia quente)
Galope de B3	Presente	Ausente
Distensão venosa jugular	Presente	Ausente
Crepitações	Úmidas	Secas
Doença não cardíaca subjacente (p. ex., sepse)	Usualmente ausente	Presente
Eletrocardiograma	Isquemia/infarto/BRE	Usualmente normal
Radiografia de tórax	Distribuição peri-hilar	Distribuição periférica
Enzimas cardíacas	Podem estar elevadas	Usualmente normais
Pressão em cunha da artéria pulmonar	Maior ou igual a 18 mmHg	Menor que 18 mmHg
Shunt intrapulmonar	Pequeno	Grande
Relação proteína edema/ proteína sérica	Menor que 0,5	Maior que 0,7

Arritmias cardíacas

Escore CHADS2

Avalia o risco anual de acidente vascular cerebral (AVC) em pacientes portadores de fibrilação atrial de etiologia não valvar.

C	Insuficiência cardíaca (Cardiac failure)	1 ponto
H	Hipertensão arterial (Hypertension)	1 ponto
A	Idade ≥ 75 anos (Age)	1 ponto
D	Diabetes (Diabetes)	1 ponto
S2	História de AVC ou AIT (Stroke)	2 pontos

Pontuação CHADS2	Risco anual de AVC
0	1,9%
1	2,8%
2	4,0%
3	5,9%
4	8,5%
5	12,5%
6	18,2%

Escore CHA2DS2-VASc

Avaliar o risco anual de acidente vascular cerebral (AVC) em pacientes portadores de fibrilação atrial de etiologia não valvar. Melhor valor preditivo.

C	Insuficiência cardíaca (Cardiac failure)	1 ponto
H	Hipertensão arterial (Hypertension)	1 ponto
A2	Idade ≥ 75 anos (Age)	2 pontos
D	Diabetes (Diabetes)	1 ponto
S2	História de AVC ou AIT (Stroke)	2 pontos
V	Doença vascular periférica (Vascular disease)	1 ponto
A	Idade ≥ 65 anos (Age)	1 ponto
Sc	Sexo feminino (Sex category, female)	1 ponto

Pontuação CHA2DS2-VASc	Risco anual de AVC (%)
0	0
1	1,3
2	2,2
3	3,2
4	4,0
5	6,7
6	9,8
7	9,6
8	6,7
9	15,2

Escore de sangramento OBRI (*Outpatient Bleeding Risk Index*)

Avaliar risco anual de sangramento maior em pacientes sob uso crônico de varfarina.

Fator de risco	Pontos
Idade ≥ 65 anos	1 ponto
História de AVC	1 ponto
História de sangramento gastrointestinal	1 ponto
Infarto do miocárdio recente e/ou Hematócrito < 30% e/ou Creatinina sérica > 1,5 mg/dL e/ou Diabetes mellitus	1 ponto (se um ou mais dos fatores de risco estiver presente)

Risco	Pontuação	Estimativa de sangramento maior (%)	
		3 meses	12 meses
Baixo risco	0 pontos	2%	3%
Risco intermediário	1 ou 2 pontos	5%	12%
Alto risco	3 ou 4 pontos	23%	48%

Escore HAS-BLED

Avalia o risco de sangramento maior em pacientes submetidos a terapia com anticoagulantes (varfarina ou ximelagatran).

Fator de Risco	Pontuação
Hypertension – hipertensão descontrolada	1
Abdominal renal and liver function – disfunção renal e hepática (1 ponto cada)	1 ou 2
Stroke – acidente vascular encefálico	1
Bleeding – sangramento maior	1
Labile INR – labilidade do RNI	1
Elderly – idade > 65 anos	1
Drugs and alcohol – drogas e álcool	1 ou 2

Pontuação *HAS-BLED*	Risco de sangramento maior em 1 ano (%)
0	1,13
1	1,02
2	1,88
3	3,74
4	8,70
5	12,50
Qualquer pontuação	1,56

Algoritmo de Brugada para diagnóstico diferencial das taquicardias com QRS largo

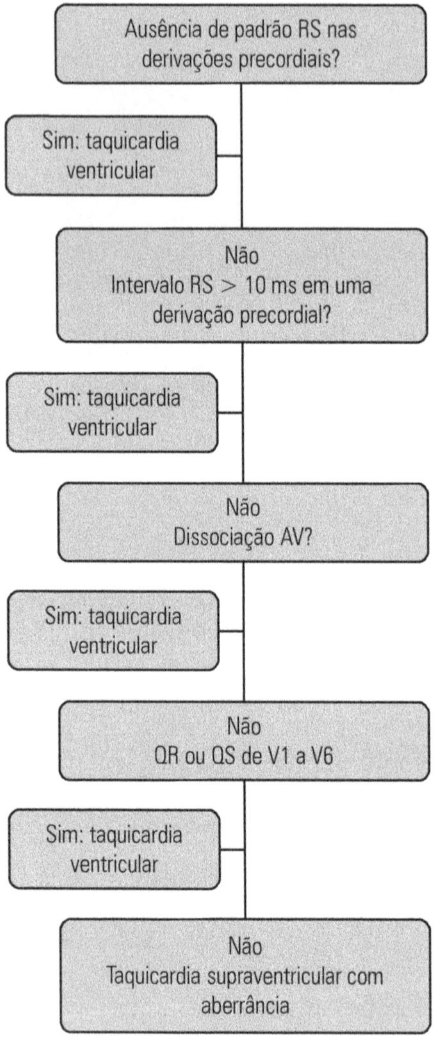

Avaliação de síncope na sala de emergência

EGSYS *Risk Score* – univariada (EGSYS-U)

Avaliar a chance do episódio de síncope ser de origem cardiogênica ou não cardiogênica.

Anormalidade no ECG/cardiomiopatia	+ 3
Palpitações/dispneia	+ 3
Síncope em posição supina/síncope ao esforço	+ 2
Idade > 64 anos	+ 1
Ausência de fatores precipitantes ou de predisposição	+ 1
Ausência de pródromo	+ 1
Visão borrada	− 1
Sinais neurovegetativos durante a recuperação	− 1
Fatores precipitantes ou de predisposição	− 2
Pródromos neurovegetativos	− 2

Os pontos devem ser somados. Valores ≥ 1 implicam em alta probabilidade de síncope de origem cardíaca. Valores < − 2 implicam em alta probabilidade de síncope não cardiogênica.

EGSYS *Risk Score* – multivariada (EGSYS-M)

Avaliar a chance de o episódio de síncope ser de origem cardiogênica.

Palpitações	+ 4
Anormalidade no ECG/cardiomiopatia	+ 3
Síncope ao esforço	+ 3
Síncope em posição supina	+ 2
Fatores precipitantes ou de predisposição	− 1
Pródromos neurovegetativos	− 1

Os pontos devem ser somados. Valores > 2 implicam em alto risco de síncope de origem cardíaca.

OESIL *Risk Score*

Avaliar o risco de morte após um episódio de síncope.

Idade > 65 anos	1
História de doença cardiovascular	1
Síncope sem pródromos	1
Anormalidade no ECG	1

Os pontos devem ser somados. Valores ≥ 2 implicam em alto risco de morte no período de 1 ano (0% para um valor igual a 0; 0,8% para 1 ponto; 19,6% para 2 pontos; 34,7% para 3 pontos; 57,1% para 4 pontos).

Regra de São Francisco para síncope (*San Francisco Syncope Rule*)

Escore para avaliar o risco de eventos maiores em pacientes admitidos por quadro de síncope. A presença de um dos fatores seguintes indica alto risco para desfechos adversos graves (morte, infarto do miocárdio, arritmia, embolia pulmonar, acidente vascular encefálico, hemorragia subaracnoide, hemorragia grave ou anemia necessitando de transfusão, qualquer condição que cause retorno ao pronto-socorro ou hospitalização).

História de insuficiência cardíaca
Hematócrito < 30%
ECG anormal
Dispneia
Pressão sistólica < 90 mmHg

Critérios eletrocardiográficos para sobrecarga ventricular esquerda (SVE)

<table>
<tr><td colspan="3">Sokolow-Lyon: onda S em V1 + onda R em V5 ou V6 ≥ 3,5 mV (35 mm) e/ou onda R em aVL ≥ 1,1 mV (11 mm)</td></tr>
<tr><td colspan="3">Cornell voltagem: onda R em aVL + onda S em V3 > 20 mm para mulheres e > 28 mm para homens</td></tr>
<tr><td colspan="3">Cornell duração: onda R em aVL + onda S em V3 × duração do QRS (nas mulheres adicionar 8 mm) > 2.440</td></tr>
<tr><td colspan="3">Gubner: onda R de DI + onda S de DIII > 22 mm</td></tr>
<tr><td rowspan="7">Romhilt-Estes: existe HVE quando a soma atinge 5 ou mais pontos</td><td>Amplitude do QRS ≥ 20 mm no plano frontal ou ≥ 30 mm no plano horizontal</td><td>3 pontos</td></tr>
<tr><td>Padrão strain na ausência de ação digitálica</td><td>3 pontos</td></tr>
<tr><td>Índice de Morris (fase negativa da onda P em V1 com duração > 0,04 s e amplitude > 1 mm)</td><td>3 pontos</td></tr>
<tr><td>Desvio do eixo elétrico do QRS além de – 30°</td><td>2 pontos</td></tr>
<tr><td>Aumento do tempo de ativação ventricular (TAV ≥ 0,05 s em V5 e V6)</td><td>1 ponto</td></tr>
<tr><td>Aumento da duração do QRS em V5 e V6 (≥ 0,09 s)</td><td>1 ponto</td></tr>
<tr><td>Padrão strain sob ação do digital</td><td>1 ponto</td></tr>
<tr><td colspan="3">White-Block: (onda R em DI + onda S em DIII) – (onda R em DIII + onda S em DI) ≥ 17</td></tr>
<tr><td colspan="3">UNIFESP: [maior amplitude (em mm) da onda S + maior da onda R no plano horizontal] x duração do QRS (em segundos) [(S + R) x QRS] ≥ 2,8</td></tr>
</table>

Cirurgia cardíaca

Euroscore (*European System for Cardiac Operative Risk Evaluation*)

Avalia o risco de mortalidade operatória em pacientes submetidos a cirurgia cardíaca.

- *Euroscore aditivo:* maneira simples e bem validada de calcular a mortalidade operatória, mesmo à beira do leito.
- *Euroscore logístico:* medida mais acurada, porém complexa, não podendo ser calculada no papel. Disponível em <www.euroscore.org>.

Fatores relacionados ao paciente	Pontos
Idade (para cada 5 anos ou parte de 5 anos acima de 60 anos)	1
Sexo feminino	1
Doença pulmonar crônica (uso prolongado de broncodilatadores ou corticoides para doença pulmonar)	1
Arteriopatia extracardíaca (claudicação ou estenose de carótida > 50% ou intervenção prévia/planejada na aorta abdominal, em carótidas ou membros)	2
Disfunção neurológica (afetando de forma grave deambulação ou as atividades do dia a dia)	2
Cirurgia cardíaca prévia (com abertura do pericárdio)	3
Endocardite ativa (sob tratamento com antibioterápico)	3
Creatinina sérica > 2,3 mg/dL	2
Estado pré-operatório crítico (taquicardia ventricular ou fibrilação ventricular ou morte súbita recuperada, massagem cardíaca pré-operatória, ventilação mecânica antes da chegada ao bloco cirúrgico, suporte inotrópico pré-operatório, uso de balão intra-aórtico ou insuficiência renal aguda pré-operatória com anúria/oligoanúria < 10 mL/h)	3
Fatores relacionados ao coração	Pontos
Angina instável (necessitando de nitrato EV até a sala de cirurgia)	2
Disfunção ventricular esquerda • moderada (FE 30-50%) • grave (FE < 30%)	 1 3
Infarto recente (< 90 dias)	2
Hipertensão pulmonar (pressão sistólica > 60 mmHg)	2
Fatores relacionados à cirurgia	Pontos
Cirurgia de emergência	2
Cirurgia outra que não a revascularização isolada (procedimento maior associado ou não à revascularização)	2
Cirurgia de aorta torácica (aorta ascendente, arco ou descendente)	3
Ruptura do septo ventricular pós-infarto	4

Euroscore Aditivo	Grau de risco	Mortalidade prevista
0-2 pontos	Baixo risco	0,8%
3-5 pontos	Médio risco	3,0%
≥ 6 pontos	Alto risco	11,8%

Escore de risco para prever mortalidade em longo prazo nos pacientes submetidos a cirurgia de revascularização miocárdica – Circulation, 2012

Idade (anos)	≤ 50	0
	51-59	1
	60-69	3
	70-79	5
	≥ 80	7
Índice de massa corpórea (kg/m²)	< 18,5	2
	18,5-24,99	1
	25,0-39,99	0
	≥ 40	1
Fração de ejeção (%)	< 30	2
	30-39	1
	≥ 40	0
Instabilidade hemodinâmica ou choque		2
Doença no tronco da coronária esquerda		1
Doença cerebrovascular		1
Doença arterial periférica		1
Insuficiência cardíaca congestiva		1
Arritmia ventricular maligna		1
Doença pulmonar obstrutiva crônica		1
Diabetes *mellitus*		2
Insuficiência renal	Necessidade de diálise	6
	Creatinina > 2,5 mg/dL	3
	Ausente	0
Cirurgia cardíaca aberta prévia		1

Pontuação	**Mortalidade (%)**			
	1 ano	**3 anos**	**5 anos**	**7 anos**
0	0,87	1,70	2,90	4,35
1	1,16	2,25	3,83	5,73
2	1,53	2,97	5,06	7,53
3	2,03	3,92	6,66	9,87
4	2,68	5,17	8,74	12,89
5	3,54	6,81	11,43	16,73
6	4,67	8,93	14,88	21,58
7	6,16	11,68	19,25	27,58
8	8,09	15,20	24,71	34,83
9	10,59	19,66	31,39	43,36
10	13,81	25,21	39,35	52,98
11	17,90	32,00	48,51	63,27
12	23,04	40,07	58,57	73,54
13	29,36	49,31	68,95	82,87
14	36,96	59,42	78,83	90,39
15	45,79	69,80	87,27	95,54
16	55,64	79,59	93,51	98,39
17	66,01	87,87	97,35	> 99
18	76,12	93,92	> 99	> 99
19	85,06	97,57	> 99	> 99
20	91,98	> 99	> 99	> 99
21	96,49	> 99	> 99	> 99
≥ 22	> 98	> 99	> 99	> 99

Escore de risco para mediastinite – PUC-RS

Calcular o índice de risco de mediastinite após cirurgia de revascularização miocárdica.

Características pré-operatórias	Pontos
Reintervenção cirúrgica	3
Doença pulmonar obstrutiva crônica	2
Obesidade	2
Angina classe IV/instável	1
Politransfusão (no pós-operatório)	1

Escore	Categoria de Risco	Mediastinite
0	Baixo	1,0%
1-2	Médio	2,7%
3-4	Alto	7,0%
≥ 5	Muito alto	17%

Dissecção de aorta

Classificação de Stanford (1970)

Tipo A	Dissecção envolvendo a aorta ascendente
Tipo B	Dissecção que não envolve a aorta ascendente

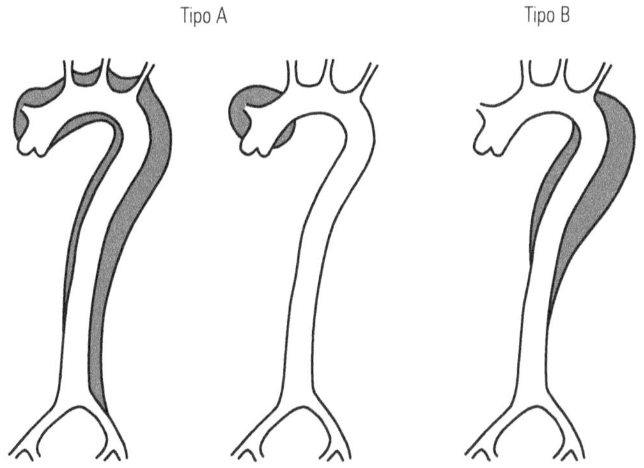

Classificação de De Bakey (1982)

Tipo I	Dissecção que se inicia na aorta ascendente, propaga-se até o arco aórtico e frequentemente além dele (aorta torácica descendente e aorta abdominal)
Tipo II	Dissecção que se origina e está confinada à aorta ascendente
Tipo III	IIIA: envolve apenas a aorta descendente torácica IIIB: envolve toda a aorta descendente

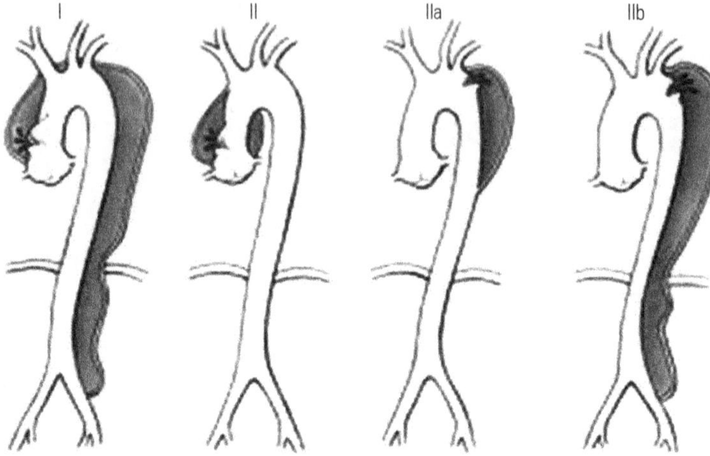

Classificação de Svensson (1999)

Classe I	Dissecção clássica, com verdadeira e falsa luz
Classe II	Hematoma intramural
Classe III	Dissecção discreta, circunscrita, sem hematoma
Classe IV	Úlcera penetrante aterosclerótica
Classe V	Dissecção/transecção traumática ou iatrogênica

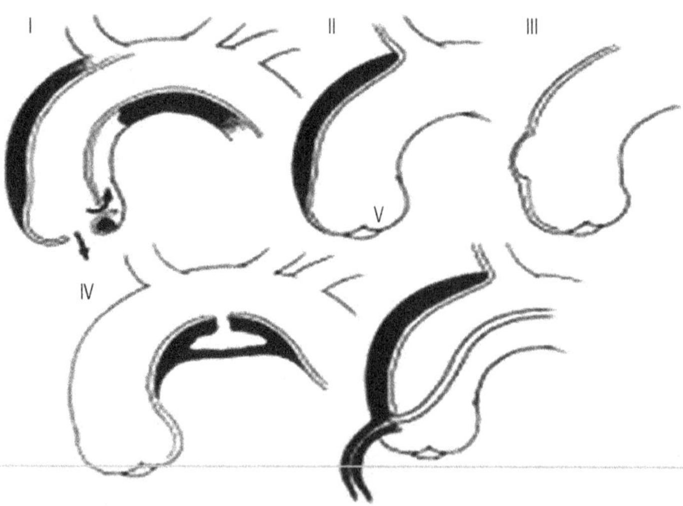

Classificação de Fontaine para doença arterial periférica

Estágio		Sintomas
I		Assintomático
II	IIa	Claudicação para caminhar > 200 metros
	IIb	Claudicação para caminhar < 200 metros
III		Dor em repouso e dor noturna
IV		Necrose, gangrena

Endocardite infecciosa (EI)

Critérios de Duke modificados para o diagnóstico de EI

Critérios Maiores	Critérios Menores
Hemoculturas positivas (1 dos abaixo) • Microrganismo típico em 2 amostras separadas OU • Duas amostras positivas com intervalo > 12 horas OU, • Três positivas em 3 amostras ou a maioria de pelo menos 4 amostras coletadas com intervalo entre a primeira e a última de > 1 hora • Uma hemocultura positiva para *Coxiella burnetti* **Ecocardiograma (1 dos abaixo)** • Massa oscilante na valva, estruturas de suporte ou na prótese OU • Abcesso, OU • Deiscência parcial nova de prótese, OU • Regurgitação valvar nova	Predisposição • Cardiopatia subjacente ou uso de droga intravenosa **Febre ≥ 38°C** **Vasculares** • Embolia em artéria calibrosa • Infarto pulmonar séptico • Aneurisma micótico • Hemorragia intracraniana • Hemorragia conjuntival • Lesões de Janeway **Imunológicos** • Glomerulonefrite • Nódulos de Osler • Manchas de Roth • Fator reumatoide positivo **Microbiológicos** • Hemocultura com uma amostra positiva não preenchendo critério maior • Sorologia de infecção ativa por germe compatível com EI

Endocardite definitiva
Critérios patológicos:
• Microrganismo em cultura ou histologia de material cirúrgico ou de necrópsia
Critérios clínicos:
• Dois critérios maiores OU um maior e três menores OU cinco menores

Endocardite possível
1 critério maior e 1 menor OU 3 critérios menores

Endocardite Afastada / Rejeitada
Diagnóstico alternativo firme para o quadro clínico OU
Resolução das manifestações com antibiótico em até 4 dias OU
Nenhuma evidência patológica em peça cirúrgica ou necropsia, após antibiótico por até 4 dias
Critérios insuficientes para EI possível

Febre reumática (FR)

Critérios de Jones modificados (AHA 1992) para diagnóstico de FR

Utilizados para o diagnóstico do primeiro surto da doença.

Critérios maiores	Critérios menores
Cardite	Febre
Artrite	Artralgia
Coreia de Sydenham	Elevação dos reagentes de fase aguda (VHS, PCR)
Eritema marginado	Intervalo PR prolongado no ECG
Nódulos subcutâneos	

A evidência de infecção pelo estreptococo do grupo A (EBGA) por meio de cultura de orofaringe, teste rápido para EBGA ou elevação dos títulos de anticorpos (ASLO) associada a dois critérios maiores ou um critério maior + dois critérios menores indica alta probabilidade de FR.

Critérios da Organização Mundial da Saúde (2004) para o diagnóstico do primeiro surto, recorrência e cardiopatia reumática crônica

Categorias diagnósticas	Critérios
Primeiro episódio de FR	Dois critérios maiores ou um maior e dois menores mais a evidência de infecção estreptocócica anterior
Recorrência de FR em paciente sem doença cardíaca reumática estabelecida	Dois critérios maiores ou um maior e dois menores mais a evidência de infecção estreptocócica anterior
Recorrência de FR em paciente com doença cardíaca reumática estabelecida	Dois critérios menores mais a evidência de infecção estreptocócica anterior
Coreia de Sydenham Cardite reumática de início insidioso	Não exige a presença de outra manifestação maior ou evidência de infecção anterior
Lesões valvares crônicas da cardiopatia reumática: diagnóstico inicial de estenose mitral pura ou dupla lesão de mitral e/ou doença na valva aórtica, com características de envolvimento reumático	Não há necessidade de critérios adicionais para o diagnóstico de cardiopatia reumática crônica

Cálculos

Pressão arterial média (PAM)

$$PAM = \frac{PAS + (2 \times PAD)}{3}$$

Onde: *PAS*: pressão arterial sistólica e *PAD*: pressão arterial diastólica

Débito cardíaco

DC = Volume sistólico × FC

Onde DC é o débito cardíaco e FC é a frequência cardíaca. O débito cardíaco normal varia entre 4 e 6 L/min

Método de Fick para cálculo do débito cardíaco

$$DC = \frac{VO_2}{Dif\ (A - V)\ O_2}$$

Onde *DC* é o débito cardíaco, VO_2 é o consumo de oxigênio (medido pelo espirômetro, em torno de 250 mL/min no adulto) e Dif(A − V)O_2 é a diferença arteriovenosa de oxigênio (que representa a diferença entre o conteúdo de oxigênio do sangue arterial e o conteúdo de oxigênio do sangue venoso)

Fração de ejeção

FE = (VDF – VSF)/VDF x 100 (%)

Onde VDF corresponde ao volume diastólico final e VSF corresponde ao volume sistólico final. Valores normais de FE situam-se entre 0,55-0,75, calculados por ecocardiografia ou angiocardiografia

Área valvar mitral (AV Mi)

$$AV\ Mi = \frac{F}{37{,}7 \times \sqrt{\Delta P}}$$

Onde e F é o fluxo através do orifício valvar mitral calculado pela fórmula $DC = \frac{DC\ (mL/min)}{PED}$, PED é o período de enchimento diastólico e $\sqrt{\Delta P}$ é o gradiente transvalvar médio

Área valvar aórtica (AV Ao)

$$AV\ Ao = \frac{F}{44{,}3 \times \sqrt{\Delta P}}$$

Onde F é o fluxo através do orifício valvar aórtico calculado pela fórmula $DC = \frac{DC\ (mL/min)}{PES}$, PES é o período de ejeção sistólico e $\sqrt{\Delta P}$ é o gradiente transvalvar médio

Cálculo do intervalo QT e intervalo QT corrigido (QTc)

O intervalo QT é a medida do início do QRS ao término da onda T, representando, portanto, a duração total da atividade elétrica ventricular.

Como o QT é variável de acordo com a frequência cardíaca, habitualmente é corrigido (QTc) pela fórmula de Bazzet, onde:

$QTc = QT/\sqrt{RR}$, sendo RR o intervalo medido entre dois complexos QRS seguidos

Valores normais do intervalo QT corrigido
Homens: até 0,45 s (450 ms)
Mulheres: até 0,47 s (470 ms)
Crianças: até 0,46 s (460 ms)

Pelo fato de a fórmula de Bazet subestimar ou superestimar os valores corrigidos de QT na bradi e na taquicardia, respectivamente, a fórmula de Hodges pode demonstrar maior *performance* e praticidade:

$$QTc = QT + 1{,}75\ (FC - 60)$$

Onde FC é a frequência cardíaca do paciente.

Índice de massa corpórea (IMC)

$$IMC = \frac{Peso}{Altura^2}$$

Depuração (*Clearance*) estimada de creatinina (Cockroft-Gault)

$$\text{Clearence (mL/min)} = \frac{(140 - \text{idade}) \times \text{peso (kg)}}{70 \times \text{creatinina sérica (mg/dL)}}$$

Nas mulheres deve-se multiplicar o resultado encontrado por 0,85

Classificação estatística internacional de doenças e problemas relacionados à saúde – décima revisão (CID-10)

Principais CID usados no dia a dia em Cardiologia:

I01: Febre reumática com comprometimento do coração
I05: Doenças reumáticas da valva mitral
 I05.0: Estenose mitral
 I05.1: Insuficiência mitral reumática
I06: Doenças reumáticas da valva aórtica
 I06.0: Estenose aórtica reumática
 I06.1: Insuficiência aórtica reumática
I10: Hipertensão essencial (primária)
I11: Doença cardíaca hipertensiva com insuficiência cardíaca (congestiva)
I20: Angina instável
I21: Infarto agudo do miocárdio
 I21.0: Infarto agudo transmural da parede anterior do miocárdio
 I21.1: Infarto agudo transmural da parede inferior do miocárdio
 I21.2: Infarto agudo transmural do miocárdio de outras localizações
I22: Infarto do miocárdio recorrente
I25: Doença isquêmica crônica do coração
I26: Embolia pulmonar
I30: Pericardite aguda
I33: Endocardite aguda e subaguda
I40: Miocardite aguda
I42: Cardiomiopatias
 I42.0: Cardiomiopatia dilatada
 I42.1: Cardiomiopatia obstrutiva hipertrófica
 I42.5: Cardiomiopatia constritiva SOE
 I42.6: Cardiomiopatia alcoólica
I44: Bloqueio atrioventricular e do ramo esquerdo
 I44.0: Bloqueio atrioventricular do primeiro grau
 I44.1: Bloqueio atrioventricular do segundo grau
 I44.2: Bloqueio atrioventricular total

- I44.4: Bloqueio do fascículo anterior esquerdo
- I44.5: Bloqueio do fascículo posterior esquerdo

I45.6: Síndrome de pré-excitação

I46: Parada cardíaca

- I46.0: Parada cardíaca com ressuscitação bem-sucedida
- I46.1: Morte súbita (de origem) cardíaca

I47: Taquicardia paroxística

- I47.0: Arritmia ventricular por reentrada
- I47.1: Taquicardia supraventricular
- I47.2: Taquicardia ventricular

I48: *Flutter* e fibrilação atrial

I49.0: *Flutter* e fibrilação ventricular

I50: Insuficiência cardíaca

- I50.0: Insuficiência cardíaca congestiva
- I50.1: Insuficiência ventricular esquerda

I60: Hemorragia subaracnoide

I61: Hemorragia intracerebral

I63: Infarto cerebral

I64: Acidente vascular cerebral não especificado como hemorrágico ou isquêmico

I70: Aterosclerose

I71: Aneurisma e dissecção da aorta

- I71.1: Aneurisma da aorta torácica, roto
- I71.2: Aneurisma da aorta torácica, sem menção de ruptura
- I71.3: Aneurisma da aorta abdominal, roto
- I71.4: Aneurisma da aorta abdominal, sem menção de ruptura
- I71.5: Aneurisma da aorta toracoabdominal, roto
- I71.6: Aneurisma da aorta toracoabdominal, sem menção de ruptura

I72: Outros aneurismas

- I72.0: Aneurisma da artéria carótida
- I72.1: Aneurisma de artéria dos membros superiores
- I72.2: Aneurisma da artéria renal
- I72.3: Aneurisma da artéria ilíaca
- I72.4: Aneurisma de artéria dos membros inferiores
- I72.8: Aneurisma de outras artérias especificadas
- I72.9: Aneurisma de localização não especificada

I80: Flebite e tromboflebite

I81: Trombose da veia porta

I83: Varizes dos membros inferiores

I95: Hipotensão

- I95.0: Hipotensão idiopática
- I95.1: Hipotensão ortostática
- I95.2: Hipotensão devida a drogas
- I95.9: Hipotensão não especificada

68 Avaliação Pré-Operatória

■ Rodrigo Almeida Souza

■ Índice de risco cardíaco de Goldman

Características	Pontuação
Idade > 70 anos	5
Cirurgia de emergência	4
Cirurgia intratorácica, intra-abdominal ou aórtica	3
Mau estado geral, metabólico, acamado	3
Presença de B3	11
Distensão jugular patológica	11
Infarto do miocárdio nos últimos 6 meses	10
ECG: ritmo não sinusal	7
ECG: > 5 extrassístoles ventriculares por minuto	7

Interpretação	
< 6 pontos	Baixo risco: 0,2% de morte e 0,7% de complicação cardiovascular grave
< 26 pontos	Risco moderado: 4% de morte e 17% de complicação cardiovascular grave
> 25 pontos	Risco alto: 56% de morte e 22% de complicação cardiovascular grave

■ Índice de risco cardíaco Detsky modificado

Características	Pontuação
Idade > 70 anos	5
Cirurgia de emergência	10
Angina *pectoris*	
Canadian Angina Class 3	10
Canadian Angina Class 4	20
Mau estado geral	5
Angina instável nos últimos 6 meses	10
Suspeita de estenose aórtica grave	20
Infarto do miocárdio	
< 6 meses	10
> 6 meses	5

> Continua

Características	Pontuação
Edema agudo de pulmão	
< 1 semana	5
Em qualquer tempo	10
ECG: ritmo não sinusal	5
ECG: > 5 extrassístoles ventriculares por minuto	5

Interpretação	
0-15 pontos	Classe I (baixo risco)
20-30 pontos	Classe II (risco moderado)
> 30 pontos	Classe III (risco alto)

Índice de risco cardíaco revisado de Lee

Características	Pontuação
Cirurgia de alto risco (risco cardíaco > 5%)	1
Doença arterial coronária História de infarto do miocárdio Teste de esforço positivo Dor torácica secundária a infarto Uso corrente de nitratos para controle de angina Presença de onda Q no ECG	1
Insuficiência cardíaca congestiva Edema pulmonar Dispneia paroxística noturna Estertores bibasais Ritmo de galope (B3) Radiografia de tórax: congestão pulmonar	1
Doença cerebrovascular (AVE ou AIT)	1
Diabetes *mellitus* em uso de insulina	1
Creatinina > 2,0 mL/dL	1

Interpretação	
0	Classe I (muito baixo risco): 0,4%
1 ponto	Classe II (risco baixo): 0,9%
2 pontos	Classe III (risco moderado): 6,6%
3 pontos	Classe IV (risco alto): > 11%

Estratificação de risco cardíaco para procedimentos não cardíacos

Alto (risco cardíaco ≥ 5,0%)	Cirurgias vasculares (aórtica, grandes vasos, vascular periférica) Cirurgias de urgência ou emergência
Intermediário (risco cardíaco ≥ 1,0% e < 5,0%)	Endarterectomia de carótida e correção endovascular de aneurisma de aorta abdominal Cirurgia de cabeça e pescoço Cirurgias intraperitoneais e intratorácicas Cirurgias ortopédicas Cirurgias prostáticas
Baixo (risco cardíaco < 1,0%)	Procedimentos endoscópicos Procedimentos superficiais Cirurgia de catarata Cirurgia de mama Cirurgia ambulatorial

Fonte: Adaptado de Fleisher e cols., 2007.

Fluxograma para avaliação perioperatória

Etapa I – Excluir condições cardíacas e vasculares agudas

- *Condições cardíacas*: se angina instável, infarto agudo do miocárdio, choque cardiogênico, edema agudo dos pulmões, bradiarritmia ou taquiarritmia grave, o paciente tem risco espontâneo muito elevado e a operação não cardíaca deve, sempre que possível, ser cancelada e reconsiderada somente após estabilização cardíaca.
- *Condições vasculares*: em caso de risco iminente de AVC por doença carotídea, rotura de aneurisma ou perda de membro, proceder a avaliação de risco cardíaco para indicar farmacoproteção e monitoração, sem exames complementares que adiem o tratamento vascular.

Etapa II – Estratificar o risco conforme algoritmo de preferência: Lee, ACP, EMAPO

A. Avaliação pelo algoritmo de Lee.

B. Avaliação pelo algoritmo do *American College of Physicians* (ACP)/Detsky modificado.

C. Número de variáveis de *Eagle e Vanzetto* para discriminar os riscos baixo e intermediário:
   - idade > 70 anos;
   - história de angina;
   - diabetes *mellitus*;
   - ondas Q no ECG;
   - história de ICC;
   - história de infarto;
   - alterações isquêmicas do ST;
   - hipertensão arterial sistêmica com HVE importante.

   Se no máximo uma variável: baixo risco < 3,0%.

   Se ≥ duas variáveis: risco intermediário: 3,0-15%.

Etapa III – Conduta

Baixo risco	Lee: Classe I e II/ACP baixo risco/EMAPO: até 5 pontos	Diretamente à operação
Risco intermediário	Lee: Classe III e IV (+ ICC ou angina, no máximo CF II)/ACP: risco intermediário EMAPO: 6 a 10 pontos	Teste funcional de isquemia, se for mudar conduta, nas seguintes situações: cirurgia vascular (IIa, n. ev. B); cirurgia de médio risco (IIb, n. ev. C)
Alto risco	Lee: Classe III e IV (+ ICC ou angina, CF III ou IV)/ACP: alto risco/EMAPO: ≥ 11 pontos	Sempre que possível, adiar operação até estabilizar a condição cardíaca Se a natureza do risco for isquêmica: cateterismo

Bibliografia consultada

1. Atualização e Enfoque em Operações Vasculares Arteriais da II Diretriz de Avaliação Perioperatória da Sociedade Brasileira de Cardiologia. Arq Bras Cardiol. 2013;101(4 supl. 2):1-32.
2. Detsky AS, Abrams HB, McLaughlin JR, Drucker DJ, Sasson Z, Johnston N, et al. Predicting cardiac complications in patients undergoing non-cardiac surgery. J Gen Intern Med. 1986;1:211-9.
3. Goldman L, Caldera DL, Nussbaum SR. Multifactorial index of cardiac risk in noncardiac surgical procedures. N Engl J Med. 1977;297:845-50.
4. II Diretriz de Avaliação Perioperatória da Sociedade Brasileira de Cardiologia. Arq Bras Cardiol. 2011;96(3 supl.1):1-68.
5. Lee TH, Marcantonio ER, Mangione CM, et al. Derivation and prospective validation of a simple index for prediction of cardiac risk of major noncardiac surgery. Circulation. 1999;100:1043.

Avaliação Pré-Operatória

A

D

E

F

G

H

I

K

L

T

U

V